근거중심의
암생존자 관리

서홍관 · 박종혁 엮음

추천의 글*

오늘날 우리나라는 의학의 발전과 예방 및 검진의 대중화로 괄목할만한 암치료 성적을 이루었습니다. 2012년 중앙암등록본부 통계에 따르면 전체 암의 5년 생존율이 64.1%로, 암환자 3명 중 2명이 치료를 바라볼 수 있게 되었습니다. 특히 위암 · 간암 · 자궁경부암을 비롯하여 대장암 · 갑상선암 · 유방암 · 폐암 등 대부분의 암종에서 미국보다 높은 5년 생존율을 이루었습니다. 이런 암치료의 발전에 힘입어 국내에 암을 치료 중이거나 치료 후 생존하고 있는 암경험자들이 100만 명에 육박하고 있으며, 가족들이나 가까운 친지 중에서 암진단을 받았던 사람들을 흔히 마주칠 수 있게 되었습니다. 이제 암은 진단이 곧 '사망선고'로 여겨졌던 치명적인 질환에서 고혈압이나 당뇨처럼 진단 후 지속적인 관리가 필요한 '만성질환'으로 인지되는 시대가 되었습니다.

그러나, 아직까지 암은 우리 국민의 사망원인 1위를 차지하고 있습니다. 또한, 암경험자들이 암이 아닌 다른 질환으로 사망하고, 암을 경험하지 않은 일반인들보다 이차암 발생률이 높다는 것은 여러 연구를 통해 입증되었습니다. 아울러 당뇨나 고혈압과 같은 만성질환이 암생존자에서 발생률이 높다는 것도 알려져 있습니다. 암생존자들도 일반 건강상태에 대한 관리가 필요한 이유가 여기에 있습니다.

암은 진단과 치료과정에서 환자 본인에게 커다란 신체적 · 정신적 부담을 미칠 뿐만 아니라 환자의 가족과 주변인에게도 심리적 · 경제적 · 사회적 부담을 유발합니다. 많은 암환자와 보호자들이 치료 과정 속에 불안과 우울을 경험하게 되고, 치료와 돌봄 과정에서 실직이나 휴직과 같은 직장 상태 변화를 경험하게 됩니다.

따라서 암환자는 단순히 암치료뿐만 아니라 치료 도중 그리고 치료 이후에도 지속적으로 신체적 · 정신적 지지 및 관리가 요구됩니다. 규칙적인 암검진을 통해 이차 중복암 발생을 모니터하고, 바른 건강생활습관과 만성질환 관리를 통해 암경험자들이 자신의 건강을 관리해 갈 수 있어야 합니다. 또한 암환자가 경험한 정서적 스트레스에 대한 지지를 통해 정신적 안녕과 삶의 질 향상을 꾀해야 할 것입니다.

이렇게 암생존자들에게 생활 전반에 걸쳐 관리의 중요성이 강조되고 있지만, 아직 우리나라는 암생존자 관리를 위한 체계적인 지침이 마련되어 있지 않습니다. 암환자들과 가족들은 암의 치료와 관리에 대한 지식이 부족하여 의료진들에게 이에 대한 정보를 요청하지만 현실적으로 짧은 진료 시간과 체계적인 전달 시스템 미비로 인해 이러한 환자와 보호자의 요구들은 충족되지 못하고 있습니다. 또한 일차의료기관들도 이런 암생존자 관리에 대한 경험과 준비가 미비한 상황으로 많은 암환자들과 가족들이 스스로 정보를 찾아다니고, 잘못된 지식들을 따르고 있는 경우를 흔히 볼 수 있습니다.

그동안 국립암센터는 우리나라의 암예방과 치료, 관리를 위한 사업을 지속적으로 추진해오며, 암발생과 사망감소를 통해 우리나라 암 질병부담을 줄이기 위해 앞장서 왔습니다. 우리나라의 암생존자들을 위해 국립암센터는 여러 전문가들과 함께 우리나라 암생존자들 관리를 위한 지침을 마련하였습니다. 본『근거중심의 암생존자 관리』는 지금까지 발표된 국내외 임상 및 연구 결과에 근거하여 암생존자들이 경험하는 문제들을 되짚어보고, 이에 대한 접근과 관리 방법에 대해 다루었습니다. 암생존자 관리 전반을 다루고 있는 본 지침서가 의료진뿐만 아니라 의료전문가가 아닌 사람들에게도 전달되고 참조되어 향후 암생존자 관리를 발전시킬 수 있는 디딤돌이 될 수 있길 기원합니다.

이제 암은 더 이상 암환자와 가족들만의 문제가 아닌 우리 모두가 함께 해결해야 할 문제입니다. 이런 모두의 노력에 조그마한 도움이 될 수 있도록『근거중심의 암생존자 관리』를 기쁜 마음으로 추천합니다.

2013년 5월
국립암센터 원장 이진수

머리말*

　지난 20년 간 우리나라 인구 고령화가 진행되면서 암환자가 크게 늘고 있으며, 5년 생존율도 계속 증가하고 있어 암생존자 수는 크게 증가할 전망입니다. 2011년 통계에서도 암생존자가 백만 명에 이른다고 발표하였습니다.

　암생존자란 정책적으로는 암진단 후 생존해있는 모든 사람들로 정의하는 경우도 있으나 대개 말기 환자는 제외하고 있으며, 사업이나 연구를 위해서는 암치료 후 재발이 없는 암환자만을 의미하기도 합니다. 우리나라 의료체계에서 암생존자에 대한 이해도 충분치 않으며, 암생존자의 범위에 대해서도 아직 명확한 정의가 만들어지지 않았으며, 암생존자들의 고통과 요구에 부응할 수 있는 관리 정책이나 관련된 논의가 미진하여 어느 것이 우선되어야 하는지에 대해서도 합의가 이루어지지 않은 상태입니다.

　그러나 지금 이 순간에도 치료를 종료한 암생존자들은 피로, 통증, 대인관계의 어려움, 직장 및 가정에서의 역할장애, 직업 복귀 문제 등 신체적 · 정신적 · 사회적 문제를 겪고 있습니다. 또한 우리나라 암생존자들은 진료현장에서도 일차적인 암의 관리에 대해서만 관심을 받을 뿐 다른 암의 조기 검진이라든지, 포괄적인 건강 관리를 제대로 받지 못하는 어려운 상황에 처해 있습니다. 정부의 정책결정자나 의료계와 학계에서도 암생존자들을 어떻게 관리해야 할지 마땅한 방법을 알지 못하거나 어려워하고 있습니다.

　모든 암생존자들의 임상적인 문제가 같은 것은 아닙니다. 암의 종류에 따른 예후도 다르고, 수술 여부라든지, 합병증의 유무, 치료법에 따라 안고 있는 건강문제도 다를 뿐 아니라, 고혈압이나 당뇨 등 평소에 가지고 있는 질병도 다르고, 장기적 생존 기간도 암생존자마다 다릅니다.

　암생존자의 건강을 향상시키기 위해서는 암생존자들의 공통성과 차이를 구분해야 하고, 암생존자의 건강의 자연경과, 암생존자의 위험요인, 효과적인 관리시스템을 선별해 가야 합니다. 그 이후에는 암생존자 관리의 장애 요소를 보건의료체계 내에서 제거하기 위한 노력이 뒤따라야 할 것입니다.

본 『근거중심의 암생존자 관리』에서는 암생존자의 지속적인 증가와 암생존자의 다양한 요구를 이해하고, 향후 암생존자를 진료하고 관리하는 의료인의 다학제적인 관리전략의 근거를 제시하며, 암정책 결정에 도움을 주기 위한 내용을 담으려고 노력하였습니다.

먼저 1부에서는 암생존자의 문제의 대두 배경 및 암생존자들이 겪게 되는 문제를 암진단 이후 시기에 따라 정리하였고, 암생존자 관점의 필요를 정리하였습니다. 2부에서는 암생존자가 겪는 다양한 신체적 문제를 어떻게 관리할 것인가를 정리하였습니다. 암환자들이 치료 이후에 경험하는 후기합병증, 이차암, 만성질환, 피로, 통증, 인지기능장애, 장애와 재활, 성생활, 가족의 건강 관리전략을 수록하였습니다. 3부에서는 심리적 적응과정, 디스트레스 관리, 대인관계, 직장복귀, 가족의 디스트레스 관리 등 암생존자의 정신사회적 문제를 어떻게 관리할 것인지를 정리하였습니다. 4부에서는 암생존자의 건강습관, 신체활동, 영양, 비만, 금연, 예방접종 등의 관리전략을 수록하였습니다. 5부에서는 암생존자가 겪는 다양한 문제 및 관리전략을 환자군별로 정리하였습니다. 마지막으로 6부에서는 의료전달모형, 지역사회자원을 활용한 관리전략, 정보제공, 사례관리, 도전과 과제 등 우리나라 암생존자 관리 전략을 제시하였습니다.

암생존자 관리는 임상진료모형(clinical care model)에서 시작되었지만, 공중보건학 연구 및 암관리사업에 큰 편익을 줄 수 있습니다. 또 희망하건대, 암생존자 관리전략이 또 다른 만성질환 관리전략의 시금석이 되기를 기대해 봅니다.

이 책의 완성을 위해 집필해 주신 여러 필자에게 감사드립니다. 국립암센터의 비전을 달성하기 위해 경주하고 계시며, 이 책의 발간을 허락해 주신 이진수 원장님께 감사드립니다. 그리고 국민의 암 부담을 획기적으로 감소시키기 위해서 현장에서 노력하고 계신 모든 분께 감사드립니다. 이 책이 국가암관리사업을 수행하고 암생존자 관리에 참여하고 계신 분들과 암생존자 관리를 공부하고자 하는 분들께 도움이 되기를 바랍니다. 마지막으로 이 책이 우리나라 암환자들의 치료 전후의 건강생활 가이드북으로 일조하기를 기원합니다.

2013년 5월

국립암센터 국가암관리사업본부 서홍관 · 박종혁

집필진*

편저자

서홍관　국립암센터 국가암관리사업본부 본부장/가정의학과 전문의
박종혁　국립암센터 암정책지원과 과장/예방의학 전문의

섹션 편집인(가나다 순)

박종혁　국립암센터 암정책지원과 과장/예방의학 전문의
서홍관　국립암센터 국가암관리사업본부 본부장/가정의학과 전문의
신동욱　서울대학교 의과대학 서울대학교병원 가정의학과/암건강증진센터 교수
이수현　연세대학교 의과대학 신촌세브란스병원 종양내과 교수
조주희　성균관대학교 의과대학 삼성서울병원 암교육센터 센터장/융합의과학과 교수
최호천　서울대학교 의과대학 서울대학교병원 가정의학과/암건강증진센터 교수

필자(가나다 순)

권순석　전남대학교 의과대학 화순전남대병원 지역암센터 예방의학과 교수
김대현　국립암센터 통증클리닉/마취통증의학과 전문의
김도훈　충북대학교 의과대학 충북대학교병원 흉부외과 교수
김병기　성균관대학교 의과대학 삼성서울병원 산부인과 과장 및 교수
김석진　성균관대학교 의과대학 삼성서울병원 혈액종양내과 교수
김소영　국립암센터 암정책지원과/예방의학 전문의
김　수　연세대학교 간호대학 교수
김수연　삼성서울병원 암교육센터 상담간호사
김영식　울산대학교 의과대학 서울아산병원 가정의학과 교수
김영우　국립암센터 위암연구과 과장/위암센터 외과 전문의
김임령　삼성서울병원 암교육센터 전문간호사
김종흔　국립암센터 지원진료센터 센터장/정신건강의학과 전문의
김　탁　고려대학교 의과대학 고대안암병원 산부인과 교수

박연환	서울대학교 간호대학 학과장 및 교수
박종혁	국립암센터 암정책지원과 과장/예방의학 전문의
박지연	국립암센터 위암센터 외과 전문의
박진성	을지대학교 의과대학 대전을지대학교병원 비뇨기과 교수
박혜윤	서울대학교 의과대학 서울대학교병원 정신건강의학과 교수
서상원	성균관대학교 의과대학 삼성서울병원 신경과 교수
서홍관	국립암센터 국가암관리사업본부 본부장/가정의학과 전문의
선우성	울산대학교 의과대학 서울아산병원 가정의학과 과장 및 주임교수
손기영	서울대학교 의과대학 서울대학교병원 가정의학과/암건강증진센터 교수
송윤미	성균관대학교 의과대학 삼성서울병원 가정의학과/통합치유센터 교수
신동욱	서울대학교 의과대학 서울대학교병원 가정의학과/암건강증진센터 교수
신진영	연세대학교 의과대학 강남세브란스병원 가정의학과 교수
심영목	성균관대학교 의과대학 삼성서울병원 암병원장/흉부외과 교수
심재용	연세대학교 의과대학 강남세브란스병원 가정의학과 과장 및 교수
안은미	서울대학교 의과대학 서울대학교병원 가정의학과/암건강증진센터 교수
안한종	울산대학교 의과대학 서울아산병원 비뇨기암센터 소장 및 비뇨기과 교수
양윤준	인제대학교 의과대학 일산백병원 가정의학과 교수
양은주	서울대학교 의과대학 분당서울대학교병원 재활의학과 교수
양형국	국립암센터 암정책지원과/가정의학과 전문의
오재환	국립암센터 대장암센터 센터장/외과 전문의
윤홍만	국립암센터 위암센터 외과 전문의
이수현	연세대학교 의과대학 신촌세브란스병원 종양내과 교수
이정권	성균관대학교 의과대학 삼성서울병원 통합치유센터장/가정의학과 교수
이정아	울산대학교 의과대학 서울아산병원 가정의학과 임상강사
이정언	성균관대학교 의과대학 삼성서울병원 외과 교수
이희영	인천지역암센터 암관리사업부 교수/예방의학 전문의
임재영	서울대학교 의과대학 분당서울대학교병원 재활의학과 교수
임정수	인천지역암센터 암관리사업부 암관리사업부장/예방의학과 교수
임지연	국립암센터 통증클리닉/마취통증의학과 전문의
정기욱	울산대학교 의과대학 서울아산병원 유방내분비외과 교수
정승필	고려대학교 의과대학 고대안암병원 외과 교수
정유석	국립암센터 이비인후과/갑상선암센터 전문의
정지인	성균관대학교 의과대학 삼성서울병원 건강의학센터 교수
조경환	고려대학교 의과대학 고대안암병원 가정의학과 교수
조비룡	서울대학교 의과대학 서울대학교병원 가정의학과/암건강증진센터 과장 및 교수
조주희	성균관대학교 의과대학 삼성서울병원 암교육센터 센터장/융합의과학과 교수
조한나	성균관대학교 의과대학 삼성서울병원 신경과 전문의
최호천	서울대학교 의과대학 서울대학교병원 가정의학과/암건강증진센터 교수
한경수	국립암센터 암예방검진센터/대장암센터 외과 전문의
함봉진	서울대학교 의과대학 서울대학교병원 정신건강의학과 교수
홍석준	울산대학교 의과대학 서울아산병원 유방내분비외과 교수

CONTENTS

·표차례

CONTENTS

그림차례

CONTENTS

암생존자 관리 현황

암생존자 문제의 대두 및 부담
암치료 여정(cancer care trajectory)에 따른 암생존자의 건강문제
암생존자의 필요(needs)

PART 01-1

암생존자 문제의 대두 및 부담

'암에 걸렸다'는 사실이 과거에는 죽음과 직면하는 공포감 그 자체였지만 지금은 상황이 많이 달라졌다. 암에 대한 인식도 지난 30여 년 동안 '걸리면 치명적인 질병'에서 이제는 '치료하면 장기간 살 수 있는 병'으로 새롭게 인식되고 있다. 이에 따라 이제 암도 다른 만성질환과 마찬가지로 꾸준한 관리가 이루어진다면 살 수 있는 시대가 왔다는 목소리도 들려온다.

정말 그럴까? 최근(2012년) 국내에서 일반인에게 '암' 하면 떠오르는 생각을 물은 결과[1] 32% 이상의 응답자가 '죽음'을 가장 먼저 떠올렸고, 그 다음은 '위암'(23.6%), '두려움/공포'(13.2%), '힘들다/고통스럽다'(12.1%) 순으로 나타났다. 이러한 결과를 통해 볼때 '암'은 여전히 우리에게 죽음과 두려움을 느끼게 하는 질병임에 틀림이 없다고 할 수 있다. 그렇다면 정말 암에 걸렸지만 치료를 성공적으로 마친 암환자들은 '여생을 건강하게 살 수 있을까?' 혹은 '현재 그렇게 살고 있는 걸까?'라는 의문을 갖게 되고 여기서부터 암생존자 문제가 시작되었다. 이 장에서는 암생존자의 정의와 그 규모 및 질병 부담을 살펴보고, 이를 바탕으로 암생존자 문제가 대두된 배경을 이야기하고자 한다.

'암생존자'의 정의

국내에서는 '암생존자(cancer survivor)'의 대상이 어디까지를 의미하는지, 암 이환기간 중 어느 시기를 지칭하는지에 대해 공식적으로 언급된 적이 없지만 국외의 경우 의사이자 암환자였던 뮬란(Mullan)이 1985년 그의 논문에서 '생존자'라는 표현을 쓴 이후부터 '생존자'라는 용어가 '암'과 함께 병합되어 광범위하게 사용되기 시작하였다.[2] 의사이자 한 가정의 가장으로 왕성히 활동하던 뮬란은 그의 나이 32세였던 1975년 흉부방사선 사진을 통해 흉부종격동에서 암덩어리를 발견하였다. 그의 암치료 과정이 순탄치 못할 거라는 것을 예고라도 하듯 암진단을 위한 조직검사 도중 정맥이 파열되어 본격적인 치료를 하기도 전에 그는 응급수술을 받아야 했다. 다행히 고비를 넘겨, 방사선치료에 이어 항암치료를 받고 난 후 일차적으로 종양덩어리를 제거했다고 판정을 받은 뮬란은 그 후 직장에 복귀했다. 그러나 암세포를 제거하기 위해 시행했던 방사선치료의 후유증으로 몇 년 후 흉골에 방사선골괴사(osteora-dionecrosis)가 생겨 또 다시 흉골제거수술을 받아야 했고, 이후 몇 단계에 걸쳐 흉곽재건술을 받고 난 이후 그는 다시 암을 제거했다는 판정을 받았다. 다른 암환자들과 마찬가지로 뮬란도 전쟁과도 같은 암투병기 동안 예전에 자신이 누렸던 삶을 송두리째 잃었다고 회고했다. 암투병 기간 내내 죽음이 눈 앞에 있었고, 암을 이기기 위해 신체적·정신적으로 부단히 애를 써야 했다.

암의 경우 완치 판정을 받더라도 다시 재발할 수 있다는 점에서 '중증이라도 치료 후 완치가 가능한 급성기질환'과 차이가 있고, 장기적인 관리가 필요하지만 고혈압, 당뇨와는 달리 투병기간 동안은 급성기질환처럼 빠르게 진행되며 그 과정에서 이전의 삶이 크게 와해된다는 점에서 일반적인 만성질환과는 다르다.

이처럼 암은 긴 치료기간 동안 오심, 구토와 같은 치료부작용과 통증, 피로와 같은 신체증상뿐만 아니라 우울, 불안과 같은 심리적 반응과도 싸워 이겨 나가야 한다는 점에서 '극복했다', '완치되었다'라는 표현을 쉽게 사용하기 어렵다.

하지만 치료기술의 발전으로 이제 더 이상 암의 희생양(victim)이 아니라 이겨낸 사람(survivor)이 될 수 있다는 점에서 뮬란의 생각처럼 필자 또한 '암생존자'라는 용어가 적절하다고 생각한다. 실제 우리나라에서도 '암투병'이라는 말이 낯설지 않은 건 이처럼 암의 경우 싸워 이겨내야 한다는 의식이 보편적으로 받아들여지고 있다는 것을 반증한다.

그러나 '암생존자'라는 용어에 거부감을 나타내거나 부적절한 용어라는 지적도 있다.

예를 들면, '암 극복자', '암 완치자'와 같이 보다 긍정적이고 분명한 상태를 나타내는 용어가 더 적절하다는 의견도 있고, '암 경험자'와 같이 '생존자'라는 개념이 내포하고 있는 심리적인 부담을 줄여주는 용어를 사용하자는 견해도 있다. 실제로 '생존자'라는 개념은 1800년대 후반 자연도태와 적자생존을 기조로 하는 진화론에서 새롭게 도입되었다.[3] 그리고 1960년대 이후 '생존자'라는 개념은 대체로 신체적·심리적인 상처를 입고 살아남은 자를 지칭할 때 사용되었다. 예를 들면, 유태인 대학살에서 살아남은 자, 지진, 해일, 허리케인과 같은 자연재해가 지나간 후 살아남은 자, 혹은 비행기 추락사고에서 구조된 사람과 같이 '극한 고난과 이에 따른 신체적·심리적인 고통 속에서 살아남는 경우'에 주로 사용되었고, 이에 따라 '생존자'라는 개념 깊은 곳에는 '신체적이든 심리적이든 어떠한 상처를 입은 자'라는 의미가 자리잡고 있어[3] 다소 부정적이거나 부담스러운 면이 있다.

또 전체 암종의 수가 100여 종이 넘는데 이 중에서 치명적이지 않은 암을 겪은 경우 등 다양한 상황을 포함하지 못한다는 의견도 있고, '암생존자'라는 용어가 생존에만 의미가 치중되어 단순한 생존 못지 않게 중요한 삶의 질, 재활과 같은 중요한 요소가 간과될 수도 있다는 주장도 있다.[4]

이처럼 국내에서는 아직 공식적인 정의가 없는 상황이다. 그러나 외국의 문헌에서도 현재까지 가장 대중적인 합의가 많이 이루어진 용어가 '암생존자'이고, '극복의 복합적인 과정'을 함축적으로 내포하는 점을 고려해 이 책에서는 현재 가장 널리 통용되는 '암생존자'라는 용어를 사용하고자 한다. 그러나 향후 국내에서 다른 용어가 대중적인 합의를 이룬다면 그 용어를 따르는 게 좋겠다.

암생존자 시기(cancer survivorship)에 대해서도 국내에서는 공식적으로 논의된 것이 없지만 국외에서는 1990년대 후반부터 대상 범위와, 암의 전주기(全週期,cancer care continuum) 중 어느 시기로 설정할지에 대해 활발한 논의가 이루어지고 있다. 현재는 넓은 의미로는 암진단 이후의 전생애 동안, 암 생존기간에 영향을 받는 모든 대상, 즉 암환자뿐만 아니라 환자의 보호자, 친구 및 간병인을 포함하는 정의가 널리 받아들여지고 있다.[5,6] 그러나 위의 정의에 따르면 포괄하는 기간이 광범위하고, 재발·전이·말기와 같이 치료 목표나 방향이 다소 다른 기간을 포함하고 있어 좁은 의미로는 초기 치료 이후부터 재발·전이 전까지로 암생존시기를 한정하고 있다.[6]

암생존자 현황

가장 최근 발표된 우리나라 국가암등록통계에 따르면,[7] 우리나라의 경우 평균수명(81세)까지 생존시 3명 중 1명에게서 암이 발생할 것으로 추정되고, 2010년 일년 동안 암으로 진단받은 암 발생자는 202,053명(남 103,014명, 여 99,039명)으로 2009년 194,359명 대비 4.0%, 10년 전인 2000년 101,772명 대비 98.5% 증가하였다. 남자는 위암, 대장암, 폐암, 간암, 전립선암 순으로, 여자는 갑상선암, 유방암, 대장암, 위암, 폐암 순으로 암이 많이 발생하였다.[8]

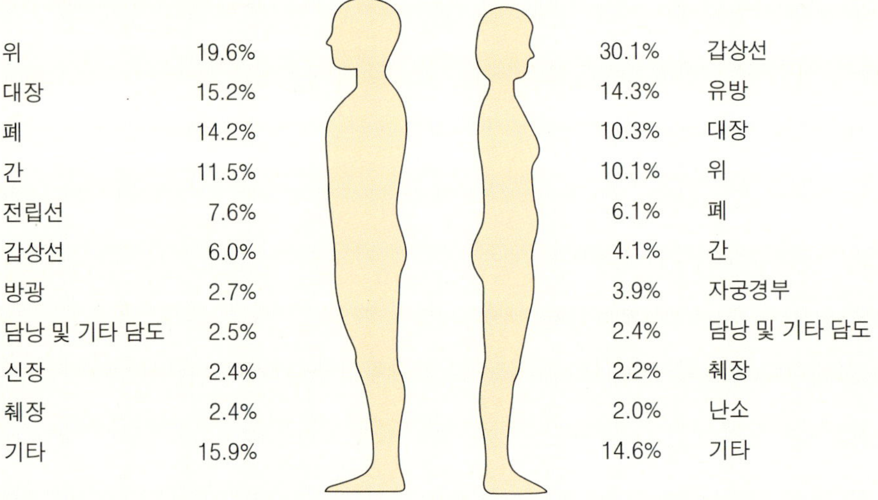

출처: 국립암센터, 통계로 본 암현황, 2013

| 그림 1 | **우리나라의 암발생 분율(2010년)**

암 발생만 증가한 것이 아니고 생존율도 지속적으로 향상되어, 최근 5년(2006~2010년) 암환자의 5년 상대생존율*은 64.1%로 최초 암진단 이후 10명 중 6명 이상이 5년 이상 생존하고 있는 것으로 나타났다. 이는 2001~2005년(53.7%) 대비 10.4%, 1993~1995년(41.2%) 대비 22.9% 증가한 것이다. 이와 같은 생존율의 향상은 조기검진으로 초기에 암을 발견하여 치료 예후가 좋아지고, 항암제를 비롯한 치료기술이 빠르게 발전한 결과일 것이다.

우리나라의 암치료 성적을 외국과 비교해 보아도 위암, 간암, 자궁경부암, 대장

＊상대생존율: 관심질병을 가진 환자의 관찰생존율을 동일한 성별, 연령군을 가지는 일반인구의 기대생존율로 나누어 구한 값으로 암 이외의 원인으로 사망했을 경우의 효과를 보정해준 생존율

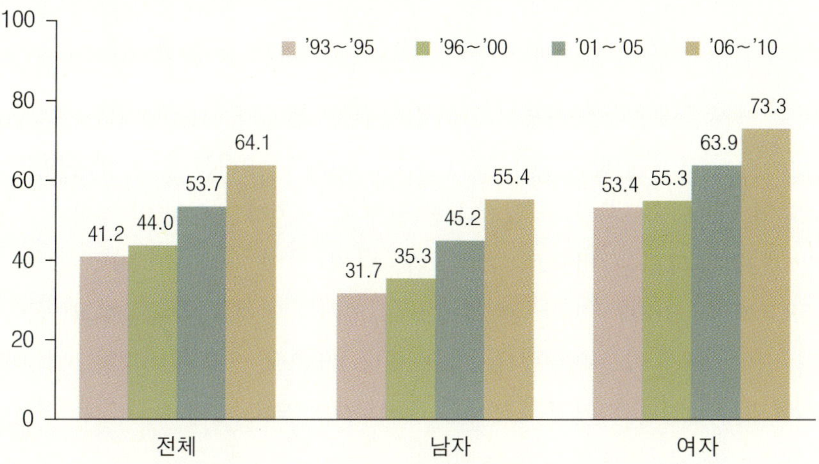

출처: 국립암센터. 통계로 본 암 현황. 2013

|그림 2| 모든 암 5년 상대생존율(1993~2010년)

|표 1| 주요 암의 5년 상대생존율 국제 비교

암종	한국 ('96~'00)	한국 ('01~'05)	한국 ('06~'10)	미국[1] ('02~'08)	캐나다[2] ('04~'06)	일본[3] ('97~'99)
모든 암	44.1	53.7	64.1	65.4	62	54.3
위	46.6	57.7	67.0	26.9	24	62.1
간	13.2	20.1	26.7	16.0	18	23.1
자궁경부	80.0	81.2	80.2	67.9	75	71.5
대장	58.0	66.6	72.6	64.3	63	65.2
갑상선	94.9	98.3	99.8	97.5	98	92.4
유방	83.2	88.5	91.0	88.9	88	85.5
폐	12.7	16.2	19.7	15.9	16	25.6
췌장	7.6	8.0	8.0	5.8	6	6.7
전립선	67.2	80.1	90.2	99.2	96	75.5

출처: 1) Howlader N, Noone AM, Krapcho M, Neyman N, Aminou R, Altekruse SF, et al (eds). *SEER Cancer Statistics Review*, 1975-2009, 2012
2) Canadian Cancer Society, Statistics Canada and Provincial/Territorial Cancer Registry. *Canadian Cancer Statistics* 2011
3) Matsuda T, Ajiki W, et al. Population-based survival of cancer patients diagnosed between 1993 and 1999 in Japan: A chronological and International Comparative Study, *Japanese Journal of Clinical Oncology*. 2011
출처: 국립암센터. 통계로 본 암 현황. 2013

암, 갑상선암, 유방암 등 주요 암의 상대생존율은 미국, 캐나다에 비해 높거나 비슷한 수준을 보이고 있다.

이와 같이 암생존율이 증가하면서 전국 단위 암 통계가 처음 집계된 1999년부터 2010년까지 암을 진단받고 2011년 1월 1일 현재 생존하고 있는 암유병자는 총 960,654명으로 암치료를 받고 있거나 암 완치 후 생존하고 있는 암 경험자 수가 약 100만 명에 육박하는 것으로 추정된다. 달리 말해, 이는 2010년 전체 인구 (49,879,820명) 52명당 1명이 암치료를 받고 있거나 암치료 후 생존하고 있는 것을 뜻한다. 특히, 65세 이상 연령군에서는 14명당 1명으로 남자는 10명당 1명, 여자는 20명당 1명이 암진단 후 생존하고 있는 것으로 추정되고 있어 적지 않은 인구가 암에 이환되어 있다는 것을 실감할 수 있다.

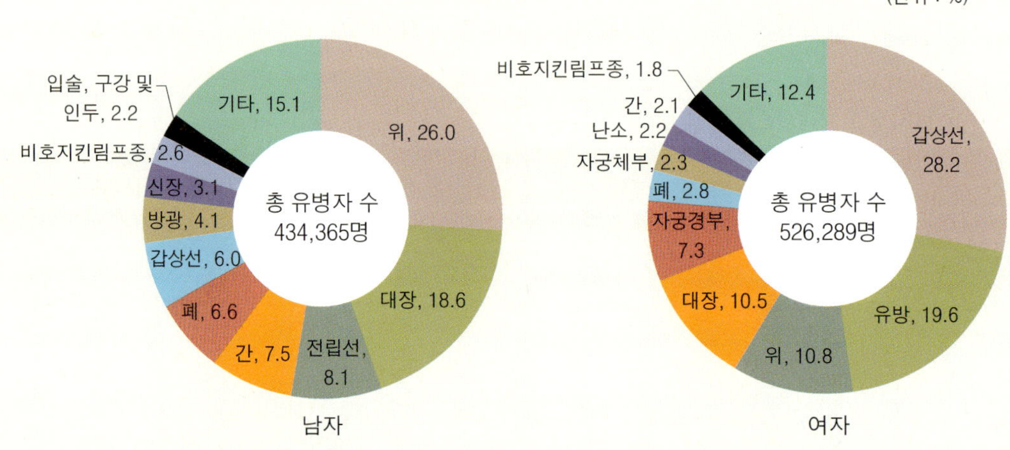

출처: 국립암센터. 통계로 본 암 현황. 2013

| **그림 3** | 성별 주요 암종별 유병자 분율(2010년)

암진단 후 시기별로 좀 더 세분하며 살펴보면, 암진단 후 5년 이상 생존한 환자 수는 340,178명으로 전체 유병자의 35.4%, 추적 관찰이 필요한 암진단 후 2~5년 사이의 암 유병자 수는 303,583명으로 전체 유병자의 31.6%, 적극적 암치료가 필요한 암진단 후 2년 이하 암 유병자 수는 316,893명인데 이는 전체 유병자의 33.0%로 5년 이상 생존한 환자의 비중이 가장 높다.

암종별로 세분해서 살펴보면 갑상선, 위암, 대장암, 유방암, 자궁경부암, 방광암 등의 여러 암종에서 5년 이상 생존한 환자 수의 비중이 높은 것을 볼 수 있다.

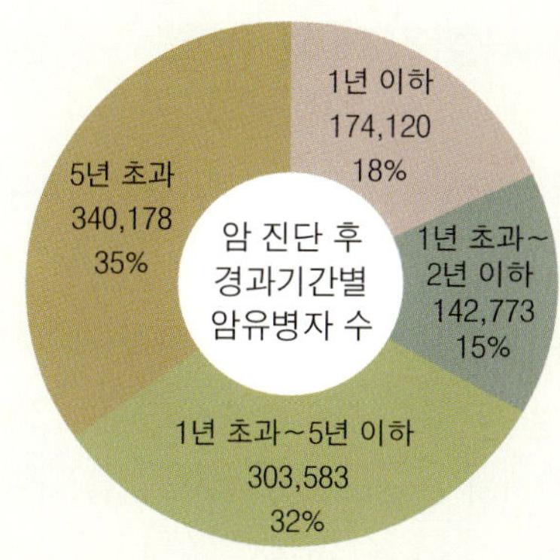

출처: 보건복지부, 중앙암등록본부. 2010년 암등록통계 연례보고서

|그림 4| 진단 후 경과기간별 암유병자 수(2010년)

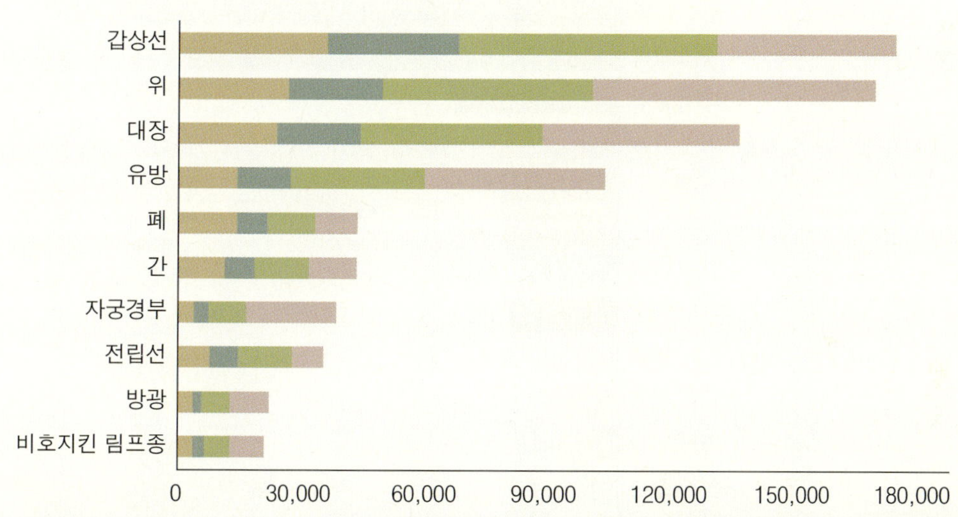

기간 \ 암종	갑상선	위	대장	유방	폐	간	자궁경부	전립선	방광	비호지킨 림프종
■ 1년 이하	35,820	26,583	23,485	14,079	13,737	10,962	3,654	7,564	3,085	3,307
■ 1년 초과~2년 이하	31,911	22,768	20,575	13,031	7,726	7,394	3,282	6,722	2,588	2,816
■ 2년 초과~5년 이하	63,140	50,983	44,440	32,511	11,582	13,498	9,451	13,130	6,640	6,248
■ 5년 초과	44,047	69,534	47,555	43,797	10,519	11,497	22,101	7,956	9,608	8,467

출처: 국립암센터. 통계로 본 암 현황. 2013

|그림 5| 주요 암의 진단 후 경과기간별 암유병자 수(2010년)

암의 질병 부담과 사회경제적 영향

질병 부담값을 나타내는 DALY*는 Summary Measure of Public Health(SMPH) 지표 중 하나로써, 인구건강을 정량적으로 측정하기 위한 가장 간단하고 광범위하게 사용되는 방법론이며, 특정 건강상태와 연령, 성별의 질병 부담을 측정할 수 있으며, 일정기간 동안 발생한 특정 원인에 의한 사망까지 모두 파악할 수 있다.[9] DALY는 기본적으로 조기 사망으로 인한 생존년수의 상실(years of life lost: YLL)과 이환 및 상해에 따른 장애로 인한 건강년수의 상실(years lived with disability: YLD)의 합계이다. 따라서 DALY는 해당질환으로 인한 사망뿐만 아니라 평균 질병이환기간을

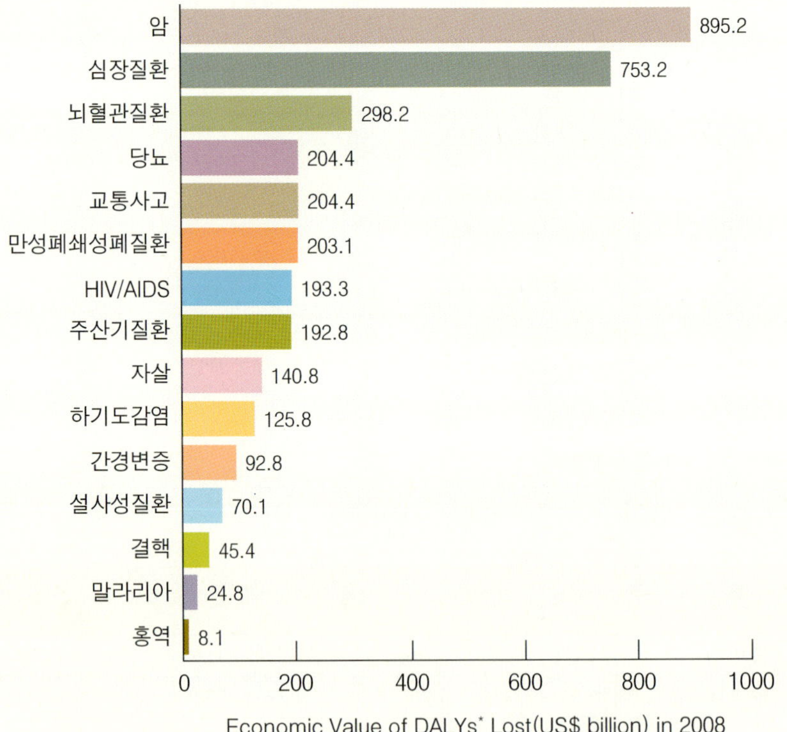

출처: ACS. The global economic cost of cancer. 2010

|그림 6| **전세계의 주요 사망원인질환으로 인한 경제적 손실 규모**

＊ DALY(disability-adjusted life year)는 '장애보정생존년'으로 번역하여 쓰기도 하지만 대체로 DALY로 많이 쓰여지고 있어서 본 원고에서는 DALY로 명시하였다.

통해 투병한 기간까지 고려하기 때문에 질환의 상대적인 경중을 판단하기 용이한 지표이다.

최근 미국암학회(ACS)[10]는 암은 전세계적으로 가장 경제적 영향이 큰 질환으로, 암으로 인한 경제적인 손실은 2위인 심장질환보다 약 19% 높다고 밝혔다. 전세계의 암으로 인한 조기 사망과 장애로 인한 경제적 손실은 2008년 기준으로 895억 달러에 이르는 것으로 추산되는데 이는 전세계 GDP(gross domestic product)의 1.5%에 달한다.

특히, 폐암, 대장암, 유방암으로 인한 장애와 사망의 경제적 손실이 가장 크게 나타났는데, 우리나라를 포함하는 고소득국가에서 그 손실액이 가장 크게 나타났다.

국내에서도 최근에 암의 질병부담(DALY)을 산출한 바 있다.[11] 박재현(2012)은 2010년을 기준으로 지난 10년의 DALY 관찰값과 이후 10년간의 DALY 예측값을

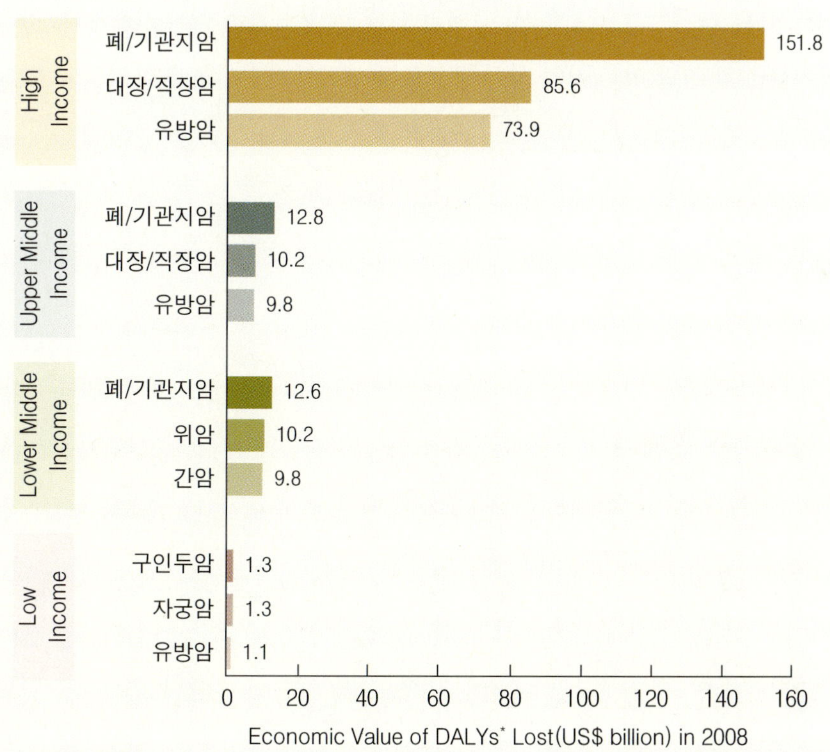

출처: ACS. The global economic cost of cancer. 2010

| **그림 7** | 전세계의 국가소득 수준별 주요 암으로 인한 경제적 손실 규모

산출하였는데, 그 결과 우리나라 주요 암의 DALY가 2000년~2010년 기간에 증가한 것으로 나타났으며, 2010년~2020년 기간에도 증가할 것으로 예견되었다. 구체적으로, 절대적인 DALY 값을 기준으로 2000년에는 위암(109,314인/년), 간암(98,468인/년), 폐암(80,063인/년), 대장암(41,262인/년), 백혈병(25,367인/년)이던 주요 암의 순위가 2010년에는 위암(144,083인/년), 간암(125,568인/년), 폐암(118,012인/년), 대장암(105,799인/년), 유방암(54,701인/년)으로 변화했으며, 2020년에는 대장암(301,357인/년), 위암(228,636인/년), 간암(156,832인/년), 폐암(150,550인/년), 유방암(125,715인/년)으로 변화할 것으로 예상된다.

2000년, 2010년, 2020년 모든 해에 위암의 DALY 순위가 1위이거나 2위인 것으로 드러났으며 시간이 흐를수록 대장암의 순위는 높아지는 반면 간암 및 폐암의 순위는 낮아지는 것으로 예측했다.

암으로 인한 경제적 비용도 2002년 약 11조 3천억원에서 2005년 약 14조 1천억원으로 증가하였다.[12,13] 특히 암의 경제적 부담 중 조기사망으로 인한 생산성손실금(사망손실금)과 진단 이후 직업 상실 등으로 정상적인 생산활동에 참여할 수 없게 되

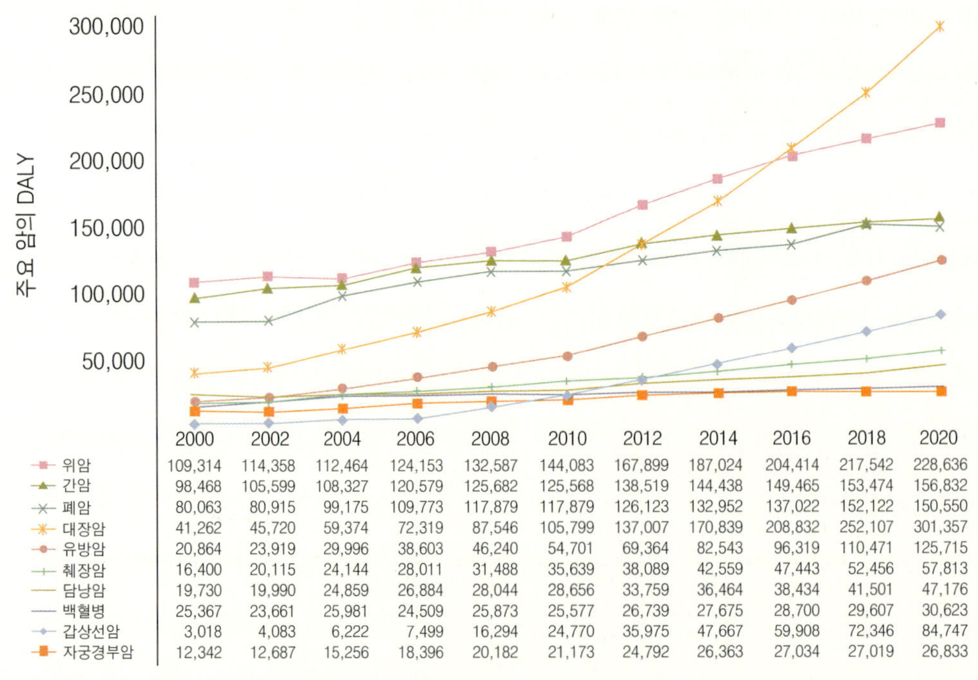

	2000	2002	2004	2006	2008	2010	2012	2014	2016	2018	2020
위암	109,314	114,358	112,464	124,153	132,587	144,083	167,899	187,024	204,414	217,542	228,636
간암	98,468	105,599	108,327	120,579	125,682	125,568	138,519	144,438	149,465	153,474	156,832
폐암	80,063	80,915	99,175	109,773	117,879	117,879	126,123	132,952	137,022	152,122	150,550
대장암	41,262	45,720	59,374	72,319	87,546	105,799	137,007	170,839	208,832	252,107	301,357
유방암	20,864	23,919	29,996	38,603	46,240	54,701	69,364	82,543	96,319	110,471	125,715
췌장암	16,400	20,115	24,144	28,011	31,488	35,639	38,089	42,559	47,443	52,456	57,813
담낭암	19,730	19,990	24,859	26,884	28,044	28,656	33,759	36,464	38,434	41,501	47,176
백혈병	25,367	23,661	25,981	24,509	25,873	25,577	26,739	27,675	28,700	29,607	30,623
갑상선암	3,018	4,083	6,222	7,499	16,294	24,770	35,975	47,667	59,908	72,346	84,747
자궁경부암	12,342	12,687	15,256	18,396	20,182	21,173	24,792	26,363	27,034	27,019	26,833

출처: 박재현, 우리나라의 암으로 인한 질병 부담 산출, 2012

|그림 8| 우리나라 주요 암의 DALY (2000-2020)

면서 발생한 생산성손실금(이환손실금)은 전체 경제적 비용의 약 80%로 매우 큰 비중을 차지하는 것을 볼 수 있다. 다시 말해, 암은 다른 질환에 비해서 경제적 영향도 큰데, 특히, 조기 사망과 일상생활로 복귀하지 못해 발생하는 손실이 크다.

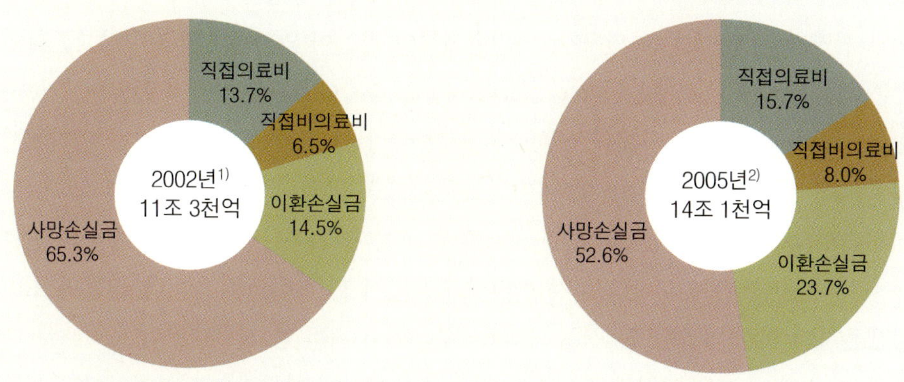

출처: 1) Kim SG *et al*., The economic burden of cancer in Korea in 2002. *European Journal of Cancer Care 2008*,17:136-44
2) 김진희 등. 2005년 암의 경제적 비용부담 추계. 예방의학회지 2009;42:190-8

| 그림 9 | 우리나라 암의 사회경제적 부담

암생존자 문제의 대두 배경

대부분의 암생존자에게 삶과 건강에 대한 의미가 암 발병 전과 같을 수는 없다. 수술, 항암치료, 방사선치료 및 호르몬치료 등 고강도로 진행되는 치료 시기를 거치면서 대부분의 암환자는 예전과는 다른 삶에 놓이게 된다. 암치료기간 혹은 직후 상당기간은 식욕부진, 암성통증, 항암제유도 오심구토 등으로 고통을 겪게 된다. 급성기 치료 후 암이 제거되었다고 하더라도 장기적인 후유증이 뒤따르기도 하고, 정기적으로 받게 되는 추적진료에 앞서 재발 혹은 전이에 대한 불안과 이에 따른 우울증상으로 쉽게 예전의 생활로 복귀하는 것이 어렵다. 실제로 암환자의 심한 우울증 유병률은 10~25%에 이르는데 이는 일반인의 4배에 이르는 수치다.[14] 심리사회적인 문제 외에도, 인구 집단을 기반으로 한 연구들에서 암생존자의 이차암의 발생률에 대한 전반적인 추정치가 일반인의 약 1.1~1.6배 정도로 높게 나타나고 있으며,[15,16] 치료 종료 후 상당한 기간이 지난 후까지도 후유증이 지속되는 경우도 있고 새로 병발하거나, 악화되기도 한다. 이와 같이 암생존자는 초기 치료를 마치더라도 완치 여부를 단정할 수 없는 복잡한 상태에 놓이지만 딱히 도움을 받을 곳도 정해지지 않아 혼란을 겪게 된다.

암생존자가 처한 이와 같은 문제를 가장 먼저, 그리고 효과적으로 사회적 이슈로 부각시켜 나간 나라가 미국이다. 미국의 경우 1986년 암생존자이자 의사였던 뮬란이 설립자가 되고 여러 암 연구자, 지원단체 활동가들이 의기투합해 전미암생존자연합(National Coalition for Cancer Survivorship, NCCS)을 결성하고 활발히 활동하면서 암생존자 문제를 사회적 이슈로 부각할 수 있었다. 암생존자의 건강 관리에서 암 이외의 필수적인 진료가 과소이용되거나 간과되고 있다는 많은 연구 결과[17]가 알려지면서 암생존자 문제에 더욱 관심을 갖게 되었다. 다른 한편으로 암생존자의 진료를 담당하는 암전문의도 암생존자 관리의 필요성에 힘을 실어주었다. 암전문의 또한 암생존자가 겪는 다양한 신체적, 사회적, 심리적 문제를 암 전문의만의 노력으로 해소할 수 없다는 것을 인식하고 의학회 혹은 정부기구에 자문진으로 참여하여 암생존자 문제 해결을 위한 노력을 촉구하게 되었다. 또 정부에서도 암의 높은 질병 부담을 경감하고자 CDC, NCI가 주최가 되어 랜스암스트롱 재단, 전미암생존자연합 등과 같은 NGO 단체와 컨소시엄을 구성하여 범국가적인 암생존자 관리계획을 수립하게 된다.[18] 이처럼 암생존자 문제가 사회적인 의제로 떠오른 것은 환자 단체가 먼저 주축이 되어 문제를 제기하고 이를 전문가 단체에서 적극적으로 받아들여 전문가적인 시각에서 의제를 제시하고 정부가 함께 뒷받침한 결과라고 볼 수 있겠다.

우리나라에서도 암생존자에 대한 관심이 높아지기는 했지만 아직은 해야 할 일들이 더 많은 것도 사실이다. 아직까지 암생존자들의 고통과 요구에 부응할 수 있는 관리정책이나 관련된 논의는 미진한 상황이며, 지금 이 순간에도 치료를 종료한 암생존자들은 피로, 통증, 대인관계의 어려움, 직장 및 가정에서의 역할장애, 직업 복귀의 문제 등 신체적·정신적·사회적 문제를 겪고 있지만 진료현장에서 이에 대한 적절한 관리를 받기 어려운 상황에 직면하고 있다. 다른 한편에서는 의료진과 암정책 결정자들도 이러한 암생존자들을 어떻게 관리해야 할지 마땅한 방법을 알지 못하거나 어려워하고 있다.

『근거중심의 암생존자 관리』에서는 암생존자 수의 지속적인 증가에 따른 암생존자의 다양한 요구를 이해하고, 향후 암생존자를 진료하고 관리하는 의료인의 다학제적인 관리전략의 근거를 제시하고, 암정책 결정자들의 정책 결정에 도움을 주기 위한 내용을 담았다.

참 고 문 헌

1　국립암센터. 국립암센터 대국민 인지도 조사 2012.

2　Mullan F. Seasons of survival: reflections of a physician with cancer. N Engl J Med 1985;4:270-3.

3　Bell K, Ristovski-Slijepcevic S. Cancer survivorship: why labels matter. J Clin Oncol 2013;31:409-11.

4　Leigh S. Cancer survivorship: a nursing perspective. In: Ganz PA, ed. Cancer survivorship: today and tomorrow. New York, N.Y.: Springer; 2007:8-13.

5　National Coalition for Cancer Survivorship. About us; our history. (Accessed January 30, 2012, at http://www.canceradvocacy.org/about-us/our-history/.)

6　Hewitt M, Greenfield S, Stovall E, Survivorship CoC. From cancer patient to cancer survivor: Lost in transition. Institute of Medicine, National Research Council: The national academies; 2005.

7　보건복지부, 중앙암등록본부. 2010년 암등록통계 연례보고서 2012.

8　국립암센터. 통계로 본 암현황 2013.

9　윤석준, 김은정, 서현주, 김범수, 오인환. 계량적 보건정책 연구방법론: 고려대학교출판부; 2012.

10　Society AC. The global economic cost of cancer: Livestrong, American Cancer Society; 2010.

11　박재현. 우리나라의 암으로 인한 질병 부담: 대한암연구재단; 2012.

12　Kim SG, Hahm MI, Choi KS, Seung NY, Shin HR, Park EC. The economic burden of cancer in Korea in 2002. Eur J Cancer Care 2008;17:136-44.

13　김진희, 함명일, 박은철, et al. 2005년 암의 경제적 비용부담 추계. 예방의학회지 2009;42: 190-8.

14　Carr D, Goudas L, Lawrence D, et al. Management of cancer symptoms: pain, depression, and fatigue: summary. 2002.

15　Dong C, Hemminki K. Second primary neoplasms in 633,964 cancer patients in Sweden, 1958-1996. Int J Cancer 2001;93:155-61.

16　Nielsen SF, Nordestgaard BG, Bojesen SE. Associations between first and second primary cancers: a population-based study. CMAJ 2012;184:E57-E69.

17　Earle CC, Neville BA. Under use of necessary care among cancer survivors. Cancer 2004;101:1712-9.

[18] Hewitt ME., Bamundo A., Day R., Harvey C.. Perspectives on post-treatment cancer care: qualitative research with survivors, nurses, and physicians. J Clin Oncol 2007;25: 2270-3.

PART 01-2

암치료 여정(cancer care trajectory)에 따른 암생존자의 건강문제

지난 10년 간 각 암종의 상대생존율이 향상되면서 암생존자의 수 또한 과거에 비해 점차 늘어나고 있다. 췌장암을 제외한 주요 암종의 5년 상대생존율은 1996~2000년 44%에서 2006~2010년 사이의 64.1%로 향상되었다.[1] 이는 과거와 달리 암치료 후에 다양한 건강문제를 가진 암생존자가 늘어날 수 있음을 뜻한다. 암환자의 발병 이후 치료 경로는 [그림 1]과 같이 다양한 상황으로 나타난다. 어떤 환자는 완치를 목적으로 한 수술 후 질병의 재발 없이 생존하는가 하면 어떤 환자는 최초 치료 후 암이 없는 생존시기를 거치다가 재발해서 재치료하는 경우도 있다. 불행하게도 상당 기간의 치료에도 불구하고 실패하여 호스피스 완화 케어를 받는 경우도 생긴다. 그림에서 보듯이 일반적으로 급성 치료기가 끝난 후를 암생존자 케어의 대상으로 간주하지만, 넓은 뜻에서 암이 발병된 직후부터 생존자라는 개념도 널리 받아들여지고 있다. 어느 시기이든 종양전문의 혹은 암 관련 전문의료팀의 추적관찰과 더불어 만성질병이나 기타 흔한 급성 건강문제를 동시에 관리해야 하고 암환자이더라도 일반적인 건강증진과 이차암 스크리닝을 포함한 질병예방 서비스가 제공되어야 한다. 이와 같이 생존율이 높아짐으로써 돌보는 사람과 건강문제가 다양화됨으로써 암환자 관리체계 또한 복잡해지고 있기 때문에 적절한 조정 역할이 필수적으로

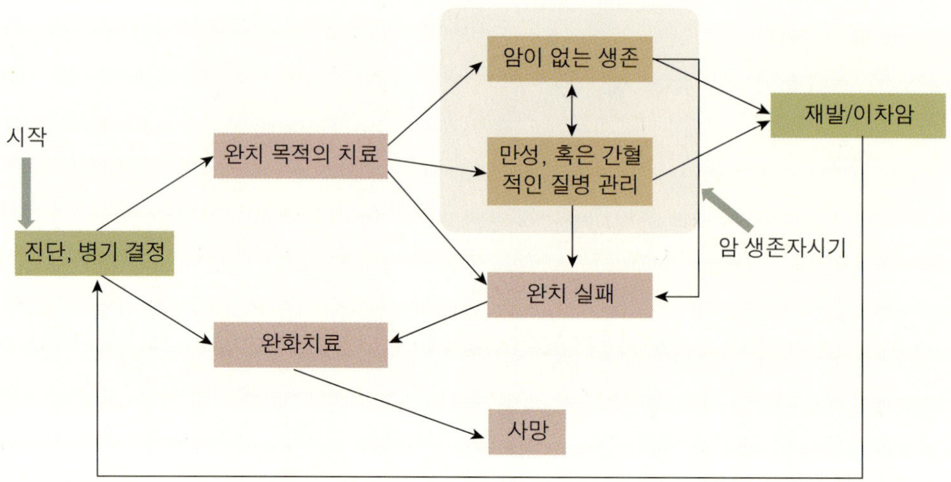

출처: Hewitt M, Greenfield S, Stovall E. *From cancer patients to cancer survivor: lost in transition.* Washington, D.C.: The National Academic Press, 2006.

|그림 1| **암환자의 치료 여정과 암생존자 시기**

요구된다.

　암생존자는 발병된 암에 따른 증상과 그 치료와 관련된 증상뿐 아니라 다양한 건강문제에 당면하게 된다. 암생존자의 건강문제를 대별하자면, 암 발병 이전부터 지녔던 질병과 암 발병 이후 새로 생긴 급성 혹은 만성문제가 있다.

　암 발병 이후 생긴 건강문제는 암과 관련된 증상, 암치료에 따른 건강문제, 그 밖에 완화를 필요로 하는 증상, 암과 관련 없이 새로 생긴 만성질환을 포괄한다〈표 1〉. 암 자체가 나이 들수록 발병 위험이 커지므로 암생존자 역시 고연령층이 많다. 따라서 이런 연령층에서 높은 유병률을 보이는 동반질환에 주의해야 한다. 자궁암 생존

|표 1| **암생존자의 건강문제 스펙트럼**

범주	예
암과 직접 관련된 증상	암성통증, 피로, 림프부종, 식욕부진
암치료 관련 문제	항암제 독성(신경, 폐, 간, 심장), 방사선 조사 부작용
기타 완화를 필요로 하는 증상	오심·구토, 복수, 장폐쇄, 뼈 전이에 따른 증상
만성질환	고혈압, 당뇨병, 만성호흡기질환
암과 관련없이 생긴 급성질환	다양한 급성 일과성질환
정신·사회적 문제	우울, 불안, 가족기능 이상, 실직, 경제적 곤란
스크리닝	이차암, 심혈관질환 위험요인, 가족성 암 위험요인
예방접종	폐렴, 인플루엔자, 대상포진
생활습관 개선	금연, 절주, 운동, 식사, 비만치료·예방,

자는 일반인에 비하여 심장병, 간질환, 고혈압, 위장질환, 근골격계질환 등의 동반질환 유병률이 높았고 특히 심장질환 및 신장질환은 삶의 질에 영향을 미치는 것으로 조사되었다.[2] 또한 암생존자는 건강한 대조군에 비하여 결근일 수, 노동 가능 여부, 일반적 건강 인식, 일상활동 수행능력 등에서 뒤지며 질병 부담이 큰 것으로 보고되었다.[3] 삶의 질 저하 및 신체 증상에 대하여 유방암 생존자,[4,5] 폐암 절제 후 생존자[6]에서도 보고된 바 있다. 그러나 이런 문제를 효과적으로 대처하는 전략과 관리 방법은 아직 잘 연구되지 않았다.

암생존자의 시기별 구분은 임의적이지만 암생존자 문제를 공론화하였고 그 자신이 암환자였던 뮬란에 따르면 암진단 후 치료 중인 급성기 생존(acute survival), 질병이 관해되었거나 적극적인 기본 치료가 끝나고 추적관찰 중인 확장된 생존(extended survival), 완치되었거나 재발의 가능성이 아주 낮아 암 진행이 중지되었다고 보는 영구 생존(permanent survival)으로 구별하였다.[7] 급성기 생존은 암의 진단이 시작되고 수술, 항암제, 방사선 등 모든 의학적인 치료가 동원되는 시기이다. 가장 중요한 심리적 문제는 자신의 운명과 대면할 수 밖에 없다는 데서 오는 두려움과 불안으로 가족과 지역사회의 지원이 힘든 현실을 이겨나가는 데 큰 역할을 하는 시기이다.

기본 치료가 끝나고 정기적인 추적검사를 받으면서 확장된 생존시기에 진입한다. 이 시기는 재발의 두려움 속에서 피로, 운동 제한, 치료에 따른 신체 이미지의 손상, 직업 역할의 변화 등이 따른다. 급성기와 달리 이 시기에는 환자마다 질병 상태, 적응능력, 가정과 주위 환경 상황에 따라 삶의 질에 차이가 크다. 심리적으로는 소외감과 우울, 불안이 흔하다. 영구 생존시기는 이른바 완치라고 할 수 있겠으나 직업 선택이나 보험 가입에서 차별을 받게 되고 사회와 직장의 편견과 부딪힌다. 암치료에 따른 장기간 부작용과 이차암 위험에도 처할 수 있다.

암생존자의 건강문제는 급성기부터 나타나서 후기까지 지속되는 것도 있지만 암환자의 치료 여정에 따라 그 특징이 다를 수 있다. 즉, 암치료 중(급성 생존시기), 치료 후 관찰기간 동안(중간 생존시기), 장기 생존시기, 또는 진행암 생존시기 혹은 호스피스 완화치료시기에 따라 건강문제의 특징과 양상이 달리 나타날 수 있다. 그러므로 의료인과 돌봄제공자는 암환자의 치료 경로의 진행에 따라 달리 드러날 수 있는 다양한 건강문제에 익숙해져야 한다. 이 장에서는 급성기 생존자와 진행암 환자에서 흔히 나타나는 문제를 간략하게 개괄하고 장기 생존자에서 나타나는 각종 치료에 따른 후기효과를 중심으로 기술한다.

급성 생존시기

암진단 후 수술, 항암치료, 방사선치료를 받는 단계인 암생존자의 주된 문제는 암 치료와 관련된 이상반응과 진행된 암 관련 증상이다. 또 환자와 그 가족이 겪는 정서적 고통과 경제적 문제도 고려해야 한다.

♠ 암치료 관련 이상반응

항암제유발 오심·구토(CINV: chemotherapy-induced nausea and vomiting)는 암환자가 두려워하는 흔한 증상이다. CINV의 발병 경로가 밝혀짐에 따라 다양한 약제가 개발되어 이용되고 있다.[8] 항암제에 따른 구토 유발 위험 정도를 사전에 확인해서 예방적 치료를 하는 것이 필수적이다. 치료 후 24시간 내에 발생하는 급성 CINV 뿐 아니라 때로 과소평가되는 지연성 CINV(치료 후 2일에서 5일에 발생)에도 사전에 예방치료가 잘 고안되어 있어야 한다. 지속적인 CINV 인 경우에는 가능한 감별 진단(예: 뇌 전이)을 고려해야 한다. 방사선 조사 부위에 따라 생길 수 있는 급성피부증상(홍반, 부종, 색소침착, 건성·습성 표피 탈락, 탈모), 뇌 부종, 폐렴, 급성 식도염, 설사 등을 예측하고 적절히 치료하도록 한다. 또 이 시기에는 호중구감소증이 항암치료의 흔한 합병증이고 감염의 주요 요인이다. 열이 나면 감염부위가 특정되지 않더라도 경험적 항생제를 즉각 투여하여 심각한 감염증으로 진행하지 않도록 해야 한다. 구강 및 소화기 점막염은 오랜 기간 항암치료 중에 나타나는 주요 부작용으로 삶의 질을 저하시켜왔다. 점막염의 원인과 치료제 및 개인 특성에 따른 위험도, 증상 분류에 대한 연구가 축적되어 예방 및 치료에 대한 지침이 마련되었다.[9] 항암제에 따른 심폐 독성, 간독성, 신독성, 신경 독성 발생의 가능성에도 주의해야 한다.

♠ 종양과 관련된 증상

암성통증은 진행성 암에서 나타나는 가장 흔한 증상이다. 암성통증 관리지침을 숙지하여 이를 적용할 수 있어야 한다.[10] 그밖에 피로, 식욕부진, 호흡곤란, 변비, 불면증, 림프부종, 구강건조증, 안면홍조 등 각종 증상을 관리할 수 있어야 한다.

장기 생존시기

수술과 항암제 및 호르몬 치료, 방사선치료의 잠재적인 장기적 영향은 〈표 2〉,

|표 2| **수술 후 암생존자에서 가능한 후기합병증의 예**

시술(수술)	후기합병증
모든 시술(수술)	통증, 미용적 문제, 심리적으로 완벽하지 않은 상처 회복
신경계(뇌, 척수) 수술	인지장애, 감각운동장애, 시력장애, 연하장애(삼킴이 어려움) 언어장애, 장 및 방광조절장애
두경부(머리와 목) 수술	의사소통장애, 연하장애(삼킴이 어려움), 호흡곤란, 운동근육 손상
림프절 절제	림프부종, 고환암의 정액역류증
복부 수술	장폐색, 탈장, 장기능장애
골반 수술	성 기능장애, 요실금, 탈장, 장폐색
비장 절제	면역기능 저하, 패혈증, 탈장
절단술; 사지보존술	기능 변화, 미용적 문제, 심리적 위축, 다른 관절의 관절염 위험 증가, 수술 후 환지통 또는 신경성 통증
폐 절제술	호흡곤란, 피로, 전신무기력
전립선 절제술	요실금, 성 기능장애, 왜곡된 신체상
난소 절제술	조기 폐경, 불임
고환 절제술	불임, 남성호르몬 결핍
장루 성형술	장폐색, 변비, 메스꺼움, 구토, 식욕감퇴, 피로, 왜곡된 신체상

출처: Hewitt M, Greenfield S, Stovall E. *The IOM report on adult cancer survivors. In From cancer patients to cancer survivors :lost in transition.* Washington, DC:The National Academies Press:2006:74.

〈표 3〉에 기술되어 있다. 하지만 암생존자에서 항암제 사용이 심장 및 폐에 미치는 영향에 대한 연구에서 보듯이 많은 장기부작용의 발병률과 위험요인에 대해서는 아직 잘 알려져 있지 않다.[11,12] 더구나 최근 개발된 표적치료제와 같은 신약에서 치료 후 장기간 생존자의 신체적 영향에 대해서는 아직 명확히 밝혀진 것이 없다. 따라서 기존에 알려진 문제점이나 알려지지 않은 건강문제라도 치료과정과 연관되었을 가능성을 항상 의심하여야 한다. 이는 앞으로 장기 생존자의 추적 연구를 통한 지식의 축적으로 규명될 것이다.

　암생존자 케어를 담당하는 임상의사로서 추적관찰 시 주의해서 살펴볼 항목을 각 장기 혹은 대상 건강문제별로 기술한다.[13-15]

| 표 3 | 항암화학요법, 호르몬 치료 및 방사선 치료후 암생존자에서 가능한 후기합병증의 예

기관계/ 기관조직	방사능치료의 후기합병증	화학요법/호르몬요법	
		후기합병증	유발약제
모든 조직	이차암	이차암	Steroids, alkylating agents, nitrosureas, topoisomerase, inhibitors, anthracyclines
뼈와 연조직	위축, 변형, 섬유화, 골괴사	골괴사, 골절	Steroids
심혈관	심장반흔 또는 염증, 관상동맥질환, 심낭반흔	심장염, 울혈성심부전	Anthracylines, high-dose cyclophosphamide, cisplatin, herceptin, taxanes
치아/구강	충치, 구강건조	–	–
뇌하수체	다양한 호르몬 결핍	당뇨병	Steroids
갑성선	갑상선기능 저하, 갑상선 결절	–	–
생식계	(남) 불임, 남성호르몬 결핍 (여) 불임, 조기폐경	(남) 불임, 남성호르몬 결핍 (여) 불임, 조기폐경	Alkylating agents, procarbazine hydrochloride, nitrosureas
위장	흡수장애, 장협착	연동운동장애	Vinca drugs
비뇨생식기	방광손상, 방광용적 저하	출혈성방광염(빈뇨, 절박뇨, 출혈, 통증을 포함한 증상)	Cyclophosphamide, ifosfamide, transplant therapy
혈액	혈구수치 저하, 골이형성증후군, 급성백혈병	골이형성증후군, 급성백혈병	Alkylating agents, nitrosureas, topoisomerase inhibitors, purine analogs, any high-dose therapy with autologous transplantation
간	비정상적인 간기능, 간부전	비정상적인 간기능, 간경변, 간부전	Methotrexate, carmustine(BCNU)
면역체계	면역기능 손상, 면역억제	면역기능 손상, 면역억제	Steroids, anti-thymocyte, globulin(ATG), methotrexate, rituximab, alemtuzumab, purine analogs, and any high-dose therapy with autologous transplantation
림프계	림프부종	–	–
신경계	사고·학습·기억장애, 뇌의 구조적 변화, 뇌내출혈	사고·학습·기억장애, 뇌의 구조적 변화, 마비, 경련, 저림, 청력 손실	Methotrexate, multiagent chemotherapy, bortezomib, cisplatinvinca alkaloids, taxanes, oxaliplatin

안과	백내장, 안구건조, 시력 저하	백내장	Steroids
폐	폐반흔, 폐기능 저하	폐반흔, 염증	Bleomycin sulfate, carmustine(BCNU), methotrexate, Actinomycin D/doxorubicin(Adriamycin)
신장	고혈압, 신기능 저하	신기능 저하, 지연성 신부전	Cisplatin, methotrexate, nitrosoureas

출처: Hewitt M, Greenfield S, Stovall E. *The IOM report on adult cancer survivors. In From cancer patients to cancer survivors :lost in transition.* Washington, DC:The National Academies Press;2006:72-3.

♠ 이차암

암생존자에서 가장 심각한 문제가 암치료의 결과로 발생하는 이차암이다. 이차암의 원인은 항암치료와 방사선치료의 후유증이거나 환경요인, 생활습관, 기타 유전적 소인의 결과일 수도 있다. 소아암 생존자에서 연구된 이차암 발병 위험은 치료 후 10년에 1~2%이며 소아의 항암치료 후 주요 이차암은 급성골수성백혈병이다. 소아암 치료 후 이차암 위험은 일반인보다 6.2배 높다고 알려져 있다.[16] 전체 인구에 대한 미국의 조사자료에 의하면 암생존자는 일반인에 비해 이차암 발병위험이 14% 더 높았으며, 연령에 따라 위험도가 달라서 소아는 6배, 18~39세에 진단받은 암생존자는 2~3배, 40~59세 진단받은 암생존자는 1.5배로 나타났고, 최초 진단 후 첫 5년 동안 위험이 가장 높았다.[17] Etoposide, anthracycline, alkylating agent 치료 후에는 백혈병, 흉부/유방 방사선치료 후에는 유방암, 복부 방사선치료후에는 대장암, 기타 방사선 조사 부위에 따른 이차암을 주의하여야 한다.

암생존자에 대한 검진 가이드라인으로는 www.survivorshipguid.org를 참고하면 된다. 암생존자에게는 이차암의 위험을 인식시키고 건강한 생활습관 유지와 필요한 검진을 강조하여야 한다.

♠ 전신증상

암생존자의 체중 변화는 배후의 대사성 질환, 생활습관의 변화, 폐경여성에서 보는 호르몬의 변화 등을 시사할 수 있다 체중 감소가 자발적인 노력으로 이루어졌다면 바람직한 것이고 반면에 체중 증가는 이전에 심한 체중 미달이 아니라면 좋은 일이 아니다. 특히 유방암, 전립선암, 대장암에서는 재발과 예후에 나쁜 영향을 미치므로 적정체중(체질량 지수 18~25 kg/m^2)을 유지시켜야 한다. 지속적인 피로는 최초 항암치료 후에 나타나는 흔한 증상이지만 일차 치료가 끝난 후 수개월간 계속될 수도 있다. 피로가 여러 해 지속될 경우 삶의 질을 저하시키므로 검사가 필요하다. 이때 특히 우울, 대사장애, 약물, 통증의 영향을 고려해야 한다.

운동이나 활동제한도 면밀히 살펴야 하는데 이는 장기간 숨어있었던 심장과 폐의 영향을 시사하는 증상일 수 있기 때문이다.

♠ 피부

방사선치료의 영향으로 피부 문제가 흔히 나타나므로 피부의 어떤 변화도 보고하도록 한다. 방사선 조사 부위의 기저세포암은 아주 흔히 생긴다. 모발과 체모 소실은 방사선치료와 내분비 변화로 인해 영구적일 수 있다.

♠ 이비인후 계통

치료의 영향으로 청력감소가 증가한다. 이는 항암치료(cisplatin)와 항생제가 원인일 수 있다. 두경부암의 경우 수술과 방사선치료 영향으로 치과 문제가 자주 발생하므로 구강위생과 정기적인 치과 진찰이 중요하다. 구강건조감을 호소하는 암생존자도 있다.

♠ 폐

폐 섬유화로 인한 호흡곤란이나 마른 기침 같은 증상을 살핀다. 약물(bleomycin 누적용량 $360mg/m^2$, alkylating agent, cyclophophamaide, busulphan, cytosine arabinoside ,methotrexate)의 폐 독성[18], 방사선 조사, 폐 절제수술로 생길 수 있다.

♠ 심혈관

Anthracycline(누적 용량 $450mg/m^2$ 이상), taxane, trastuzumab 을 투여받은 암생존자에게는 심근병의 위험이 있다. 심부전 증상 증후 이전에 심박출률이 저하된다. 흉부와 심장의 광범위한 방사선 조사도 영향을 주므로 심계항진, 흉통, 관동맥허혈 증상에 주의를 기울인다. 골반 혹은 목 부위 큰 혈관에 방사선 조사를 받은 사람은 간헐적 파행이나 일과성 뇌허혈 증상 여부를 확인해야 한다.

♠ 신장

고혈압은 일반인에서 흔한 질환이지만 신동맥협착을 초래할 수 있는 수술이나 장기간의 방사선치료 영향으로도 나타날 수 있다. 또 많은 약물이 신기능 저하를 일으키고 그 결과 고혈압이 발생할 수 있다. 신독성을 일으키는 가장 흔한 약은 cisplatin 으로 근위세관 손상의 원인이다.

♠ 위장관

대장, 직장의 복부수술과 방사선치료(부인암, 직장암, 비뇨기암)의 영향으로 만성 설사가 지속될 수 있다. 이는 드물게 흡수장애증후군, 체중감소, 영양실조를 일으킬 수 있다. 협착과 유착으로 인한 복통, 장루로 인한 문제도 살펴야 한다. 항암제의 장 기 영향으로 간경화나 간염이 생길 수도 있다.

♠ 비뇨생식기

전립선암 수술과 방사선치료의 영향으로 요실금 합병증이 나타날 수 있고 배뇨통 역시 골반 수술과 방사선 유발 방광염의 결과로 생기는 문제이다. 남자에서 골반 수 술 후 발기부전이 흔하게 보고되므로 적절한 평가를 놓치지 않아야 한다.

♠ 부인과

수술, 항암치료, 방사선치료의 영향으로 조기 폐경이 흔히 나타나서 질 건조감과 성 교통 등과 같은 증상이 매우 흔하게 나타나므로 세심한 성 기능 문진이 꼭 필요하다.

♠ 내분비/생식기능/성 기능

갑상선기능 저하는 증상이 서서히 나타나므로 두경부 방사선 조사병력이 있는 사 람에게는 관련증상 문진이 필요하고 이유가 불분명한 체중증가와 고콜레스테롤혈증 에 주의하여야 한다. 유방 부위의 방사선 조사도 갑상선에 영향을 줄 수 있다. 성인 뿐 아니라 특히 소아림프구성 백혈병 생존자에서 특히 대사증후군의 발생 여부를 살 펴야 하는데, 복부비만(배 둘레 크기), 혈당장애, 중성지방 증가 등에 주의를 기울여 야 한다. 생식기능 관련 문진도 필요하다. 암치료 전 생식능력을 보전하기 위한 자문 을 받았는지, 현재 자녀 출산 의도와 계획이 있는지, 아이를 갖기 위한 전문적 도움 을 필요로 하는지 등을 확인한다.

여성(유방암, 림프종, 백혈병)에서 조기 폐경은 흔하고 이에 따른 혈관운동성 증상 과 질 건조감이 잘 생긴다. 에스트로겐 단기치료가 도움될 수 있으나 유방암 환자에 게는 금기이다. 또 유방암 생존자에서 tamoxifen과 aromatase 억제제의 장기간 치 료가 이런 증상을 악화시킨다.

암생존자의 성생활이 삶의 질에 중요하지만 흔히 다루어지지 않는다. "성생활이 어떻습니까?" "배우자와 부부관계를 합니까? 무슨 문제는 없습니까?" 같은 간단한 질문이 중요하다. 암생존자가 별다른 증상을 호소하지 않더라도 질문을 함으로써 이런 문제도 상담해 줄 수 있다는 점을 알려준다. 환자들은 성욕감퇴, 신체 이미지나 성적 매력과 관련된 어려움, 기타 성생활과 관련된 각종 신체증상을 드러낼 수 있다.

♠ 혈액학적

항암치료와 방사선치료로 감염 없는 지속성 중성구감소증이 발생하는데 이전 치료의 영향과 myelodysplastic condition과는 검사를 해서 구별하여야 한다. 다른 혈구감소증(빈혈, 혈소판감소증)도 빈도는 덜 하지만 발생할 수 있다.

♠ 감염

면역억제치료 결과로 진균, 결핵균, 바이러스 감염 위험이 큰 경우가 있으며 비장절제로 인해 세균 감염 위험이 커질 수도 있다.

♠ 근골격계

관절통이나 전신근육통 같은 증상이 일부 항암제(예: texane), aromatase 억제제 투여 결과로 나타날 수 있다.

남성 · 여성 모두 암생존자에서 호르몬 치료의 결과로 골다공증의 조기 발생 위험이 크다. 방사선과 스테로이드도 골다공증과 골절위험을 높인다. 이런 치료병력이 있으면 골밀도 검사의 대상이다. 스테로이드는 대퇴골두 무혈성괴사의 원인이 된다.

♠ 신경학적

신경병성통증은 제거하기 힘들고 수술 및 방사선 병용치료의 심각한 부작용이다. 특히, 말초신경병은 여러 가지 항암제의 흔한 만성 부작용이다. 백금제(cisplatin, carboplatin, oxaliplatin), taxane(paclitaxel, docetaxel), vinca alkaloids (vincristine, vinblastine, vinorebline) 등에서 발생한다. 백금제제는 감각소실, 감각실조, 통증을 일으키고, 기타 약제는 원위부의 장갑과 양말형태의 지각 이상을 초래한다. 이독성약물(예: cisplatin)로 인한 청력소실이 점차 많이 보고되고 있다. 뇌종양 생존자에서 전뇌방사선 조사로 인한 인지기능장애가 나타날 수 있다. 유방암 생존자에서 보조항암제로 인한 인지장애도 보고 되고 있다.[19]

♠ 정신사회적

암을 이겨내고 일상생활 복귀에 적응하는 것은 아주 힘든 일이 될 수 있으므로 암생존자의 정신·사회적 기능에 주의를 기울여야 한다. 직장 혹은 학교, 집안일에 복귀하였는지, 수면습관은 정상인지, 향정신성 약물을 복용하는지, 지나친 불안과 우울은 없는지, 신체상의 왜곡은 없는지 세심한 문진이 필요하다. 특히 우울증이 관심의 대상이 되는데 최근에 암진단을 받았거나 치료 받는 사람이 일반인에 비해 우울증 유병률이 높다. 그렇지만 장기 생존자에서도 결과가 같은지는 조사마다 다르다. 장기 생존자가 주요 우울증 위험이 더 크지는 않아도 일반인에 비해 우울증상으로 인한 장애 정도는 더 크다고 보고되었다.[20] 불안도 암환자에서 흔하지만 암진단과 치료에 따른 불안이 꼭 비정상인 것은 아니다. 암의 재발과 같은 현실적 위협에 대처하는 건설적인 역할도 하기 때문이다. 심한 장애를 초래하는 병적 불안의 정의에 따라 암생존자에서 불안의 유병률 편차가 크다.[21] 소아암 생존자 연구에서 대부분의 암생존자는 심리적으로 건강하고 삶의 만족을 드러냈으나 심리적 장애와 삶의 질에서 신체기능의 저하를 초래하는 일부 위험군이 알려졌다.[22]

진행암 생존시기

적극적인 항암치료에도 불구하고 더 이상 반응이 없이 암이 진행되는 시기에는 삶의 질을 유지하는 치료에 모든 노력을 쏟아야 한다. 이 기간에 부딪히는 많은 증상은 〈표 4〉와 같다. 증상이 악화되고 일상생활 수행 정도가 비가역적으로 저하되는 시기가 되면 사전 의료지시, 유언, 기타 영적문제 등 삶의 종말기 문제(end-of-life issues)를 시기를 놓치지 않고 적극적으로 다루어야 한다.

| 표 4 | 진행암 환자에서 다루어야 할 증상과 문제

범주	예
통증	체성통, 내장통, 신경병성 통증
비통증 증상	악액질, 탈수, 섬망, 호흡곤란, 흉수, 가려움증, 피로, 발열, 구강건조, 소화불량, 삼킴곤란, 오심·구토, 변비, 복수, 간 부전, 딸꾹질
응급상황	고칼슘혈증, 척수압박, 상대정맥 폐쇄, 심장눌림증, 장폐쇄, 출혈, 경련
정신신경증상	우울, 불안, 섬망
기타	사전 지시, 생명유지치료의 중단과 보류, 심폐소생술 금지

참 고 문 헌

1. Jung KW, Park S, Kong HJ, et al. Cancer Statistics in Korea: Incidence, Mortality, Survival, and Prevalence in 2009. Cancer Res Treat AID-104143/crt201244111[doi] 2012;44:11-24.

2. Shin DW, Nam JH, Kwon YC, et al. Comorbidity in disease-free survivors of cervical cancer compared with the general female population. Oncology 2008;74:207-15.

3. Yabroff KR, Lawrence WF, Clauser S, Davis WW, Brown ML. Burden of illness in cancer survivors: findings from a population-based national sample. J Natl Cancer Inst 2004;96:1322-30.

4. Lee ES, Lee MK, Kim SH, et al. Health-related quality of life in survivors with breast cancer 1 year after diagnosis compared with the general population: a prospective cohort study. Ann Surg 2011;253:101-8.

5. Kim SH, Son BH, Hwang SY, et al. Fatigue and depression in disease-free breast cancer survivors: prevalence, correlates, and association with quality of life. J Pain Symptom Manage 2008;35:644-55.

6. Yun YH, Kim YA, Min YH, et al. Health-related quality of life in disease-free survivors of surgically treated lung cancer compared with the general population. Ann Surg 2012;255:1000-7.

7. Mullan F. Seasons of survival: reflections of a physician with cancer. N Engl J Med 1985;313:270-3.

8. Hesketh PJ. Chemotherapy-induced nausea and vomiting. N Engl J Med 2008;358:2482-94.

9. Peterson DE. Oral and gastrointestinal mucosal adverse effects. In: Davis MP, Feyer PC, Ortner P, Zimmermann C, eds. Supportive concology. Philadelphia: Elsevier; 2011:102-14.

10. 보건복지부. 암성통증관리지침 권고안 제5판. 2012.

11. Carver JR, Shapiro CL, Ng A, et al. American Society of Clinical Oncology clinical evidence review on the ongoing care of adult cancer survivors: cardiac and pulmonary late effects. J Clin Oncol 2007;25:3991-4008.

12. Carver JR, Schuster SJ, Glick JH. Doxorubicin cardiotoxicity in the elderly: old drugs and new opportunities. J Clin Oncol 2008;26:3122-4.

13. Ganz PA. Survivorship: adult cancer survivors. Prim Care 2009;36:721-41.

14 Carpentier MY, Weitamann T, Amir Z, Dean GE, Olver IN. Survivorship:psychosocial, physical issues, and insomnia. In: Oliver IN, ed. The MASCC textbook of cancer supportive care and survivorhip. New York: Springer; 2011:407-18.

15 Dorr W. Late effect of chemotherapy and radiation. In: Davis MP, Feyer PC, Ortner P, Zimmermann C, eds. Supportive Oncology. Philadelphia: Elsevier; 2011:429-37.

16 Oeffinger KC, Bhatia S. Second primary cancers in survivors of childhood cancer. Lancet 2009;374:1484-5.

17 Friedman DL. Secondary cancer in cancer survivor. In: Davis MP, Feyer PC, Ortner P, Zimmermann C, eds. Supportive Oncology. Philadelphia: Elsevier; 2011:456-70.

18 Vahid B, Marik PE. Pulmonary complications of novel antineoplastic agents for solid tumors. Chest 2008;133:528-38.

19 Tannock IF, Ahles TA, Ganz PA, Van Dam FS. Cognitive impairment associated with chemotherapy for cancer: report of a workshop. J Clin Oncol 2004;22:2233-9.

20 Pirl WF, Greer J, Temel JS, Yeap BY, Gilman SE. Major depressive disorder in long-term cancer survivors: analysis of the National Comorbidity Survey Replication. J Clin Oncol 2009;27:4130-4.

21 Stark D, Kiely M, Smith A, Velikova G, House A, Selby P. Anxiety disorders in cancer patients: their nature, associations, and relation to quality of life. J Clin Oncol 2002;20:3137-48.

22 Zeltzer LK, Recklitis C, Buchbinder D, et al. Psychological status in childhood cancer survivors: a report from the Childhood Cancer Survivor Study. J Clin Oncol 2009;27:2396-404.

암생존자의 필요(needs)

왜 필요(needs)를 측정해야 하나?

현대의 의료 패러다임은 의사가 전문성에 근거하여 환자 진료에 대한 모든 결정을 내리는 질병중심모형(disease-centered model)에서 환자 자신이 진료에 관한 결정에 적극적으로 참여하고, 환자의 필요(needs), 선호(preference)를 진료와 관련된 결정에 반영하는 환자중심모형(patient-centered model)으로 변화하고 있다.

의사들은 자신이 환자 중심의 진료를 하고 있다고 생각하지만, 환자와 함께(with patients) 진료과정에 참여하는 것이 아니라 환자를 대상으로(to or for patients) 진료행위를 하고 있다. 하지만 환자들은 진료를 수동적으로 받기만 하는 역할을 원하지 않는다. 1996년 미국병원협회와 피커연구소(Picker institute)가 시행한 조사에 의하면, 환자들은 진료 결과뿐 아니라 진료과정에 대해서도 염려하고 있었다.[1,2] 환자가 느끼기에 의사는 환자에게 충분한 정보를 주지 않고, 진료 결정과정에 환자를 참여시키지 않으며 감정적으로 충분히 지지해주지 않고 있었다. 이에 2001년 미국 의학연구소(Institute of Medicine)에서 의료의 질에 대해 이슈를 제기한 보고서 (Crossing the Quality Chasm: A New Health System for the 21st Century)를 발간하면서 의료의 질을 향상시키기 위한 여섯 가지 목표 가운데 하나로 환자의 필요와 가치를 중요시하는 환자중심성(patient-centered)을 제시하였다.[3] 환자중심의료는 단순히 환자들의 만족도만을 높여주는 것이 아니라 진료 결과에도 긍정적인 영향을 미친다. 2001년 미국 보건의료의 질 평가중심기관인 AHRQ(Agency for Healthcare Research and Quality)는 자신의 진료과정에 적극적으로 참여한 환자는 그렇지 않은 환자보다 진료 결과가 좋았다고 보고하였다. 또한 환자중심의료는 모든 이해당사자들에게 이득이 될 수 있는데 환자에게는 더 나은 서비스를 제공받고 건강수준이 향상되는 효과가 있고, 의료제공자에게는 의료의 질 향상과 의료사고 감소의 효과가 있다. 보험자는 효율성 증가로 인한 진료비 감소 효과를 볼 수 있고 기업은 보험료 부담이 감소하는 효과를 얻을 수 있다.

♠ **환자중심의료의 핵심가치(IOM. 2001)**
- 환자 개개인의 필요와 희망사항, 가치관과 경험을 고려한다.
- 환자에게 자신의 진료에 참여할 기회를 제공한다.
- 환자 – 의사 관계에 대한 이해와 파트너십을 증진시킨다.

필요(needs)의 정의

보건의료자원은 언제나 희소하기 때문에 자원을 적절히 배분하기 위한 노력은 민간과 공공의 영역을 가릴 것 없이 중요하다. 보건의료 측면에서 필요(needs)를 파악하는 것은 한정된 자원을 적절히 분배하기 위한 활동으로 볼 수 있는데, 이해당사자에 따라 다양한 관점에서 보건의료의 필요를 정의할 수 있기 때문에 현재까지도 그 의미와 측정법은 늘 논쟁거리이다. 예를 들면, 공중보건학적인 관점에서는 질병예방과 건강증진을 위한 전략을 개발하고 이에 맞춰 전체 인구의 필요를 파악하는 게 중요하지만, 경제학적인 관점에서는 가장 효과적인 방법으로 필요를 충족시키고자 할 것이다. 이처럼 필요의 정의는 보는 관점에 따라 다르지만 경험적인 연구에 의하면 의료 이용에 가장 직접적이고 기본적인 결정력을 가지는 부분은 무엇보다도 환자가 느끼는 필요이다.

환자의 필요에 대한 논의는 주로 필요(needs)와 서비스의 수요(demand), 접근성(accessibility)과 서비스 이용(utilization)과 같은 관계에 초점을 두고 있다. 이와 같은 관점으로 보면 필요는 절대적 개념이 아니라 사회·경제적, 문화적인 측면에 따르는 상대적인 개념이라고 이해할 수 있다. 브래드쇼(1972)가 사회적 관점에서 정의한 '필요'의 개념은 아직까지도 널리 받아들여 지고 있는데, 그는 필요를 규범적 필요(normative need), 인지된 필요(felt need), 표출된 필요(expressed need) 또는 수요(demand), 비교적 필요(comparative need)로 분류하였다.[4] 규범적 필요는 전문가가 환자의 상황에 따라 필요를 정의하는 방법으로 의학적으로 바람직한 기준을 정하고, 실제 제공되는 기준과 비교하는 데에 활용된다. 하지만, 전문가가 가치중립적인가에 대해서는 비판의 여지가 있다. 인지된 필요는 욕구(want)와 동일 개념으로 서비스에 대한 개인의 주관적 판단을 의미한다. 인지된 필요 또는 욕구는 일반인들이 주관적으로 판단한 의료 서비스의 이용 욕구로 Suchman 모형의 '증상경험'이나 Chrisman 모형의 '증상정의' 등에 해당한다고 볼 수 있다. 욕구는 건강의 효용가치, 증상민감도, 지식의 비대칭성, 의료 서비스의 외부 효과 등에 영향을 받는다. 표출된 필요 또는 수요는 인지된 필요가 행동으로 나타난 경우를 뜻한다. 이는 한 개인이 어떤 필요를 느끼더라도 수요로 이어지지 않는 경우도 있음을 말해준다. 일반적으로 보건의료 서비스에서 표출된 필요를 측정하기 위해 대기명단(waiting list)을 미충족 필요 측정도구로 사용하기도 한다. 표출된 필요는 주어진 가격과 소득 등의 조건하에서 사람들이 이용하고자 하는 의료 서비스 양으로 가격이 0인 경우 수요는 욕구에 수렴한다. 비교적 필요는 유사한 특성을 가진 집단이 동일 서비스를 제공받지 못하는 경우, 서비스에 대한 필요가 존재한다고 보는 방법으로 개인이나 지역의 필요를

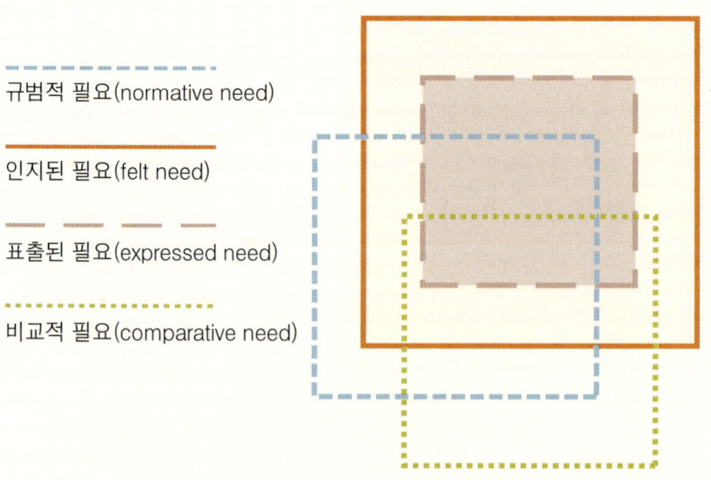

|그림 1| **필요(needs)의 개념(브래드쇼, 1972 재인용)**

사정하는 방법이다. 비교적 필요는 의료시설이나 인력의 필요 및 공급량 추계 시 흔히 사용된다(**예** 인구 대비 의사 수, 인구 대비 병상 수).

1990년대 후반부터 서비스 이용 경험과 서비스 요구도 간 차이를 측정하여 미충족 필요(unmet needs)를 평가하는 자가설문조사가 개발되면서 필요 평가 방법론은 더욱 더 발전하였다.[5] 필요 평가는 환자의 건강상태와 환자의 진료과정을 평가하여 환자들에게 어떤 서비스를 제공해야 할지를 밝히는 데 주안점을 두는 삶의 질 평가 혹은 만족도 평가와는 엄격히 다르다. 필요 평가는 환자들의 필요가 무엇인지 규정하고, 무엇을 중요하게 생각하는지 찾아내서 제공할 수 있는 단서를 제공한다. 미충족 필요 평가는 추가적으로 환자들의 필요가 충족되었는지 아니면 미충족 되었는지를 구분하는 평가영역이 추가된다. 미충족 필요 평가를 통해 암환자들에게 제공할 서비스를 새롭게 구성할 수 있으며, 자원의 활용을 개선할 수 있다.[6]

개인적 차원에서는 의료 필요의 유무가 의료 이용의 기본 전제가 되며 그 다음으로 경제적인 요인들이 주요하게 영향을 미친다. 그러나 일반적으로 주어진 시간과 공간 범위 내에서 의료 필요의 크기는 비교적 일정하기 때문에 경제적 요인이 어떤 인구집단의 의료 이용의 크기를 결정하는 데 가장 중요한 요인이 된다. 또한 의료 이용의 양적 변화 추이를 예측하는 데에도 경제적 변수는 매우 유용하다. 근대경제학의 이론에 따르면, 자본주의경제 체계 안에서 상품화되어 있는 보건의료 서비스의 수요 수준은 다른 상품에서와 마찬가지로 소득(income), 가격(price) 그리고 소비자의 기호(taste)에 따라 결정된다. 경제학적 분석모형에서 필요는 기호 안에 포함되며 이것은 일정하게 주어진(given) 것으로 본다.

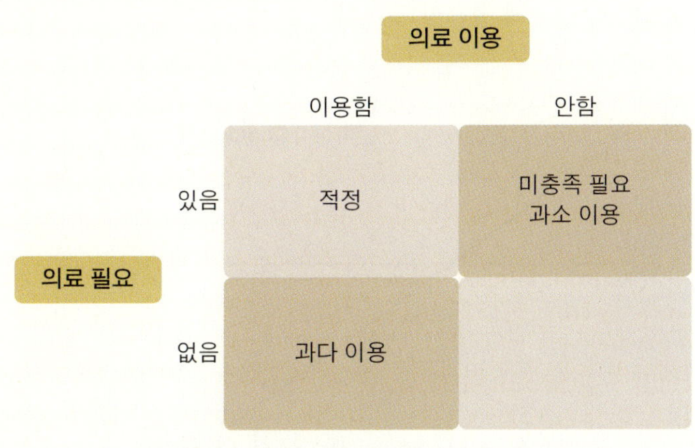

|그림 2| **규범적 필요와 의료 이용의 관계**

$$D = f(\mathrm{I, P, taste})$$

암진료 영역에서 가격과 소득에 따른 의료 이용의 차이를 직접 관찰한 예는 없지만 거주지역이나 소득수준의 차이에 따른 의료 이용 수준의 차이는 여러 차례 보고되었다. 최근 국내 연구에서 소득수준이 낮은 환자는 소득수준이 높은 환자에 비해 암 수술 경험이 많은 병원을 이용할 가능성이 0.45~0.59배 낮게 나타났는데,[7] 이는 누구나 의료기관 접근이 가능하더라도 사회계층별로 의료 이용에 있어서 불평등이 있다는 것을 시사하는 것이다.

Esophagectomy	0.58	
Pancreatectomy	0.49	
Gastretomy	0.56	
Colectomy	0.59	
Lung resectomy	0.46	
Mastectomy	0.53	
Cystectomy	0.45	

|**그림 3**| **고소득층에 대한 저소득층의 암 수술 경험이 많은 병원 이용 비**(김소영, 2010 재인용)

만일 가격이 낮아져 의료비에 의한 의료 이용의 장애요인이 사라진다면 의료 이용의 양상은 필요(needs)의 수준에 접근할 것이다.

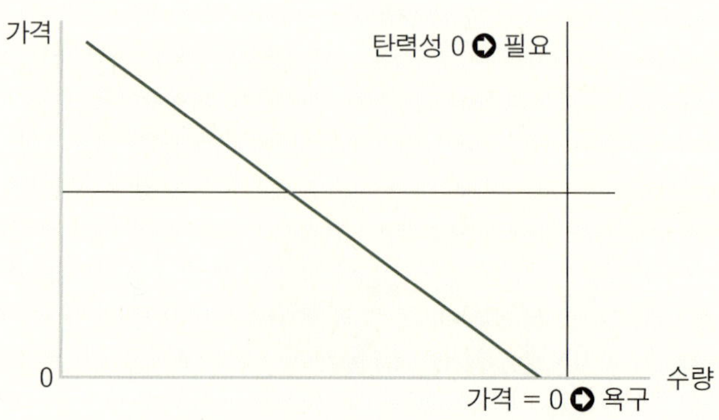

|**그림 4**| **필요 · 가격 · 의료 이용의 관계**

　이처럼 필요 평가는 환자의 필요와 우선순위가 무엇인지 알 수 있고, 환자 관점에서 미충족 필요가 어디에서 발생하는지 파악하여 정책의 우선순위를 설정하고, 자원을 할당할 수 있다는 점에서 점차 더 많이 활용되고 있다.

암생존자의 필요(needs)

　암치료 과정에서 환자는 심리적·신체적 문제, 직장 상실, 가족 내 혹은 사회적 역할의 변화, 경제적 부담과 같은 여러 문제에 직면하기 때문에 암생존자의 필요는 의학적인 필요를 넘어 보다 포괄적으로 평가해야 한다. 현재 국외에서는 암의 전주기(care continuum)에 걸쳐 암환자와 그의 보호자가 암에 잘 대응할 수 있도록 지원하는 서비스를 통칭하여 '지지(supportive care)·재활서비스(cancer rehabilitation)'라고 정의하고 있다.[6] 지지·재활 서비스의 영역은 신체적 재활뿐 아니라 심리적 중재, 암 주기별 적절한 정보 제공 및 사회복지 서비스까지도 포괄하고 있는데, 국내외 대부분의 연구에서 암환자 중 약 40% 이상이 미충족 필요가 있음을 보고하고 있다.[8] 지지 서비스 영역 중 심리적인 문제의 필요가 가장 높고 다음으로 정보 제공, 경제적인 문제, 신체적 문제 등이 비슷한 필요 수준을 나타냈다.[5,6,8-12] 심리적인 영역에서는 불안과 암의 재발 혹은 전이에 대한 두려움으로 인한 필요가 가장 높았다.[12,13] 암생존자의 신체적, 사회적, 정서, 식이영양, 정보, 심리적·영적 그리고 일상 생활과 관련된 암생존자의 전반적인 미충족 요구를 파악하기 위해 시행된 초점집단면담(focus group interview) 결과[14]를 살펴보면 〈표 1〉과 같다.

　치료 종료시점부터 6개월까지 암환자의 지지 서비스 필요를 평가한 아르메스 등의 연구(2009)는 전향적·장기적으로 추적했다는 점에서 더 많은 관심을 받았는데, 대부분의 암환자는 별다른 미충족 필요를 보이지 않았으나, 약 30%의 암환자는 치료 직후에 많은 영역에서 미충족 필요를 보였고, 6개월 이후에도 약 60%에서는 개선되지 않았다.[12] 이 연구에서도 앞서 연구와 마찬가지로 심리적인 필요와 재발에 대한 두려움의 미충족 필요가 가장 높았다.

　국내에서도 국립암센터와 전국 9개 지역 암센터가 참여하여 2008년 암환자(2,661명)와 보호자(600명)을 대상으로 지지·재활 서비스의 필요 평가를 시행하였다.[9] 암환자를 대상으로 조사한 필요도(조금/보통/많이)를 1~3점으로 환산하여 평균값으로 필요도가 높은 순위를 살펴본 결과, '암환자를 위한 정부 및 민간 차원의 경제적

|표 1| 암생존자의 필요(needs)의 영역과 예시

	정의	증상과 필요의 예	
신체적 요구	신체적 안락과 고통으로부터의 자유, 최적의 영양, 일상생활 활동수행능력	통증, 피로, 무기력, 구토, 이동성, 림프부종, 식욕저하, 탈모, 토혈, 기침, 갈증, 실금	수면장애, 체중변화, 폐경이나 발기부전, 말하거나 음식을 삼키기 어려움
정보적 요구	두려움이나 혼동을 줄이기 위한 정보, 환자나 가족의 의사결정을 위한 정보, 기술 습득을 위한 정보요구	암치료 과정과 검사 결과, 부작용 관리방법	보호자와의 의사소통, 치료 방법의 교육, 의사결정의 도움
감정적 요구	편안한 상태나 소속감, 이해에 대한 필요	두려움, 죄책감, 슬픔, 고통, 우울, 화, 포기, 좌절, 불안	동료와의 대화, 무능력함, 자기비하, 고립
심리적 요구	질병과 그에 따른 상황을 대응하는데 관련된 능력, 긍정적인 자기 효능감에 대한 필요	삶의 양식의 변화, 성적인 문제, 인지능력의 저하, 상실감	감정조절의 어려움, 심 한 우울, 불안·장애, 재발의 두려움, 외모의 변화
사회적 요구	가족, 공동체에서 관계와 관련된 요구	역할의 변화, 가족관계나 육아를 담당하는데 어려움, 사회적 관계, 대인관계에 관련된 문제	
종교적·영적 요구	삶의 목적과 의미에 대한 요구	종교적 믿음, 존재감, 삶의 의미발견	개인적 가치 및 우선순위 선정
실제적 요구	일상생활 활동(가사일, 재정적지원)에 대한 직접적인 지원으로 다른 사람에게 의지하지 않기 위한 도움	쇼핑, 이동, 육아, 병원방문, 보조기	일상생활의 도움, 가족의 안심 및 스트레스, 재정적·법적 어려움, 고용문제, 학업문제, 가사일의 어려움

지원에 대한 정보(의료비 지원 등)가 필요했다' 가 가장 높은 점수를 보였고, 그 다음은 '암으로 인한 경제적 부담(치료비, 소득 상실)으로 인한 도움이 필요했다', '병원 예약 후 의사 면담까지 대기시간이 짧았으면 했다', '내가 필요할 때 의사를 빠르고 쉽게 만날 수 있길 원했다', '현재 내 질병의 상태와 향후 진행 경과에 대한 정보가 필요했다' 등의 순으로 '정보 및 교육' 영역에 대한 요구가 가장 높았다.

보호자(caregiver)는 나이, 장애, 장기적 질병 또는 장애로 도움을 필요로 하는 배우자나 자녀, 부모, 그 외 확장된 가족구성원 또는 친구들에게 돌봄이나 도움을 제공하는 사람을 의미한다. 우리나라에서는 간병 서비스(caregiving service)가 사회보험 제도 안에 포함되어 있지 않고 암환자의 경우 대부분 가족이 간병을 하는 것으로 나

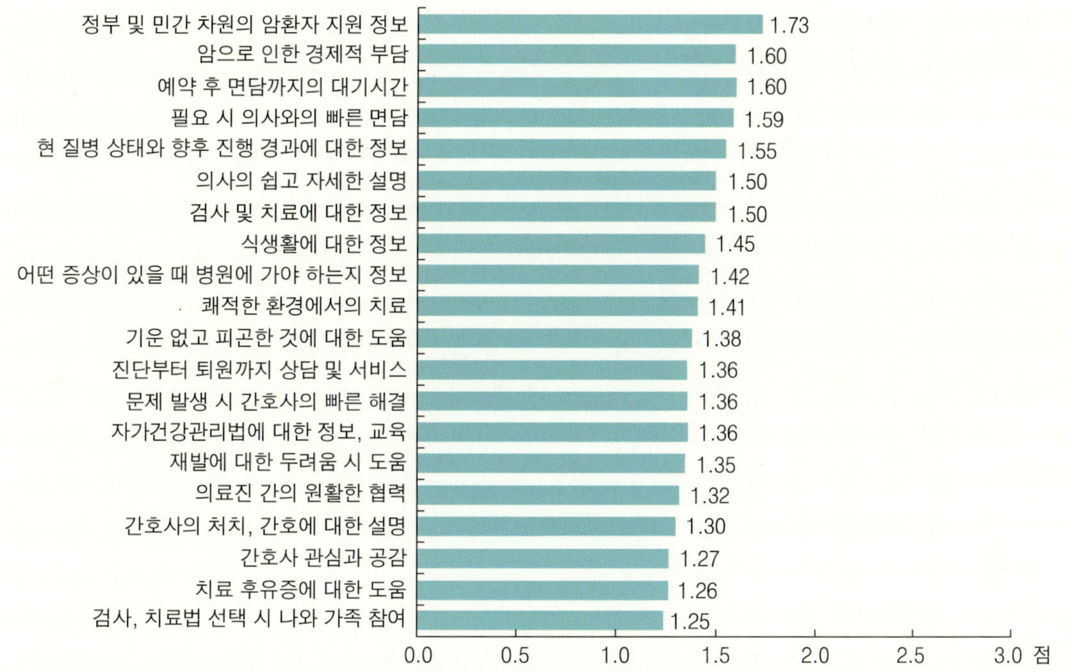

출처: 암진료의 질 향상 체계 및 암 보장성 강화 방안 개발, 국립암센터, 2009

|그림 5| 암환자 서비스 요구도(2008년)

타나므로 보호자로 기술해도 무방하다. 과거에는 보호자 돌봄이 환자건강과 삶의 질에 미치는 영향에만 주로 관심을 가졌으나 점차 보호자가 겪게 되는 만성적이고 반복적인 긴장과 복합적인 부담이 알려지면서 보호자의 건강과 삶의 질에 대한 논의도 많이 이루어지고 있다. 보호자는 사랑하는 사람을 잃을 수 있다는 두려움과 함께 일차적 지원자로서 치료비에 대한 경제적 부담, 돌봄과 지지를 제공해야 하는 역할 부담, 치료방법 결정에 대한 동의 등 여러 책임 등과 같은 많은 부담을 짊어지게 된다. 또한 가족구성원의 암진단으로 인해 생활 전반의 광범위한 변화와 일상 생활양식의 변화, 가사에 대한 부담, 자녀 양육에 대한 염려, 부부관계 변화, 직장 유지와 간병의 부담 등 심리·사회적 어려움을 겪게 되어, 암환자보다도 그 배우자가 더 심한 우울 증상을 보인다고 연구결과[15]가 있을 정도로 암환자의 보호자는 암의 영향을 크게 받는 것으로 알려져 있다.

　상기한 국립암센터와 전국 9개 지역암센터가 참여하여 실시한 암환자의 필요평가[9]에서 암환자와 달리 보호자는 '환자가 필요할 때 의사와 쉽고 빠른 만남', '현재 질

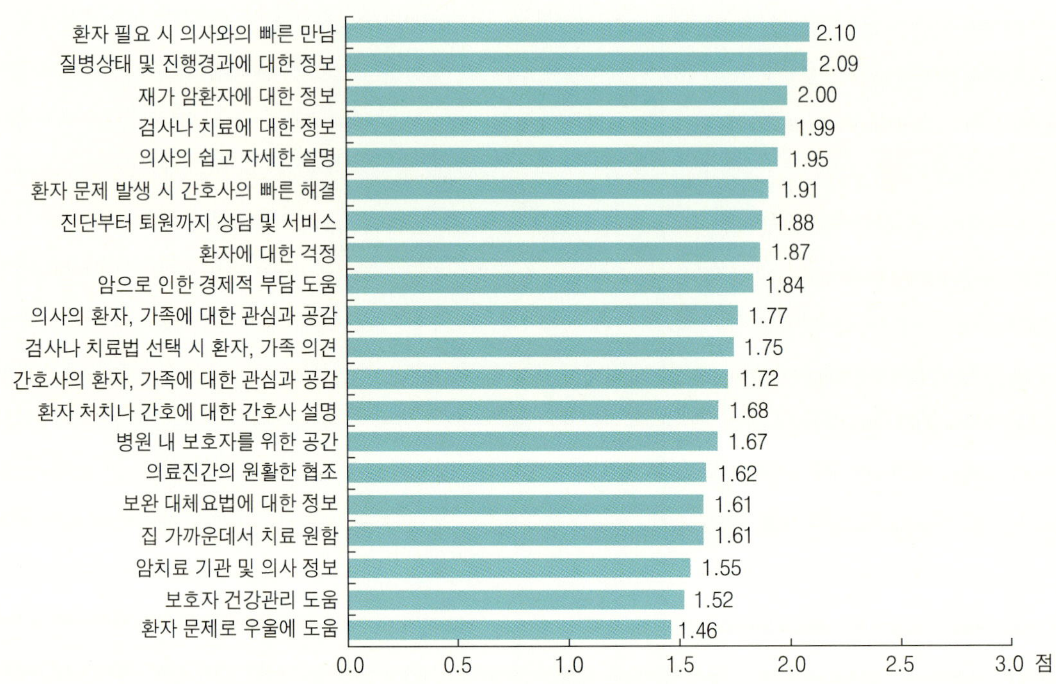

출처: 암 진료의 질 향상 체계 및 암 보장성 강화 방안 개발, 국립암센터, 2009

|그림 6| **보호자 서비스 요구도** (2008년)

병 상태 및 향후 진행 경과에 대한 정보', '재가 암환자 관리 정보 또는 교육'에 대한 요구가 높은 것으로 나타나 암환자를 돌보기 위한 각종 정보 및 교육, 의료진의 설명에 대한 필요가 높은 것을 알 수 있다.

의료진과의 필요 인식 및 미충족 필요

암환자의 필요에 대해서 의료진과 환자간의 인식이 일치하는 부분이 있고 일치하지 않는 부분도 존재한다. 암환자, 의사 그리고 간호사가 중요하게 생각하는 영역을 비교한 결과 전반적으로 간호사의 전체 필요 영역에 대한 중요도 점수가 높았고 환자가 가장 낮았다. 암환자들이 의료진에 비해 필요의 중요성을 낮게 평가하는 이유는 아직까지 환자와 의료진이 적극적으로 의사소통하는 문화가 자리잡지 못하고 있고, 환자들 대부분이 필요에 따라 서비스를 받아본 경험이 없기 때문일 수 있다. 예를 들면, 가족 및 대인관계 필요, 종교적·영적 필요, 사회적 지지 필요 부분에서 의료진

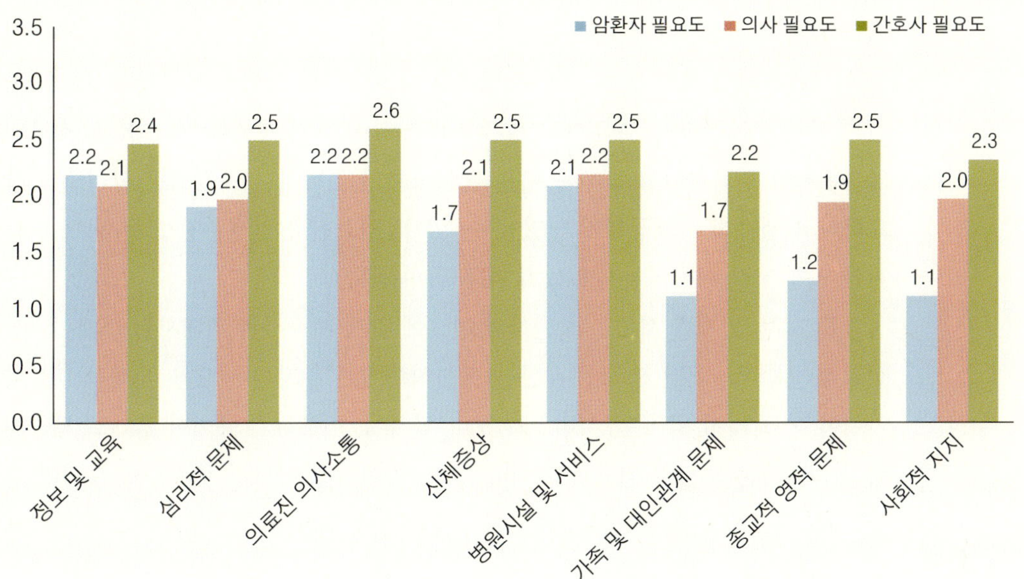

출처: 암 진료의 질 향상체계 및 암 보장성 및 보장성 강화 방안 개발, 국립암센터, 2010

|그림 7|　암환자, 의사, 간호사의 지지서비스 필요도

은 암환자가 실제 느끼는 것보다 서비스 필요가 높을 것이라고 평가하였다.

마치며

　　암생존시기 동안 암생존자와 보호자의 필요를 요약해 보면 암생존자과 보호자는 한 개인으로 존중 받기를 원하고, 그들의 의견을 청취해 주고, 질병상태와 치료에 대한 정보를 들을 수 있기를 바란다. 암생존자는 의사결정 과정에 참여할 수 있고, 환자의 편의를 고려하여 의료 서비스가 잘 조직화되어 제공되며, 제공받는 서비스의 질을 신뢰할 수 있기를 원한다. 여기에 더불어 감정적인 지지를 받을 수 있으며, 경제적 문제와 직장문제와 같은 부분에 대해 상담이 제공되기를 원하고 있다.

　　그러나 현실적으로는 사회·심리적 지지 서비스는 차치해 두더라도 암치료와 직접적인 관련은 없지만 전문가적인 요구도가 높은 지지 서비스조차도 제대로 제공되지 않고 있다. 김영미 등이(2011) 2008년 6월에서 9월 사이에 A병원에 입원한 402명의 암생존자를 조사한 결과, 조사에 참여한 암생존자 중 83.8%가 림프부종, 보행장애, 근력약화, 통증 등 한 개 이상의 신체기능적 문제가 있었으나, 실제 의료진에게 재활치료를 권장 받은 경우는 8.5%에 그쳤다.[16] 이와 같은 상황이 발생하는 이유는 암생존자와 보호자 모두 그들이 필요한 지지·재활 서비스가 무엇인지를 인지하지 못하거나 제공받을 수 없다고 생각하고 참아 넘기기 때문일 수도 있고, 의료진이 암생존자가 필요하다고 느끼는 부분을 알아채지 못하거나 지지재활 서비스가 불필요하다고 생각하여 제공하지 않았을 수 있다. 의료진과 암생존자 모두 필요를 느끼지만 연계가 잘 이루어지지 않았기 때문일 수 있다.

향후 지지 및 재활 서비스를 환자의 필요에 맞게 제공하기 위해서는 먼저, 신체적, 심리적, 사회적, 혹은 영적인 부분을 포함하여 암생존자의 필요를 체계적으로 평가하여야 하고 지지 및 재활 서비스가 보다 적시에, 이용하기 용이한 형태로 제공되도록 조직화하는 과정이 필요할 것이다. 또한 암환자뿐 아니라 보호자도 복잡한 감정적, 사회적 반작용을 경험하기 때문에 암생존자에 포함해 적절한 서비스를 제공해야 할 것이다.

참 | 고 | 문 | 헌

[1] American Hospital Association AH. Strategies for leadership; Advancing the practice of patient-and family-centered care; A resource guide for hospital senior leaders, medical staff and governing boards. Washington, DC: American Hospital Association; 2005.

[2] Bezold C, Peck J, Rowley W, Rhea M. Patient-centered care 2015: Scenarios, vision, goals & next steps. Picker Institute, July 2004.

[3] Institute of Medicine. Crossing the quality chasm: A new health system for the 21st century: The national academies; 2001.

[4] Bradshaw J. A taxonomy of social need. In: Mclachlan G, ed. Problems and progress in medical care: essays on current research. Oxford, Nuffield Provincial Hospital Trust 1972.

[5] Hodgkinson K, Butow P, Hunt G, et al. The development and evaluation of a measure to assess cancer survivors' unmet supportive care needs: The CaSUN (Cancer Survivors' Unmet Needs measure). Psychooncology 2006;16:796-804.

[6] Harrison JD, Young JM, Price MA, Butow PN, Solomon MJ. What are the unmet supportive care needs of people with cancer? A systematic review. Supportive Care Cancer 2009;17:1117-28.

[7] Kim SY, Park JH, Kim SG, et al. Disparities in utilization of high-volume hospitals for cancer surgery: results of a Korean population-based study. Ann Surg Oncol 2010;17:2806-15.

[8] Sanson-Fisher R, Girgis A, Boyes A, Bonevski B, Burton L, Cook P. The unmet supportive care needs of patients with cancer. Cancer 2000;88:226-37.

[9] 박종혁, 김성경 등. 암 진료의 질 향상체계 개발 및 보장성 강화방안 연구: 국립암센터; 2009

[10] Shim EJ, Lee S, Park JH, Park JH. Comprehensive needs assessment tool in cancer (CNAT): the development and validation. Supportive Care Cancer 2011;19:1957-68.

[11] Shin DW, Park JH, Shim EJ, et al. The development of a comprehensive needs assessment tool for cancer-caregivers in patient-caregiver dyads. Psychooncology 2011;20:1342-52.

[12] Armes J, Crowe M, Colbourne L, et al. Patients' supportive care needs beyond the end of cancer treatment: a prospective, longitudinal survey. J Clin Oncol 2009;27:6172-9.

[13] Jacobsen PB, Holland JC, Steensma DP. Caring for the whole patient: The science of

psychosocial care. J Clin Oncol 2012;30:1151-3.

[14] Luciani S, Berman NJ. Canadian strategy for Cancer Control. Chronic Dis can 2000; 21:23.

[15] Hewitt M, Greenfield S, Stovall E. From cancer patient to cancer survivor: Lost in transition. Institute of Medicine, National Research Council: The national academies; 2005.

[16] Kim YM, Kim DY, Chun MH, Jeon JY, Yun GJ, Lee MS. Cancer rehabilitation: experience, symptoms, and needs. J Korean Med Sci 2011;26:619-24.

암생존자의 신체적 문제의 관리

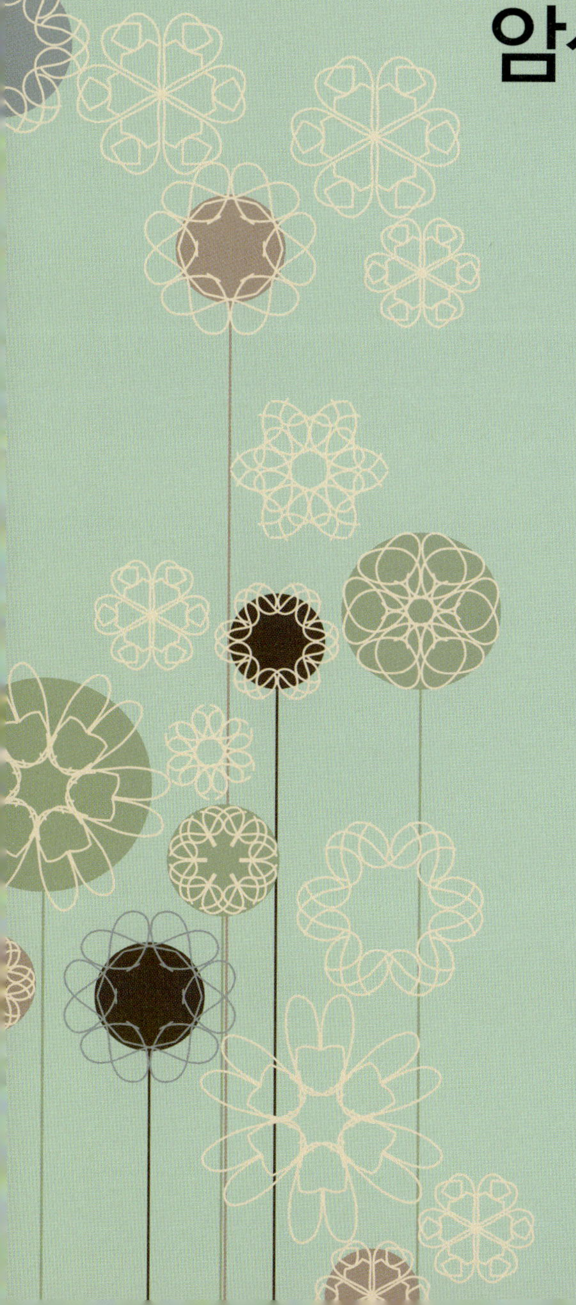

PART 02-1

암생존자의 후기합병증 관리

2012년 12월에 발표된 국가암등록 통계자료에 의하면 2010년 현재 한국의 암생존자가 100만명을 넘는 것으로 집계되었다. 암생존자 그룹이 증가하고 이들의 수명이 증가함에 따라 암치료 후 발생할 수 있는 합병증과 삶의 질에 대한 관심이 높아지고 있다.

암치료 중 발생한 부작용이 오랫동안 지속되는 것을 장기적 합병증(long term effects)이라고 한다면, 치료기간에는 발생하지 않았으나 치료가 끝난 후 새롭게 발생한 증상을 후기합병증(late effects)이라고 정의할 수 있다.[1] 후기합병증은 암치료를 위해 받았던 항암치료, 방사선치료, 수술 등과 관련하여 사람마다 다양한 유형으로 나타날 수 있다. 신체적, 심리적 합병증도 다르게 표현된다. 암생존자들은 일차적인 암치료가 끝난 뒤에 흔히 발생할 수 있는 후기합병증 가운데 자신에게 어떤 종류의 합병증이 발생할 수 있는지에 대해 잘 알고, 관련 증상이 발생할 경우 담당의사에게 진료를 받는 것이 장기적인 삶의 질 향상에 도움이 된다는 것을 아는 것이 중요하다.

여기서는 암생존자에게 발생할 수 있는 후기합병증의 유형 가운데 육체적 문제를 중심으로 다루어 분석하고 이에 따른 관리 전략을 모색하고자 한다.

수술과 관련하여 발생하는 문제

암의 종류와 시행한 수술의 유형에 따라 다양한 종류의 후기합병증이 발생할 수 있는데, 수술한 장기의 기능 손상에 따른 합병증이 가장 흔하게 나타난다.

수술 중 림프절을 제거한 경우에는 림프부종이 발생할 수 있다. 림프액이 제대로 순환하지 못하고 한곳에 뭉쳐 사지가 붓는 경우가 발생한다. 유방암 환자에서 겨드랑이 림프절 제거 수술을 한 후 상지 부종이 오거나 난소암이나 자궁경부암 수술 시, 혹은 남자 환자에서 전립선암이나 신장암, 방광암, 직장암 수술 시 복강 내 림프절을 제거할 경우 하지 부종이 발생할 수 있다.

림프부종을 어떻게 측정하고, 어떻게 진단할 것이냐에 대해서는 아직까지 표준화된 기준이 없는 실정이다. 림프부종을 평가하기 위해서는 수술 전 팔다리 상태를 측정하고 같은 측정 방법, 도구를 이용해 연속적으로 측정하는 것이 진단 및 치료에 도움이 된다.

림프부종은 팔과 다리가 당기는 느낌, 반지나 신발을 착용했을 때 조이는 느낌, 팔과 다리의 힘이 약하다고 느껴질 때, 통증이나 쑤시는 느낌, 또는 무거운 느낌이 들 때, 피부가 붉어지거나 붓고 염증 증상이 있을 때 의심해 볼 수 있다.

림프부종을 예방하기 위해서는 누운 자세에서 팔과 다리를 심장보다 높게 유지하고 혈액순환이 갑자기 증가하는 상황을 피하는 것이 좋다. 너무 뜨거운 물에 사지를 담그거나 고온의 사우나에 자주 노출하는 것은 좋지 않으며 뜨겁거나 차가운 팩을 직접 팔다리에 접촉하는 것은 피하는 것이 좋다. 피부를 청결히 하되 저자극성 비누를 사용하고 피부가 건조해지지 않도록 보습제를 사용하는 것도 부종과 동반된 염증성 질환을 예방하는 데 도움이 된다. 또한 팔다리에 상처나 감염이 생기면 잘 낫지 않을 수 있으니 작업시 장갑을 끼고 맨발로 다니지 않는 생활 습관을 갖는 것이 필요하다. 과도한 압력을 주지 않는 적절한 운동을 규칙적으로 하고 적정 체중을 유지하는 것도 도움이 된다.

림프부종이 생기면 바로 담당 의사에게 알리고 조기에 증상을 완화시키는 치료를 받는 것이 장기적인 합병증을 예방하는 데 필수적이다. 이들 증상은 한 번 생기면 완치되기 어렵기 때문에 림프부종은 치료보다는 예방이 중요하다. 관련된 수술이나 위험 요인을 가진 개인별로 예방을 위한 교육과 지침을 안내하는 것이 무엇보다 필수적이다.[2]

그 외에도 1988년 이전에 호지킨림프종을 진단받고 치료받은 생존자는 당시 표준치료로 비장제거술이 진행되었기 때문에 예방접종 및 감염 예방조치에 특히 주의를 기울여야 한다.

유방암으로 유방을 제거한 후 혹은 뼈암을 치료하기 위해 사지를 절단한 경우 사지가 아픈 것처럼 느끼는 환상통(phantom limb pain)을 경험하는 비율이 20~30%에 달한다고 한다. 암 수술 후에 겪는 심리적 후유증에 해당한다.

심혈관계 문제

흉부에 방사선치료를 했거나 안스라싸이클린(anthracycline) 유사체(doxorubicin, epirubicin 등)나 싸이클로포르파마이드(cyclophosphamide)와 같은 항암제를 사용한 경우에 심장문제가 발생할 수 있다. 또 65세 이상의 노인에서 고용량 항암치료를 받게 될 경우 심장 근육에 염증이 생기거나 울혈성 심부전 그리고 기타 심장 질환의 발생가능성이 높다고 알려져 있다.

한 연구에서는 방사선치료 범위 내에 주요 관상동맥혈관이 포함되어 있는 경우 관상동맥 죽상경화증이 증가하여 급성심근경색 등의 질환이 가속화될 수 있음을 보고한 바 있고,[3] 목 부위로 방사선치료를 받는 경우 경동맥협착증이나 죽상경화증이 증가하고 이에 따라 뇌졸중의 위험이 높아질 수 있다.[4] 방사선치료에 의한 혈관 손상으로 죽상경화증의 위험이 높기 때문에 이를 예방하기 위한 아스피린, 스타틴, 항혈소판 억제제 등의 약제를 적극적으로 복용하는 것이 필요하다는 주장도 있으나 보편적으로 적용하기에는 아직까지 근거가 부족한 실정이다. 그러나 뇌졸중의 위험요인을 갖고 있는 사람이라면 증상이 없더라도 보다 적극적인 예방전략을 채택하는 것이 필요할 것이다. 그외 혈관 손상에 의한 합병증으로 고혈압이나 혈전증도 흔하게 보고 되고 있다. 따라서 고혈압 관리를 철저히 하는 것이 중요하다.

심장 주위로 방사선이 조사된 경우 장기적으로 심장 구조에 영향을 미쳐 판막질환이나 부정맥 등을 유발할 수 있으므로 증상이 없더라도 정기적인 신체검사와 심전도, 심초음파검사를 고려해 볼 수 있다.

아드리아마이신(Anthracycline)의 경우 총 누적 용량이 450mg/m² 이상 투여되었을 경우 심장독성의 위험이 증가하는 것으로 알려져 있으나, 취약한 환자에서는 그것보다 낮은 용량에서도 문제가 발생할 수 있고 합병증으로 발생하는 심장 문제는 비가역적 손상을 야기하기 때문에 회복이 어렵다. 그러므로 임상적으로 증상이 명확하지 않더라도 어떤 문제가 있다면 지속적으로 심장 기능이 악화될 수 있다는 사실에 대해 유념해야 한다.

특히 유방암 환자 중 HER2 양성 환자의 경우 안스라싸이클린(anthracycline)뿐만 아니라 트라스투주맙(trastuzumab)을 치료약제로 사용하게 되는데 이들 약제는 공히 심장 독성을 유발하고 왼쪽 유방암이라면 방사선치료가 더해져 심장 손상의 위험이 높다는 사실을 유념해야 한다.

씨스플라틴(cisplatin)을 근간으로 한 항암치료는 혈관내피세포를 손상시켜 레이노 증후군을 유발할 수 있다고 보고되며 드물게 뇌졸중 등의 뇌혈관질환의 위험을 높일 수 있다고 보고되었다. 한 연구에서는 고용량의 씨스플라틴(cisplatin)으로 치료하는 생식세포종양(Germ cell tumor) 환자의 경우 비만과 비정상적 지질 수치, 고혈압 등의 발생률이 높은 것으로 알려져 있다.[5]

따라서 암생존자 중 심혈관질환의 위험요인을 가지고 있는 사람이라면 다음의 검사 항목을 선별 검사하는 것에 대해 고려할 필요가 있다.[6] 아직까지 정기적인 심초음파검사를 통해 좌심실수축기능을 모니터링 하는 것에 대해서는 임상적 유용성이 입증된 바 없다.

| 표 1 | 심장 기능 선별 검사

검사항목	검사간격
공복 시 혈중지질 수치 검사(fasting lipid profile)	비정상일 경우 1년에 한 번
갑상선 자극 호르몬 수치 검사(목에 방사선치료를 한 경우)	증상이 없다면 수년에 한 번
자가 혈압 관리	최소한 1년에 한 번
심초음파(종격동에 방사선치료를 받았거나 심장 독성 항암제를 사용한 경우)	고위험군에서 1~2년에 한 번
경동맥 초음파(목에 방사선치료를 받은 경우)	고위험군에서 2년에 한 번
심근 손상 마커에 대한 혈액검사(TnT, BNP)	무증상 고위험군에서 1~2년에 한 번
심전도	2~3년에 한 번

폐문제

방사선 항암 동시요법으로 치료를 받은 사람은 폐가 손상될 위험이 높다. 조혈모세포이식치료를 받은 경우, 폐암으로 방사선 항암 동시요법을 받은 경우가 이에 해당한다.

항암제 가운데 bleomycin, busulfan, carmustine, chlorambucil, cyclophsopha-mide, cytosine arabinoside, docetaxel, etoposide, fludarabine, gemcitabine, methotrexate, mitomucin, paclitaxel, prednisone, procarbazine, vinca alkaloids 등의 약제가 폐 독성과 관련이 높은 것으로 알려져 있다.[3] 이들 약제 가운데 생식세포종양(germ cell tumor) 환자에서 사용하는 블레오마이신(bleomycin)에 의한 폐 손상에 대한 연구가 주를 이루고 있지만, 종격동에 방사선치료를 병행하지 않는다면 실질적인 폐 손상의 유병률은 그다지 높지 않은 것으로 보고되고 있다.

방사선치료 범위에 폐실질이 포함되는 경우 — 폐암, 호지킨림프종, 유방암 등 — 5~15%에서 방사선 폐렴이 발생하는 것으로 알려져 있으나 이에 대한 특별한 치료 없이도 호전되고, 증상이 있어도 스테로이드로 치료가 잘 되며 장기적으로 후유증을 남기는 심각한 합병증은 거의 없는 것으로 알려져 있다.

조혈모세포 이식을 한 경우 2년 후 간질성 폐렴이 발생할 확률이 25%가 넘기 때문에 주의를 기울여야 한다.[7] 전신 방사선치료에 비해 부설판(busulfan)을 포함한 치료요법에서 간질성 폐렴이 더 심하게 발생하는 것으로 보고되었다.

그 외 폐질환의 과거력이 있거나 고령의 환자에서 폐에 다른 문제가 발생할 가능성이 높다.

그러나 이상의 치료 경력을 가진 암생존자의 경우, 증상이 없는 상태에서 폐 기능 검사를 시행하여 폐 기능이 정상이 아니라 하더라도 이것이 장기적인 예후에 어떤 영향을 미치는지는 아직 알려진 바가 없어 정기적인 폐 기능 검사의 유용성은 아직 근거가 미흡하다.

내분비계 문제

1. 불임

항암치료는 여성의 난소 기능 및 남성의 정자 기능에 영향을 미쳐 남녀 공히 불임의 위험을 높힌다. 불임 가능성을 고려한다면 암진단을 받은 가임기 환자는, 치료 시작 전 불임의 위험에 대해 의료진과 충분히 논의하는 것이 필요하다. 남성의 경우 정자를, 여성의 경우 난자를 냉동보관하는 것에 대해 산부인과 및 비뇨기과 전문의와 상의하는 것도 도움이 된다. 수정란 상태로 보관하는 것이 가능하다면 이후 임신

성공률을 높이는 데 도움이 되지만, 수정란 상태로 보관이 어려운 경우라면 각각의 정자, 난자, 혹은 난소 조직만이라도 냉동보관한 후 본격적인 암치료를 시작하는 것이 바람직할 것이다.

2. 폐경 증상

모든 항암치료는 여성의 난소 기능을 억제하기 때문에 젊은 여성일수록 안면홍조, 성 기능장애, 골다공증, 조기 폐경 등 폐경기 증상 때문에 육체적, 심리적 후유증을 경험하게 된다. 특히 아로마테이즈 억제제를 복용하는 유방암 환자는 타목시펜을 복용하는 여성에 비해 질 위축증, 성욕감퇴, 성교통 등을 더 경험하는 것으로 알려져 있다.[8] 정도의 차이는 있으나 항호르몬제를 투여받은 유방암 환자가 아니더라도 항암치료 만으로도 비슷한 증상을 겪는 여성 암생존자가 많다. 항암제 자체가 여성의 난소 기능을 억제하기 때문이다. 폐경 증상이 심할 경우 에스트로젠과 프로제스테론이 혼합된 호르몬 제재를 투여함으로써 증상을 완화시키는 데 도움을 줄 수 있으나 유방암 재발률을 3.5배 이상 높일 수 있다는 연구[9]와 프로제스테론 유사체는 위험이 높지 않다는 연구[10]가 혼재되어 아직까지 명확한 결론을 내리지 못하고 있다.

여성 호르몬제를 보충하는 것보다는 경과를 관찰하며 적응할 때까지 지켜보는 것, 생활습관을 바꾸는 것, 요가 등의 신체활동에 집중하는 것 등이 보다 효과적인 대안으로 제시되고 있다. 그외 약물로 SSRIs(Selective serotonin reuptake inhibitors), SNRIs(serotonin and norepinephrine reuptake inhibitors), 가바펜틴(gabapentin), 프리가발린(pregabalin) 등의 약제를 제한적으로 시도해 볼 수 있을 것으로 생각된다.

질 건조증에 대해서는 바르는 에스트로젠 크림이 추천되고 있으나 바르는 에스트로젠 크림이 전신적인 에스트로젠 수치에 어느 정도의 영향을 미칠지 명확히 분석된 바가 없기 때문에 우선적으로는 질 윤활제(lubricant)를 먼저 시도해 보도록 추천하고 있다.

3. 두경부 방사선치료 후 각종 호르몬 감소

두경부에 조사되는 방사선치료를 받은 경우 두경부에 존재하는 각종 내분비샘에 손상을 받게 되어 특정 호르몬 수치가 감소하게 된다. 또 갑상선 기능에 변화가 오기도 한다. 방사선 조사 범위 내에 특정 내분비샘이 포함되어 있을 경우 혈액검사를 통해 호르몬 상태를 확인할 수 있다. 그러므로 위험요인을 가진 생존자에 대해서는 정기적으로 피검사를 시행하는 것이 필요하다. 특정 호르몬 부족증의 경우 적절한 약제를 통해 호르몬 수준을 유지하는 것이 도움이 될 수 있다.

골다공증

암생존자의 후기합병증으로 가장 흔하게 발생하는 것이 골다공증이다.
다음의 경우 골다공증의 위험이 높아지는 것으로 알려져 있다.[11]

|표 2| 골다공증의 위험요인

내분비적 요인	유전적 요인	생활 습관	영양적 요인
난소 제거술	가족력	흡연	저칼슘
GnRH agonist	인종	알코올	낮은 비타민 D
에스트로젠 저해제	성	좌식 생활습관	
안드로젠(Androgen) 저해제	저체중	스테로이드 장기복용	
조기 폐경		신체활동량이 적은 경우	
성조숙증(Hypogonadism)			

GnRH, Gonadotropin-releasing hormone

　항암치료를 받고 난소 기능이 저하되는 경우, 조혈모세포 이식을 위해 고용량 항암치료를 받은 경우, 유방암이나 전립선암 치료를 위해 항호르몬 치료를 받은 경우 등에서 골다공증이 발생할 확률이 높다.

　이러한 위험요인을 갖고 있는 경우, DEXA 검사를 정기적으로 시행하여 골밀도를 확인하여, 50세 이상의 남성이거나 폐경 후 여성에서는 T-score가 −2.5보다 낮으면서 한 군데 이상의 골절을 동반한 경우, 50세 미만의 남성이거나 폐경 전 여성이라면 Z-score 가 −2.0 이하의 경우 골밀도가 낮은 것으로 간주, 골다공증 치료를 시작하는 것이 좋다. 그러나 어떤 점수에서 치료를 시작하는 것이 좋은지는 학회별 가이드라인에 따라 차이가 있다.[11]

|표 3| 암생존자에 대한 골다공증 선별 검사

	대상	선별검사 간격	골다공증 치료기준
ASCO	위험군 여성 　65세 이상 　60~64세이면서 골다공증 　의 위험요인을 갖고 있는 　경우 　아로마테이즈 저해제 치 　료를 시작하는 경우 　난소 억제치료를 받는 　폐경전 여성	매년 DEXA	T-score <−2.5
NCCN	아로마테이즈 저해제 치료를 시작하는 여성 Androgen 저해치료를 시작하는 남성	2년에 한 번 DEXA	다음의 한 경우에 해당할 때 T-score <−2.0 고관절 골절에 대한 FRAX 10년 예측률이 3% 이상 주요 골다공증 골절에 대한 FRAX 10년 예측률이 20% 이상
국제 전문가 패널	아로마테이즈 저해제 치료를 시작하는 여성	1~2년에 한 번 DEXA	다음의 한 경우에 해당할 때 T-score ≤−2.0 T-score ≥−2.0이나 2개 이상의 임 상적 위험요인을 갖고 있는 경우*

* T score < −1.5, 나이 > 65세, BMI < $20kg/m^2$, 고관절 골절의 가족력, 50세 이후 골절의 병력, 6개월 이상의 스테로이드 사용, 흡연의 경험

　금연이나 칼슘이 풍부한 음식의 섭취, 적절한 신체활동, 알코올 섭취 제한 등이 골다공증의 진행을 예방할 수 있다. 골 감소를 막기 위해서는 혈중 비타민 D 농도를 확인하여 매일 600 IU 이상의 비타민 D를 섭취하는 것이 도움이 되며, 골다공증이 발생했을 때도 비타민 D를 함께 투여하는 것이 치료에 효과적이다.

　골다공증이 발생한 경우, 다양한 종류의 치료제가 있으며 매일 혹은 일주일, 한 달에 한 번 복용하는 경구제재 이외에도 최근에는 1년에 한 번 주사제를 맞는 요법도 표준치료로 시행되고 있어 개인별 형편에 따라 다양한 치료가 시도되고 있다.

신경계 문제

　여러 종류의 항암제가 치료 후 신경염이나 청력감소 등의 증상을 초래한다. 가장 흔하게는 플라티늄(platinum) 제재(cisplatin, carboplatin), 빈카 알칼로이드(vinca alkaloids(vincristine, vinblastine), 항유사분열제(docetaxel, paclitaxel, ixabepilone) 등이 신경염 증상을 흔하게 일으키는 것으로 보고되고 있다.

가장 흔한 합병증은 말초신경염으로 나타나지만, 자율신경계의 손상으로 인해 기립성 저혈압이나 심장의 전기전도장애, 변비 등의 증상으로 나타나기도 한다. 시신경 손상이 발생하기도 한다. 씨스플라틴(Cisplatin)을 고용량으로 사용하는 경우 비가역적인 청력감소가 발생할 수도 있다.

이들 신경염 증상은 치료 중에 나타나는 경우가 대부분이며 치료가 끝나고 증상이 호전되기도 하나 일부에서는 영구적인 장애로 남기도 한다. 이들 증상은 후기합병증이라기보다는 치료 중 발생하여 장기적인 합병증으로 남는 경우가 더 흔하다.

항암치료나 뇌에 대한 고용량 방사선치료는 인지 기능과 기억력을 저하시키고 주의집중력을 감소시키는 경향을 보인다. 주로 소아환자에 대한 연구에서 인지 기능에 관한 합병증이 연구되고 최근 성인 암생존자에서도 학습장애, 기억력 유지 및 기억력 저하 등의 증상이 문제가 되고 있으나 이에 대한 정확한 진단 및 효과적인 치료방법이 없는 실정이다. 항암치료로 인해 인지 기능이 저하되는 것은 대략 15%~25%에 달하는 것으로 보고된 바 있고 유방암 수술 후 5년간 유지하는 항호르몬 치료도 인지 기능을 저하시키는 데 영향을 미친다는 시계열 데이터도 제시되었지만 이러한 치료들이 어떤 메커니즘으로 치료 후기에 인지 기능을 저하시키는지에 대해서는 아직까지 자세히 알려진 바가 없으며 각종 기능적 영상학적 검사를 통해 연구가 진행되고 있다.[12]

따라서 아직까지는 이러한 인지 기능의 변화를 치료할 수 있는 효과적인 방법은 알려져 있지 않고 몇몇 소규모 임상연구를 통해 약물치료의 가능성이나 인지재활 프로그램의 유용성, 운동과 식생활 등의 대안을 모색하고 있는 실정이다.

치아와 시력 문제

암생존자들 가운데 정기적으로 치과의사 및 안과의사의 진찰을 받는 것이 필요한 경우가 있다. 항암치료는 충치치료로 시행한 에나멜을 부식시킬 수 있고 장기적으로 치아 문제를 일으킬 수 있다. 골 감소를 예방하기 위해 투여하는 비스포스포네이트(bisphophonate) 제재를 투여한 경우, 발치를 하면 잇몸이 회복되지 않는 턱뼈괴사(osteonecrosis of jaw)라는 심각한 합병증이 발생할 수 있다. 이러한 약제를 투여하는 경우 반드시 치과진료를 통해 발치의 위험요인을 제거하는 것이 필요하다.

두경부에 대한 고용량의 방사선치료는 치아에 영향을 미치고 잇몸질환 및 침샘 기능 저하, 건조증 등을 유발할 수 있다. 스테로이드를 사용한 경우 백내장과 같은 안과적 질환의 위험이 높아진다.

소화기계 문제

항암치료, 방사선치료, 수술 등 모든 암치료 전략은 소화기관에 문제를 일으킬 수 있다. 항암제 가운데 메쏘트렉세이트(Methotrexate), 티오구아닌(thioguanine)은 장기적으로 간을 손상시킬 수 있고 복강 내 수술이나 방사선치료는 반 영구적인 조직 손상과 이에 따른 장기간의 통증과 소화 및 흡수장애 문제를 초래할 수 있다. 복강 내 방사선치료를 받는 자궁경부암이나 직장암의 경우 점막 손상이 회복되지 않아 만성적인 설사를 하는 경우가 흔한데, 이럴 경우 음식을 섭취해도 영양분의 흡수가 일어나지 않고 치료 후 정상체중에 도달하지 못하게 된다. 영양사의 도움을 받아 일상적이 식생활 관리를 하는 것이 필요하다.

결론

암치료의 후기합병증은 암생존자의 치료 경력과 동반질환의 유무 등 개인적 조건에 따라 다양하게 나타날 것으로 예상되나 이와 관련하여 입증된 지식이나 잘 짜여진 임상연구 및 코호트 연구가 부재한 상황에서 특정 합병증의 유병률, 상관관계, 위험요인, 시간에 따른 변화 양상 등에 대해서는 정확히 알려진 바가 없다.

후기합병증을 예측하고 대비하기 위해서는 표준적인 치료 후 발생할 것으로 예상되는 합병증을 1차적으로 고려하고, 암생존자가 치료 전 가지고 있었던 개별적인 조건 즉 생존자의 나이, 동반된 만성질환, 가족적, 유전적 배경, 생활습관요인 등을 2차적으로 고려하여, 이후 발생할 수 있는 후기합병증에 대비하는 전략을 수립해야 할 것이다.

참 고 문 헌

1   Stein KD, Syrjala KL, Andrykowski MA. Physical and psychological long-term and late effects of cancer. Cancer 2008;112:2577-92.

2   Paskett ED, Dean JA, Oliveri JM, Harrop JP. Cancer-related lymphedema risk factors, diagnosis, treatment, and impact: a review. J Clin Oncol 2012;30:3726-33.

3   Carver JR, Shapiro CL, Ng A, Jacobs L, Schwartz C, Virgo KS, et al. American Society of Clinical Oncology clinical evidence review on the ongoing care of adult cancer survivors: cardiac and pulmonary late effects. J Clin Oncol 2007;25:3991-4008.

4   Protack CD, Bakken AM, Saad WE, Illig KA, Waldman DL, Davies MG. Radiation arteritis: a contraindication to carotid stenting? J Vasc Surg 2007;45:110-7.

5   Gietema JA, Sleijfer DT, Willemse PH, et al. Long-term follow-up of cardiovascular risk factors in patients given chemotherapy for disseminated nonseminomatous testicular cancer. Ann Intern Med 1992;116:709-15.

6   Lenihan DJ, Cardinale DM. Late cardiac effects of cancer treatment. J Clin Oncol 2012;30:3657-64.

7   Granena A, Carreras E, Rozman C, et al. Interstitial pneumonitis after BMT: 15 years experience in a single institution. Bone Marrow Transplant 1993;11:453-8.

8   Cella D, Fallowfield L, Barker P, Cuzick J, Locker G, Howell A. Quality of life of postmenopausal women in the ATAC ("Arimidex", tamoxifen, alone or in combination) trial after completion of 5 years' adjuvant treatment for early breast cancer. Breast Cancer Res Treat 2006;100:273-84.

9   Holmberg L, Iversen OE, Rudenstam CM, et al. Increased risk of recurrence after hormone replacement therapy in breast cancer survivors. J Natl Cancer Inst 2008;100:475-82.

10   Loprinzi CL, Barton DL, Qin R. Nonestrogenic management of hot flashes. J Clin Oncol 2011;29:3842-6.

11   Lustberg MB, Reinbolt RE, Shapiro CL. Bone health in adult cancer survivorship. J Clin Oncol 2012;30:3665-74.

12   Ahles TA, Root JC, Ryan EL. Cancer-and cancer treatment-associated cognitive change: an update on the state of the science. J Clin Oncol 2012;30:3675-86.

암생존자의 이차암 예방 및 검진

이차암의 정의

암생존자가 겪는 건강문제 중 가장 독특한 하나는 이차암이다. 이차암은 암병력이 있는 사람에게서 암치료 이후에 원래 있었던 암과 무관하게 새롭게 발생하는 암을 의미한다. 이는 원래 있었던 암이 인접 부위에서 다시 자라나는 것을 말하는 재발이나, 다른 부위로 옮겨져서 자라는 전이와 구분되는 개념이다[그림 1].

이차암은 발생 부위에 따라 동소성(concordant)이차암과 이소성(discordant)이차암으로 나뉜다. 예를 들면 대장암 환자에서 일부 결장 절제 후에 결장의 잔여 부위에서 다시 새로운 대장암이 발생한다면 이는 동소성이차암이 되며, 대장암과는 전혀 무관하게 위암이 새로 생긴다면 이는 이소성이차암이 된다. 그러나 조직학적 형태가 동일한 암의 경우에는 원발암의 재발인지, 이차암의 발생인지 구분하기 어려운 경우가 있을 수 있다.

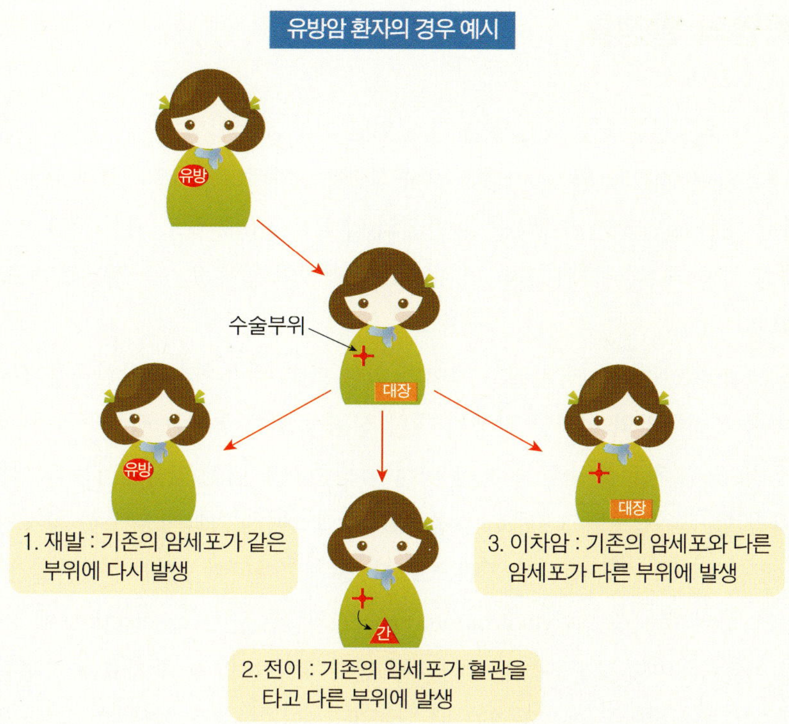

|그림 1| **이차암의 정의 : 재발 및 전이와의 차이점**

이차암의 발생 원인

암생존자에서 이차암이 발생하는 원인은 (1) 공통된 유전적인 원인, (2) 공유된 환경적인 인자 그리고 (3) 암치료로 인한 영향이다.[1,2]

(1) **유전적 성향** : 유전적으로 연관된 암이 한 개인에게서 순차적으로 발생

   예 BRCA 유전자 양성인 사람의 경우 유전적인 원인에 의해 유방암, 난소암이 발생

(2) **환경적/생활습관 성향** : 흡연, 비만 등과 같은 공통요인에 의해 다른 암이 순차적으로 발생

   예 흡연이 폐암을 일으키고, 수년 후 두경부암을 일으킴

(3) **치료 영향** : 암치료가 정상세포의 유전자 변이를 일으켜 암을 일으킴

   예 복부 방사선치료 후 대장암, 방광암 등 위험 증가

이차암의 발생률

암생존자들은 같은 연령과 성별을 가진 일반 인구집단에 비해 이차암이 발생할 위험이 다소 높은 것으로 알려져 있다. 인구집단을 기반으로 한 연구들에서 이차암의 발생률에 대한 전반적인 추정치는 일반인의 약 1.1~1.6배 정도 되며〈표 1〉[3-6], 전체 암발생의 상당 부분(미국의 경우 약 16%[3], 스웨덴의 경우 8.5%[4] 정도로 보고됨)을 차지한다.

암의 역학은 인종이나 국가별로 차이가 있는 만큼 우리나라의 암환자를 진료하는 데 있어서 우리나라의 이차암 발생에 대한 신뢰성 있는 통계는 필수적이다. 국내에서 공무원-교원 자료를 바탕으로 한 남성 암생존자에 대한 연구에서는 암생존자들의 이차암 발생 위험도를 2.3배로 추정하였다. 그러나 이차암이 발생한 환자의 수가 204명에 불과하고, 인구집단을 기반으로 한 연구가 아니며, 평균 추적관찰기간이 2년에 불과하여 동시성 암(synchronous cancer)의 과발견(overdetection)에 의한 과대추정 비뚤림의 가능성을 배제할 수 없다.[7] 반면 국내의 암 등록 자료로 작성된 학위논문에서는 동시성암을 제외하였을 때 남자 0.7, 여자 1.1로 암생존자의 암발생 위험도가 일반인과 차이가 없는 것으로 나왔으나 공식 보고서가 아니라는 한계가 있다.

2012년 현재 우리나라에서는 중앙암등록본부로부터 공식적인 이차암에 관한 통계는 산출되지 않고 있어, 우리나라 암환자들에서의 이차암 위험도는 일반인보다 약간 높은 정도로 추정하는 것이 합리적으로 생각된다.

개별환자의 이차암의 위험도는 원발암종의 종류, 원발암종 진단 시의 연령, 원발암의 치료력, 가족력 여부, 암진단 후 경과 기간, 흡연이나 비만 등의 위험요인 여부

| 표 1 | 인구집단 기반 암등록 통계에 기반한 이차암의 상대 발생 위험도

	Total	Male	Female	References
미국 (SEER, SIR)	1.14*	1.11*	1.17*	Curtis 등 [4]
스웨덴 (전국 자료,SIR)	NR	1.3(1.2-1.3)	1.6(1.5-1.6)	Dong 등 [5]
일본 (오사카 지역,SIR)	1.21(1.19-1.23)	1.17(1.14-1.19)	1.31(1.27-1.35)	Tabuchi 등 [6]
덴마크 (전국 자료, HR)	1.25(1.24-1.26)	NR	NR	Nielsen 등 [7]

* P < 0.05(95% confidence interval was not reported)
SIR: standardized incidence ratio; HR: hazard ratio
NR: not reported

|표 2| 원발암의 종류별 이차암의 발생 위험 및 일반적 암검진 권고사항 요약

이차암	원발암							일반적으로 통용되는 암검진 권고 사항 (국가 암검진 권고안, 대한암학회권고안 및 최신 연구결과 참고)
	위암	폐암	대장암	유방암	자궁경부암	전립선암	갑상선암	
위암		△	▲	△	△	-	△	40세 이상이라면 위내시경검사를 2년마다 시행 - 고위험군의 경우 더 이른 나이에 시작하고 1년마다
폐암	-		-	△	▲		-	20~30년 이상 흡연을 해왔던 흡연자라면 매년 저선량 흉부CT 촬영(금연 후에도 상당기간 유지 필요)
대장암	▲	-		△	△	-	△	50세 이상이라면 대장내시경검사를 10년마다 시행 - 고위험군의 경우 더 이른 나이에 시작하고 간격 줄여서
유방암	-	-	△		-		△	40세 이상이라면 유방촬영을 2년마다 시행 - 고위험군 경우 더 이른 나이에 시작하고 간격 줄여서, 치밀유방의 경우 유방초음파 병행고려
자궁경부암	-	-	△	-		-	-	30세 이상 또는 성 경험이 있는 여성은 2년마다 시행 - 고위험군의 경우 더 이른 나이에 시작하고 간격 줄여서
전립선암	-	-	▲	비해당	비해당		△	50세 이상 부터 매년 전립선항원(PSA) 검사 - 현재 전립선암 검진에 대해서는 유용성에 논란이 있음
갑상선암	-	△	▲	△	-	△		선별적으로 검진 시행 -현재 갑상선암 검진에 대해서는 유용성에 논란이 있음
기타암	소장암	두경부암 신장암 방광암	소장암 자궁내막암 난소암 췌장암	자궁내막암 난소암 신장암	두경부암 항문암 신장암 췌장암	신장암	두경부암 신장암	현재로서 표준적으로 권고되는 검진 방법은 없으므로, 의사와 상담하여 해당부분에 대한 검진 시행, B형 간염, C형 간염바이러스 보유자의 경우 6개월 간격 간암 검진 시행

△ : 일반인에 비하여 약간 증가(약 2배 이내)　▲ : 일반인에 비해 많이 증가(약 2배 이상)
원발암과 같은 부위의 이차암은 표시하지 않음(전체 절제를 한 경우 위험이 전혀 없음. 잔여 장기있는 경우 이차암 위험 높음)

등에 따라 많이 달라질 수 있으므로 기존의 역학결과 및 가족력, 생활습관 등을 전체적으로 고려하여 평가해야 한다. 〈표 2〉는 현재까지 나온 여러 연구 결과들을 토대로 전반적 경향성을 정리한 표이다. 연구가 수행된 국가, 연구 대상자, 암진단 후 기간의 포함 범위 등에 따라 연구마다 상충하는 결과들이 있으므로 일반적인 상담이나 보건지도를 위한 참고 목적 정도로만 활용할 수 있다.

이차암의 예방

이차암의 발병에 관련된 요인 중 흡연, 비만 및 인슐린 저항성 등 교정 가능한 생활습관요인을 조정하는 것이 우선이다. 예를 들면 유방암 환자의 이차암 발생에 대한 메타분석에서 비만은 반대측 유방암(상대위험도 1.37), 자궁내막암(1.96), 대장암(1.89)의 위험을 높이는 것으로 나타났다.[8]

또한 흡연을 하던 암생존자들에서는 흡연 관련 암이 이차암으로 발생하는 경우가 많은데, 예를 들어 암진단 이후 흡연을 지속한 폐암 환자의 이차암 발생률은 3~4배 정도 높은 것으로 나타났다.[9] 따라서 비만 및 인슐린 저항성 관련암(유방암, 대장암 등)을 겪었던 암생존자들에서는 체중 증가를 방지하고 적절한 체중 감량을 시도하도록 해주고, 흡연 관련암(폐암, 두경부암, 비뇨기계암 등)을 겪었던 암생존자에서는 약물 치료를 포함한 적극적 금연 중재를 해주는 것이 바람직할 것으로 생각된다.

이차암 검진의 필요성

이차암은 부가적인 사망 위험을 가져온다. 예를 들면 유방암 환자에서 유방암 이외의 다른 이차암(Second non-breast cancer; SNBC)이 발생하는 경우 사망 위험도는 약 3~4배 정도로 증가하게 된다.[10, 11] 따라서 일반적으로 예후가 좋은 암을 겪은 생존자의 경우, 원발암이 아닌 이차암이 직접적인 사망의 원인이 될 가능성이 높다. 일반인에게서 적절한 조기검진이 사망률을 낮추는 것과 마찬가지로,[12-14] 암생존자들이 조기에 이차암을 발견하여 완치의 가능성을 높이는 것은 꼭 필요하다. 실제로 암생존자에게는 특정 이차암에 대해 보다 조기부터 더 자주 검진을 할 것이 권고되기도 하는데, 예를 들면 가슴에 방사선치료를 받은 젊은 여성 호지킨림프종 생존자

에게서 유방암의 위험이 증가함에 따라 더 이른 나이부터 유방암 검진이 권장되는 것이 예이다.[15, 16]

최근 미국의 National Comprehensive Cancer Network(NCCN) 가이드라인 등에서 암생존자에 대한 검진 권고가 포함하기 시작되었다.[17, 18] 그러나 현재로서는 각 암종별 암생존자에 대해 특정 암 검진 항목의 효과성이나 비용 효과성을 뒷받침해줄 데이터는 부족한 상태이므로[19-21] 충분한 근거에 기반한 이차암 검진 가이드라인은 존재하지 않는 상황이다. 하지만 최소한 일반인 집단에 권고되는 수준의 암검진은 기본으로 받아야 한다는 것에는 큰 이론의 여지가 없다.[22] 임상적 적용에 있어서는 각 암종별 이차암 발생의 빈도, 원발암의 치료력, 가족력 여부, 암진단 후 경과 기간, 흡연이나 비만 등의 위험 요인 여부 등이 고려된 맞춤형 검진이 필요하다.

이차암 검진의 현황 및 장애요인

우리나라 국민건강영양조사 결과를 토대로 연구된 암생존자들의 이차암 검진율은 유방암 검진, 자궁경부암 검진, 위암 검진, 대장암 검진에 대해서 각각 48.5, 54.7, 34.7, 28.6% 로 보고되었다. 이는 암 병력이 없는 일반인 집단과 비슷하거나 약간 높은 정도이지만, 충분한 검진율은 아니다.[22] 이는 미국 암생존자들의 유방암 및 자궁경부암 검진율이 70~95%에 달하고, 대장암에 대한 검진율이 40~85%에 달하는 것에 비해서 현저히 낮은 수준이다.[23, 24] 또한 이차암은 단일 암이 아니라 여러 가지 암을 의미하는 것이므로 연령 및 성별에 적합한 모든 대상 암검진을 받을 필요가 있는데, 국내의 한 연구에서는 오직 37.5 % 정도의 암환자들만이 이차암에 대한 검진을 받고 있다고 보고되었다.[25] 따라서 이차암 검진율을 향상시키기 위해서는 보다 체계적인 접근이 필요하다.

최근의 연구에서 이차암 검진에 대한 여러 가지 장애요인들이 발견되었다. 첫째, 암생존자들은 이차암 및 이차암 검진에 대한 지식이 매우 부족하다. 암생존자들의 대부분이 이차암이라는 용어 자체를 들어본 적이 없었고, 이차암을 '재발' 이나 '전이' 와 혼동하였다. 드물게는 '유전성암' 을 의미하는 것으로 인식하는 경우도 있었다. 또한 암생존자들의 상당수가 그들에게 새로운 암에 생길 위험이 더 높을 수 있다는 것을 인식하지 못하는 경우가 있었고, 이미 한 번 액땜을 하였으므로 더 이상은 생기지 않는다고 믿는 경우까지 있었다.[26] 검진에 대해서도 '새로운 암에 대한 검진'

의 개념과 '암치료 후 원발암에 대한 정기 추적관찰'을 구분하지 못하여, 암전문의들이 추적·관찰하는 CT검사나 혈액검사 정도를 받으면 몸에 생길 수 있는 모든 이상을 발견할 수 있는 것으로 믿고 있는 경우가 많았다.[25, 26] 둘째, 암전문의의 경우에는 이차암에 대한 검진은 본인의 업무가 아니라는 생각을 하는 경우가 많았으며, 담당하고자 하더라도 진료시간이 너무 짧고 이차암에 대한 명확한 지침이나 암검진에 대한 충분한 지식이 없어서 실행에 어려움을 느끼고 있었다.[27] 그 결과 국내 암생존자들의 21.5% 정도만이 의사로부터 다른 암에 대한 검진을 권유 받았다고 보고하였다.[25] 셋째, 개별 암생존자들이 이차암에 대한 검진을 적절히 받도록 가이드 해주는 조정 시스템이 부족하다. 국내에서 이차암에 대한 지식을 높일 수 있도록 고안된 교육자료를 기반으로 한 중재 연구가 수행되었는데, 지식 수준을 올리는 데에는 성공하였으나 실제 검진율의 향상으로 이어지지는 못했다.[28] 따라서 단순히 암생존자들의 이차암에 대한 인식과 지식을 높이는 것뿐 아니라, 실제 이들이 이차암 검진을 받을 수 있도록 연결시키고 조정해줄 수 있는 시스템이 필요할 것이다.

주요 암종별 일반적 고려사항

♠ 위암 생존자

1) 잔여 위가 있는 경우에는 잔여 위에서 새로이 위암이 발생할 확률이 높으므로 위내시경을 정기적으로 시행해야 하며, 헬리코박터의 제균치료가 도움이 될 수 있으므로 균이 있는 경우 제균치료를 고려할 수 있다(의사와 상의 필요).
2) 대장암과 같은 소화기계암의 발생 위험이 높아가므로 대장내시경 검사를 일반적 권고사항보다 더 일찍, 자주 받을 수 있다.

♠ 폐암 생존자

1) 폐암 치료 후에도 잔여 폐에서 새로운 암이 발생할 수 있어 반드시 금연이 필요하며, 암치료 후 수년 동안은 매년 저선량 흉부CT로 폐암 검진을 시행한다.
2) 폐암은 대개 흡연과 관련되므로 흡연과 관련한 이차암의 위험도가 높아져서, 두경부암, 신장암, 방광암 등의 위험이 증가한다. 흡연 관련 이차암의 위험은 금연을 하게 되면 시간이 지남에 따라 감소하므로, 반드시 금연하여야 한다.
3) 흡연은 전반적인 암의 위험을 높이므로 기본적인 암검진은 반드시 받도록 한다.

♠ 대장암 생존자

1) 잔여 대장에서 새로이 대장암이 발생할 수 있으므로 대장내시경검사를 정기적으로 시행해야 한다. 육류와 지방 섭취를 줄이고, 야채와 과일이 풍부한 식사를 하는 것이 이차 대장암 예방에 도움이 된다.
2) 위암과 같은 소화기계 암의 발생 위험이 높아지므로 대장내시경검사를 일반적 권고사항보다 더 일찍, 자주받을 수 있다.
3) 여성의 경우 유방암, 자궁내막암, 난소암 등 주로 비만 및 여성호르몬 관련 암이 증가할 수 있으므로, 체중이 증가하지 않도록 유의한다.

♠ 유방암 생존자

1) 한쪽 유방에서 유방암 수술 및 유방보존술을 시술했을 경우 다른 쪽에서도 유방암이 새로이 발생할 수 있으므로 유방촬영술 및 유방초음파 검사를 정기적으로 시행해야 한다. 또한 여성호르몬 치료는 유방암 재발 위험을 높일 수 있으므로 받지 않아야 한다.
2) 대장암, 난소암, 자궁내막암 등 주로 비만 및 여성호르몬 관련 암이 증가할 수 있으므로, 체중이 증가하지 않도록 유의한다.
3) 유방암 치료를 위하여 방사선치료를 받은 경우 폐암에 대한 위험도가 증가할 수 있으므로, 특히 흡연력이 있는 경우라면 폐암에 대한 검진도 고려할 수있다.

♠ 자궁경부암 생존자

1) 자궁경부암 생존자들은 자궁을 제거하였다고 하더라도, 자궁경부암에 대한 검진을 지속한다.
2) 복부에 방사선치료를 받은 경우에는 복부장기에 영향을 주어 위암, 대장암, 췌장암 등의 위험이 증가할 수 있으므로, 위, 대장내시경검사 및 복부초음파검사 등을 정기적으로 받아야 한다.
3) 자궁경부암 환자들의 상당수는 흡연력이 있어 폐암, 신장암, 방광암 등 흡연 관련암에 대한 위험이 높은 것으로 알려져 있으므로, 흡연자라면 폐암 검진 등을 고려할 수 있다.

♠ 전립선암 생존자

1) 전립선암 치료를 위해 방사선치료를 받은 경우, 인접 장기인 방광이나 직장 등

에 암 위험이 증가할 수 있으므로, 정기적인 혈뇨검사 및 대장내시경검사를 받는 것을 고려할 수 있다.

♠ 갑상선암 생존자

1) 한쪽만 절제한 경우 반대편에 갑상선암이 발생할 수 있으므로 정기적으로 갑상선 초음파검사를 시행한다.

2) 명확한 원인은 현재 밝혀져 있지 않으나 갑상선암 생존자들의 경우 소화기계 (위암, 대장암), 유방암, 전립선암, 신장암 등에 대한 위험이 올라가므로, 위내시경, 대장내시경, 유방암 검진 등을 정기적으로 시행한다.

참 | 고 | 문 | 헌

[1] Travis LB. The epidemiology of second primary cancers. Cancer Epidemiol Biomarkers Prev 2006; 15: 2020-2026.

[2] Travis LB, Rabkin CS, Brown LM et al. Cancer survivorship--genetic susceptibility and second primary cancers: research strategies and recommendations. J Natl Cancer Inst 2006; 98: 15-25.

[3] Curtis RE, Freedman DM, Ron E et al. New Malignancies Among Cancer Survivors: SEER Cancer Registries, 1973-2000. In NIH Publ. No. 05-5302., Edition Bethesda, MD.: 2006.

[4] Dong C, Hemminki K. Second primary neoplasms in 633,964 cancer patients in Sweden, 1958-1996. Int J Cancer 2001; 93: 155-161.

[5] Tabuchi T, Ito Y, Ioka A et al. Incidence of metachronous second primary cancers in Osaka, Japan: update of analyses using population-based cancer registry data. Cancer Sci 2012; 103: 1111-1120.

[6] Nielsen SF, Nordestgaard BG, Bojesen SE. Associations between first and second primary cancers: a population-based study. CMAJ 2012; 184: E57-69.

[7] Park SM, Lim MK, Jung KW et al. Prediagnosis smoking, obesity, insulin resistance, and second primary cancer risk in male cancer survivors: National Health Insurance Corporation Study. J Clin Oncol 2007; 25: 4835-4843.

[8] Druesne-Pecollo N, Touvier M, Barrandon E et al. Excess body weight and second primary cancer risk after breast cancer: a systematic review and meta-analysis of prospective studies. Breast Cancer Res Treat 2012; 135: 647-654.

[9] Parsons A, Daley A, Begh R, Aveyard P. Influence of smoking cessation after diagnosis of early stage lung cancer on prognosis: systematic review of observational studies with meta-analysis. BMJ 2010; 340: b5569.

[10] Lee KD, Chen SC, Chan CH et al. Increased risk for second primary malignancies in women with breast cancer diagnosed at young age: a population-based study in Taiwan. Cancer Epidemiol Biomarkers Prev 2008; 17: 2647-2655.

[11] Schaapveld M, Visser O, Louwman MJ et al. Risk of new primary nonbreast cancers after breast cancer treatment: a Dutch population-based study. J Clin Oncol 2008; 26: 1239-1246.

[12] Mandel JS, Bond JH, Church TR et al. Reducing mortality from colorectal cancer by

screening for fecal occult blood. Minnesota Colon Cancer Control Study. N Engl J Med 1993; 328: 1365-1371.

13 Shapiro S, Strax P, Venet L. Periodic breast cancer screening in reducing mortality from breast cancer. JAMA 1971; 215: 1777-1785.

14 Timonen S, Pyorala T. Cervical cancer. Mass screening, incidence and mortality in Finland. Acta Obstet Gynecol Scand Suppl 1977; 67: 13-19.

15 Diller L, Medeiros Nancarrow C, Shaffer K et al. Breast cancer screening in women previously treated for Hodgkin's disease: a prospective cohort study. J Clin Oncol 2002; 20: 2085-2091.

16 Greenfield DM, Wright J, Brown JE et al. High incidence of late effects found in Hodgkin's lymphoma survivors, following recall for breast cancer screening. Br J Cancer 2006; 94: 469-472.

17 National Comprehensive Cancer Network. NCCN Clinical Practive Guidelines in Oncology: Colon Cancer (V.3.2009). In Edition 2009.

18 National Comprehensive Cancer Network. NCCN Clinical Practive Guidelines in Oncology: Non-small Cell Lung Cancer (V.2.2009). In Edition 2009.

19 Ritoe SC, Krabbe PF, Jansen MM, et al. Screening for second primary lung cancer after treatment of laryngeal cancer. Laryngoscope 2002; 112: 2002-2008.

20 Das P, Ng AK, Earle CC et al. Computed tomography screening for lung cancer in Hodgkin's lymphoma survivors: decision analysis and cost-effectiveness analysis. Ann Oncol 2006; 17: 785-793.

21 Park SM, Kim SY, Earle CC, et al. What is the most cost-effective strategy to screen for second primary colorectal cancers in male cancer survivors in Korea? World J Gastroenterol 2009; 15: 3153-3160.

22 Cho J, Guallar E, Hsu YJ, et al. A comparison of cancer screening practices in cancer survivors and in the general population: the Korean national health and nutrition examination survey (KNHANES) 2001-2007. Cancer Causes Control 2010; 21: 2203-2212.

23 Mayer DK, Terrin NC, Menon U, et al. Screening practices in cancer survivors. J Cancer Surviv 2007; 1: 17-26.

24 Trask PC, Rabin C, Rogers ML, et al. Cancer screening practices among cancer survivors. Am J Prev Med 2005; 28: 351-356.

25 Shin DW, Kim YW, Oh JH et al. Knowledge, attitudes, risk perception, and cancer screening behaviors among cancer survivors. Cancer 2011.

26 Shin DW, Baik YJ, Kim YW, et al. Knowledge, attitudes, and practice on second primary cancer screening among cancer survivors: a qualitative study. Patient Educ Couns 2011; 85: 74-78.

27 Shin DW, Kim Y, Baek YJ, et al. Oncologists experience with second primary cancer screening: current practices and barriers and potential solutions. Asian Pac J Cancer Prev 2012; 13: 671-676.

28 Shin DW, Cho J, Kim YW, et al. Efficacy of an educational material on second primary cancer screening practice for cancer survivors: a randomized controlled trial. PLoS One 2012; 7: e33238.

암생존자의 만성질환 관리

암생존자와 만성질환

암치료의 발전으로 암생존자는 지속적으로 증가하고 있다. 암생존자들이 증가하고 치료 결과가 좋아짐에 따라 암생존자들에게서도 암뿐만 아니라, 다양한 동반 질환들이 주된 사망 원인으로 대두되고 있다.[1] 미국 암통계 National Center for Health Statistics(2010)에 따르면 심혈관질환(22.8%)은 이차암(26.6%)에 이은 두 번째 흔한 사망 원인으로 나타났다.[2] 우리나라 통계에 의하면, 암을 제외한 암생존자의 사망 원인은 혈관질환(18.5%), 당뇨(7.8)%, 심혈관질환(6.8%) 순으로 일반인 집단과 비슷한 비율로 보고되고 있다.[3] 또한 암생존자는 암과 암치료로 인해 다양한 건강 문제들을 호소하는 경우가 많으며, 고혈압, 당뇨병과 같은 만성질환도 더 흔한 것으로 보고된다.[4,5] 이는 암과 관련된 유전적 요인과 생활 습관 등이 다른 질환의 발생과도 관련이 있기 때문으로 생각된다.[6] 또한 암과 암치료가 환자를 만성질환의 위험에 좀 더 취약한 상태로 만들 수 있을 가능성도 있다.[7]

만성질환의 유병률

암생존자에서의 만성질환 유병률은 연구마다 다르지만, 대체적으로 높게 보고 되고 있다. 디트로이트의 세 개 카운티(county)에서 1984년부터 1992년까지 발생한 암환자들을 대상으로 조사한 자료에 따르면 15,626명 중 68.7%에서 적어도 1개 이상의 만성질환을 가지고 있는 것으로 나타났다.[6] 이 연구에서는 고혈압, 당뇨병, 심혈관질환, 호흡기질환, 뇌혈관질환, 및 관절염의 여섯 가지 질환의 유병률을 살펴보았는데, 세 개 이상의 만성질환을 가진 군이 10.5%이었다. 미국 전체 주에서 전화조사로 시행한 연구에서는 18세 이상 성인암 생존자에서 만성질환의 유병률은 심혈관질환 18.0%, 당뇨병 16.7%, 천식 10.9%로 나타났다.[8]

흔한 만성질환 및 관리〈표 1〉

♠ 고혈압

고혈압은 암생존자에서 매우 흔한 동반 질환으로 유병률이 20%~65%에 이른다. 또한 고혈압은 암생존자에서 뇌졸중과 심혈관질환 등으로 30~50% 정도 사망률을 증가시키는 주요한 원인이 된다.[9] 특히 cis-platinum이나 혈관형성억제제(bevacizumab, sunitinib, sorafenib 등)를 사용한 환자에서 고혈압 발생이 증가한다.[10] 고혈압은 쉽게 발견하고 치료할 수 있는 질환이므로, 조기 발견을 위한 환자교육 및 가정 혈압 모니터링 교육이 중요하다. 암생존자의 혈압 관리는 일반인의 혈압 관리와 크게 다르지 않으므로, 처음에는 규칙적 운동과 식이조절, 염분 섭취 감소 등의 생활습관의 개선으로 교정을 시도하도록 한다. 고혈압이 생활습관 개선으로 교정되지 않거나 혈압이 많이 높은 경우 약물치료를 고려한다. 일반적으로 흔히 쓰는 고혈압약제들을 모두 사용할 수 있으나, 심부전 예방에 효과가 있는 안지오텐신억제제, 안지오텐신 수용체 차단제, 혹은 베타 차단제 등이 추천된다. 이뇨제는 전해질 불균형을 유발시킬 수 있는 가능성 때문에 암생존자에서 적극 추천되는 약제는 아니다. 또한 고혈압과 더불어 동맥경화관리도 필요하므로, 심혈관질환의 발생의 위험이 높은 암생존자에서 저용량 아스피린 사용, 스타틴 계열 지질강하제 사용 등이 필요하다.[10]

♠ 당뇨병

제 2형 당뇨병은 인슐린 저항성과 인슐린 분비 반응의 불충분한 보상 등의 기전으로 인해 발생하는 것으로 알려져 있다. 당뇨병은 암생존자에서 더 흔히 발생할 뿐 아니라, 암 발생의 위험과 관련이 있으며 이차암 및 원발암의 예후에도 영향을 줄 수 있다.[11,12] 당뇨병 발생 위험은 특히 항암치료나 호르몬 치료를 받은 군에서 더 높아진다.[13] 최근 연구에서는 폐경 후의 유방암 생존자를 평균 5.8년 추적관찰한 결과 당뇨병 발생률이 9.8%로 보고되었으며, 이는 대조군과 비교하였을 때 진단 2년 후의 위험비가 1.07, 진단 10년 후의 위험비는 1.21로 나타났다.[13] *Nurses' Health Study* 의 자료에 기반하여 30~55세의 여성 118,403명을 조사하였을 때, 당뇨병이 있는 여성에서 전체 대장암의 발생 위험이 1.43배, 치명적 대장암의 발생 위험은 2.39배로 나타났다.[12] 이러한 관련성을 설명하는 기전은 잘 정립되어 있지 않지만, 인슐린 저항성과 고인슐린혈증의 영향 때문인 것으로 추측하고 있다. 또한 비만, 좌식생활 등과 같은 일반적인 위험인자가 추가적으로 기여하는 것으로 생각하고 있다.

당뇨병의 진단은 공복 혈당이 두 차례 이상 126mg/dL이상으로 측정되거나 경구 당부하검사 2시간 후 혈당이 200mg/dL 이상일 때 진단할 수 있으며 다음, 다뇨, 다식 등의 증상이 있으면서 무작위 혈당이 200mg/dL일 때 진단한다. 최근에는 당화혈색소(HbA1c)가 2~3개월 평균 혈당을 반영하는 수치로서 널리 사용되고 있으며, 미국 당뇨병 학회에서는 당화혈색소 6.5% 이상을 당뇨병 진단에 사용하도록 권고하고 있다. 그러나 당화혈색소는 적혈구의 수명과 관련이 있는 수치이므로 수혈을 받는 환자에서는 실제를 반영할 수 없음을 고려하여야 한다.

당뇨병은 조기 발견과 치료가 당뇨 합병증 발생 등의 예후에 영향을 미치므로 암생존자 중 당뇨병 발생의 위험이 높은 환자들을 스크리닝하고 조기에 적극적으로 개입하는 것이 건강 증진에 도움이 될 것이다. 암생존자의 당뇨병 관리도 일반인에서와 크게 다르지 않아서 규칙적 운동과 식사 관리 등의 생활습관 교정을 기본으로 하고, 혈당 조절이 충분히 이루어지지 않는 경우에는 약물치료를 고려한다. 약물치료는 일차 약제로 metformin의 사용을 고려해 볼 수 있다. 최근 전립선암으로 방사선 치료를 받는 당뇨병 환자에서 metformin 사용 시 사망률이 떨어진다는 보고가 있었으며,[14] 유방암의 경우에도 metformin의 사용이 유방암 환자의 예후를 개선시키며, 유방암의 위험을 감소시킨다는 연구들이 있다.[11] 약물치료를 할 때는 환자의 나이, 저혈당 발생 유무, 당뇨병 합병증의 발생 여부에 따라 적절한 혈당 조절 목표를 정하여 관리하도록 한다.

♠ 이상지질혈증

콜레스테롤 상승은 암생존자에서의 흔한 동반질환이다.[15] 전립선암의 남성호르몬 억제요법은 총 콜레스테롤을 상승시키고 심혈관질환의 위험을 높인다.[16] 미국의 메디케어를 대상으로 한 대규모 코호트 연구에서 남성호르몬 억제요법을 사용한 전립선암 환자에서 심혈관질환의 이환율과 사망률이 높았으며 같은 연령대의 남성에 비해 복부비만과 고중성지방혈증의 유병률이 높았다.[17] 유방암 생존자의 경우에는 치료 방법에 따라 차이를 보인다.[16] 타목시펜은 관상동맥질환과 이상지질혈증에 좋은 효과를 나타내어 심혈관질환 예방효과를 나타냈고, 이는 폐경 여성에서도 지질 개선에 효과가 있었다. 반면, 아로마타제 억제제를 사용할 경우 지질 이상 소견이 잘 나타나며 고지혈증의 위험이 증가하는 것으로 나타났다. 따라서 이러한 이상지질혈증의 위험이 증가하는 환자들에서 지질검사를 모니터링 해야 할 필요가 있다. 혈액검사를 통해서 혈중 지질을 측정할 수 있으며 중성지방(triglyceride), 저밀도 지단백콜레스테롤(LDL cholesterol) 및 고밀도 지단백 콜레스테롤(HDL cholesterol) 수치를 확인한다. 이상지질혈증은 신체활동 증가와 식이조절 등의 생활습관 관리로 개선시킬 수 있으며, 필요시 스타틴 등의 약제를 사용하여 조절할 수 있다.

♠ 갑상선기능저하증

원발성갑상선암으로 갑상선절제술을 받은 환자뿐 아니라 두경부암으로 수술이나 방사선치료를 받은 경우 갑상선기능저하증이 발생할 수 있다. 갑상선기능 저하는 경부 절제술 중에 갑상선으로 가는 혈류 공급에 손상을 입혀서 발생할 수도 있고, 림프종에서 방사선치료로 인해 갑상선에 손상을 입혀 발생할 수도 있다.[18,19] 갑상선기능저하증은 피로, 우울, 기억력 장애, 추위를 못 견디는 등의 증상으로 나타날 수 있으므로 암 관련 피로에서는 갑상선 기능을 반드시 평가하여야 한다. 일차성갑상선기능저하증의 치료는 갑상선 호르몬의 투여이다.

♠ 골다공증

골밀도 저하는 암생존자에서 흔한 문제이며, 남녀 모두에서 발생할 수 있다. 이러한 골밀도 저하는 유방암 환자에서 조기 폐경이나 아로마타제 억제제를 쓸 때, 남성 호르몬 억제요법을 쓰는 전립선암 환자에서 증가한다.[20,21] 또한 골수이식 후 글루코코르티코이드를 장기적으로 썼을 때와 방사선치료를 받는 경우에도 위험이 증가한다.[21,22] 따라서 골밀도 감소의 위험이 높고 임상적으로 골다공증이나 골감소증 등이 의심되는 환자의 경우, 골밀도검사를 시행하여 보고, 필요 시 약물치료를 하도록 한다.

만성질환의 관리 현황 및 향후 방향

암생존자는 암치료로 인한 후기 영향과 기존의 위험인자 등의 상호작용으로 동반된 만성질환이 흔하게 나타난다. 그러므로 암생존자 면담 시에는 만성질환의 잠재적 위험에 대해 인식하고 면담에 임하는 것이 중요하다. 현재까지 우리나라 암생존자에서 만성질환의 관리 현황에 대해서는 알려진 바가 많지 않다. 2004년 국민건강보험공단 자료를 분석한 논문에서는 암생존자에서 고혈압 약 순응도가 더 떨어지는 것으로 나타났다(54.4% vs. 57.5%). 그러나 최근 연구에서는 암생존자와 일반인 집단의 고혈압 관리를 비교하였을 때,암생존자의 고혈압 약 복용률이 더 높고, 혈압 조절이 더 잘 되는 것으로 나타났다.[23] 이는 의료진 및 환자의 인식 개선이 만성질환의 관리에 영향을 줄 수 있다는 것을 보여주고 있다. 그러나, 암전문의들은 부족한 진료시간 등으로 인해 이러한 일차의료 영역에 해당하는 만성관리에 대한 관심을 가지고 신경을 쓰기가 어려운 실정이다.[24] 이에 비해 일차진료의들은 이러한 만성관리에 대한 관심이 많은 편으로, 대장암 생존자에서 5년 간 경과를 관찰하였을 때, 암전문의와 일차진료의의 관리를 동시에 받은 환자에서 만성질환의 관리 및 이차암 검진 등의 질병예방 관리가 더 잘 시행되었다.[25] 따라서 향후 암생존자에서 일차진료의의 역할이 암생존자의 건강 관리에 중요한 부분을 차지할 수 있을 것이라 생각된다. 더불어 암생존자에서 발생할 가능성이 높은 만성질환의 예방에 중점을 두고,개개인 환자의 특성에 따른 맞춤치료 계획을 개발할 필요가 있으리라 생각된다.

| 표 1 | 암생존자에서 흔한 만성질환의 진단과 관리

	진단 방법	진단 기준	관리
고혈압	정기적인 혈압 측정 및 환자 교육을 통해 가정 혈압을 주기적으로 측정	1단계 고혈압 : 수축기 혈압 140-59mmHg 혹은 이완기 혈압 90-99mmHg일 때 진단 2단계 고혈압 : 수축기 혈압 160mmHg 이상 혹은 이완기 혈압 100mmHg 이상	생활습관 관리 등의 비약물요법 단독 비약물요법 단독으로 조절 안될 시 비약물요법과 약물요법 병합
당뇨병	정기적인 혈액검사로 모니터링 금식 후 공복혈당 측정 혹은 당화혈색소 (HbA1c) 측정	공복혈당 126mg/dL이상/ 75g경구당부하검사 2시간 후 200mg/dL 이상/ 다음, 다뇨, 다식 등의 증상과 무작위 혈당 200mg/dL 이상*	규칙적 운동 및 식사 관리 약물요법 병행 환자 개개인의 상태에 따라 목표 조절
고지혈증	금식 후 지질검사 시행 • 중성지방 (triglyceride) • LDL-콜레스테롤 • HDL-콜레스테롤	위험요인을 평가하여 목표 수치를 설정 관상동맥질환 및 그와 동등한 위험[†] LDL <100mg/dL 위험요인[‡] 2개 이상 LDL <130mg/dL 위험요인 1개 이하 LDL <160mg/dL	생활습관 관리 등의 비약물요법을 시행하여 추적검사 후에 호전이 없을 경우 약물요법 추가
갑상선기능 저하증	갑상선기능검사 시행 • 갑상선자극호르몬 (TSH) • Free T4	Free T4 감소, TSH 상승 : 일차성 갑상선저하증 FreeT4 감소, TSH 감소 : 갑상선 자극호르몬 유리 호르몬 자극검사를 시행하여 뇌하수체성인지 여부를 판단	일차성 갑상선저하증 시에는 갑상선호르몬을 투여
골다공증	골밀도검사 시행	T-score를 측정하여 분류 >−1 : 정상 −1 to −2.5 : 골감소증 <−2.5 : 골다공증	골감소증일 때는 운동과 칼슘 섭취 권장 골다공증일 때는 비스포스포네이트 제제 등의 골흡수 억제제 사용을 고려

* 2회 이상 측정 시 당뇨병으로 진단한다
[†] 당뇨병, 말초동맥질환, 복부대동맥류, 증상이 있는 경동맥 질환인 경우 관상동맥 질환과 동등한 위험으로 간주한다
[‡] 흡연, 혈압이 140/90mmHg 이상 혹은 항고혈압제 복용, 낮은 HDL−콜레스테롤

참 고 문 헌

1. Shin DW, Ahn E, Kim H, Park S, Kim YA, Yun YH. Non-cancer mortality among long-term survivors of adult cancer in Korea: national cancer registry study. Cancer Causes Control 2010;21:919-29.

2. Valdivieso M, Kujawa AM, Jones T, Baker LH. Cancer survivors in the United States: a review of the literature and a call to action. Int J Med Sci 2012;9:163-73.

3. Park SM, Lim MK, Shin SA, Yun YH. Impact of prediagnosis smoking, alcohol, obesity, and insulin resistance on survival in male cancer patients: National Health Insurance Corporation Study. J Clin Oncol 2006;24:5017-24.

4. Ogle KS, Swanson GM, Woods N, Azzouz F. Cancer and comorbidity: redefining chronic diseases. Cancer 2000;88:653-63.

5. Shin DW, Nam JH, Kwon YC, et al. Comorbidity in disease-free survivors of cervical cancer compared with the general female population. Oncology 2008;74:207-15.

6. Heins MJ, Korevaar JC, Rijken PM, Schellevis FG. For which health problems do cancer survivors visit their General Practitioner? Eur J Cancer 2012.

7. Earle CC, Neville BA. Under use of necessary care among cancer survivors. Cancer 2004;101:1712-9.

8. Underwood JM, Townsend JS, Stewart SL, et al. Surveillance of demographic characteristics and health behaviors among adult cancer survivors--Behavioral Risk Factor Surveillance System, United States, 2009. MMWR Surveill Summ 2012;61:1-23.

9. Braithwaite D, Tammemagi CM, Moore DH, et al. Hypertension is an independent predictor of survival disparity between African-American and white breast cancer patients. Int J Cancer 2009;124:1213-9.

10. Lenihan DJ, Cardinale DM. Late cardiac effects of cancer treatment. J Clin Oncol 2012;30:3657-64.

11. de Haas EC, Oosting SF, Lefrandt JD, Wolffenbuttel BH, Sleijfer DT, Gietema JA. The metabolic syndrome in cancer survivors. Lancet Oncol 2010;11:193-203.

12. Hu FB, Manson JE, Liu S, et al. Prospective study of adult onset diabetes mellitus (type 2) and risk of colorectal cancer in women. J Natl Cancer Inst 1999;91:542-7.

13. Lipscombe LL, Chan WW, Yun L, Austin PC, Anderson GM, Rochon PA. Incidence of diabetes among postmenopausal breast cancer survivors. Diabetologia 2013;56:467-83.

14. Spratt DE, Zhang C, Zumsteg ZS, Pei X, Zhang Z, Zelefsky MJ. Metformin and

Prostate Cancer: Reduced Development of Castration-resistant Disease and Prostate Cancer Mortality. Eur Urol 2013;63:709-16.

[15] Edgington A, Morgan MA. Looking beyond recurrence: comorbidities in cancer survivors. Clin J Oncol Nurs 2011;15:E3-12.

[16] Redig AJ, Munshi HG. Care of the cancer survivor: metabolic syndrome after hormone-modifying therapy. Am J Med 2010;123:87.e1-6.

[17] Keating NL, O'Malley AJ, Smith MR. Diabetes and cardiovascular disease during androgen deprivation therapy for prostate cancer. J Clin Oncol 2006;24:4448-56.

[18] Miller MC, Agrawal A. Hypothyroidism in postradiation head and neck cancer patients: incidence, complications, and management. Curr Opin Otolaryngol Head Neck Surg 2009;17:111-5.

[19] Bethge W, Guggenberger D, Bamberg M, Kanz L, Bokemeyer C. Thyroid toxicity of treatment for Hodgkin's disease. Ann Hematol 2000;79:114-8.

[20] Andriole GL. The impact of prostate cancer and hormonal therapy on bone. Rev Urol 2009;11:185-9.

[21] Ganz PA. Survivorship: adult cancer survivors. Prim Care 2009;36:721-41.

[22] Stein E, Ebeling P, Shane E. Post-transplantation osteoporosis. Endocrinol Metab Clin North Am 2007;36:937-63.

[23] Wook Shin D, Young Kim S, Cho J, et al. Comparison of hypertension management between cancer survivors and the general public. Hypertens Res 2012;35:935-9.

[24] Status of the medical oncology workforce. The American Society of Clinical Oncology. J Clin Oncol 1996;14:2612-21.

[25] Snyder CF, Earle CC, Herbert RJ, Neville BA, Blackford AL, Frick KD. Preventive care for colorectal cancer survivors: a 5-year longitudinal study. J Clin Oncol 2008;26:1073-9.

암생존자의 피로 관리

암 관련 피로란?

피로는 누구나 겪는 증상으로 일반인의 경우도 1/3 이상이 피로를 호소하나, 암생존자는 암치료 도중 또는 치료 후 일반인의 2배 이상 피로를 겪게 된다. 여러 연구들에 의하면 암 관련 피로는 60~90%에 이른다고 알려져 있다.[1] 미국 종합암네트워크(National Comprehensive Cancer Network, NCCN) 가이드라인[2]에 의하면 암 관련 피로란 암과 관련되어 고통스럽게 지속되는 피곤하거나 기진맥진한 느낌으로 자신의 활동 정도와 상관없이 일상생활을 하는 데 지장을 주는 것을 말한다. ICD-10 진단에 의하면 암 관련 피로는 활동 정도와 상관 없이 휴식을 필요로 하게 되는 피로로 이러한 피로는 일반적인 피로와는 달리 휴식이나 수면만으로는 해소되지 않는 특징을 가지고 있으며, 일반적인 약물요법만으로는 해결되지 않기 때문에 피로를 경험하는 많은 환자들은 암치료 과정에서 가장 고통스러운 증상으로 말하기도 한다.

보호자는 환자들이 느끼는 피로의 중증도, 횟수, 삶에 미치는 영향 등을 과소평가하기 쉬우나 많은 환자들은 피로가 통증보다 더 심각하며 일상생활에 상당한 영향을 미치는 것으로 알려져 있다. 그러나 피로를 참아야 하는 증상으로 인식하고 있으며,

치료에 제한을 가져올지도 모른다는 두려움에 피로의 증상을 호소하지 않아 일차적인 치료에 초점을 맞추게 되는 의료 현실에서 종종 무시되고 있다. 그러나 만성피로로 인하여 신체활동과 체력이 저하되어 치료에 부정적 영향을 미칠 수 있으며, 이는 암의 예후와도 관련이 있으므로 암 관련 피로를 조기에 진단하고 해결하는 것이 중요하다.

암 관련 피로는 수 주, 수 개월, 또는 수 년 동안 지속될 수 있다. 또한 치료가 진행됨에 따라 더 심해지는 현상을 보이며 예를 들어 방사선치료가 시작할 때보다 끝날 무렵 더 피로를 호소한다.

암 관련 피로의 진단

20여 년 전만해도 피로는 삶의 질 또는 기능을 평가하는 한 문항 정도로 평가되었다. 최근에는 피로를 평가하는 여러 도구들이 개발되어 환자를 정규적으로 일정한 간격을 두고 평가할 수 있게 되었다. NCCN 가이드라인에서는 피로를 진단 시점, 치료 중, 치료 이후 추적 관찰 기간 동안 지속적으로 평가하고 조기에 발견하여 치료하도록 권고하고 있다. 암 관련 피로는 증상 자체의 주관적이라는 특성과 함께 암치료 과정 전반에 걸쳐 발생하고, 평가도구들이 다양하며, 다른 우울, 빈혈, 통증과 동반되어 나타나며, 환자가 치료의 제한에 대한 두려움으로 피로를 호소하지 않거나 반대로 과하게 호소하는 경향 등으로 인해 역학적 자료를 수집하는 데 어려움이 있다. 여러 연구들에 의하면 암 관련 피로는 60~90%에 이른다. Irvine 등에 의하면 치료 전 피로 정도는 일반인과 비슷하며, 치료를 받고 있는 중과 진행성 암환자의 경우 유의하게 피로도가 높으나 완치된 암생존자의 경우에도 30% 이상 피로 증상을 호소하는 것으로 드러났다.

♠ 평가도구(Screening)

임상적으로 유용한 간단한 평가로는 피로의 중증도를 1~10 Likert scale로 표시하는 방법이 있다.

1	2	3	4	5	6	7	8	9	10

1-3점은 가벼운 피로로 일반적으로 흔히 겪을 수 있는 피로로 휴식과 기분 전환

등으로 쉽게 회복될 수 있다.

4-6점은 중간 정도의 피로로 피로의 원인에 대한 의사의 문진, 진찰과 검사가 필요하다. 교정이 가능한 원인을 찾아 해결하도록 한다. 의학적 치료가 필요한 원인이 발견되지 않으면, 적절한 운동과 영양, 수면, 스트레스 관리 등의 노력이 필요하다.

7점 이상은 심한 피로로 일상생활에 현저한 피해를 줄 수 있는 피로를 겪고 있으므로 피로의 원인에 대한 의사의 문진, 진찰과 검사와 함께 전문가의 도움이 요구된다.

그 외 신뢰도와 타당도가 검증된 피로 평가도구들, 특히 암환자의 피로를 평가하는 도구가 개발되어 있으나 연구들간에 비교 가능할 수 있는 한가지 평가도구로 통일되어 있지는 않다〈표 1〉.[3,4]

또한 David Cella 등은 피로를 우울 등 다른 증상과 구분할 수 있으며 임상적으로

|표 1| **피로 평가도구**

평가도구	내용
Profile of mood states (POMS) fatigue and vigor subscale	65 items (0-5점 척도) 피로의 정도는 측정하나, 피로의 기간이나 일상생활에 미치는 영향은 평가하지 않음
Functional Assessment of cancer therapy-fatigue and anemia subscale (FACT-F)	7문항으로 수면요구, 피로감. 활동과 연관된 위약감에 대한 질문으로 독립적인 신뢰도가 검증됨
Piper fatigue self-report scale	42 item으로 VAS로 표시하여 객관적 검사와 연관성이 높으나 복잡하여 임상적으로 활용하기 힘듬
Fatigue assessment instrument	29문항으로 일반적 중증도(11), 상황별 특수성(6), 피로의 영향(3), 수면 휴식의 반응(2) 및 기타 문항(7)으로 1-7점척도로 평가함
Multidimensional fatigue inventory (MFI)	20문항으로 다섯 가지 분류로 나누어 일반적 피로, 신체적 피로, 정신적 피로, 의욕 저하, 활동 감소로 나누어 5점척도로 평가함
Fatigue symptom inventory	13문항으로 피로의 정도, 지속기간, 삶의 질에 미치는 영향을 평가함
Brief fatigue inventory	9문항으로 지난 24시간 동안 피로를 10점수로 표현하는 간단한 검사이나 24시간 내의 평가만 가능함
36-item short form health survey fatigue subscale	지난 1주간의 피로의 영향에 대한 네 가지 질문으로 암환자를 위한 평가도구로의 타당도에 대한 연구가 필요함
EORTC fatigue subscale	지난 1주간 피로에 대한 세 가지 질문으로 국제적으로 검증된 삶의 질 평가도구임

| **표 2** | **암 관련 피로 진단 기준** |

Criterion A	지난 한 달 동안 2주 이상 매일 피로하고 에너지가 고갈되는 증상과 함께 다음 증상 중 다섯 가지 이상을 가지고 있다. 전신 위약감, 무거운 느낌, 일상활동을 참여하는 의욕의 저하, 잠을 자기 힘들거나, 너무 많이 자는 경우, 수면 이후 지속되는 피로감, 휴식 후 활동을 시작하기 어려운 느낌, 피로로 인한 우울, 불안, 분노의 감정, 피로로 인하여 일상생활을 수행하기 어려움, 단기 기억의 저하, 신체 활동 이후 열감 및 기진맥진한 증상이 수 시간 지속
Criterion B	피로로 인해 스트레스를 받거나 기능이 저하됨
Criterion C	암과 암의 치료와 연관된 증상에 대한 임상적 증거가 있음
Criterion D	피로가 일차적으로 정신과적 질병과 연관되어 있지 않음(우울증 등)

의미 있는 피로를 구별해 내는 기준을 제시하였다〈표 2〉.

암 관련 피로의 원인

NCCN 가이드라인에서는 암과 관련되어 나타나는 피로의 요인으로 다음 일곱 가지를 밝히고 있다. 통증, 감정적 스트레스, 수면 부족, 빈혈, 영양, 신체활동 그리고 다른 내과적 질환이 요인으로 암 자체 또한 피로의 원인이 된다. 따라서 암 관련 피로는 여러 가지 원인이 복합적으로 작용하여 발생한다.

신체적 피로는 근섬유의 반복적인 자극으로 인한 힘과 장력의 감소로 정의되며, 빈혈로 인한 산소 공급도의 감소, 폐활량의 감소, 폐의 방사선 조사로 인한 폐 기능 감소 등의 요인으로 근육의 기능이 저하되거나, 외상으로 인한 근위축, 감염으로 인한 Prostaglandin E 생성, 스테로이드나 Cyclophosphamide 등 약물로 인한 영향들이 근피로도를 증가시킨다.

암 관련 피로가 암 자체와 암의 치료와 연관되어 발생하는 기전에 대하여 여러 연구들이 진행되어 왔다. 암세포가 정상 세포의 성장에 필요한 영양을 소모하여 피로를 일으킨다는 가설과 함께 암 종류와 병기에 따라 피로도가 달라지고. 암의 진단 전 예측인자로 피로를 보는 연구들이 있다. 피로는 또한 암치료의 부작용 중 하나로, 치료의 종류와 특정 치료의 양과 기간에 따라 영향을 받는다. 암치료는 암세포를 죽이지만 또한 정상적인 조직도 손상을 받으므로 정상 조직의 회복 과정에서 피로가 발생한다는 이론이 있다. 또한 너무 많은 양의 화학물질이 몸 안에 축적되면 정상적인

|표 3| 암 관련 피로에 영향을 미치는 요인

암 자체에 의한 피로	감염
치료로 인한 암세포와 정상 세포의 손상	호르몬 불균형
(정상 조직의 복귀가 피로를 유발)	항암치료로 인한 빈혈
치료의 부작용으로 인한 영양 공급의 저하	만성 통증
(오심, 입맛의 변화, 설사, 작열감 등)	스트레스
암과 부작용 치료를 위한 약물의 영향	불안 및 우울
운동 부족 및 컨디션 저하	수면 부족

반응에서는 유발되지 않는 피로를 가져올 수 있다는 가설도 있다〈표 3〉. 항암치료와 관련하여 Jacobsen 등은 항암치료를 받고 있는 유방암 환자의 피로도를 조사하여 72%에서 항암치료 3주기 동안 94%로 증가한다고 보고하였고, Richardson 등은 항암치료 시작 후 4~5일째 가장 피로도가 심하며 점차 호전되는 양상을 보이나 항암치료 종류 및 암종에 따라 다르다고 보고하였다. 방사선치료 중 그리고 방사선치료 직 후 80% 정도까지 피로를 호소한다고 파며, 치료가 진행될수록 증가되어 4주째 최고조에 달하고, 그 중 30% 정도는 치료 후에도 만성 피로를 호소한다는 연구가 있다. 암환자의 경우 이온화된 방사선 조사와 Tumor necrosis factor(TNF) 등은 Excitation-contraction(E-C) 반응을 파괴하여 피로도를 증가시킨다.

|표 4| 일반적인 피로의 원인

빈혈, 불안, 만성 질환 (당뇨, 류마티스 관절염 등), 만성 피로 증후군, 만성염증, 만성 통증 우울, 과도한 운동, 섬유근육통, 심장병, 저혈당증, 갑상선저하증, 약물 과다 투여, 수술 후 컨디션 저하, 소아마비후증후군, 바이러스감염, 호흡기 질환 (천식 등), 수면장애(불면증)

암과 관련되어 나타나는 피로의 원인으로 암 자체 및 암의 치료로 인한 피로 외에 우울, 운동 부족, 빈혈 등으로 인한 일반적인 피로의 증상이 함께 나타날 수 있다. 질병에 의한 피로의 경우 빈혈이나 간 기능, 신장 기능, 갑상선 기능의 저하, 감염, 신경 정신적인 문제 등이 있다. 피로의 원인을 밝히기 위한 선별 검사는 〈표 5〉와 같다.

아직 피로를 심하게 유발하는 위험 인자에 대하여 알려진 바는 없으나, 복합적인 치료를 받거나 현재 치료 중인 환자들의 피로도가 더 심각한 것으로 보인다.

| **표 5** | 피로의 원인을 밝히기 위한 선별 검사 |

피검사
    전혈구 계산(complete blood count, CBC)
    적혈구 침강 속도(Erythrocyte sedimentation rate test, ESR)
    크레아틴과 요소질소
    당검사
    칼슘과 인
    전해질검사
    알부민과 단백질검사
    간기능검사
    갑상선 기능 검사
    류마티스 선별 검사
    C-반응 단백질 검사(C-reactive protein)
    바이러스 역가(Lyme, HIV, Epstein-Barr 등)[D4]
소변검사
흉부 X-ray 검사
심초음파 및 심전도검사
수면검사

암 관련 피로의 치료

피로에 대한 의학적이고 약물적인 치료는 증상의 원인에 대한 치료로 예를 들면 통증으로 인한 불면과 빈혈은 암관련 피로의 주된 원인으로 이를 진단하여 통증을 조절하고 빈혈을 치료한다.[5] 암치료는 호르몬의 불균형을 가져와 수면 장애를 가져올 수 있다. 특히 유방암, 자궁내막암, 전립선암 환자는 안면 홍조 등의 증상으로 잠을 이루지 못하고, 암치료를 위하여 이러한 부작용에도 불구하고 에스트로젠이나 테스토스테론 호르몬의 저하를 유발하는 치료를 지속해야 하는 경우가 있다. 이런 경우, 호르몬에 영향을 미치면서 안면 홍조 등의 정도를 감소시키는 약물(예 : 우울증 약물인 Effexor [venlafaxine] 등)이 도움이 된다.[6]

피로를 치료하는 약물치료는 몇 가지 종류로 나눌 수 있다. 수면을 유도하는 약물로 benzodiazepines (Valium등)과 non-benzodiazepine (Stilnox 등)이 있다. Stilnox은 작용 발현시간이 짧아 수면 유도에 도움이 된다고 알려져 있다. 두 번째로 통증을 조절하는 약물이 있다. 통증 자체를 조절하고 마약성 진통제, 근 이완제 등은 안정제의 효과도 있으므로 두 가지 효과를 통하여 피로를 조절한다. 세 번째 분류로는 항우울제 등 신경안정제가 있다. 불안과 감정 변화를 줄여주어 수면을 유도하고 활력을 주는 역할을 한다. 네 번째 분류로 신경자극제로 각성 정도를 향상시키는 약물이 있다. Methylphenidate(Ritalin), modafinil(Provigil)과 pemoline(Cylert) 등이 이에 속한다. 그러나 이런 종류의 약물은 오히려 불면증과 불안, 섬망 등을 유발할 수 있으므로 주의하여 처방하여야 한다.

여기에 피로의 증상을 해결하는 단계별 계획을 소개한다.

1단계 : 피로가 회복되지 않은 채 점점 더 심해지는 경우, 활동 뒤에 생각했던 것보다 훨씬 피곤하며, 어떠한 활동도 할 수 없을 것 같은 느낌이 드는 경우, 피로 때문에 사회생활이나 일상생활이 방해 받는 경우, 휴식과 수면으로도 피로가 회복되지 않는 경우 의료진의 적극적 진단 및 치료적 접근이 필요하다.

피로는 주관적인 느낌이므로 증상을 자세히 평가하는 것이 필요하다. 통증과 기분 변화, 수면 패턴에 대하여, 운동습관과 운동의 강도와 기간, 식이, 음주력, 투약 내역에 대하여 증상을 정리한다. 필요 시 단계별로 객관적 검사를 시행한다.

2단계 : 매주 일정한 시간에 운동을 하도록 한다. 유산소운동은 지구력을 향상시키고 피로를 줄여주는 것으로 알려져 있다. 또한 에너지를 증가시켜 손상된 신체를 회복시키는 효과가 있다. 휴식은 오히려 피로를 증가시키므로 피로하다면 좀 더 휴식을 취하는 대신 신체활동을 증가시키도록 한다. 암치료가 끝난 환자에게 권장되는 운동 정도는 중등도 이상의 강도로 일주일에 5회, 1회에 30분 이상이다. 유방암 생존자의 연구에서 주 3회 걷기 혹은 자전거 타기를 한 경우, 그렇지 않은 경우에 비해 15주 후 피로가 25% 줄어드는 것으로 밝혀졌다.[4]
운동의 주의사항으로는 다음과 같은 것이 있다.
- 몸의 상태에 주의를 기울여 하루 중 가장 활력이 넘칠 때 운동을 한다.
- 하루 10분 정도의 스트레칭은 피로를 감소시키는 데 도움이 된다
- 피로를 감소시키기 위해 낮 시간 동안 20~30분간 짧게 낮잠을 자는 것도 좋다
- 규칙적인 수면습관을 유지한다.
- 적절한 영양 섭취를 유지한다.

3단계 : 운동의 강도 및 일의 양을 적절하게 정하는 것이 중요하다. 무리한 정도의 운동이나 일은 신체 회복에 오히려 악영향을 미치므로 개인별로 적절한 운동의

강도를 정하고 에너지를 고갈시키지 않도록 운동을 너무 강하게 하는 것은 피해야 한다. Schwartz 연구에 의하면 저-중등도 강도의 운동을 시행하는 경우 운동하지 않은 날에 비하여 피로를 덜 호소한다는 것이 밝혀져, 격일보다는 매일 저-중등도 강도의 운동을 시행하는 것이 좋다고 제안하였으며, 중등도의 강도란 이야기는 할 수 있지만 숨이 차서 노래는 할 수 없는 정도에 해당되므로 그 이하의 강도로 20~40분간 운동하는 것을 권한다. Dimeo 등은 치료 중이나 신체 상태가 저하된 경우, HRR 50% 강도로 15분간 운동하고 1분의 휴식 후 다시 15분간 운동하는 인터벌트레이닝(Interval training)이 피로에 효과가 있다고 보고하였다. 근력운동의 효과에 대하여는 유산소운동만큼 알려져 있지 않지만, 최근 155명의 호르몬 치료를 받고 있는 전립선 암생존자가 12주간의 저항성 운동 프로그램 이후 유의하게 피로가 감소하였다는 보고가 있다. 일주일에 세 번씩 1회 최대로 한 번에 들 수 있는 무게(1 Repetition maximum, RM)의 60~70%에 해당하는 아홉 가지 운동을 8~12회 반복하는 운동을 2set 시행하고 12회 반복에도 무리가 없으면 무게를 2 kg씩 증량하는 프로그램으로 진행성 암환자에게도 효과가 있었다. Andersen 등은 항암치료를 받는 환자를 대상으로 1RM의 85~95%에 해당하는 강도를 5~8회 반복하는 운동을 주 3회 시행하였을 때 피로가 감소되며 특별한 부작용이 없었다고 보고하였으나 뼈로 전이된 환자는 연구에서 제외되었다. 요약하면 저, 중등도 강도의 유산소운동은 치료 중 치료 후 암 관련 피로에 효과적이며 근력강화운동도 의료진에 의해 적절한 강도 및 기간의 처방 하에 시행할 때 도움이 된다.

4단계 : 건강식단을 구성하여 식사하고 저혈당이 되지 않도록 주의한다. 다섯 가지 영양소가 골고루 포함되어 있는 균형 잡힌 식사를 한다. 열량과 영양소의 불충분한 섭취는 피로의 원인 중 하나가 될 수 있다. 적절하고 바른 식생활은 피로 해결에 중요하다.

5단계 : 스트레스와 불안 우울을 조절한다. 걱정이 되고 우울한 감정이 지속적으로 든다면 정신과 의사나 의료진을 만아 증상을 호소하고 도움을 받는 것이 좋다. 스트레스 관리를 위하여 마음을 안정하는 명상이나 심리적 지지 방법도 있다.

6단계 : 잠을 잘 자야 한다. 수면은 그 자체로 신체의 활력을 주는 방법으로 수면의 질과 양 모두 중요하다. 낮잠을 삼가고, 규칙적인 수면주기를 가지고 생활습관이

수면에 도움이 되며, 지속적인 증상이 지속되면 약물치료, 행동치료 등을 받도록 한다.[7]

결 론

피로는 극심한 장애를 가져오기도 하고 단순한 증상으로 그치기도 한다. 일반 건강한 사람들도 종종 피로로 인한 어려움을 호소한다. 그러나 암생존자의 경우 피로는 신체 회복을 더디게 할 수 있으며 단순한 휴식으로 회복이 안 되는 특징이 있으므로 좀 더 적극적인 진단 및 치료가 필요하다. 효과적인 관리를 위하여 의사, 종양 간호사, 물리, 작업치료사, 영양사, 심리치료사 등 다학제 팀 접근이 필요하다. 향후 다양한 암종별로 원인에 따른 피로에 대한 연구가 진행되어 개별화된 치료 프로그램이 개발되어야 할 것이다.

참 | 고 | 문 | 헌

1　Silver JK. After cancer treatment: Heal faster, better, stronger: Johns Hopkins Univ Pr; 2006.

2　NCCN and the American Cancer Society. Cancer-related fatigue and anemia: treatment guidelines for patients, Version III. National Comprehensive Cancer Network and the American Cancer Society, 2005.

3　Stubblefield MD, O'Dell MW. Cancer Rehabilitation: Principles and Practice: Demos Medical; 2009.

4　Courneya KS, Mackey JR, Bell GJ, Jones LW, Field CJ, Fairey AS. Randomized controlled trial of exercise training in postmenopausal breast cancer survivors: cardiopulmonary and quality of life outcomes. J Clin Oncol 2003;21:1660-8.

5　Cella D, Peterman A, Passik S, Jacobsen P, Breitbart W. Progress toward guidelines for the management of fatigue. Oncology (Williston Park) 1998;12:369-77.

6　Theobald DE. Cancer pain, fatigue, distress, and insomnia in cancer patients. Clin Cornerstone 2004;6:S15-21.

7　Bryant PA, Trinder J, Curtis N. Sick and tired: Does sleep have a vital role in the immune system? Nat Rev Immunol 2004;4:457-67.

암생존자의 통증치료

암성통증은 식욕부진, 호흡곤란 등과 함께 진행암, 말기암 환자가 가장 흔히 호소하는 증상이며 암환자들의 우울증, 불면, 삶의 질 저하에 큰 영향을 끼치지만 아직까지도 진단과 치료에 있어서 많이 간과되고 있는 상태이다

심한 암성통증은 대부분 암이 진행한 진행성 암이나 원격전이가 나타나는 등 암의 질병 과정 중 후반부에 있는 환자에서 보고되지만, 암생존자들에게서도 여러 가지 형태의 만성통증이 발생한다 — 약 33%의 암생존자가 암의 근치적 치료 후 또는 완치 후에도 통증이 지속된다고 보고하고 있다.[1] 대부분의 암성통증은 종양 자체에서 기인한다. 그러나 암생존자는 치료와 관련된 통증, 즉 항암치료나 방사선치료, 수술 관련 통증 등으로 더 고통 받는 경향이 있다.

암생존자의 통증의 원인

암생존자가 겪는 만성 통증은 여러 가지 다양한 원인에 의해서 발생한다.
- 암치료에 의해 발생하는 통증

- 비암성 만성 통증 발생 위험도 증가
- 암 자체에 의한 통증

암치료에 의해 발생하는 통증

암을 치료하는 대표적인 세 가지 방법은 수술, 항암제, 방사선치료이다. 이러한 세 가지 암치료는 모두 암생존자에게 만성적인 통증을 일으킬 수 있다

1. 수술 후 만성 통증증후군

수술 후 만성 통증은 암생존자에서 흔하며 그 반도는 수술의 종류와 다른 요인들, 수술 후 방사선 또는 항암치료 여부에 따라 다르다. 만성적인 수술 후 통증증후군(persistent post surgical pain or chronic post surgical pain)은 수술에 따른 만성적인 통증으로 급성 통증의 범위를 넘어서 3개월 이상 지속되는 통증으로 다른 원인, 예컨대 수술 부위 암의 재발이나 감염 등이 없이 통증이 지속되는 것으로 정의된다.

수술 후 만성 통증을 주로 일으키는 암 수술은 유방암 수술, 개흉술, 사지 절단술, 그리고 두경부 수술 등이다.[2] 유방암 수술과 관련된 통증증후군은 환상통(phantom breast pain), 늑간상완신경통(갈비사이위팔신경통 intercostobrachial neuralgia), 신경종(neroma) 또는 반흔의 통증 그리고 신경 손상이나 재건과 연관된 통증 등이 있다.[3] 통증증후군의 종류는 다양하나, 유방암 수술 후 통증은 환자의 50~60%에서 보고되고 있다. 이러한 통증은 시간이 지나면서 감소하지만 수술 후 수년간 지속되기도 한다.[3] 개흉술 후 통증은 환자의 50% 이상에서 발생할 수 있으며 주로 갈비 사이 신경(늑간신경)의 손상에 의한다.[4] 두경부암의 치료는 보통 경부절제술(neck dissection)을 포함하는데, 이는 만성 경부 또는 견갑부 통증의 원인이 된다.[2]

만성적인 수술 후 통증은 주목할 만한 특징은 통증의 원인과 기전이 신경병증성 통증(neuropathic pain)으로 나타난다는 점이다.[5]

만성적인 수술 후 통증에는 일부 지속적인 염증 상태(inflammation)가 관여하리라 보지만 주된 병리적 기전은 수술에 따른 말초신경 손상에 의한 신경병증성 통증이 주된 원인이라 보아야 한다. 즉 신경 손상을 의미하는 현상인 감각 기능의 저하(sensory loss)와 동시에 spontaneous pain, dysaethsesia, hypersensitivity(allodynia, hyperalgesia, hyperpathia)로 나타나는 신경 기능의 이상의 전형적인 양상을 보인다.[5]

| 표 1 | 수술 후 만성 수술 후 통증과 장애 발생 예측

	만성 통증 추정 발생률	심한 만성 통증(10점 중 5점 초과) 추정 발생률	수술 건수(천 건)*
절단술(Amputation)	30~50%	5~10%	159('하지' 만)
유방 수술(종괴절제술(Lumpectomy)), 유방절제술(Mastectomy))	20~30%	5~10%	479
개흉술(Thoracotomy)	30~40%	10%	Unknown
서혜부 탈장 복구 (Inguinal hernia repair)	10%	2~4%	609
관상동맥우회로조성술 (Coronary artery bypasssurgery)	30~50%	5~10%	598
제왕절개(Caesarean section)	10%	4%	220

*수술 전 쓸개에서 발생하는 통증의 수술 전 진단은 어려움, 지속적인 수술 후 통증은 다른 복강내 질병과 관련이 있기 때문에 쓸개 수술은 포함되지 않음.
National Center For Health Statistics, Ambulatory and Inpatients Procedures, USA, 1996.

유방 수술 후 통증증후군의 가장 흔한 원인은 두 번째 늑간신경의 분지인 intercosto-brachial nerve의 신경병증성 통증이며 개흉술 중에 수술 기구(rib retractor)에 의해 늑간 신경의 전도가 50~100% 감소한다는 신경전도검사 연구 결과와 늑간 신경의 손상 정도와 개흉술 후 만성 통증의 강도가 비례한다는 연구 결과 등이 이를 뒷받침한다.

수술 후 만성 통증의 높은 유병률 〈표 1〉과 통증의 만성화 경향에 따른 삶의 질 저하의 심각성, 신경병증성 통증으로서 치료의 어려움을 고려할 때 문제의 심각성에 대한 인식의 제고와 예방 및 치료에 대한 더 많은 연구가 필요하다.

2. 항암제 말초신경 독성에 의한 통증 및 말초신경병증

항암제 치료와 연관된 통증으로는 항암제에 의한 말초신경병증이 대표적이다. 항암제에 의한 말초신경병증은 항암제에 의해 말초신경계가 손상을 받아 일어나는 증상이다. 주로 손발에 잘 나타나기 때문에 손발 저림으로 표현된다. 특징적으로 손끝 발끝에서 장갑이나 양말 모양으로 점차 확산된다.

이러한 말초신경병증을 일으키는 대표적인 항암제는 시스플라틴, 옥살리플라틴, 탁솔, 도세탁셀, 빈크리스틴, 익사베필론, 탈리도마이드, 벨케이드, 레날리도마이드 등이다.

흔한 증상으로는

- 손,발의 감각이 떨어지거나 무감각해짐, 남의 손발 같은 느낌
- 손발이 저리거나 화끈거림, 심한 경우 통증과 고통을 느끼기도 함
- 차가운 것에 노출될 경우 손발 저림이나 통증이 더욱 심해지며
- 근육통, 허약감, 피로감을 느낄 수 있으며
- 흔히 물건을 집거나 옷에 단추를 끼우는 등의 일상생활의 어려움을 호소한다.

말초신경병증의 발생에는 항암제의 종류와 치료 기간과 용량에 따른 누적 용량에 따라 나타나며 항암치료 중에 일시적으로 나타나기도 하지만 환자들의 예상에 반하여 항암제 투여가 끝난 후에도 수 개월에서 수 년까지 지속되어 증상이 심한 환자들도 나타나며 만성적인 경과를 보인다.

이러한 만성적 말초신경병증에 대한 효과적인 치료제는 현재까지 없다는 점에서 더욱 문제가 되며 심한 경우 대증치료로서 신경 통증에 사용하는 약제를 사용하지만 효과가 증명되지는 않았다.

항암제의 의한 말초신경독성이 발생할 경우 만성적으로 나타나며 효과적인 치료법이 없으므로 최근 예방에 대한 연구가 이뤄지고 있다.[6]

3. 방사선치료 후 통증증후군

방사선치료는 여러 만성 통증증후군을 일으킬 수 있으며, 통증은 치료 후 수 개월에서 수 년간 지속되기도 한다. 방사선치료에 의한 통증증후군은 방사선치료 부위에 따라 다양하게 나타날 수 있다. 방사선치료에 의해 피부나 점막이 손상되어 장기간 치유가 이루어지지 않는 경우나 신경 손상이 일어나 신경병증성 통증이 생긴 경우가 대표적인 예이다.

방사선 연관 통증증후군은 신경얼기병증(plexopathies), 말초신경 포착(peripheral nerve entrapment), 척수병증(myelopathy), 골반통(pelvic pain) 그리고 방사선골괴사(osteoradionecrosis) 등이 있다. 수술 후 방사선치료는 초기에는 방사선 피부염 관련 통증을 악화시킬 수 있으며, 후기에는 근막섬유증(myofacial fibrosis)이 진행되어 통증과 골격운동의 제한을 야기할 수 있다. 방사선치료에 의한 신경얼기병증에서 가장 흔한 것은 상완 신경얼기병증으로 감각 이상, 감각 저하, 위약, 통증 등이 주 증상이며, 주로 유방암, 폐암, 림프종 치료를 받은 환자들에게서 가장 흔하다.[7] 골반 방사선치료를 받은 후 환자들은 만성 골반통이 발생할 수 있으며, 이는 만성 방

사선 장염(radiation enteritis), 직장염, 방광염, 샛길형성 또는 골반 골절 등에 의한다. 또한 대퇴골두괴사(femoral head necrosis)나 엉덩이 손상과 이에 관련된 통증이 발생할 수 있다. 두경부암 환자들의 경우 아래턱의 방사선 골괴사가 발생할 수 있다.[2] 방사선치료없이 발생한 지연골괴사(delayed osteonecrosis)는 bisphosphonate나 고용량 corticosteroids의 지속적인 사용에 의하며, 특히 혈액암 생존자들에게서 발생한다.

최근에는 방사선치료기의 발전과 부작용을 줄이는 치료법의 발전으로 방사선치료 후 만성 통증은 과거에 비해 감소하는 추세로 보인다. 그러나 한 번 발생하면 거의 호전되지 않는 만성 통증의 경과를 보여 암생존자의 삶의 질을 현격하게 떨어뜨린다.

4. 호르몬 치료에 의한 관절통

현재 aromatase inhibitors(AIs)는 estrogen receptor 양성 유방암을 가진 폐경기 여성의 일차 보조치료 약물이다. 그러나 AI의 사용은 관절부위 통증과 뻣뻣함이 주 증상인 관절통의 발생으로 종종 제한된다. 증상은 환자들의 약 50%에서 보고되고 있으며 보통 치료 시작 3개월 이내에 발생한다.[8] AI에 의한 관절통은 삶의 질을 저하시키고 치료 순응도를 감소시킨다. 아직 AI에 의한 관절통에 대한 잘 알려진 치료는 없으며, 환자들은 보통 NSAID나 AAP를 복용한다. 현재 가장 새로운 치료들로는 testosterone supplementation, acupuncture, 오메가 3 지방산 등이 있다. 이러한 치료에 대한 제 3상 임상 시험이 진행중에 있다.

암치료 이외의 원인에 의한 암생존자의 통증

1. 만성 통증 발생 위험도 증가

암생존자도 다른 모든 사람들과 마찬가지로 요통이나 두통 등과 같은 일반적인 만성 통증을 경험할 수 있다 이러한 일반적 만성 통증은 암이나 암치료가 통증의 원인이 아니지만 암환자의 경우 암 또는 암치료로 인해 심신이 허약하거나 면역력이 떨어지는 경우 일반적인 만성 통증의 위험도가 증가한다. 위험도가 증가한다는 것은 만성통증에 이환될 확률이 높아짐을 의미한다. 예를 들면 대상포진후 신경통과 같은 난치성 통증이 발생될 위험도는 심신이 허약해진 암환자의 경우 일반인보다 훨씬 높아진다. 대상포진 후 신경통의 경우 한 번 이환되면 완치가 어려운 경우가 많기 때문에 암환자가 암생존자가 되었을때 일생을 두고 통증으로 고통 받을 수 있다는 점에서 만성 통증의 위험도 증가는 암생존자를 매우 힘들게 한다. 또 다른 예로는 골다공증에 의한 척추뼈 압박 골절도 암환자에게 발생이 높으며, 일반 골다공증 환자보다 더 심한 양상을 띤다. 그리고 유방암 수술이나 폐암 수술을 받은 환자에서 2차적으로 어깨 관절 통증들이 더욱 흔히 발생하는 것을 임상에서 흔히 볼 수 있다.

2. 암 자체에 의한 통증

진행성 암이나 말기암 환자의 경우 암 자체에 의한 통증이 가장 큰 문제이지만 암생존자의 경우 암을 극복한 경우이므로 암의 악화에 의한 통증은 없다 그러나 예를 들어 암에 의해 신경침범이 있었던 환자가 암치료에 성공한 경우 암 세포는 비록 사라졌지만 암이 침윤할 때 파괴된 신경 조직에서 발생한 신경병증성 통증은 암 완치 후에도 지속될 수 있다.

암생존자 통증의 치료

치료 후 발생한 통증증후군들은 주로 신경병증 통증의 요소를 가지고 있다. 이러한 통증은 치료하기가 어려우며, 항우울제, 항경련제, 국소성 제제, 아편양 제제 등의 약물제제와의 병합치료를 필요로 하기도 한다〈표 2〉. 삼환계 항우울제와 세로토닌 노르아드레날린 재흡수억제제(SNRIs) 등의 항우울제는 암성 신경병증 통증에 효과가 있다고 알려져 있다. 가바펜틴과 프레가발린과 같은 항경련제 역시 암성 신경병증 통증치료에 이로울 수 있다. 리도케인 패치나 NSAID 젤 같은 국소성 제제도 다른 치료들과 병합하면 도움이 될 수 있다. 이러한 보조진통제들에 대한 전반적인 데이터는 비 암성 통증 환자들에게서 나온 것이며 추가적인 연구가 필요하다.

아편양제제는 여러 종류의 만성 암성 통증에 있어서 중요한 치료제로 알려져 있으며 신경병증 통증의 치료에 단독으로 또는 다른 보조 제제들과 같이 사용하였을 때 효과를 보여 왔다. 가장 일반적으로 사용되는 아편양제제는 몰핀, 하이드로몰폰, 펜타닐, 옥시코돈 등의 순수 뮤-작용제들(pure μ-agonist)이다. 몰핀은 보편적으로 가장 먼저 선택할 수 있는 아편양제제이지만, 이외에 많이 사용되는 μ-agonist 들로 치료를 시작할 수도 있다. 약물의 선택은 이전에 사용한 약제에 대한 반응과 환자의 동

|표 2| 암생존자에서 만성 신경성 통증의 약물치료[6]

약물	약물 부작용/주의사항
Tricyclics(amitriptyline, nortriptyline)	항콜린성 효과, 심장 질환 및 발작장애 환자 주의
SNRIs(duloxetine, venlafaxine)	오심, 졸림, 고혈압(velnafaxine > duloxetine), 용량 조정
Calcium channel alpha 2-delta ligands(gabapentin, pregabalin)	졸림, 진정, 발 부종, 신질환 시 용량 조절
Lidocaine patch	드문 피부 반응
Opioids(morphine, fentanyl, tramadol)	변비, 오심, 가려움, 진정, 졸림

Note) Abbreviation: SNRI, serotonin-norepinephrine reuptake inhibitor

반 질병을 고려하여 결정되어야 한다. 약물의 적절한 용량은 적절한 통증 조절에 매우 중요하며, 이를 위해 속효성 약물과 지속성 약물을 병용할 수도 있다. 장기적인 아편양제제 사용에 따르는 부작용—변비, 호흡 관련 수면장애, 생식선저하증 등이 반드시 고려되어야 한다. 아편양제제의 지속적인 사용에 대한 주기적인 평가뿐만 아니라 내성이나 비정상적인 사용에 대한 평가를 하여 약물의 잠재적인 오남용을 줄여야 한다. 암의 진행으로 인해 여명이 제한적인 진행성 암환자와 달리 암생존자의 경우 장기간의 기대 여명을 고려하여야 하므로 아편양제재의 장기 사용에 따른 문제점을 방지하기 위한 보다 신중한 접근이 강조되어야 한다.

대부분의 환자들은 암생존자 통증에 대한 약물치료을 통하여 통증 조절이 이루어진다. 그러나 난치성 통증의 경우 다양한 중재적 치료-신경차단술, 척수강내약물 주입 또는 척추성형술 등을 통하여 치료할 수 있다.[10] TENS는 암성 통증 치료에의 사용에 있어 아직 데이터가 부족한 상황이다. 그러나 scrambler therapy 는 암환자의 내장통이나 수술 후 통증 치료에 도움을 줄 가능성이 있다.[11] 운동치료와 물리치료, 작업치료 등과 같은 재활치료는 만성 암성 통증의 또 다른 중재적 치료가 된다.[10] 인지행동치료나 스트레스 관리 등과 같은 정신과적인 개입 역시 암환자의 심리적인 불안정을 해소하는 데 도움이 된다.[10] 최근 암성 통증을 위한 보완치료에 대한 관심이 증가하고 있으며 이중 몇몇 치료-mind-body treatment, 최면, guided imagery 등은 효과가 있는 것으로 알려져 있다.

결론적으로 암생존자의 통증의 치료는 약물 치료, 재활 치료, 중재적 시술, 심리적 치료 등을 포함한 여러 전문 분야를 아우르는 통합적인 접근을 통해 이루어져야 한다.

결 론

　암생존자는 그들의 삶의 질과 웰빙을 저해하는 많은 증상으로 고통받는다. 피로, 불면, 신경병증, 통증 등은 이런 환자들이 경험하는 가장 흔한 증상들이다. 이러한 증상들은 흔하고 문제의 심각성이 큼에도 불구하고 의료진의 관심이 부족하며 제대로 진단이 되지 않거나 충분한 치료가 이루어지지 않고 있다. 따라서 암생존자의 통증에 대해서는 선별조사를 통한 증상의 선별과 인지가 이루어지도록 하는 것이 중요하다.

　현재 증상의 관리에 대한 연구가 증가함에 따라서, 증상에 대한 치료의 다양한 선택이 가능해 졌다. 그러나 많은 중재적 치료들은 그들의 효능이 입증되기 위해서는 더 많은 연구가 필요한 상태이다. 현재 가장 많이 채택되고 사용되는 통증관리 방법이 〈표 3〉에 나와 있다.

　통증 증상의 병리학적인 접근에 대한 추가적인 연구들을 통해 앞으로 더 많은, 효과적인 중재적 치료들이 나올 것으로 기대된다. 이러한 연구들은 각각의 다른 암 관련 증상들 사이의 관계를 규명하고 각각의 증상별 치료에 있어서 많은 도움이 될 것이다. 또한, 지속적으로 통증을 유발하는 유전적인 요인들을 규명하는 연구를 지속하는 것도 중요하다. 마지막으로, 항암치료 중인 환자들에게 발생한 통증 조절에 대한 연구뿐 만 아니라, 암생존자의 통증 조절에 대한 추가적인 임상연구도 진행되어야 할 것이다.

|표 3| **통증 관리 요약**

가장 지지되는 중재요법	잠재적인 이득이 있지만 향후 연구가 필요한 중재요법
• Tricyclic antidepressants, anticonvulsants • Opioids • Interventional therapies (for refractory pain)	• 재활 중재요법(치료 운동, 직업치료) • 요가 • 신경자극 • 정신과적 중재요법(이완 요법, 인지행동치료, 심리치료)

참 고 문 헌

1 van den Beuken-van Everdingen MH, de Rijke JM, Kessels AG, Schouten HC, van Kleef M, Patijn J. Prevalence of pain in patients with cancer: a systematic review of the past 40 years. Ann Oncol 2007;18:1437-49.

2 Levy MH, Chwistek M, Mehta RS. Management of chronic pain in cancer survivors. Cancer J 2008;14:401-9.

3 Jung BF, Ahrendt GM, Oaklander AL, Dworkin RH. Neuropathic pain following breast cancer surgery: proposed classification and research update. Pain 2003;104:1-13.

4 Perkins FM, Kehlet H. Chronic pain as an outcome of surgery. A review of predictive factors. Anesthesiology 2000;93:1123-33.

5 Kehlet H, Jensen TS, Woolf CJ. Persistent postsurgical pain: risk factors and prevention. Lancet 2006;367:1618-25.

6 Pachman DR, Barton DL, Swetz KM, Loprinzi CL. Troublesome symptoms in cancer survivors: fatigue, insomnia, neuropathy, and pain. J Clin Oncol;30:3687-96.

7 Paice JA. Chronic treatment-related pain in cancer survivors. Pain;152:S84-9.

8 Crew KD, Greenlee H, Capodice J, et al. Prevalence of joint symptoms in postmenopausal women taking aromatase inhibitors for early-stage breast cancer. J Clin Oncol 2007;25:3877-83.

9 Crew KD, Capodice JL, Greenlee H, et al. Randomized, blinded, sham-controlled trial of acupuncture for the management of aromatase inhibitor-associated joint symptoms in women with early-stage breast cancer. J Clin Oncol;28:1154-60.

10 Portenoy RK. Treatment of cancer pain. Lancet;377:2236-47.

11 Marineo G, Iorno V, Gandini C, Moschini V, Smith TJ. Scrambler therapy may relieve chronic neuropathic pain more effectively than guideline-based drug management: results of a pilot, randomized, controlled trial. J Pain Symptom Manage;43:87-95.

PART 02-6

화학요법 이후의 인지 기능

서 론

암진단 이후의 화학요법은 단독으로 혹은 수술 및 방사선치료와 함께 병용하여 가장 흔하게 이루어지는 암의 치료 방법 중 하나이다. 화학요법의 발전은 암의 재발률을 감소시키고 환자의 생존율을 증가시켰으며, 암환자의 생존율만을 가치 척도로 삼던 이전의 연구들에서 벗어나 암생존자들의 삶의 질을 증가시키는 방향으로 많은 연구의 목적이 옮겨지게 되었다. 그 중에 가장 중요한 부분이 화학요법 이후의 인지 기능 저하이다. 인지 기능 증상들은 처음에는 경하고 서서히 발생하여 언제부터 인지 기능장애가 생겼는지 그 시점을 정확히 알기는 어렵다. 그러나 이러한 화학요법 이후의 인지 기능 저하에 대한 연구는 매우 중요한데, 왜냐하면 인지 기능 저하는 화학요법을 받은 환자 중에 약 20~70%의 환자에게서 발생할 정도로 매우 흔한 증상으로 알려져 있으며[1-3] 암생존자의 삶의 질을 저하시키는 가장 중요한 인자 중의 하나이기 때문이다. 예를 들어 인지 기능은 암치료 이후 생존자의 교육적인 능력, 직업의 복귀, 일상생활 활동의 의존성, 사회활동 등과 직접적으로 연관된다.[4,5] 최근에는 이러한 화학요법 이후의 인지 기능 저하를 '화학 뇌'(chemobrain) 혹은 화학요법 이후의 '안개뇌'(chemofog)라고 명명하는 등 전 세계적으로 화학요법 이후의 인지 기능 저하에 대한 사회적인 관심이 급속히 증가되고 있는 실정이다.[6,7] 아래는 화학요법 이후의 인지 기능장애를 겪는 한 환자의 이야기이다.

유방암 치료 이후의 인지 기능 변화를 겪은 52세 여자

김은미(가명)씨는 52세의 여성으로 여행사의 총 책임자로 근무하던 분이다. 올해 초 건강검진에서 유방암이 의심된다는 말을 듣고, 근처 대학병원에서 유방암을 진단 받았으며 이후 좌측 유방 절제술 이후에 항암 화학치료를 총 여섯 차례 받았다.

원래 김은미씨는 굉장히 활동적이며, 외향적인 성격을 가지고 있었으며, 일을 할 때는 완벽주의적이고 모든 거래처의 이름과 전화번호를 기억하고 있을 만큼 똑똑한 분이었다. 그러나 2차 항암치료가 지난 이후부터 전반적인 몸 상태가 좋지 않아졌다. 아무 것도 안하고 가만히 앉아만 있어도 항상 피곤하고 무기력한 느낌이 들었으며, 아무리 자고 일어나도 머리가 맑지 않고 머리가 이전보다 잘 돌아가지 않는다는 느낌이 들었다. 이러한 증상은 머리가 빠지기 시작하고, 속도 불편하고 울렁거리며, 팔다리가 저린 느낌 등의 항암치료로 인한 부작용과 함께 점점 더 심해졌다.

총 6차의 항암 화학치료가 끝난 이후에는 인지 기능 저하가 점차 더욱 심해졌다. 무엇보다도 치료 이전의 나와, 치료 이후의 내가 명확히 다르게 생각되었다. 평소에 책을 굉장히 좋아하였으나 책을 집중하여 읽기 어려워졌다. 십분 이상 집중하여 읽으면 머리가 아프고, 아무리 한 페이지를 열심히 읽어도 내용이 정확히 기억나지 않아서 다음 페이지로 넘어가기가 어려웠다.

친구들과의 모임과 노래교실, 종교 봉사활동은 매주 정해진 일정에 따라 3년 넘게 규칙적으로 해오던 일이었으나, 종종 빠지기 시작하였다. 왜냐하면 이전에는 특별히 신경 써서 챙기지 않아도 괜찮았으나, 최근에는 미리 달력이나 수첩에 메모를 해 두지 않으면 요일이나 시간이 헷갈렸기 때문이다. 또한 아주 매일 보는 사람이나 가족들은 괜찮았지만, 가끔 보는 친척이나 친구들을 만나면 이름이 떠오르지 않아 난처한 경우가 발생하였으며, 방금 통화하거나 물어본 이야기도, 다시 되돌이켜 생각해 보면 생각이 나지 않아 같은 질문을 3~4번 정도 물어보는 일도 반복되었다.

그리고 항암치료가 끝난 이후 여행사 일을 다시 하기 위하여 사무실에 나갔으나, 많은 업무가 갑자기 몰려들자 머리가 멍해지고 하얗게 되었고, 어디서부터 손을 대야 할지 막막한 기분이 들었다. 중요한 회사 문제에 대해서 판단하기도 어려웠으며, 생각하는 속도도 이전보다 확실히 느려졌다고 생각이 되었다. 이러한 일이 반복되면서 내 판단이나 기억력에 대해 의심이 생기고, 자신감이 떨어지면서, 회사를 그만 두어야겠다는 생각이 들었다.

주요 임상증상

'화학뇌'(chemobrain) 혹은 '안개뇌'(chemofog)라는 명칭은 화학요법 이후의 많은 환자들이 '머리가 뿌옇다' 혹은 '머리에 안개가 긴 것 같이 답답하다' 등의 주관적인 호소를 반영한 것이다. 이러한 화학요법 이후 인지 기능 저하가 나타나는 초기 증상으로는 다음과 같은 것들이 있다.[8]

- 기억력이 깜박깜박 하다.
- 일에 집중하거나 한 가지에 몰두하기가 어렵다.
- 이름이나 날짜 전화번호 등 사소한 것들을 기억하기가 힘들다.
- 동시에 여러 가지 일을 하기가 어렵다(예 대화하면서 음식 하는 것).
- 생각하는 속도가 이전보다 느려졌다.
- 단어나 말을 방금 듣고도 떠올리면 기억이 나지 않는다.

일반적으로 치매 및 인지 기능 저하의 임상증상은 병소의 위치에 따라 다르게 나타날 수 있다. 화학요법 이후의 인지 기능 저하는 첫 번째로는 주로 전두엽 및 전두엽 피질 하부의 병변이 중요한 역할을 한다. 즉 전두엽과 피질하부의 연결경로의 이상으로 인하여 수행 기능의 장애를 비롯한 다양한 임상 양상으로 나타난다.[9-11] 또한 두 번째로는 기억 및 학습을 담당하는 해마 및 해마 주위 피질의 이상이다[10-12]〈표 1〉.

| 표 1 | 화학요법 이후 자주 침범되는 인지 기능 영역

집행기능	목표를 세우고 그 목표를 효과적으로 수행해 가는 능력, 규칙을 발견하고, 문제를 해결하고, 계획을 수립하며 상태 변화에 적응하는 능력이 부족해 진다.
주의집중능력	한 가지 특정한 일에 초점을 맞추어 유지해 나가는 능력, 한 가지 일에 집중하고 몰두하기가 어려워 진다.
사고의 속도	사고 및 생각의 속도가 느려지고, 특정한 일이나 자극에 반응시간이 느려진다.
학습과 기억력	새로운 정보를 학습하는 능력 및 기억력이 모두 감소한다. 또한 동시에 기억을 떠올리는 데 어려움이 발생하는 인출장애도 동반될 수 있다.
몸의 움직임 및 세밀한 손의 조작	행동의 속도가 느려지고, 특히 손으로 하는 세밀한 조작 등이 이전보다 둔해진다.

🍃 집행 기능

집행 기능이란 목표를 세우고 그 목표를 효과적으로 수행해 가는 능력을 지칭한다. 화학요법 후 인지 기능장애 환자에서는 수행 기능의 손상으로 인해 개념을 정립하거나 규칙을 발견하고, 문제를 해결하고, 계획을 수립하며 상태 변화에 적응하는 능력이 부족하다. 특히 일의 우선순위 설정이나 시간 관리 등에 어려움을 겪으며 일의 판단과 결정에 힘들어한다. 화학뇌(chemobrain) 환자는 외부에서 단서가 주어지는 경우에는 수행을 잘 하지만, 스스로 단서를 찾아내어야 하는 경우에는 일을 수행하는 데 많은 어려움을 보인다.

♠ 주의집중 능력

주의집중 능력이란 한 가지 특정한 일에 초점을 맞추어 유지해 나가는 능력을 뜻한다. 화학요법 후 인지 기능장애 환자에서는 주의집중 능력의 감소로 인해 한 가지 일에 집중하고 몰두하기가 어려워 마무리 짓지 못하는 경우가 종종 발생한다.

♠ 사고의 속도

화학요법 후 인지 기능장애 환자에서는 사고 및 생각의 속도가 느려지고, 특정한 일이나 자극에 반응시간이 느려진다.

♠ 학습과 기억력

새로운 정보를 학습하는 능력 및 기억력이 모두 감소한다. 또한 이와 동시에 전두엽의 기능이 함께 손상되어 있기 때문에 이전에 저장된 정보에 접근하고 인출하는 능력의 장애 또한 동반된다. 이전의 연구에 따르면 기억력 손상은 청각적 기억력과 시각적 기억력 모두에 영향을 미치는 것으로 알려져 있다.[12]

♠ 몸의 움직임 및 세밀한 손의 조작

위에서 열거한 인지 기능 이외에도 전반적인 몸의 움직임이 느려진다. 행동의 속도가 느려지고 정확하지 못하며, 특히 손으로 하는 세밀한 조작 등이 이전보다 둔해진다.[8,13]

신경심리검사

인지 기능 저하가 의심되면 현재 상태를 정확히 파악하기 위해서 객관적으로 측정할 수 있는 신경심리검사가 매우 중요하다. 첫째로는 이 환자의 인지 기능 저하가 노화 과정에서 나타나는 정상적인 인지 기능의 저하인지 아니면 질환의 초기 단계에 해당하는 것인지를 판별해야 하며, 둘째로는 인지 기능 저하의 심한 정도를 평가하고, 마지막으로 치료 후의 효과 평가 및 진행의 경과를 판단하기 위한 목적으로도 실시되고 있다.[14,15]

인지 기능검사 항목으로는 기억력 이외에도 학습과 기억력, 수행 기능, 주의집중 능력, 문제해결 능력과 추상적 사고, 언어 능력, 시공간 능력, 행동, 정서 등을 포함한 다른 인지 기능 영역의 검사도 필수적으로 시행되어야 한다. 인지 기능을 평가하는 신경심리검사에는 짧은 시간에 간편하게 파악하기 위해서 사용되는 선별 검사로는 간이 정신상태검사(MMSE)가 용이하게 사용되고 있으며, 현재 우리나라에서 사용되고 있는 위에 열거한 다양한 인지 영역들을 모두 포함한 검사 총집(battery)으로는 서울신경심리검사(SNSB), CERAD, ADAS-Cog 등이 있다.[15]

기 전

화학요법이 인지 기능 저하를 일으키는 기전은 아직까지 명확히 밝혀지지 않았다. 그러나 최근 많은 연구들에서는 다양한 기전들이 서로 상호작용을 하면서 인지 기능 저하에 복합적으로 영향을 미칠 것이라는 의견이 많다. 대표적으로 혈관 손상(vascular injury) 및 산화 손상(oxidative damage), 염증반응(inflammation), 신경세포의 직접적인 손상(direct injury to neurons), 자가면역반응(autoimmune responses) 등이 알려져 있다.[4,16]

♠ 혈관 손상 및 산화 손상

화학요법에 사용되는 화학물질이 체내에서 대사되는 중에 발생하는 산화 스트레스(oxidative stress)의 산물로 자유 라디칼, 예를 들어 hydrogen peroxide and nitric oxide 등의 유해한 물질이 발생하게 되고,[17] 이들이 혈관벽을 손상시켜서 혈류 확산이 지연된다.[18] 이와 같은 뇌혈관의 손상은 출혈 및 경색을 일으키고, 또한 뇌 안으로의 혈류 공급이 원활치 않아져서 산소와 영양분을 빠르게 전달하지 못함으로써 뇌 기능이 손상되게 된다.

♠ 신경세포의 직접적인 손상과 염증반응

화학요법은 신경세포를 직접적으로 손상시키는 일종의 독성물질로 작용할 수 있다.[17] 그리고 이러한 신경세포의 직접적인 손상은 과다한 염증반응을 일으키게 되고, 이로 인해 신경세포에 더욱 손상을 주게 된다.[19] 또한 염증반응은 과다한 싸이토 카인을 발생하게 하고 이 중에서도 interleukins 1 and 6, tumornecrosis factor alpha(TNF-a) 등의 싸이토 카인은 인지 기능의 저하에 영향을 미치게 된다.[20]

♠ 자가면역반응

화학요법에 대한 우리 몸의 자가면역반응도 일종의 기전 중 하나이다. 항암제를 투여받게 되면 자가면역 혈관염이나 알러지 과민반응이 일어나게 되고 이러한 대사산물들이 신경세포에 손상을 주고 인지 기능에 영향을 준다. 또한 드물게는 이러한 기전으로 인해 인지 기능 저하뿐 아니라 의식변화 및 경련 등이 동반되는 limbic encephalitis로 발전하기도 한다.[4,21]

인지 기능 저하에 영향을 줄 수 있는 요인들

그렇다고 모든 사람들에게서 화학요법 후 인지 기능장애가 발생하는 것은 아니다. 만약 증상이 이미 발생하였더라도, 인지 기능에 나쁜 영향을 미치는 인자를 발견하고 조절한다면 더 이상의 악화 및 진행을 늦추는 것이 가능하다. 위에서 언급한 화학요법이 인지 기능을 일으키는 기전은 모든 사람에게 공통적으로 작용하지만, 이외에 인지 기능 악화를 더 많이 발생시키거나 악화시키는 위험인자로 알려진 것들이 있다.[4,8] 따라서 화학요법 이후의 인지 기능 저하 예방을 위해서 이 부분을 좀더 알아볼 필요가 있다〈표 2〉.

|표 2| 화학요법 이후 인지 기능 저하에 영향을 줄 수 있는 요인들

빈혈
아포지단백 E4 유전자
우울
피로
수면장애
화학요법과 관련된 인자
- 평균 용량보다 높은 용량의 사용
- 여러 약물을 추가적으로 혹은 동시에 사용
- 뇌의 방사선치료를 추가적으로 혹은 동시에 사용하는 경우
- 동맥 내 투여 혹은 척수강 내 투여 시
- 화학요법 제재 중에서도 특히 인지 기능 저하가 자주 동반되는 약물 : cyclophosphamide, MTX, and 5-FU

♠ 빈혈(chemotherapy-induced anemia)

화학요법으로 인한 헤모글로빈의 부족상태인 빈혈은 인지 기능에 악영향을 미친

다.[22] 빈혈은 이전부터 알츠하이머 및 혈관성 치매환자들에게서 인지 기능 저하와 연관이 있다고 알려져 왔으며,[23,24] 화학요법 중의 헤모글로빈 저하는 인지 기능의 저하와 연관되어 있다고 보고되기도 하였다.[25] 그러므로 화학요법 중에는 정기적으로 혈액검사를 실시하여 빈혈이 발생하지 않았는지 주의깊게 체크해 보아야 한다.

♠ 아포지단백 E4 유전자

인지 기능 저하에 영향을 미치는 인자로 유전인자 중에서는 아포지단백 E4 대립유전자가 있다.[26] 아포지단백 유전자는 E2, E3, E4 세 가지 유전자의 아형이 존재하고, 이 중에서도 E4 대립유전자의 빈도는 정상인의 약 15%인데, 아포지단백 E4를 가진 사람은 알츠하이머병의 발병 위험이 3~15배 정도 높아지고 정상 노인에서도 인지 기능의 저하에 영향을 미친다.[15,27] 화학요법치료는 위에서 말한 공통기전으로 뇌에 손상을 입히므로 아포지단백 E4를 가진 사람들은 화학요법으로 인한 인지 기능 저하에 더 취약하다. 항암치료를 받은 유방암과 림프종 환자를 대상으로 한 이전의 연구에서도 하나 이상의 아포지단백 E4를 가진 환자들이 그렇지 않은 환자들보다 유의하게 시각적 기억력, 시공간적 능력, 사고의 속도 등에서 더 저조한 수행을 보였다.[26]

♠ 우울

우울증이나 우울감은 암진단 이후의 환자들에게서 흔하게 나타나는 증상이며, 한 연구에 따르면 진행된 암환자들 중의 약 50%가 우울감을 가지고 있는 것으로 보고되었다.[28] 우울증은 인지 기능 저하의 전조증상 또는 초기증상으로 나타날 수 있으며, 또한 심한 우울증 자체로 인해 마치 인지 기능이 저하된 것처럼 보이기도 한다(우울증으로 인한 가성치매). 이전의 연구들에 따르면 경도 인지장애가 발생한 유방암환자 중에서 암진단 자체로 인한 우울증이 인지 기능 장애에 상당한 영향을 준 것으로 밝혀졌다.[29,30] 그러므로 암환자에서의 인지 기능을 평가할 때는 우울증 진단도구를 포함하여야 하며, 우울증이 의심되는 경우에는 적극적인 치료가 필요하다.

♠ 피로(fatigue)

우울증과 함께 피로증상은 암환자들에게 가장 흔히 발생하는 증상 중의 하나이다. 한 연구에 따르면 암진단 당시에도 약 40%, 그리고 진행된 암환자들에게서는 약 90%에서 피로감을 보인다고 알려져 있다.[31] 또 다른 연구에서는 심각한 피로감이 기억력과 집중력에 더 많은 영향을 끼친다는 보고를 하였다.[32] 피로증상은 암으로 인해 발생하는 증상이지만, 전신의 위약감, 의욕의 소실 등을 일으켜서 역으로 인지 기능 뿐 아니라 암치료 자체에 악영향을 미치는 중요한 인자이기도 하다.[8]

♠ 수면장애

수면장애도 빈번한 증상중의 하나로, 암생존자 중 약 54%가 수면에 어려움을 겪는 다고 알려져 있다.[33] 수면장애의 증상으로는 잠들기 어렵다, 자다가 자주 깬다, 너무 일찍 잠이 깬다, 깊이 잠들지 못한다, 자고나서도 개운하지 않다 등의 여러 증상을 호소할 수 있다. 만성 불면증의 경우 기억력, 주의 집중력 등에 영향을 미칠 수 있으므로,[34] 화학요법 후의 암환자에서도 지속적인 수면장애는 인지 기능에 영향을 주게 된다. 그러나 대부분의 암환자들은 이러한 수면장애를 당연한 것으로 여기거나 자세히 물어보지 않는 한 이에 대해 언급하는 경우가 적으므로 수면장애의 중요성에 대해 인식하고 적극적으로 치료하고자 하는 자세가 필요하다.

♠ 화학요법과 관련된 인자

이외에도 화학요법치료 자체와 관련하여 인지 기능에 악영향을 미치는 인자들은 다음과 같다.[9,35]

- 평균 용량보다 높은 용량의 사용
- 여러 약물을 추가적으로 혹은 동시에 사용
- 뇌의 방사선치료를 추가적으로 혹은 동시에 사용하는 경우
- 동맥내 투여 혹은 척수강 내 투여 시
- 화학요법 제재 중에서도 특히 인지 기능 저하가 자주 동반되는 약물[12,36] : cyclophosphamide, MTX, and 5-FU

치료(medication, rehabilitation)

화학요법 이후의 인지 기능장애 치료 분야에서 많은 치료법들이 연구되고 있으나, 아직 뚜렷하게 효과적인 치료는 밝혀지지 않았다. 현재까지 많은 동물 연구 혹은 전임상 연구에서 약물의 기전과 효과가 밝혀지고 있으나, 사람을 대상으로 한 임상 연구 결과는 아직 일정하지 않다.

♠ Erythropoietin(EPO)

EPO는 주로 빈혈 환자에 사용되는 치료법이다. EPO치료는 적혈구의 생성을 촉진시키고 헤모글로빈 수치를 증가시키며, 이로 인해 더 나은 삶의 질에 기여한다.[37] 산화 스트레스에 대항하는 보호효소의 발현을 증가시키고 Nitric oxide와 관련한 자유 유리기를 감소시키며, 신경전달(neurotransmission)을 효과적으로 가능하게 하고, 신경혈관 재생이나 뇌혈류량의 정상화를 촉진시킨다. 위와 같은 기전으로 중추신경계에 신경보호(neuroprotection)의 효과를 나타내게 된다.[35]

♠ Methylphenidate(MPH)

MPH는 ADHD 환자들의 각성을 위해서 주로 쓰이며, 암 관련 피로감의 증상을 완화시키는 데도 사용되는 약물로,[38] 기전은 주로 prefrontal cortex와 striatum에서 카테콜아민을 증가시키는 것으로 알려져 있다.[39] 정상인을 대상으로 한 연구에서는 MPH의 효과로 기억력을 증가시키며,[40] 암환자를 대상으로 한 연구에서는 사고의 속도, 언어능력, 주의 집중력 등의 향상에 도움이 되었다.[41]

♠ Modafinil

Modafinil은 원래 기면증에 주로 쓰이는 약물로써, MPH와 같이 중추신경계를 자극하고 체내의 카테콜아민 농도를 증가시키는 약물이다.[42] 정상인에게서는 modafinil을 사용함으로써 전반적인 인지 기능 및 주의력을 상승시키게 하고[40] 암환자들에서는 피로감을 감소시켰다.[38]

♠ Donepezil

도네페질은 콜린에스테라제 억제재로써 일반적으로 알츠하이머병 치료제로 널리 쓰이는 약물이다. 주로 염증을 감소키시고, 산화 스트레스의 효과를 약화시키고, 신경전달을 촉진시키며, 뇌혈류 증가, 및 신경 재생을 증가시키는 기전을 가지고 있다.[43] 쥐를 대상으로 한 연구에서는 화학요법 중의 도네페질의 사용이 공간적인 기억력과 학습능력을 증진시켰다고 보고된 바 있다.[44]

♠ Fluoxetine

Fluoxetine은 선택적인 세로토닌재 흡후 억제재로써(SSRI) 우울증의 치료에 사용되는 약으로, 뇌 안의 세로토닌 농도를 증가시킴으로써 신경세포의 생존과 신경가소성에 중요한 역할을 한다.[35] 두 개의 전임상 연구에 따르면 화학요법 중의 fluoxetine 의 투여는 기억력 감소와 신경 재생의 악화를 예방하는 데 효과가 있었다고 밝혀 졌다.[45]

♠ 항산화제

항산화제는 반응성 산소 유리기들의 생성을 방지하고, 이들을 청소하는 역할을 한다. 블루베리 등의 음식에 주로 항산화 물질이 많이 포함되어 있으며, 이들은 신경 보호의 효과가 있다.[46] 두 개의 동물 연구들에 따르면 화학요법과 동시에 항산화제 를 투여한 경우 인지 기능 저하의 예방효과가 있었다.[47,48]

♠ 신체운동

운동은 인지 기능 및 암으로 인한 피로감을 예방하는 데 많은 도움을 주는 것으로 알려져 있다.[49] 운동을 꾸준히 하면 뇌 혈류량의 증가와 함께 뇌 아밀로이드 단백질 의 감소, 뇌의 영양분의 증가를 일으킨다. 특히 노인에서의 유산소운동은 집행 기능 및 기억력을 증진시키는데,[50] 이러한 기능은 화학요법 이후 인지 기능에 가장 큰 영 향을 받는 부분이므로, 매우 중요하다고 할 수 있겠다. 신체운동은 적어도 1주일에 2 번 이상, 30분 이상 숨이 다소 가쁘거나 땀을 흘릴 정도 강도의 운동이 권장된다.[15]

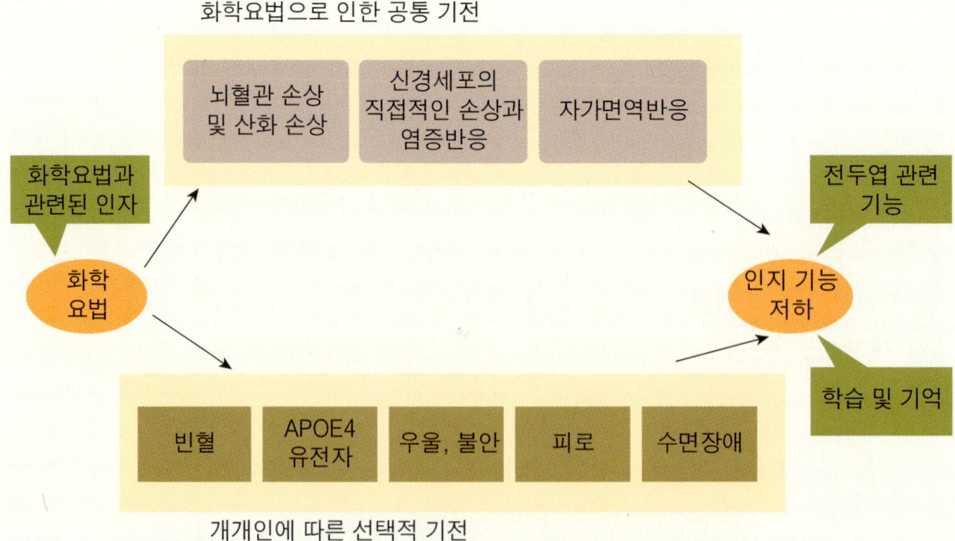

│**그림 1**│ 화학요법 이후의 인지 기능장애의 전반적인 개요

참 고 문 헌

1   Vardy J, Wefel JS, Ahles T, Tannock IF, Schagen SB. Cancer and cancer-therapy related cognitive dysfunction: an international perspective from the Venice cognitive workshop. Ann Oncol 2008;19:623-9.

2   Castellon SA, Ganz PA, Bower JE, Petersen L, Abraham L, Greendale GA. Neurocognitive performance in breast cancer survivors exposed to adjuvant chemotherapy and tamoxifen. J Clin Exp Neuropsychol 2004;26:955-69.

3   van Dam FS, Schagen SB, Muller MJ, et al. Impairment of cognitive function in women receiving adjuvant treatment for high-risk breast cancer: high-dose versus standard-dose chemotherapy. J Natl Cancer Inst 1998;90:210-8.

4   Nelson CJ, Nandy N, Roth AJ. Chemotherapy and cognitive deficits: mechanisms, findings, and potential interventions. Palliat Support Care 2007;5:273-80.

5   Ahles TA, Saykin AJ, Furstenberg CT, et al. Neuropsychologic impact of standard-dose systemic chemotherapy in long-term survivors of breast cancer and lymphoma. J Clin Oncol 2002;20:485-93.

6   Brezden CB, Phillips KA, Abdolell M, Bunston T, Tannock IF. Cognitive function in breast cancer patients receiving adjuvant chemotherapy. J Clin Oncol 2000;18:2695-701.

7   Tannock IF, Ahles TA, Ganz PA, Van Dam FS. Cognitive impairment associated with chemotherapy for cancer: report of a workshop. J Clin Onco 2004;22:2233-9.

8   Asher A. Cognitive dysfunction among cancer survivors. Am J Phys Med Rehabil 2011;90:S16-26.

9   Wefel JS, Schagen SB. Chemotherapy-related cognitive dysfunction. Curr Neurol Neurosci Rep 2012;12:267-75.

10   de Ruiter MB, Reneman L, Boogerd W, et al. Cerebral hyporesponsiveness and cognitive impairment 10 years after chemotherapy for breast cancer. Hum Brain Mapp 2011;32:1206-19.

11   Inagaki M, Yoshikawa E, Matsuoka Y, et al. Smaller regional volumes of brain gray and white matter demonstrated in breast cancer survivors exposed to adjuvant chemotherapy. Cancer 2007;109:146-56.

12   Vardy J, Tannock I. Cognitive function after chemotherapy in adults with solid tumours. Crit Rev Oncol Hematol 2007;63:183-202.

13 Marin AP, Sanchez AR, Arranz EE, Aunon PZ, Baron MG. Adjuvant chemotherapy for breast cancer and cognitive impairment. South Med J 2009;102:929-34.

14 강연욱 나. 서울신경심리검사 (SNSB): Human Brain Research & Consulting; 2003.

15 대한치매학회. 치매 임상적 접근: 도서출판 아카데미아; 2011.

16 Barton D, Loprinzi C. Novel approaches to preventing chemotherapy-induced cognitive dysfunction in breast cancer: the art of the possible. Clin Breast Cancer 2002;3 Suppl 3:S121-7.

17 Ahles TA, Saykin A. Cognitive effects of standard-dose chemotherapy in patients with cancer. Cancer Invest 2001;19:812-20.

18 Ramassamy C, Averill D, Beffert U, et al. Oxidative damage and protection by antioxidants in the frontal cortex of Alzheimer's disease is related to the apolipoprotein E genotype. Free Radic Biol Med 1999;27:544-53.

19 Fillit HM, Butler RN, O'Connell AW, et al. Achieving and maintaining cognitive vitality with aging. Mayo Clin Proc 2002;77:681-96.

20 Reichenberg A, Yirmiya R, Schuld A, et al. Cytokine-associated emotional and cognitive disturbances in humans. Arch Gen Psychiatry 2001;58:445-52.

21 Gultekin SH, Rosenfeld MR, Voltz R, Eichen J, Posner JB, Dalmau J. Paraneoplastic limbic encephalitis: neurological symptoms, immunological findings and tumour association in 50 patients. Brain 2000;123:1481-94.

22 Minisini A, Atalay G, Bottomley A, Puglisi F, Piccart M, Biganzoli L. What is the effect of systemic anticancer treatment on cognitive function? Lancet Oncol 2004;5:273-82.

23 Beard CM, Kokmen E, O'Brien PC, Ania BJ, Melton LJ, 3rd. Risk of Alzheimer's disease among elderly patients with anemia: population-based investigations in Olmsted County, Minnesota. Ann Epidemiol 1997;7:219-24.

24 Milward EA, Grayson DA, Creasey H, Janu MR, Brooks WS, Broe GA. Evidence for association of anaemia with vascular dementia. Neuroreport 1999;10:2377-81.

25 Jacobsen PB, Garland LL, Booth-Jones M, et al. Relationship of hemoglobin levels to fatigue and cognitive functioning among cancer patients receiving chemotherapy. J Pain Symptom Manage 2004;28:7-18.

26 Ahles TA, Saykin AJ, Noll WW, et al. The relationship of APOE genotype to neuropsychological performance in long-term cancer survivors treated with standard dose chemotherapy. Psychooncology 2003;12:612-9.

27 Haan MN, Shemanski L, Jagust WJ, Manolio TA, Kuller L. The role of APOE epsilon4 in modulating effects of other risk factors for cognitive decline in elderly persons. JAMA 1999;282:40-6.

28 Snyderman D, Wynn D. Depression in cancer patients. Primary care 2009;36:703-19.

29 Meyers CA, Byrne KS, Komaki R. Cognitive deficits in patients with small cell lung cancer before and after chemotherapy. Lung cancer 1995;12:231-5.

30 Cimprich B, Ronis DL. Attention and symptom distress in women with and without breast cancer. Nurs Res 2001;50:86-94.

31 Hofman M, Ryan JL, Figueroa-Moseley CD, Jean-Pierre P, Morrow GR. Cancer-related fatigue: the scale of the problem. Oncologist 2007;12 Suppl 1:4-10.

32 Servaes P, Verhagen CA, Bleijenberg G. Relations between fatigue, neuropsychological functioning, and physical activity after treatment for breast carcinoma: daily self-report and objective behavior. Cancer 2002;95:2017-26.

33 Savard J, Morin CM. Insomnia in the context of cancer: a review of a neglected problem. J Clin Oncol 2001;19:895-908.

34 Fulda S, Schulz H. Cognitive dysfunction in sleep disorders. Sleep Med Rev 2001;5: 423-45.

35 Fardell JE, Vardy J, Johnston IN, Winocur G. Chemotherapy and cognitive impairment: treatment options. Clin Pharmacol Ther 2011;90:366-76.

36 Joly F, Rigal O, Noal S, Giffard B. Cognitive dysfunction and cancer: which consequences in terms of disease management? Psychooncology 2011;20:1251-8.

37 Milano M, Collomp R. Erythropoietin and neuroprotection: a therapeutic perspective. J Oncol Pharm Pract 2005;11:145-9.

38 Wagner LI, Cella D. Fatigue and cancer: causes, prevalence and treatment approaches. Br J Cancer 2004;91:822-8.

39 Volz TJ. Neuropharmacological mechanisms underlying the neuroprotective effects of methylphenidate. Curr Neuropharmacol 2008;6:379-85.

40 Repantis D, Schlattmann P, Laisney O, Heuser I. Modafinil and methylphenidate for neuroenhancement in healthy individuals: A systematic review. Pharmacol Res 2010;62: 187-206.

41 Gagnon B, Low G, Schreier G. Methylphenidate hydrochloride improves cognitive function in patients with advanced cancer and hypoactive delirium: a prospective clinical study. J Psychiatry Neurosci : J Psychiatry Neurosci 2005;30:100-7.

42 Minzenberg MJ, Carter CS. Modafinil: a review of neurochemical actions and effects on cognition. Neuropsychopharmacology 2008;33:1477-502.

43 Jacobson SA, Sabbagh MN. Donepezil: potential neuroprotective and disease-modifying effects. Expert Opin Drug Metab Toxicol 2008;4:1363-9.

44 Winocur G, Binns MA, Tannock I. Donepezil reduces cognitive impairment associated with anti-cancer drugs in a mouse model. Neuropharmacology 2011;61:1222-8.

45 ElBeltagy M, Mustafa S, Umka J, et al. Fluoxetine improves the memory deficits caused by the chemotherapy agent 5-fluorouracil. Behav Brain Res 2010;208:112-7.

[46] Joseph JA, Shukitt-Hale B, Willis LM. Grape juice, berries, and walnuts affect brain aging and behavior. J Nutr 2009;139:1813S-7S.

[47] Konat GW, Kraszpulski M, James I, Zhang HT, Abraham J. Cognitive dysfunction induced by chronic administration of common cancer chemotherapeutics in rats. Metab Brain Dis 2008;23:325-33.

[48] Helal GK, Aleisa AM, Helal OK, et al. Metallothionein induction reduces caspase-3 activity and TNFalpha levels with preservation of cognitive function and intact hippocampal neurons in carmustine-treated rats. Oxid Med Cell Longed 2009;2:26-35.

[49] McNeely ML, Courneya KS. Exercise programs for cancer-related fatigue: evidence and clinical guidelines. J Natl Compr Canc Netw 2010;8:945-53.

[50] Colcombe S, Kramer AF. Fitness effects on the cognitive function of older adults: a meta-analytic study. Psychol Sci 2003;14:125-30.

암생존자의 장애 및 재활

암 재활이란?

암생존자의 급속한 증가와 건강권 및 삶의 질 향상에 대한 요구가 높아지면서 암생존자 재활과 증상완화에 대한 진료에 사회 전반의 관심이 높아지고 있다. 따라서 암환자의 암치료 여정 각 단계에서 발생하는 다양한 문제와 기능장애를 극복하기 위한 재활 서비스에 대한 요구도 증가하고 있다. 암 재활은 암 자체 또는 암치료로 인한 구조 손상과 신체 기능 제한 등으로 개인의 활동과 참여의 제한 정도를 평가하고, 신체적, 심리적, 사회적 상태를 최적의 수준으로 향상시키고 유지하는 과정으로 정의된다.[1]

암 재활의 역사

1960년 Howard Rusk박사는 뉴욕시 기념병원에서 방광암 수술 이후 hemicorporectomy를 시행하고 재활병원으로 전원 후 집으로 퇴원한 환자를 보고한 바 있다. 이 때 함께 재활치료를 담당했던 Dietz 박사가 암 재활의 Dietz model로 예방, 기능 회복, 지지, 완화로 암 재활의 목적을 제창하고, 암환자의 재활치료를 시작하였다. 1978년 Lehmann 등[2]은 암환자들의 문제를 파악하고 재활 서비스 제공 모델을 개발하여 이의 효율성을 밝히는 연구를 진행하는 등 1970년대와 1980년대 활발히 암 재활 관련된 임상과 연구가 이루어졌다. 그러나 이러한 노력은 추후 의사와 연구자들의 관심사가 암의 일차적 치료에 집중되고 종양 전문의들의 암 재활의 효과에 대한 인식의 부족, 교육에서 재활분야의 우선순위가 밀리면서 암 재활은 소수의 환자들을 위해서만 제공되어 왔다.

최근 암생존자의 급증과 함께 암생존자의 통합지지 서비스 중 하나로 재활 서비스의 중요성이 점차 강조되면서, 암생존자를 위한 재활 서비스가 개발되고 제공되고 있다. 미국 MD Anderson 암센터에서는 외래 클리닉에서 림프부종, 통증, 장애 평가, 보행장애, 피로 등을 치료하고, 입원치료를 통해 뇌종양, 척수종양, 폐암, 유방암, 두경부암, 골종양 환자들이 재활치료를 받는 시스템을 갖추고 있다. 또한 미국에서는 STAR 프로그램이라는 암 재활 서비스 인증제를 통해 서비스 제공 병원의 인력, 프로그램, 전달체계 등을 평가하고 교육하는 제도를 마련하고 있다. 영국의 경우 국가 지표가 마련되어 암 재활의 조직, 진료 지침, 진료체계의 국가적 기준을 제공하며, 단계별 치료 서비스를 제공하고 있다.[3]

암 재활의 특성

1. 기능을 중심으로 하는 서비스

치료의 최종 목표는 기능을 향상시키거나 유지하는 것이다. 암생존자에게는 암 자체, 암치료, 환자, 환경 요인이 복합적으로 작용하여 기능장애가 유발된다. 암 관련 요인으로는 암의 위치, 암병기, 국소/전신 전이 등 암 자체가 신경계, 근골격계, 심혈관계에 미치는 영향 등이 있고, 암치료 요인으로는 수술 이후 해부학적 손상, 방사선치료 관련 구축, 항암치료 관련 신경 손상, 호르몬 변화 등을 들 수 있다. 한편, 환자 요인으로 나이, 위험인자, 생활습관, 대처 방법 등, 환경 요인으로 사회적 지지, 관계, 경제적 요인 등을 고려하게 된다.

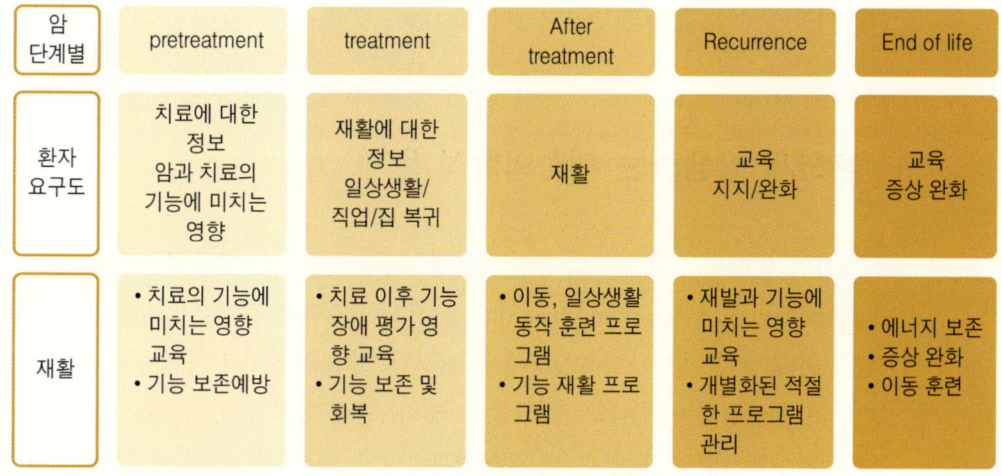

| **그림 1** | **암 단계별 요구도와 재활**

2. 재활의 연속성 및 지속성

암치료 단계별로 연속적인 재활치료가 필요하며, 단계별 환자의 상태와 요구도에 따라 제공되는 재활치료의 종류와 목표가 설정된다[그림 1].

- 치료 전 : 암치료 후에 예상 되는 문제에 대한 예방, 정보 제공
- 치료 중 : 암치료 중인 환자들에게 치료와 관련되어 발생되는 여러 증상의 완화 와 기능 회복
- 치료 후 : 암과 암치료와 관련된 증상의 완화, 기능의 회복, 사회 복귀
- 생존자 : 암과 암치료와 관련된 후유증의 관리 및 운동과 신체활동 향상

3. 신체-정신-환경 포괄적 기능

암생존자의 기능 평가와 재활치료에 있어서 신체-정신-환경적 측면에서 포괄적전인 치료를 지향한다. 신체적, 정신적, 사회적, 경제적인 측면에서 환자로 하여금 최적의 상태를 달성, 유지하는 것을 목표로 독립적인 생활을 영위할 수 있도록 노력한다.

4. 다원적 팀접근(multidisciplinary team approach)

환자를 중심으로 한 다양한 직종의 다원적 접근 방법을 사용한다. 의학적 평가를 바탕으로 물리치료사, 작업치료사, 언어치료사, 임상심리사, 의료사회복지사, 의지

보조기사 등 여러 분야의 전문인들이 협력하여 재활 서비스를 제공한다.

흔하게 발생하는 재활의학적 문제

흔하게 발생하는 증상 및 징후로는 통증(pain), 피로, 무기력, 영양, 림프부종(lymphedema), 부동(immobilization) 등이다. 신경학적 문제로는 중추신경계 문제(척추 뇌 종양 및 전이), 말초신경계 문제(신경 압박, 항암치료 관련 다발성 말초신경병증, 자율신경계 이상) 들이 나타날 수 있다. 근골격계 장애로는 회전근개 손상(유방암, 악성흑색종등 흉곽 수술), 유착성관절낭염, 근막동통 증후군, 암 자체(육종암 등), 수술 후 유착, 방사선치료 관련 섬유화증후군, 골병변(뼈전이, 골다공증, 골절, 관절염), 절단 등 매우 다양하다. 인지장애로는 기억력 감퇴, 주의 집중력 감소, 다중작업 수행능력 저하 등을 들수 있다.

기능 장애진단 및 재활 프로그램

1). 부동 예방 프로그램

부동 증후군(Immobilization syndrome)은 지속적인 암치료 과정 중 생체의 움직임이 감소하거나 움직임이 없는 상태가 지속됨으로써 전신 기능의 저하가 초래되는 현상이다. 전신에 미치는 영향으로는 신경계(혼돈 및 지남력 장애, 불안 및 우울, 지적 능력의 감소, 포착성 신경병증, 중증 질환 신경병증), 심혈관계(안정 시 심박수 증가, 운동 시 심박수 과다 증가, 운동 시 최대 산소 섭취량 감소, 심박출량 감소, 체액의 재분배, 기립성 저혈압, 혈전성 질환), 호흡기계(환기-관류 불균형, 호흡수 증가, 폐활량 감소, 기능성 잔류 용적 감소, 무기폐), 근골격계 (근육의 위축, 근력의 소실, 지구력 감소, 관절 구축, 인대와 건의 약화, 불용성 골다골증), 피부 및 부속기(욕창, 체위 부종, 피하 윤활낭염), 대사변화와 내분비계(제지방체중(lean body mass)감소, 전해질의 변화, 당 내성 감소, 부갑상선 호르몬 생성의 증가) 등이 있다.

일단 부동에 의한 폐해가 나타나게 되면, 회복하기 위해서는 더 많은 시간이 필요하게 되고, 병원 입원 기간의 연장, 의료자원들의 고비용 저효율적인 이용 증가, 일상생활 동작의 의존 기간의 증가 등 사회 경제적 비용 부담이 증가하게 된다. 따라서 부동 증후군이 예견되는 암종별, 단계별 환자에 대해서는 급성기부터 조기 재활의료 서비스를 제공받도록 하여 예방하는 것이 가장 중요하다. 운동/관절 가동화(exercise/mobilization) 수치료(aqua therapy), 욕창 예방 교육(자세 교육, 피부 관리) 등이 대표적인 예방 프로그램이다.

2. 림프부종 진단과 치료

림프부종은 림프혈관계 순환장애로 인해 조직에 과도한 부종과 단백물질의 축적, 염증 섬유화가 초래되는 만성질환이다. 이중 이차성 림프부종은 림프관 폐색을 일으키는 다양한 요인들 즉 종양에 의한 국소 림프절 침윤, 종양치료를 위해 림프절을 수술적으로 제거한 경우, 방사선치료 등과 같은 원인들에 의해 발생한다. 수술 후 림프부종의 발생은 림프관 절제술과, 방사선치료 여부 등과 진단 시 연령, 주로 사용하는 쪽에 수술을 받은 경우, 비만, 체중의 증가 정도가 관련이 있다고 알려져 있다.[4]

자각증상으로는 팔, 다리가 더 굵어졌다, 옷이 꽉낀다, 누르면 들어간다, 딱딱해졌다, 무거워졌다, 느낌이 둔하다, 누르면 아프다, 가만히 있어도 아프다 등을 호소한다. 진단의 가장 좋은 방법은 숙련된 림프부종 전문의에 의한 진찰이며 림프부종의 첫 소견은 피부 긴장도의 증가로 인해 피부 주름이 소실되고 손으로 누르면 쉽게 눌리는 함요 부종이 주로 사지의 말단 부위부터 발생하고 기간이 지나면 부종액이 염증성 섬유화 변화에 의해 단단해진다. 피부조직이 두꺼워지므로 피하조직의 경화 정도를 보기 위하여 촉진을 해보는 것이 좋다. 객관적 평가법으로는 주로 부피의 변화나 조직 외양의 변화를 기본으로 하며 부피의 증감은 물을 이용한 부피 측정이나 줄자를 이용한 둘레 측정 및 부피 측정기를 이용하여 측정할 수 있다. 일반적으로 양 팔다리의 둘레 차이가 2cm인 경우를 중등도 림프부종으로 진단하고 있다.

대표적인 치료로는 자가 도수 림프 배출법, 특수 압박붕대 감는법, 운동법 등을 함께 사용하는 복합 림프 물리치료(Complex Decongestive Therapy)요법이 있다. 이들을 익히고 시행하여 지속적인 부피의 감소를 얻는 것이 주요 치료 목표이다. 예방적 주의사항으로 림프 생산을 증가시키지 않고, 림프부종을 더 이상 증가시키지 않기 위하여 위험도가 있는 팔다리를 압박하지 않고, 감염, 화상 및 상처를 방지하며, 과격한 팔, 다리의 운동을 피하도록 하고 있다. 림프액의 수송을 증진시키기 위해 고안된 림프 흡수 마사지(manual lymphatic drainage) 방법을 통해 울혈된 림프액은 부드럽고 리듬감 있는 피부 팽창을 통해 수송 기능이 아직 남아 있는 쪽으로 보내진 후 남아 있는 림프절을 통하여 제거된다. 외부로부터 압박치료에 의해 조직압이 증가되고, 정맥계 및 림프계의 순환이 증진되며 말단 림프맹관의 기능이 촉진된다. 압박치료에는 신축성이 적은 비탄력 붕대를 사용하여 활동 시 압력을 높이는 압박붕대 (compression bandage) 방법과 피부를 보호하며 부종 감소 후 감소된 부피를 유지하고 탄성없이 늘어진 피부에 보상적인 압력을 주기 위한 압박스타킹 (compression stocking) 착용이 있다. 운동 시와 항공 여행 시 적절한 압박스타킹 착용은 부종 관리에 중요하다. 그리고 부종이 있는 팔, 다리의 림프혈관들에 압력을 가할 수 있을 정도로 리듬감 있는 순차적 근육운동들로 구성된 다양한 활동을 수행하며 1번에 10~40회 정도의 수축을 여러 번 시행하도록 권장한다.[5]

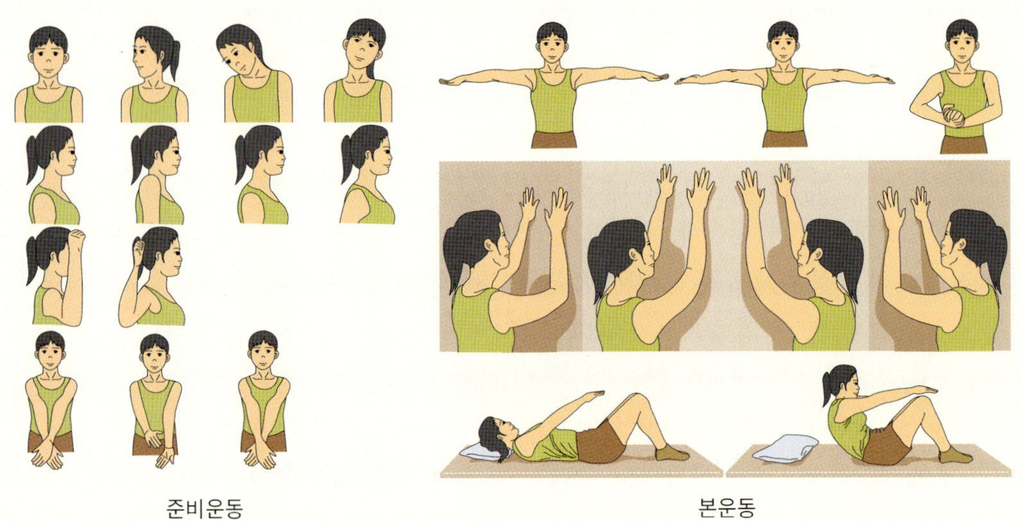

준비운동   본운동

출처: 림프부종, 대한림프부종학회, 2012

|그림 2| 림프부종 감소운동

림프부종은 만성적 상태로 지속되는 경향이 높아 림프부종을 완화시켜 주고 림프 흐름을 증가시켜 줄 수 있는 치료 방법을 안내받아 환자가 스스로 관리할 수 있어야 한다. 다음은 국제림프학회(International Society of Lymphology)에서 권고하는 일상생활 지침이다.

- 팔과 다리를 심장보다 높게 유지시킨다. 누운 자세에서는 베개나 쿠션을 팔, 다리 아래에 받쳐 심장보다 높은 상태로 만들어 준다. 이는 중력을 이용하여 림프 액이 심장 방향으로 흐르도록 해 림프액의 흡수를 촉진시킨다.
- 팔과 다리에 혈액순환이 갑자기 증가하는 것을 피한다. 너무 뜨거운 물에 사지

를 담그거나 고온의 사우나에 자주 노출되는 것은 좋지 않다. 뜨거운 팩이나 차가운 팩을 직접 팔과 다리에 적용하는 것을 피해야 한다.

- 팔과 다리의 피부를 깨끗하게 유지하고 피부가 건조해지지 않도록 한다. 저자극성 비누를 사용하여 피부를 청결하게 한 후 항균성 연고나 로션을 발라준다(단, 발은 건조하게 유지). 땀 흡수가 잘되는 면제품 의류를 착용하고 햇빛에 노출될 때에는 자외선 차단제를 사용한다.

- 팔과 다리에 상처나 감염이 나타나지 않도록 한다. 부종이 있는 팔, 다리에 상처를 입으면 쉽게 아물지 않고 부종이 심해질 수 있다.

  1) 작업을 할 때에는 장갑을 착용한다(원예 장갑, 요리 장갑, 골무 등).

  2) 야외활동 시 양말, 신발을 꼭 신으며 맨발로 다니지 않는다.

  3) 손발톱 정리 시 주변의 살갗(큐티클)을 자르지 않으며 발톱은 일자로 자른다.

  4) 제모가 필요한 경우 전기면도기를 사용한다(일회용 면도기는 피부에 상처를 줄 수 있음).

  5) 부어 있는 팔, 다리에 주사를 맞지 않도록 하며 침, 부황, 뜸도 시술받지 않는다.

  6) 상처가 나면 밴드 대신에 거즈를 사용해 부종 부위가 조이지 않도록 한다.

  7) 부종이 있는 팔, 다리를 과도하게 사용하지 않는다.

  8) 발진이 나타나면 반드시 의사와 상의하여 치료해야 한다.

- 팔과 다리에 과도한 압력을 주지 않는다.

  1) 액세서리, 옷은 조이지 않도록 여유 있게 착용한다.

  2) 붓지 않은 쪽을 사용하여 물건이나 가방을 든다.

  3) 부은 쪽으로 혈압을 측정하지 않는다.

  4) 같은 자세로 30분 이상 앉아 있지 않는다.

  5) 다리를 교차하여 앉지 않는다.

  6) 부은 쪽에 조이는 끈이나 밴드, 스타킹, 탄력 붕대를 사용하지 않는다.

- 적절한 운동을 규칙적으로 하고 적정 체중을 유지한다. 적절한 운동은 림프부종을 악화시키기보다는 남아 있는 림프관들을 점차 확장시켜 그에 따라 림프액의 흐름이 좋아지게 한다. 또한 비만으로 인하여 림프부종이 발생하는 것은 아니나, 급격한 체중 증가는 림프부종이 있는 쪽의 붓는 증상을 악화시킬 수 있으므로 알맞은 운동을 통해 적절한 체중을 유지할 수 있도록 해야 한다.

• 의사에게 정기적으로 검진을 받고 갑자기 심하게 붓게 되면 바로 알린다.[6]

부종이 있는 사지에 열이 나면서 붉게 변할 경우는 감염을 의심해야 한다. 팔 또는 다리에 붉은 반점이 있거나 전체적으로 벌겋게 피부색이 변하면서 열감(뜨거운 느낌)이 점차 심해지고, 몸살 기운처럼 한기가 돌면서 온 몸에 열이 나는 증상이 있는 경우 감염을 의심하고 항생제치료를 고려한다. 초기 림프부종은 팔이나 다리 둘레가 반대쪽과 비교해서 크게 굵어지지 않을 수 있으므로 림프부종 위험군에서 피부가 두터워지거나 뻣뻣해지는 등의 의심스러운 증상이 있으면 림프부종을 의심하여 교육을 시행하고, 초기치료를 시작한다. 부종이 호전되지 않거나, 양측 팔 둘레가 2cm 이상 차이가 나는 경우에는 전문적인 림프부종 재활치료가 필요하다.

3. 연하곤란(Swallowing dysfunction)

폐암 및 식도암 수술, 두경부암 자체나 수술, 방사선치료로 인하여 목 부위 연부조직의 섬유화, 치아 및 침 생성분비 이상, 턱 움직임 제한 등이 오고, 연하곤란과 목소리 변화가 올 수 있다. 구강암에서 특히 혀의 50% 이상이 절제되면 언어 및 연하 기능에 현저한 장애가 초래한다. 뇌종양 및 전이성 뇌병변, 진행성 및 말기암 환자들에게도 연하 기능이 자주 감소한다. 임상적 평가와 함께 비디오 연하 촬영술(VFSS) 시행을 시행하여 연하곤란 상태와 원인을 진단한다.

치료로는 인공 침 사용, 식이조절, 턱과 혀의 움직임을 증진시키기 위한 신장운동 등을 시행할 수 있다. 보상기법으로 자세의 변화를 이용하여 턱 당기기, 머리 돌리기, 머리 기울이기, 운동 및 촉진 기법으로 연하근육의 강화운동, 전기자극법 등 촉진 기법 등이 있다.

4. 균형 및 보행장애

암환자의 25~80% 정도가 균형 및 보행장애를 호소하는 것으로 알려져 있다.[7] 보행장애는 노화에 따라 증가되며 노인 암생존자의 경우 동반 질환의 유무에 영향을 받는다. 항암화학요법에 의한 말초신경병증과 인지 기능장애, 마약성 진통제에 의한 어지러움증, 전신 쇠약, 장기간 부동에 의한 근 위약과 체위성 저혈압 등으로 인해서 낙상 위험도도 증가한다.

재활 치료로는 점진적 균형 훈련(progressive task training), 보행 훈련 및 하지 근력 강화운동(gait training, lower extremity strengtheningexercise), 그리고 낙상 예

방 프로그램(fall prevention program) 등이 대표적이다. 유산소운동을 통하여 심폐기능을 향상시키고, 근력운동을 통하여 근육의 양을 증가시켜 힘의 저하를 예방하며 유연성운동을 통하여 근육의 유연성을 높인다. 균형감각운동은 낙상 및 발 접질림을 예방하는 효과가 있으므로 다양한 종류의 운동을 체계적으로 시행하여야 한다.

5. 배뇨장애(bladder dysfunction)

비뇨생식계 암(방광암, 전립선암), 골반암(자궁암, 소화기계 암)으로 인한 압박, 신경인성 원인(척수 전이), 염증(방사선 방광염 등), 자궁 적출술 등으로 인한 신경 손상, 항암치료, 인지 저하 등으로 많은 암환자들이 배뇨장애를 겪는다. 증상과 임상 양상에 따라 배뇨장애 상태를 진단하고 적절한 치료와 관리를 해야 한다.

치료의 목표는 상부 요로관 합병증 예방(신장 기능, 수신증, 요석, 신장염, 요로 신역류 등)하고, 개인의 생활에 적합한 방광 관리 프로그램으로 가능한한 독립적 배뇨를 유도하는 것이다. 배뇨 관련 근 기능 조절을 위한 약물치료, 수술적 요법 등을 시행하며, 행동적 치료로 수분 섭취 제한, 배뇨습관, 골반기저 근육운동 등을 적용할 수 있다.

6. 배변장애(bowel dysfunction)

배변장애의 대표적인 것인 변비이다. 진행성 암환자의 58% 정도가 변비를 호소하며, 마약성 진통제(opioid)를 투약받는 환자의 절반이 완화제 투여에도 불구하고 변비를 호소한다. 경우에 따라 암과 치료(수술, 방사선치료, 항암치료)로 인하여 장, 골반 기저, 괄약근에 신경 분포하는 척수, 말미총, 말초 신경이 손상되어 신경인성 장이상이 발생하기도 한다.

치료 목표는 적절한 시간에 맞추어 변을 배출하는 것과 변 실금을 억제하여 배변의 독립성을 최대화할 수 있도록 하는 것이다. 개인에 상황에 맞추어 배변 프로그램을 시행해야 한다. 배변 프로그램은 식이, 수분 섭취, 운동 및 활동 정도, 투여 약물 조절, 배변 관리 등에 대하여 계획을 작성하고 시행하는 것이다. 배변 관리는 배변 시 자세, 보조 도구 사용, 직장 자극과 같은 배변 유도, 복부 마사지 같은 보조 술기의 사용 등으로 구성된다. 주로 사용되는 약물로는 팽창성 약물(bulking forming agent), 연동운동 촉진제(peristaltic stimulant), 설사제(laxative), 운동 촉진제(prokinetic agent) 등이 있다.

7. 인지 기능장애와 재활(cognitive rehabilitation)

암생존자 인지장애의 원인은 매우 다양하다. 뇌종양, 뇌전이(유방암, 폐암, 백혈병 등) 등 직접적 뇌 기능에 영향을 줄 때 가능하지만, 그밖에 암치료(방사선, 항암, 면역치료) 및 기타 증상 관리를 위한 약제(corticosteroid, antiepileptic medication, immunosuppressive agents, antiemetics, opioid narcotics)도 인지 기능에 영향을 준다. 특히 항암치료 후 주로 기억력, 주의 집중, 일의 속도, 다중 작업(multitasking)의 어려움 등을 호소하기도 한다. 신경인지평가(neurocognitive assessment)를 통하여 인지 기능이 저하된 상태 또는 치료 판단이 가능하다.

암치료 관련 장애에 대한 재활

1. 항암치료 관련 손발 저림(말초 신경병증)의 관리와 운동

말초신경병증을 유발하는 항암제들로는 아래와 같은 것들이 알려져 있다.[8]
백금 계열 항암제 : 시스플라틴 (Cisplatin), 카보플라틴 (Carboplatin), 옥살리플라틴 (Oxaliplatin),
탁솔 계열 항암제 : 도세탁셀 (Docetaxel), 파클리탁셀 (Paclitaxel),
빈카 알칼로이드 계열 항암제 : 빈크리스틴(Vincristine), 빈블라스틴(Vinblastine), 비노렐빈(Vinorelbine), 빈데신(Vindesine)

증상은 '손발이 저리다', '시리다', '화끈거린다', '찌릿하다', '먹먹하다', '걸을 때 모래 위를 걷는 것 같다', '자갈 밭을 걷는 것 같다', '두꺼운 양말을 신은 것 같다', '스치거나 닿으면 찌릿하거나 아프다'고 하는 감각계통의 증상이 많다. 운동신경을 침범한 경우에는 '젓가락질 하기 힘들다', '물건을 떨어뜨린다', '글씨 쓰기 힘들다', '손발에 힘이 없다', '걷거나 뛰기 힘들다'는 증상을 호소한다.

경련제(가바펜틴), 트라마돌, 삼환계 항우울제(아미트립틸린, 노트립틸린), 마약성 진통제 등 다양한 약물치료를 할 수 있다. 핫 팩(Hot Pack), 저주파 전기치료 등 물리치료와 스트레칭, 균형운동, 근력운동, 유산소운동 등 운동치료가 도움이 된다.

손운동 재활로는 반복 연습(글씨 쓰기, 젓가락질 하기), 감각 회복을 위한 동작(콩자루에서 손가락 움직이기, 따뜻한 물에서 시작해서 점차 차가운 물로 손 담그기, 큰 물체를 잡는 것부터 작은 물체 잡기 등). 손 근력운동(고무공 쥐기, 고무찰흙 쥐기)가 있다. 아울러 환자들에게 안전한 생활수칙을 교육한다. 면양말을 착용하고, 부드러운 신발을 신기, 차가운 공기를 쐬지 않기(에어컨 등), 따뜻하게 입고, 추운 날씨에 외출할 때에는 장갑과 머플러를 착용하기, 설거지를 하거나, 목욕과 샤워를 할 때 뜨거운 물을 조심하기, 손발에 상처가 나지 않았는지 매일 관찰하기, 손발은 갈라서 트지 않도록 씻은 후에 로션 등 바르기, 설거지를 하거나 손을 쓸 때 장갑을 착용하기 등의 생활수칙이 있다.

2. 방사선치료 관련 섬유화증후군

　방사선섬유화증후군(radiation fibrosis syndrome)이란 방사선치료 이후 지속적으로 진행되는 섬유성경화증으로 혈관 내/외 부분에 혈전이 침착되면서 피부, 근육, 건, 신경 등의 모든 조직이 섬유화되는 것을 말한다. 방사선으로 인한 일차적인 세포 손상과 이차적 염증반응, 표피세포 재생 등으로 섬유화가 진행된다. 모든 조직(피부, 근육, 건, 신경, 뼈)에서 진행되며 급성기뿐 아니라 치료 후 만성기에도 기능장애를 일으키는 원인이 된다. 방사선 조사 범위, 종류, 방사선치료 부위의 특성, 개인의 저항 등에 따라 영향을 받는다. 부위와 범위에 따라 중추신경계 손상으로 인한 경직, 신경 얼기 및 말초신경의 손상, 근육질환 등 다양한 합병증이 올 수 있다.

　다양한 약물(pentoxifylline, tocopherol, hyperbaric oxygen, anticoagulation)들이 방사선 섬유화 진행을 예방하고 치료하기 위하여 개발되고 있으나 현재까지 효과가 입증된 약물은 없다. 치료의 목적은 방사선 섬유화의 불가역적 진행의 속도를 늦추고, 섬유화로 인한 기능 손실을 최소화시키는 것이다. 섬유화된 조직을 저강도로, 최대한의 각도를 유지하는 시간을 점진적으로 늘려가는 스트레칭 운동을 지속적으로 시행하는 것이 중요하다. 근력 약화가 진행된 부위의 보조를 위하여 발목보조기(AFO, ankle foot orthosis), 무릎안정대(knee stabilizer), 경추보호대(cervical collar) 등을 처방할 수 있다. 신경인성 통증이 있는 경우 Pregabalin(Lyrica), Gabapentin(Neurontin), Tricyclic antidepressants(TCAs), Tramadol 등을 사용할 수 있으며 체성통증이 있는 경우 NSAID, 근육 연축이 있는 경우 근이완제(Baclofen, Tizanidine(Zanaflex)) 등이 도움이 될 수 있다.

3. 호르몬 치료 관련 문제

　유방암 환자의 호르몬 치료(Aromatase inhibitor) 이후 성호르몬 억제로 인하여 폐경 증상, 관절통, 골다공증 등의 증상이 발생한다. 또한 손저림의 원인으로 신경

주위 조직의 비후 등으로 인한 수근관증후군의 발생이 증가하게 된다. 치료로는 골다공증 예방 및 치료 원칙에 따른 약물치료, 체중부하운동, 칼슘·비타민 D 복용 등이 있다.

암생존자 심리 및 사회 복귀 프로그램 (Transition from Patient to Survivor)

암생존자 만성적 기능장애의 관리 프로그램으로 급성치료 이후 후유증(residual effects of acute care) 재활프로그램에 대한 프로그램, 즉 병 자체(residual effects of disease), 치료로 인한 후유증 (residual effects of treatment), 신체 기능 상실(loss of physical capacity) 등으로 인하여 지속적인 기능장애를 호소할 때 이를 관리하고 지지하는 재활 프로그램을 주로 다루었다.[9]

한편, 손상된 신체상(impaired body image), 재발의 두려움(fear of recurrence), 성 기능장애, 경제적 부담, 가족의 역할 부담 등 심리사회적인 다양한 문제 등도 암생존자의 독립적 생활을 어렵게 하고 삶의 질을 떨어드리는 요소들이다. 또한 직업 복귀는 가장 중요한 사회적 복귀인데, 암치료 후 많은 환자들이 직업을 잃거나 기존의 일하던 직장을 바꾸게 된다. 암환자들에게 직업 환경 개선, 직업 선택 등을 위한 전문적인 직업 상담 및 사회보장제도가 요구된다. 따라서 환자/보호자 상담 프로그램, 자조 그룹 연계 프로그램 등 다양한 통합지지 프로그램이 개발되어야 한다.

예를 들어 암생존자 학교(cancer survivorship school)를 들 수 있는데, 이는 기존의 개발된 프로그램의 일상생활 적용을 위한 학교 개념으로 신체 기능 회복, 활동 및 참여의 증진을 목표로 한다. 근거중심의 재활 프로그램 교육 및 실습, 암생존자의 동기부여(motivation) 등을 목표로 구성한다면 암생존자 건강과 삶의 질을 높이는 데 유용한 프로그램이 될 것이다.

참｜고｜문｜헌

[1] 한태륜, 방문석 : 재활의학 3rd군자출판사, 서울, 2008

[2] Lehmann JF, DeLisa JA, Warren CG, deLateur BJ, Bryant PL, Nicholson CG. Cancer rehabilitation: assessment of need, development, and evaluation of a model of care. Arch Phys Med Rehabil 1978;59:410-9.

[3] Stubblefield MD, O'Dell MW. Cancer rehabilitation principle and practiceer rehabilitation principle and practice. New York: Demos Medical Pub; 2009.

[4] Piller N, Carati C. The diagnosis and treatment of peripheral lymphedema. Lymphology 2009;42:146-7.

[5] 대한림프부종학회, 림프부종 군자출판사, 서울, 2012

[6] 국가암정보센터자료http://www.cancer.go.kr/cms/basicinfo/charge/lymphedema/index.html

[7] Ganz PA. Late effects of cancer and its treatment. Semin Oncol Nurs 2001;17:241-8.

[8] Stubblefield MD, Burstein HJ, Burton AW, et al. NCCN task force report: management of neuropathy in cancer. J Natl Compr Canc Netw : 2009;7 Suppl 5:S1-S26; quiz S7-8.

[9] 임재영. 유방암환자의 삶의 질에 상지기능장애가 미치는 영향조사 및 삶의 질 향상을 위한 지속적 상지재활프로그램개발. 암정복추진개발사업, 2008

암생존자의 성생활

서 론

대부분의 암은 종류에 상관없이 환자 자신과 파트너의 성생활에 영향을 끼친다.[1] 성 기능 부전은 암의 종류와 상관없이 모든 암치료에서 가장 많이 따라오는 부작용 중 하나이지만, 다른 치료에 비해 우선순위가 밀려나는 경우가 많았다. 선별 검사가 발달함에 따라 성적으로 활발한 나이 대의 젊은 암환자들이 많아지고 있고, 의학이 발달함에 따라 암환자들의 생존 기간이 길어지고 있다.[2] 성생활은 환자에게 신체적인 영향뿐만 아니라 생물학적, 정신적, 사회적으로 환자의 삶의 질에 큰 영향을 끼친다. 성생활의 변화는 파트너와의 관계를 약화시키거나 악화시킬 수 있다. 그 대신에, 암의 진단은 관계를 강화시킬 수 있다. 환자는 성적인 문제에 대해 정보를 얻고 싶어하고, 감정적으로 지지를 얻고 싶어하나, 많은 의사들은 이러한 주제에 대해 잘 모르거나 시간 부족, 민감한 주제 등의 이유로 제대로 된 정보를 환자에게 전달해 주지 못한다. 과거에는 암환자들이 성적인 문제를 여타 문제들보다 중요하게 생각하지 않았었지만, 최근에는 이러한 주제에 대해 관심을 많이 가지게 되었다. 성생활은 여러 관점에서 논의되어야 하며, 성생활이 암이나 암의 치료에 다양한 영향을 끼칠 수 있음을 알아야 한다.

암이 성 기능에 미치는 영향

성생활은 여러 가지 원인들에 의해 영향을 받을 수 있으며, 암환자에서 다양한 기능장애가 나타날 수 있다. 생물학적인 원인이나 정신적 영향 등이 주로 암환자에서 성생활에 영향을 주게 되는데, 주로 다음과 같다.

1. 성적 욕구의 감소

2. 성적 기능장애 : 암치료 후 흔함

(1) 남성 : 발기 부전, 극치감장애, 사정장애
(2) 여성 : 질 건조증, 성교통, 극치감장애

3.) 성적 불만

암 종류에 따른 성생활의 영향

대부분 암이 성생활에 영향을 끼치며, 각각의 암종에 따라 성생활에 미치는 영향이 다양하다. 암의 종류에 따른 성생활장애의 특징을 알아보자면 다음과 같다.

1. 대장/직장암

대장/직장암 환자에서 성생활장애는 수술적 치료, 항암방사선치료, 장루의 여부에 따라 영향을 받는다. 우울증이나 피로 등도 성 기능, 성적 만족에 부정적 영향을 끼칠 수 있다.

대장/직장암에서 성적 문제는 생물학적, 정신적, 사회적 영향 등 다양한 원인들에 의해 영향을 받을 수 있기 때문에 단순히 암치료 방법에만 그 원인이 있다고 보기는 힘들다. 남성 대장/직장암 환자들은 일반인 군에 비해 성적으로 덜 활발하며 성 기능이 약화되어 있다. 남성 대장/직장암 환자들은 수술, 골반 항암방사선치료로 인해 신경 손상을 입을 수 있으며, 이것은 성적 만족감이나 근육 수축 등은 있으나 사정을 하지 못하는 소위 '마른 극치감' 을 유발할 수 있다. 직장암 생존자들은 대장암 환자나 정상인보다 사정문제를 더 심각하게 겪고 발기부전도 더 힘들어하는 경향이 있다.[3,4]

남자 암환자들의 성 기능 저하는 고령이거나 인공항문을 가지고 있을 때 더 심해진다. 여성 대장/직장암 환자에서는 질 건조증, 성교통이 심하다.

남성 대장/직장암 환자들이 일반적으로 섹스를 피하지는 않는 데 비해, 여자 환자들은 섹스를 회피하는 경우가 많다는 보고가 있다.[5]

2. 자궁경부암

자궁경부암 환자 중 수술적 치료만 받은 환자나, 방사선치료를 겸한 환자 모두 에서 질 구조나 성 기능의 변화가 나타난다.

말초신경과 소혈관에 타격이 가해지면서, 질의 윤활이나 회음부가 부풀어 오르는 과정 등에 영향을 끼친다. 특히, 조직을 수술적으로 제거한 경우, 골반에 생긴 유착, 섬유화는 질을 짧아지게 하거나, 유연하지 못하게 만들기도 한다.

이러한 요소들은 오르가즘을 느끼는 데 방해가 되고, 성교통을 겪게 하거나 성교를 완수하기 힘들게 만든다.[6,7]

한 연구에서는 성교통의 유발률이 질이 자궁 체부에 재 접합되는 근치적 자궁경부 절제술(향후 임신을 원하여 자궁 경부만 절제하고 자궁 체부를 남기는 수술로 젊은 자궁경부암 환자에게서 시행함)을 받은 여성에서 더 높게 나왔다고 한다.[7]

자궁경부암 수술 후에 나타나는 성 기능 감소는 시간이 지나면서 점차 좋아지게 되어 있으나, 완벽히 돌아오지는 않는다. 섹스 파트너와의 관계는 수술 후 성적 적응에 지속적으로 영향을 끼치는 것으로 보인다.

3. 유방암

유방암 환자에서 성생활장애는 꽤 자주 보고 되고 있는데, 유방암 수술 이후 특별히 복잡해 진다고 널리 알려져 있다. 이로 인한 변화의 영향은 성공적인 치료 이후에도 수 년간 지속될 수 있고 심각한 물리적, 감정적 부작용을 초래하기도 한다.

항암치료, 화학적으로 유발된 폐경 그리고 유방암 수술은 각각 여성의 성생활에 있어 물리적 변화를 광범위하게 야기하는데[8,9] 피로, 통증, 정신적 고통은 성교의 횟

수, 반응, 만족도를 모두 감소시킨다.

의학적으로 유발된 폐경은 질 윤활을 감소시키고, 질 통증, 성교통, 위축을 유발하고 섹스에 대한 흥미와 욕구가 줄어들게 만든다.

민감했던 유방의 감각이 둔화되는 것은 암 그 자체로도 유발될 수 있고 치료에 의해서 유발될 수도 있다. 성적 변화는 감정적인 결과, 즉 불임에 대한 두려움, 신체 이미지에 대한 부정적 느낌, 성적으로 매력적이지 않다는 느낌, 여성성을 잃음, 우울, 불안, 파트너나 관계에 대한 영향을 걱정하는 등 여러 감정적인 결과들을 낳는다.[10]

이러한 물리적, 생리적, 정신적 변화는 섹스에 대한 시도, 만족을 줄이게 되며 오르가즘을 느끼는 것도 어렵게 만든다.

4. 전립선암

전립선암은 전세계적으로 매우 흔하고 높은 생존율을 기록하고 있어, 삶의 질이 중요한 화두 중하나이다.

전립선암의 치료(수술, 방사선치료)는 요도와 해부학적 신경에 타격을 입힐 수 있고, 여러 성적 기능 장애를 유발한다.[11]

가장 먼저 발기부전은 초기 전립선암 치료 환자에게서도 높은 유병률을 보인다. 암으로부터 회복되더라도, 많은 남성들이 치료 이후 지속적인 발기부전을 겪는다. 발기부전은 성적 관계나 사회적 관계에 문제를 일으킬 수 있고, 환자 본인에게 괴로움을 주게 되며 자존감에도 문제를 줄 수 있다. 따라서 발기부전은 남자 환자들의 정신적, 사회적, 감정적, 물리적 웰빙에 있어 중요한 화두라 할 수 있겠다.[11, 12]

게다가 전립선 절제 수술을 시행받은 환자는 약 21%에서 요로의 조임 기능의 약화로 인한 요실금을 겪게 된다.이러한 환자들은 오르가즘에 따라오는 요실금 때문에 상대방에게 만족 시키기 어렵다고 생각하거나, 실패에 대한 두려움 때문에 처음부터 섹스를 회피하는 등의 행동을 보이기 쉽다.[13, 14]

5. 난소암

난소암으로 진단받거나 치료받은 여성은 연령이나 관계에 상관없이 성생활에 부정적인 영향을 받게 된다.

외과적 수술로 자궁과 난소를 절제하고 화학요법을 받은 환자는 성생활에 좋지 않은 변화를 가져오게 된다.

성욕이 떨어지며, 오르가즘에 도달하는 확률도 떨어지고 질이 짧아져서 성교통이

생기기도 한다.[15]

수술로 인해 발생한 폐경은 여러 가지 증상을 나타내는데, 질 건조증, 탈모, 성교통, 성욕 감소 등이 있을 수 있다. 또한 생식기를 절제해냈다는 것은 감정적이나 정신적으로 영향을 줄 수 있다.

화학요법은 단기적, 장기적으로 영향을 줄 수 있는데, 피로, 구역감, 구토, 체중 변화, 성욕 감소, 탈모 등이 따라올 수 있다. 이러한 요인들이 외양에 영향을 주게 되며, 그 결과 자신의 외모에 대한 자신감 결여와 만성피로로 나타나게 된다.[16, 17]

화학요법으로 인한 신경병증은 여러 가지 기관에 여러 가지 형태로 나타나게 되는데(예, 클리토리스, 귀두, 손) 감각이나 통각 이상의 형태로 나타난다.

암환자에서의 성생활장애 치료법

치료법에는 약물요법, 호르몬요법, 정신상담, 질내 삽입기구, 골반저 근육이완요법 등을 사용할 수 있다.[5, 17, 18]

정신과적 치료 방법도 서로의 관계와 성 기능 장애를 개선시키는 데 도움이 될 수 있다. 암환자에서의 성은 다양한 관점에서 고려되어야만 하며, 효과적이고 적절한 다양한 방법을 고려해야 한다.

환자 스스로는 성욕이 감퇴할 수 있음을 인지하고 있어야 하며, 배우자와 솔직하게 소통하는 것이 좋다.[19]

스스로 압박감이나 자괴감을 가지기 보다는 적극적으로 대화하는 것이 좋으며, 성 관계를 원할 때에도 배우자가 먼저 다가오기를 기다리기 보다는 먼저 이야기하는 등의 자세가 독려된다.

항암치료 중의 환자들 중·백혈구가 낮아서 감염의 위험이 있을 때는 성 관계를 피하는 것이 좋다. 그 외에 직접적인 성 관계를 가지기 힘든 암환자들의 경우도 손으로 애무하기, 입으로 자극하기, 키스하기, 만지기, 포옹하기 등 신체적 접촉을 유지하는 것이 좋다.[18-20]

맺음말

성생활은 삶에 다방면으로 영향(생물학적, 정신적, 사회적, 문화적)을 주게 되는데, 암치료는 이 성생활과 직결된 문제이다. 그렇기에 성생활이나 파트너와의 친밀도는 삶의 질적인 측면에서 중요한 요소가 되는 것이다.

하지만 암환자의 성생활이 일반인과 어떠한 차이가 있는지 밝히는 대규모 연구는 거의 없으며, 게다가 어떻게 성 기능장애가 나타나는지에 대한 기전도 명확치 않다. 향후에도 여러 연구들로 그 기전이나 양상에 대한 연구가 필요할 것으로 보이며, 암환자의 성생활에 대한 지속적 관심과 지지가 필요할 것이다.

참 | 고 | 문 | 헌

1   Sadovsky R, Basson R, Krychman M, Morales AM, et al. Cancer and sexual problems. J Sex Med 2010;7:349-73.

2   Jemal A, Siegel R, Xu J, Ward E. Cancer statistics, 2010. CA Cancer J Clin 2010;60: 277-300.

3   Donovan KA, Thompson LM, Hoffe SE. Sexual function in colorectal cancer survivors. Cancer Control 2010;17:44.

4   Jayne DG, Guillou PJ, Thorpe H, Cancer Control, et al. Randomized trial of laparoscopic-assisted resection of colorectal carcinoma: 3-year results of the UK MRC CLASICC Trial Group. J Clin Oncol 2007;25:3061-8.

5   Miles T, Johnson N. Vaginal dilator therapy for women receiving pelvic radiotherapy. Cochrane Database Syst Rev 2010;9.

6   Bergmark K, Avall-Lundqvist E, Dickman PW, Henningsohn L, Steineck G. Vaginal changes and sexuality in women with a history of cervical cancer. N Engl J Med 1999;340:1383-9.

7   Jensen PT, Groenvold M, Klee MC, Thranov I, Petersen MA, Machin D. Early-stage cervical carcinoma, radical hysterectomy, and sexual function. A longitudinal study. Cancer 2004;100:97-106.

8   Arora NK, Gustafson DH, Hawkins RP, McTavish F, Cella DF, Pingree S, et al. Impact of surgery and chemotherapy on the quality of life of younger women with breast carcinoma: a prospective study. Cancer 2001;92:1288-98.

9   Bloom JR, Stewart SL, Chang S, Banks PJ. Then and now: quality of life of young breast cancer survivors. Psychooncology 2004;13:147-60.

10 Burwell SR, Case LD, Kaelin C, Avis NE. Sexual problems in younger women after breast cancer surgery. J Clin Oncol 2006;24:2815-21.

11 Tal R, Valenzuela R, Aviv N, et al. Persistent erectile dysfunction following radical prostatectomy: the association between nerve-sparing status and the prevalence and chronology of venous leak. J Sex Med 2009;6:2813-9.

12 Rabbani F, Stapleton AM, Kattan MW, Wheeler TM, Scardino PT. Factors predicting recovery of erections after radical prostatectomy. J Urol 2000;164:1929.

13 Brandeis JM, Litwin MS, Burnison CM, Reiter RE. Quality of life outcomes after brachytherapy for early stage prostate cancer. J Urol 2000;163:851-7.

[14] Sanda MG, Dunn RL, Michalski J, Sandler HM, Northouse L, Hembroff L, et al. Quality of life and satisfaction with outcome among prostate-cancer survivors. N Engl Med 2008;358:1250-61.

[15] Stewart DE, Wong F, Duff S, Melancon CH, Cheung AM. "What doesn't kill you makes you stronger": an ovarian cancer survivor survey. Gynecol Oncol 2001;83:537-42.

[16] Carmack Taylor CL, Basen-Engquist K, Shinn EH, Bodurka DC. Predictors of sexual functioning in ovarian cancer patients. J Clin Oncol 2004;22:881-9.

[17] Gershenson DM, Miller AM, Champion VL, et al. Reproductive and sexual function after platinum-based chemotherapy in long-term ovarian germ cell tumor survivors: a Gynecologic Oncology Group Study. J Clin Oncol 2007;25:2792-7.

[18] Taylor S, Harley C, Ziegler L, Brown J, Velikova G. Interventions for sexual problems following treatment for breast cancer: a systematic review. Breast Cancer Res Treat 2011;130:711-24.

[19] Brotto LA, Yule M, Breckon E. Psychological interventions for the sexual sequelae of cancer: a review of the literature. J Cancer Surviv 2010;4:346-60.

[20] Manne SL, Kissane DW, Nelson CJ, Mulhall JP, Winkel G, Zaider T. Intimacy-enhancing psychological intervention for men diagnosed with prostate cancer and their partners: a pilot study. J Sex Med 2011;8:1197-209.

암생존자 간병 가족의 건강 관리

암생존자의 간병 가족

우리나라 암 발생률은 1999년 인구 10만 명당 219.9명에서 2009년 인구 10만 명당 299.4명으로 연간 3.4%씩 증가해 왔다.[1] 2009년 암진단 후 1년 미만인 환자는 165,129명, 5년 미만인 환자는 565,421명으로 집계되었다.[1] 우리나라의 암생존자 간병 실태에 대한 보고는 매우 드문데, 한 비정부기구가 2004년 실시했던 조사에서는[2] 입원한 암생존자의 89.3%는 '가족만'이, 9.3%는 '가족과 간병인'이 돌보고 있었으며, 주로 부모와 배우자가 그 역할을 담당하는 것으로 나타났다.

암생존자를 돌보는 일은 상당한 지식과 기술, 이해력, 체력을 필요로 하는 일이다. 최근에는 외래중심치료의 비중이 높아지면서 간병 가족의 역할이 더 많아지고 있다. 환자의 경과 관찰, 투약, 식사 관리, 병원 방문, 보험 등의 행정 처리, 감정적 지지 등 과거에는 의료진이 수행하던 일의 상당 부분을 가족이 담당하고 있다.[3] 그러나 대부분의 간병 가족은 이런 역할을 감당할 지식과 자원이 준비되지 않은 상태에서 환자를 돌보게 되기 때문에 심리적, 신체적으로 상당한 부담을 안게 된다. 암생존자의 간병 가족은 환자에 비해 결코 작지 않은 심리적 고통을 겪으며[4,5] 자신의 건강을 돌보지 못하고 있다고 보고되었다.[6-9] 이제 간병 가족이 겪는 어려움은 환자 돌보기의 질에도 직접적인 영향을 미칠 수 있기 때문에 더 이상 간과할 수 없는 문제이다.[10] 그럼에도 불구하고 일반적인 간병 가족의 35%는 자신이 간병 중이라는 사실을 담당 의사가 모른다고 답해, 환자 돌보기의 영향에 대해 의료진의 적극적인 관심이 필요하다고 생각된다.[8]

암생존자 돌보기가 건강에 미치는 영향

암생존자 돌보기는 상당한 기술, 이해력, 체력을 필요로 하기 때문에 간병 가족에게 장기적으로 신체적, 사회적, 경제적 그리고 심리적인 영향을 미칠 수 있다. 암생존자 돌보기가 간병 가족에게 미치는 영향에 대한 연구는 삶의 질 등 제한된 영역에서 주로 이루어져 왔다.[11,12]

정신심리적 장애와 정서장애

암생존자 돌보기가 상당한 정신심리적 영향을 미친다는 것은 잘 알려져 있다.[9] 특히 우울은 암생존자를 돌보는 가족의 39%에서,[5] 불안은 40%[13]에서 보고되었다. 간병 가족이 겪는 고충은 암생존자 자신에 비해 결코 적지 않은데, 이것은 단지 정서적인 이유 보다는 실제 감당해야 하는 역할의 부담 때문이라고 생각된다.[14,15] 간병 가족의 불안, 우울, 스트레스, 긴장감 등은 환자의 기능 저하에 따라, 환자의 예후가 악화됨에 따라 심해진다.[16-18] 암생존자와 간병 가족은 서로 정신심리적 영향을 주고받으며, 암에 대해 대처하는 방식도 상호 의존적이라고 알려져 있다.[19,20]

암생존자 간병 가족의 우울에 영향을 미치는 요인으로는 연령, 성별, 암종, 암생존자와의 관계, 간병 기간, 사회적 고립 등이 알려져 있다. 특히, 우울은 수면 부족, 건강 악화, 주관적으로 느끼는 환자 돌보기의 부담, 자신의 역할이나 책임 변화, 여가활동의 변화 등에 민감하게 영향을 받는다. 이것은 모두 교정 가능한 위험요인이라는 점에서 중요하다고 하겠다.[9]

수면장애, 피로, 고갈

수면장애와 피로는 간병 가족이 가장 흔히 호소하는 증상임에도 불구하고 아직 이에 대한 연구는 부족하다.[8,21-24] 암생존자를 돌보는 가족의 53%가 중등도 이상의 피로를[25] 호소했다는 보고가 있었다. 피로의 강도에는 간병 가족의 연령, 취업 상태, 간병 시간, 간병 기간 등 보다는 간병 가족의 일정(schedule)이 더 큰 영향을 미쳤다.[9] 간병 가족의 95%는 중등도 이상의 수면장애를[26] 나타냈다는 보고가 있었다. 수면유도제 복용이 도움이 될 수 있겠지만, 약을 처방 받더라도 간병 가족들은 환자 돌보기가 어려워질 수 있다는 걱정 때문에 복용을 꺼렸다.[9]

신체적 영향

암생존자 돌보기의 신체적인 영향에 대해서는 충분히 밝혀져 있지 않다. 그러나 일반적인 간병 가족의 55~72%는 환자를 돌보기 전보다 의료기관 방문, 균형 잡힌 식사, 규칙적인 운동 등이 어려워 졌고,[8,2] 53%는 주관적 건강 상태가 나빠졌다고 느끼는 것으로 조사되었다.[8]

동반 질환을 포함한 간병 가족의 건강이 암생존자 돌보기에 의해 실제로 악화되는 지에 대한 보고는 아직 제한적이나 Caregiver Health Effects Study에서 간병 부담이 높은 배우자를 4년간 추적 관찰한 결과 간병 부담이 없는 사람에 비해 사망률이 63% 높다고 보고되었다.[28]

암생존자 돌보기가 심혈관계 질환 발생 위험을 높이는 지에 대해서 아직 일관된 결론을 도출하기는 이르지만 충분한 개연성을 시사하는 보고가 이어지고 있다.[28-30] 최근 신경교아세포종(glioblastoma) 환자를 돌보는 가족은(n=18) 대조군에 비해 신경 호르몬과(타액 내 amylase와 cortisol) 염증지표(혈중 C-reactive protein) 농도가 높았으며, 시간이 지남에 따라 악화되어[31] 심혈관계질환 발생 위험도 높을 수 있다는 가능성이 제기되었다. Nurse's Health Study 자료를 이용한 4년간의 추적관찰 연구에서는 간병 부담이 관상동맥 질환 발생 위험과 유의한 상관관계를 나타내었다.[32] 특히 배우자는 암생존자와 생활습관을 장기간 공유해 왔고, 정신심리적 부담이 클 수 있기 때문에 암생존자 돌보기의 영향을 더 많이 받을 것이라고 유추할 수 있다. 최근 스웨덴에서 암생존자를 배우자로 둔 사람의 심혈관질환 표준화 발생률이

(standardized incidence ratio) 관상동맥질환(남자 1.13 (95% CI 1.10-1.16); 여자 1.13(1.10-1.16)), 허혈성 뇌졸중(남자 1.24(1.21-1.27); 여자 1.29(1.26-1.32)), 출혈성 뇌졸중(남자 1.25(1.18-1.32); 여자 1.27(1.19-1.34))로 그렇지 않은 사람보다 통계적으로 유의하게 높았다는 대규모 코호트연구 결과가 발표되어 주목을 받고 있다.[33]

암생존자 간병 가족의 건강 행동

가족의 암진단은 암생존자 가족의 건강행동 개선에 동기를 부여하는 중요한 계기가 될 수 있다. 그럼에도 불구하고 가족들은 자신의 건강을 돌볼 여유가 부족하기 때문에 운동, 건강한 식사, 정기 건강검진 등의 건강행동을 실천하기가 쉽지 않은 것으로 보인다[그림 1].[3,8,34] 암생존자 간병 가족의 건강관리전략은 암검진에 치우쳐 있으며, 심혈관계 위험요인 선별 검사, 운동, 금연, 체중관리, 식생활 등 전반적인 건강행동은 일반인과 다르지 않은 것으로 보인다.[6,34]

일반적인 간병 가족 대상의 조사에 따르면 조사 대상자들은 환자를 돌보기 전에

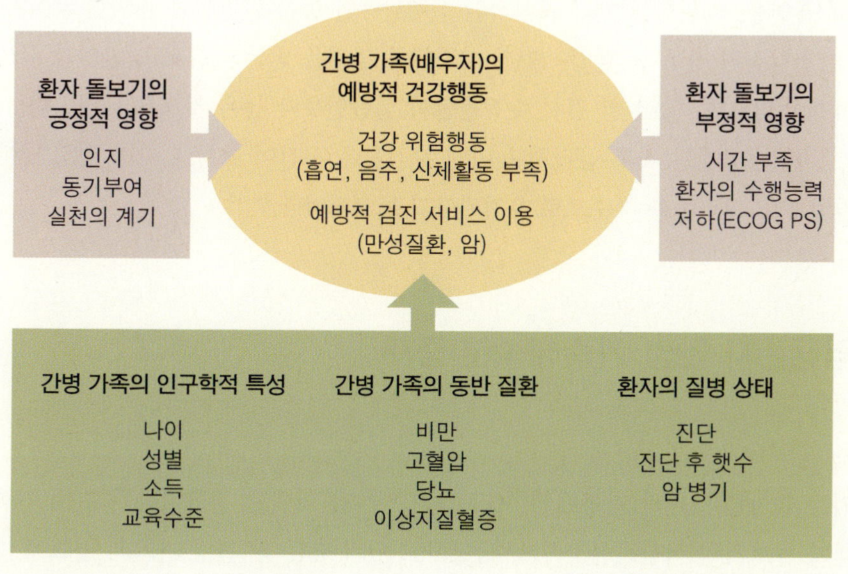

출처: Support Care Cancer 19:919-27, 2011

| **그림 1** | 암생존자 배우자의 예방적 건강 행동에 대한 가설 개념도[6]

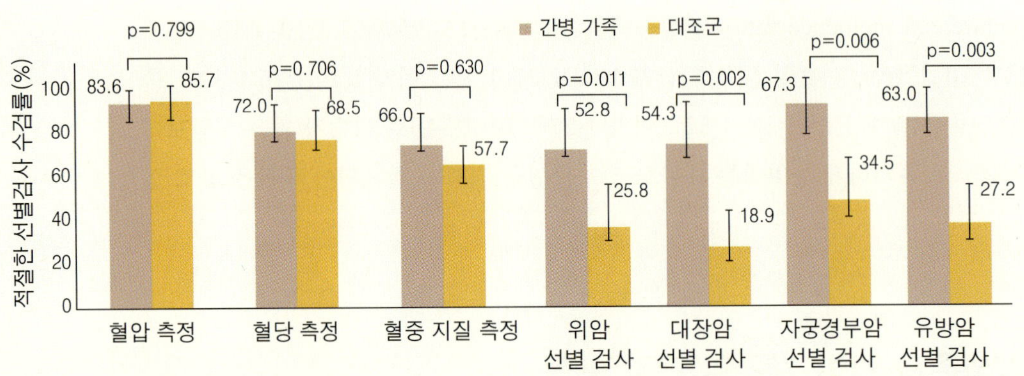

출처: Support Care Cancer 2011;19:919-27

|그림 2| 암생존자 간병 가족과 일반 인구의 예방적 선별 검사 수검률[6]

비해 수면 시간이 줄고(82%), 식습관이 나빠지며(63%), 규칙적인 운동이 어려워졌다고(58%) 응답하였다.[8] 또한 이전에 비해 치과 방문(33%), 정기 검진(26%), 예방접종(16%) 등이 줄었으며, 간병 가족은 가족 돌보기(6%), 환자 돌보기(57%), 피로감(49%) 등의 이유로 필요할 때에도 병원을 찾지 못하거나(72%), 병원 예약을 미루는(55%) 경우가 흔하다고 응답하였다.[8]

우리나라의 암생존자 간병 가족의 건강 행동에 대한 연구에서는 일반인과 비교했을 때 흡연율, 고위험음주율, 규칙적인 신체활동률 등은 일반인과 유의한 차이가 없었다. 건강검진 항목 중 혈압, 혈당, 고지혈증 검진을 받는 비율도 일반인과 유의한 차이가 없었으며, 암 선별 검사 수검률만이 일반인보다 높은 것으로 나타났다[그림 2].[6,34] 한편, 암진단 직후 급격히 높아진 수검률은 시간이 흐름에 따라 점점 낮아져 일반인보다 조금 높은 수준으로 유지된다고 보고되었다.[34-36]

암생존자 간병 가족에 대한중재

1. 간병 가족의 필요 평가

암은 환자뿐 아니라 가족에게 여러 가지 영향을 미치는 질환이다.[37] 간병 가족은 암환자 돌보기의 핵심적인 역할을 담당하고 있기 때문에[3] 간병 가족의 필요에 대한 평가는 환자의 필요에 대한 평가 못지 않게 중요하다고 하겠다.[38] 간병 가족 평가는 '환자 돌보기의 내용, 당면 과제, 가용자원, 경제적 부담, 간병 가족의 역량 등을 파

악하는 과정으로[38] 어떠한 도움이 필요한지를 결정하고, 적절한 지원을 가능케 하는 단계이다.[39]

암생존자 간병 가족의 필요를 평가할 수 있는 체계적인 도구는 아직 충분치 않으나 국내에도 Comprehensive Needs Assessment Tool for Cancer Caregivers (CNAT-C)라는 41 문항의 도구가 개발, 검증되어 있다.[40] 그밖에 암생존자 간병 가족의 다양한 부담을 평가할 수 있는 도구로 Korean version of the Caregiver Reaction Assessment Scale(CRA-K)를 개발 중이다.[41]

2. 간병 가족의 자기 관리 안내

앞서 기술했듯이 간병 가족은 충분히 휴식을 취하거나, 필요한 의료 서비스를 받거나, 균형 잡힌 식사를 하거나, 규칙적으로 운동을 하기가 어려워지기 때문에 자신의 필요와 역할의 중요성을 이해함으로써 죄책감 없이 자신을 돌보는 데에 시간을 할애할 수 있도록 안내하는 것이 중요하다.

특히, 의료진은 암검진 등에 치우치기 쉬운 간병 가족의 건강 관리 전략이 운동, 금연, 체중 관리, 식생활, 심혈관계 위험요인 관리 등 전반적으로 균형을 갖추도록 안내할 수 있어야 한다.[6,34]

3. 암환자 돌보기에 대한 교육과 정보 제공

암생존자 돌보기에 대한 정보는 갑자기 환자를 돌보게 된 간병 가족에게 자신감을 심어 주고, 주관적인 부담을 줄여줄 수 있다. 암치료 기간이 길어지고 환자 상태가 변함에 따라 간병 가족에게 필요한 정보도 달라질 수 있는데, 암진단 시, 입원치료 시, 통원치료 시작 시, 새로운 치료 시작 시, 암 재발 시, 암 진행기 등 각각의 시점에서 암의 경과, 환자의 증상, 암치료 방법, 암치료의 부작용, 간병 가족의 역할 등에 대한 다양한 정보가 필요할 수 있다.

4. 가족 중재 또는 간병 자원 연결

일반적으로 간병 가족의 75%는 환자를 돌보는 일을 자신이 직접 하는 것 외에는 다른 대안이 없다고 생각하는 것으로 조사되었는데,[8] 암생존자를 돌보는 가족도 이와 유사할 것이라고 유추할 수 있다. 그러나 환자 돌보기는 상당히 힘든 일이고, 다른 사람의 도움이 필요한 것이 당연하다. 의료진은 암생존자의 가족들이 서로를 도울 수 있도록 격려하고, 가족 자원이 부족한 경우에는 인근의 가정 간호 서비스나 호스피스 서비스 등을 활용할 수 있도록 이에 대한 정보를 제공해 줄 수 있어야 한다.

암생존자의 가족은 이제 암환자 치료 과정에서 상당한 부분을 기여하고 있다. 의료진은 간병 가족의 역할을 존중하고, 암생존자 돌보기가 미칠 수 있는 신체적, 정신적 변화에 관심을 기울여야 할 것이다. 암생존자의 간병 가족을 진료하는 의사는 간병 가족이 자신의 건강을 돌볼 수 있도록 격려함으로써 가족의 암진단이라는 커다란 동기부여 사건을 잘 활용하고, 암생존자 가족의 건강 행동을 균형 있게 개선하도록 안내해야 할 것이다. 암생존자를 돌보는 의료진도 암생존자 가족의 정신적, 신체적 건강에 관심을 기울임으로써 암생존자의 삶의 질을 높이고 치료 순응도를 높일 수 있을 것이다.[42]

암생존자 간병 가족 교육을 위한 참고 site

♠ National Cancer Institute: Family Caregivers in Cancer (PDQ®)

http://www.caregiver.org/caregiver/jsp/content_node.jsp?nodeid=847

♠ Dana-Farber Cancer Institute

http://www.dana-farber.org/Adult-Care/Treatment-and-Support/Patient-and-Family-Support/For-Caregivers.aspx

♠ Family Caregiving

http://www.cancer.gov/cancertopics/pdq/supportivecare/caregivers/patient/page1/AllPages#7

♠ The National Alliance for Caregiving

http://www.caregiving.org/

참 | 고 | 문 | 헌

1. 보건복지부. 국가암등록통계, 2011

2. 건강세상네트워크. 우리나라 입원환자의 간병실태 조사, 2004

3. NCI: Family Caregivers in Cancer, in Institute NC (ed): Physician Data Query, 2012

4. Kim Y, Duberstein PR, Sorensen S, et al. Levels of depressive symptoms in spouses of people with lung cancer: effects of personality, social support, and caregiving burden. Psychosomatics, 2005;46:123-30.

5. Braun M, Mikulincer M, Rydall A, et al: Hidden morbidity in cancer: spouse caregivers. J Clin Oncol, 2007;25:4829-34

6. Son KY, Park SM, Lee CH, et al. Behavioral risk factors and use of preventive screening services among spousal caregivers of cancer patients. Support Care Cancer , 2011;19:919-27.

7. Beesley VL, Price MA, Webb PM. Loss of lifestyle: health behaviour and weight changes after becoming a caregiver of a family member diagnosed with ovarian cancer. Support Care Cancer 2011;19:1949-56.

8. Evercare and National Alliance for Caregiving. Evercare® Study of Caregivers in Decline: A Close-up Look at the Health Risks of Caring for a Loved One 2006, available at http://www.caregiving.org/data/Caregivers%20in%20Decline%20Study-FINAL_lowres.pdf.

9. Northouse L, Williams AL, Given B, et al. Psychosocial care for family caregivers of patients with cancer. J Clin Oncol 2012;30:1227-34.

10. Northouse L, Templin T, Mood D. Couples' adjustment to breast disease during the first year following diagnosis. J Behav Med 2001;24:115-36.

11. Klassen AF, Klaassen R, Dix D, et al. Impact of caring for a child with cancer on parents' health-related quality of life. J Clin Oncol 2008;26:5884-5889.

12. Chien LY, Lo LH, Chen CJ, et al. Quality of life among primary caregivers of Taiwanese children with brain tumor. Cancer Nurs 2003;26:305-311.

13. Janda M, Steginga S, Langbecker D, et al. Quality of life among patients with a brain tumor and their carers. J Psychosom Res 2007;63:617-23.

14. Mellon S, Northouse LL, Weiss LK. A population-based study of the quality of life of cancer survivors and their family caregivers. Cancer Nurs 29:120-31; quiz 132-3, 2006

15. Matthews BA. Role and gender differences in cancer-related distress: a comparison of

survivor and caregiver self-reports. Oncol Nurs Forum 2003;30:493-9.

16　Given BA, Given CW, Helms E, et al. Determinants of family care giver reaction. New and recurrent cancer. Cancer Pract 1997;5:17-24.

17　Kurtz ME, Kurtz JC, Given CW, et al. Depression and physical health among family caregivers of geriatric patients with cancer--a longitudinal view. Med Sci Moni 2004;10:CR447-456.

18　Grunfeld E, Coyle D, Whelan T, et al. Family caregiver burden: results of a longitudinal study of breast cancer patients and their principal caregivers. CMAJ 2004;170:1795-801.

19　Hagedoorn M, Buunk BP, Kuijer RG, et al. Couples dealing with cancer: role and gender differences regarding psychological distress and quality of life. Psychooncology 2000;9:232-42.

20　Hodges LJ, Humphris GM, Macfarlane G. A meta-analytic investigation of the relationship between the psychological distress of cancer patients and their carers. Soc Sci Med 2005;60:1-12.

21　Nijboer C, Tempelaar R, Sanderman R, et al: Cancer and caregiving: the impact on the caregiver's health. Psychooncology 1998;7:3-13.

22　Petrie W, Logan J, DeGrasse C. Research review of the supportive care needs of spouses of women with breast cancer. Oncol Nurs Forum 2001;28:1601-7.

23　Kitrungroter L, Cohen MZ. Quality of life of family caregivers of patients with cancer: a literature review. Oncol Nurs Forum 2006;33:625-32.

24　Hearson B, McClement S. Sleep disturbance in family caregivers of patients with advanced cancer. Int J Palliat Nurs 2007;13:495-501.

25　Jensen S, Given B. Fatigue affecting family caregivers of cancer patients. Support Care Cancer 1993;1:321-5.

26　Carter PA, Chang BL. Sleep and depression in cancer caregivers. Cancer Nurs 2000;23:410-5.

27　Son J, Erno A, Shea DG, et al: The caregiver stress process and health outcomes. J Aging Health 2007;19:871-87.

28　Schulz R, Beach SR. Caregiving as a risk factor for mortality: the Caregiver Health Effects Study. JAMA 1999;282:2215-2219.

29　Brown SL, Smith DM, Schulz R, et al. Caregiving behavior is associated with decreased mortality risk. Psychol Sci 2009;20:488-494.

30　Lee S, Colditz G, Berkman L, et al. Caregiving to children and grandchildren and risk of coronary heart disease in women. Am J Public Health 2003;93:1939-1944.

31　Rohleder N, Marin TJ, Ma R, et al. Biologic cost of caring for a cancer patient: dysregulation of pro- and anti-inflammatory signaling pathways. J Clin Oncol

2009;27:2909-15.

[32] Lee S, Colditz GA, Berkman LF, et al. Caregiving and risk of coronary heart disease in U.S. women: a prospective study. Am J Prev Med 2003;24:113-9.

[33] Ji J, Zoller B, Sundquist K, et al. Increased risks of coronary heart disease and stroke among spousal caregivers of cancer patients. Circulation 2012;125:1742-7.

[34] Kang JM, Shin DW, Kwon YM, et al. Stomach cancer screening and preventive behaviors in relatives of gastric cancer patients. World J Gastroenterol 2011;17:3518-25.

[35] Richardson JL, Danley K, Mondrus GT, et al. Mammography and physician breast exams after the diagnosis of breast cancer in a twin or non-twin sister. Cancer Causes Control 1993;4:251-60.

[36] Richardson JL, Danley K, Mondrus GT, et al: Adherence to screening examinations for colorectal cancer after diagnosis in a first-degree relative. Prev Med 1995;24:166-70.

[37] Wen KY, Gustafson DH. Needs assessment for cancer patients and their families. Health Qual Life Outcomes 2004;2:11.

[38] Alliance FC. Caregiver Assessment, and Principles, Guidelines for Change Strategies. Volume 2006;1:5.

[39] Feinberg LF. Caregiver assessment. Am J Nurs 2008;108:38-9.

[40] Shin DW. Park JH, Shim EJ, et al. The development of a comprehensive needs assessment tool for cancer-caregivers in patient-caregiver dyads. Psychooncology 2011;20:1342-52.

[41] Yang HK, Shin DW, Kim SY, et al. Validity and reliability of the Korean version of the caregiver reaction assessment scale in family caregivers of the cancer patients.(under review)

[42] D'Alto M, Pacileo G, Calabro R. Nonpharmacologic care of heart failure: patient, family, and hospital organization. Am J Cardiol 2003;91:51F-54F.

암생존자의 정신사회적 문제의 관리

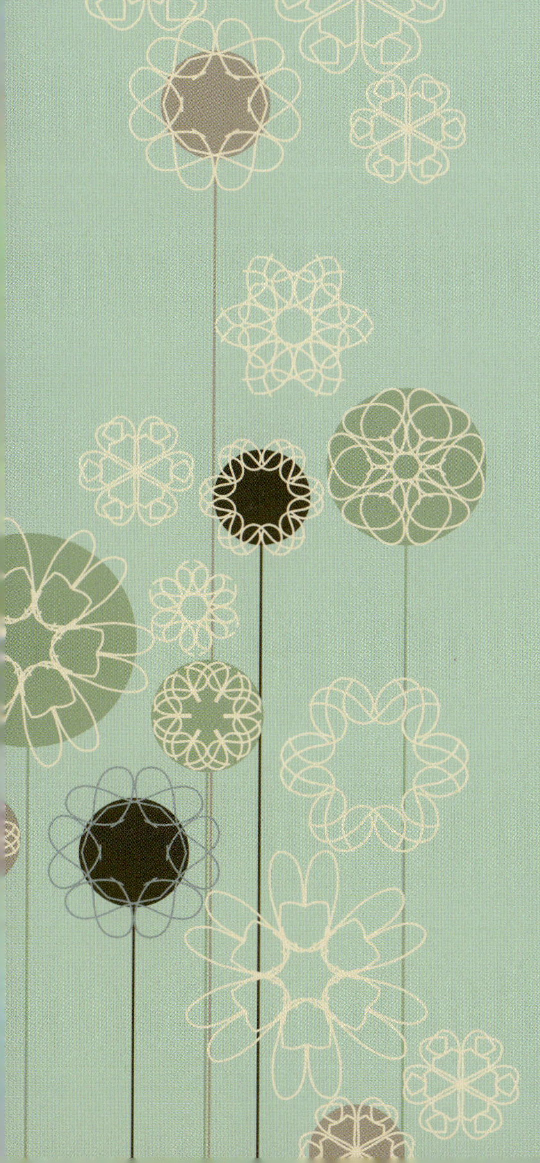

PART 03-1

암생존자의 심리적 적응과정

암생존의 의미

암을 진단받고 암환자가 된다는 것을 흔히 마땅한 준비도, 지도도 없이 미지의 새로운 세계로 발을 내딛는 것에 비유하곤 한다. 예기치 않은 이 신세계로의 갑작스러운 입문은 모르는 언어와 문화, 요구되는 새로운 역할들 사이에서 많은 심리적 변화를 일으키며, 특히 암진단 후의 치료과정은 롤러코스터와도 같이 오르막 내리막을 반복하며 매우 빠른 속도로 진행되는 심리적 요동이 있곤 한다. 그러나 암생존의 의미는 치료과정을 마치는 것에서 끝나지 않으며, 마치 졸업장을 취득하면 새로운 경험과 이해 및 능력이 요구되듯이, 암을 장기적 질환으로 인식하고 이에 요구되는 향후 후속적인 관리와 건강한 대처라는 또 다른 심리적 적응의 의미를 포함한다고 하겠다. 최근 암을 진단받는 순간부터 암생존자로 지칭하며 암생존시기(cancer survivor-ship)의 포괄적이고 장기적 특성을 강조하고 있으나, 이 장에서는 암진단과 치료과정이 이루어지는 초기 단계에서의 암환자의 경험과 적극적 치료기 그리고 치료가 끝나 장기적 생존기로 전환해가는 과정을 구분하여 설명함으로써 암생존자의 심리적 상태 및 적응에 대한 이해를 돕고자 한다.

암의 진단과 치료 초기의 심리적 상태

건강하다고 자부하는 우리 모두가 사실상 평생 동안 예비 암환자요 예비 장애인이라고는 하나, 위에서도 언급했듯이 암이라는 진단은 그 누구도 상상하지 못한 것이기에 공통적 첫 경험은 충격(shock)이다. 이 충격은 '망치로 머리를 맞은 듯한 멍함, 머릿속이 백지가 되고 아무 소리도 들리지 않는 것처럼 시간이 정지한' 느낌으로 흔히 표현되나 충격의 심리상태는 결코 획일화될 수 없다. 부정, 회피, 짜증, 분노, 죄책감, 무기력함, 혼란, 좌절, 슬픔, 담담함 등 매우 다양한 모습으로 그리고 때로는 이들이 복합적으로 나타나게 됨을 기억해야 한다.

삶을 송두리째 바꾸는 진단 앞에 놓인 환자들이 충격상태에서 흔히 거치는 초기의 심리적 경험에 대해 Gruman[1]은 다음과 같이 설명한다. 우선, 많은 환자들은 지금 당장 서둘러야 할 것 같은 조급한 마음이 든다는 것이다. 진단을 전후로 한 조급한 마음이 상황을 위기로 인식하고 빠르게 대처하는 원동력이 될 수도 있다. 그러나 지나치게 서두르는 나머지 자신의 상태에 대한 이해를 넓히고, 가족과의 공유, 필요 시 이차소견 고려 등을 할 수 있는 여유를 앗아가게 된다면, 환자와 가족들이 치료과정에 대해 수용하기 어렵거나 후회를 하는 경우가 발생할 수 있다. 그러므로 가족들이나 의료인들은 초기 충격 상태에서 환자들의 조급해지는 심리적 성향을 알고 현실적 범위 내에서 진단과 치료에 대한 결정들을 환자가 곱씹어볼 시간적 여유를 제공해주고 환자나 가족들이 너무 서두르지 말고 조금 천천히(slow down) 대처하도록 권하는 배려가 요구된다.

두 번째는 진단 이후 환자들은 제한적이고 침습적인 사고를 하는 경향이 있다는 것이다. 환자들이 '왜 나에게 이런 일이…' 라는 의문으로 초기에 느끼는 혼란과 절망감이 평생 계속될 것으로 생각하거나, 자신이 살아온 삶의 방식이나 행동 때문에 암이 걸렸다고 믿고 자괴감을 느끼곤 하는데, 이런 느낌과 생각이 수시로 반복되어 괴롭히기도 한다. 의료인이나 가족들의 태도나 반응이 이때 환자들에게는 매우 영향력이 있어서, 무심코 나온 말에 따라 환자가 부정적 정서에 빠지거나 혼란을 느낄 수도 있다. 또한 초기 충격의 파장으로 후속적인 영향을 받으면서도 환자가 감정표현을 하는 것을 질병 자체에 밀리는 것으로 잘못 인식하거나, 감정을 추스리지 못하면 상태가 더 나빠질 거라 생각하여 감정을 억누르는 대응기전을 반복함으로써 소진될 수도 있다. 이렇게 암진단에 따른 심리적 불안정 상태가 인지적으로도 영향을 미칠 수 있어서, 환자가 암치료와 관리에 대한 교육과 설명을 듣지만 전체적으로 이해하지 못하고 매우 좁게 해석하거나 선택적으로 일부만 기억하는 등 터널 속에서 출구를 바라보는 것처럼(tunnel vision) 사고의 폭이 제한되기도 한다.

한편 이런 제한적 심리과정과 사고 경향은 실제로 환자보다 가족들에게 더 두드러질 수 있다. 가족들이 암의 발병 관련 원인을 계속적으로 파헤치고 분석하며 자책하거나 환자를 재촉하기도 하며, 환자를 잘 지지하다가도 '어째서 우리에게 암이…'라는 의문이 수시로 떠오르면서 혼란과 고통을 겪기도 한다. 또 가족들이 치료를 위한 섭생이나 보조식품, 보완대체의학 처치 등을 서둘러 마련하느라 경제적 부담을 안고 후회하기도 하므로 암환자뿐 아니라 가족들에게도 이러한 심리적 쟁점이 있음에 유의해야 한다.

암치료 단계에서의 불확실성, 불안, 우울, 외상성 경험 및 성장

진단에 따른 초기의 충격 이후에도 치료를 어떻게 결정하느냐에 따라 암환자들은 실로 다양한 심리적 변화를 경험한다. 수술이나 항암화학요법, 방사선요법, 호르몬요법 등을 결정하고 치료를 받는 과정에서 수술 이후의 기능 변화와 달라진 신체 모습이라든가 치료에 따른 부작용과 증상 등에 따라 불확실성, 불안, 우울 등을 공통적으로 경험하는 것이다.

암생존자의 불안은 매우 흔한 경험이지만 암의 진단과 치료시점뿐 아니라 정신건강 문제 등 환자의 개인특성에 따라서 편차가 있는 것으로 보고된다. 특히 과정에 따라 수상한 증상 발견 시, 암진단 시, 치료대기 중, 힘든 치료과정 중, 치료방법 변경 시, 퇴원 시점 등 적극적 치료시기뿐 아니라 치료 완료 시기, 추적검사 직전, 증상 악화 시, 완화의료나 호스피스로의 전환 시점 등이 불안의 취약시기로 강조되는데[2] 이는 장기적 생존시기에서도 중요하다. 불안은 진단과 치료에 대한 반복적인 생각, 미래/죽음에 대한 막연한 두려움, 장애/통증 가능성에 대한 걱정, 수면장애, 집중력 저하, 짜증스러움 등의 정서적 증상과 빈맥, 발한, 식욕부진, 두통, 복통 등의 신체적 증상으로도 나타나므로 환자의 호소를 종합적으로 고려해야 한다.

불확실성과 불안감도 암환자에게 보편적인 경험이 되며 삶의 질을 저하시키고 대응능력을 제한시켜 심리적 고통을 야기한다. 특히 예측할 수 없는 상황에 대한 지속적인 불확실성으로 인식한다면[3] 암생존자에게는 재발 걱정 때문에 불확실성이 아예 삶의 방식이 되기도 한다. 특히 진단 시와 추적검사 시점이 불확실성에 가장 취약한 것으로 평가되나 장기 생존기간 동안에도 다른 사람의 암진단이나 암 관련 보도를 접할 때 불확실성이 급증한다고 보고되어 이에 대한 고려가 요구된다.

우울은 암치료시기의 흔한 경험이지만 전반적으로 장기적 암생존자들은 암을 겪으며 경험한 심리적 문제들을 나름 헤쳐나가 긍정적으로 적응하며, 유의한 수준의 심리적 고통을 지속적으로 경험하는 경우는 적다고 보고 있다.[4] 그러나 장기적 암생존자에서의 일상생활 기능에 영향을 미칠만한 우울이 가능하며, 이 시점에서 의료인과 만날 수 있는 접촉점이 적음을 고려하면 이를 놓치지 않기 위해서는 모든 내원 시점에서 일관되게 심리적 기능상태를 사정하는 것이 요구되며, 특히 우울증상과 자살충동 여부에 대해서 의료인이 먼저 얘기를 꺼내야 한다.

암진단과 치료과정이 스트레스 요인이 되어 환자의 정서심리적 고통이나 불안정을 촉발할 가능성을 가늠하는 데 있어서 암 이전의 정서심리적 상태가 어땠는지를 확인하는 것은 중요하다. 이전 우울이 있던 환자의 경우 우울이 악화될 수 있으므로 더욱 세심한 관심과 돌봄이 요구되며, 평소의 스트레스 대응 전략이 어땠는지를 파악함으로써 암치료과정의 복합적 스트레스를 조정할 수 있는 정도를 평가하는 데도 도움이 된다. 암생존자의 심리적 상태는 NCCN 가이드라인[5]를 이용하여 암생존자의 심리적 고통, 우울 등에 대한 사정 지침과 대응 전략을 확인할 수 있다.

최근 암환자의 제한적이고 침습적인 사고 경향이 반복적으로 나타나며 특히 암진단과 치료과정에 대한 기억들이 반복적으로 촉발(trigger)되어 수면장애와 심리적 고통을 야기하는 보편적 경험에 대한 인식이 넓어졌으며, 암환자도 외상 후 스트레스 장애(post-traumatic stress disorder)에 포함되는 적용군으로 DSM-IV가 개정되었다.[6]

그런가 하면 암으로 인한 심리적 변화가 꼭 부정적인 것만은 아니며 오히려 많은 경우 생존자들이 고통 이면의 축복을 보며 암 이후의 삶에서 새로운 의미를 부여하거나 목적을 발견하는 등 인간적 성장을 이룰 수 있다는 것에도 유의해야 한다. Tedeschi & Calhoun[7]은 이를 외상 후 성장(post-traumatic growth) 개념으로 정리했으며 암환자 대상 선행연구들에서 80% 이상의 환자들이 암으로 인한 혜택이나 성장을 보고한 것으로 밝혀졌다.[8-10]

장기적 암생존자로서의 전환 및 심리적 상태

　암생존자들은 정해진 치료기간을 지내는 동안에는 스스로 뿐 아니라 주변에서도 당사자를 '환자'로 인식하는 편이지만, 적극적 치료가 완료되어 암생존자-가족-동료들의 인식에 변화가 생기면 어려움을 경험할 수 있다. 전환의 과정에서 생존자-가족 간의 갈등은 가족들이 이제 암생존자가 환자 역할을 끝내고 암 이전의 '정상'으로 돌아갈 것을 기대하나 현실화되지 않는 경우 발생할 수 있다.

　특히 암치료를 받는 동안 또는 종료 후에 직장으로 복귀하거나 취업을 준비하려는 암생존자는 자신의 업무수행 능력, 암으로 인한 차별의 가능성, 동료들의 반응 등에 대한 걱정을 할 수 있으며, 실제로 상사나 동료들이 치료 종료 후 상당한 시간이 흐른 뒤에도 지속적으로 경험하는 암 관련 피로에 대한 인식과 배려가 부족하여 생존자가 부담을 느낄 수 있다. 한편 암생존자는 자신이 감당할 수 있는 정도에 대한 판단력이 서지 않거나 항암화학요법 후의 집중력과 기억력 저하 등 인지장애로 자존감 저하, 우울 등을 경험할 수 있다. 암생존자가 사회로 복귀하기에 앞서 무엇을 예상하고 걱정하고 있는지를 생각해보고 준비할 수 있도록 지지하는 것이 필요하다.

　한편 많은 생존자들은 장기적 암생존시기로 전환해가는 과정에서 또 하나의 새로운 적응과 회복이 요구됨을 인식하게 되며 이 과정에서 또다시 불안과 불확실성, 애도를 경험하기도 하나, 성장적 요인을 찾아 의미를 부여하거나 자신의 삶과 건강관리에 대한 주도성을 개발하기도 한다.

의료인을 위한 쟁점(implications)

　의료인은 환자와 가족들이 암이라는 진단을 수용하고 적응해 가는 과정에서 초기 충격의 경험에 따른 좁은 인식과 반복적이고 제한된 사고를 넘어서 건강을 회복해가는 전환의 과정에 상당한 에너지가 소요된다는 것을 유의해야 하겠다.

　우선 환자와 가족의 심리적 상태를 고려하면 의료인의 민감성(sensitivity)이 매우 중요한데, 이는 언어적, 비언어적 상호작용 모두에 적용된다. 전문용어나 외래어 보다는 환자가 쉽게 이해할 수 있는 용어를 사용하고, 환자의 집중력 저하와 심리상태를 고려하여 너무 많은 설명을 한꺼번에 하려는 것보다 구체적인 설명을 반복해서

하는 것이 필요하다. '투병, 암을 이긴다' 라는 보편적 용어 조차 환자가 암과 적극적으로 맞서 싸워야만 하는 역할만 강조하는 것으로 인식한다면 환자의 심리적 무력감과 소외감을 가져올 수 있으므로 '암과의 동행, 암을 지켜보면서 산다' 등의 중립적 표현, 암의 계속적 특성을 반영하며 생존자를 배려하는 표현 또한 고려되어야 하겠다.

비언어적 상호작용에서의 민감성도 언어적 민감성 못지 않게 중요하다. 환자와 눈을 맞추지 않는다거나, 설명인지 혼잣말인지 구별되지 않는 모호한 말투, 독촉하거나 단언하는 태도 등은 환자를 심리적으로 위축시키고 환자 - 의료인간 신뢰 형성에 장애가 되므로 의료인이 세심하게 기억해야 할 요소이다. 특히 진단이라는 초기 단계에서 충격의 반응 양상이 다양함을 고려하며 환자가 고집스럽게 부정하거나 지나치게 의존적, 수동적 태도를 보이는 경우에도 경청하겠다는 의지, 존중하며 기다려주는 메시지를 보내는 것이 필요하다. 또한 환자의 제한적 사고 경향을 고려하여 지금 눈앞에 놓인 상황 외에 환자와 가족의 이해를 넓힐 수 있도록, 보다 포괄적인 큰 그림을 그려주고 의미를 부여하며 재구성하는 배려 또한 암생존자의 안정적 심리적 적응에 큰 도움이 되겠다.

민감성 외에도 의료인의 적극적 경청의 자세가 암생존자들에게 큰 위로와 힘이 됨은 당연하다. 암생존자들이 신체적 상태나 증상경험에 대해서는 쉽게 호소하는 반면, 자신의 심리적 상태나 영성의 변화에 대해서는 스스로 인지도 낮은 편이며 가족이나 의료인들에게 이를 선뜻 표현하기 어려울 수 있다. 심리적 상태를 사정하는 다양한 도구들이 있지만 의료인은 간단한 개방질문을 효과적으로 활용할 수 있다. "마음이 좀 어떠세요?"와 같은 구체적인 질문을 통해 환자가 최근의 심리적 상태에 대해 얘기하도록 허락하고 유도하는 것이 도움이 되며, 질문 후에는 적극적이고 진중한 경청의 자세로 받아주는 것이 요구된다. 관심과 공감을 얻은 것만으로도 암생존자에게는 부정적 측면에 쏠리지 않는 균형점이 될 수 있으며, 의료인에게는 정신종양학(psycho-oncology) 훈련을 받은 전문가에게 의뢰해야 하는 심각한 심리적 장애 수준의 환자를 확인할 수 있는 접촉점이 될 것이다.

암의 긴 여정 중에서도 적극적 치료기 완료 후 추적검사를 충실히 이행해야 하고, 장기적 건강관리를 주도적으로 하며 사회에 복귀하는 시점에서 암생존자들이 심리적 혼란과 위축에 취약함을 고려하면, 의료인들은 특별히 동기부여(motivating) 전략을 활용함으로써 생존자의 심리적 적응을 촉진할 수 있다. 의료인들은 생존자 스스로의 내적 힘이 있음을 독려하면서 이를 찾을 수 있도록 경청하고 격려하는 전략,

더불어서 생존자가 실천하는 건강행위나 생활습관 개선에 대해 칭찬을 적극적으로 활용함으로써 암생존자의 힘을 북돋울 수(empowerment) 있다.

참 | 고 | 문 | 헌

1 Gruman J. Aftershock: What to Do When the Doctor Gives You-Or Someone You Love-a Devastating Diagnosis: Walker Books; 2009.

2 Sheldon LK. Anxiety and people with cancer. In Brown CG ed. A Guide to Oncology Symptom Management. Pittsburgh (PA): Oncology Nursing Society; 2010.

3 Mishel MH. Reconceptualization of the uncertainty in illness theory. Image: J Nurs Scholarsh 1990; 22: 256-262.

4 Hoffman KE. McCarthy EP, Recklitis CJ, Ng AK. Psychological distress in long-term survivors of adult-onset cancer: Results from a national survey. Arch Intern Med 2009; 169: 1274-1281.

5 National Comprehensive Cancer Network. NCCN Clinical Practice Guidelines in Oncology: Distress management [v.2.2013]. (Accessed Feb, 20, 2013, at http://www.nccn.org/professionals/physician_gls/PDF/distress.pdf)

6 Bellizzi, KM, Blank TO. Post-traumatic stress and post-traumatic growth in cancer survivors. In Lester JL, Schmitt P eds., Cancer rehabilitation and survivorship: Transdisciplinary approaches to personalized care. Pittsburgh (PA): Oncology Nursing Society; 2011.

7 Tedeschi RG, Calhoun LG. Posttraumatic growth: conceptual foundations and empirical evidence. Psychol Inq 2004; 15, 1-18.

8 Algoe SB, Stanton AL. Is benefit finding good for individuals with chronic disease? In Park CL, Lechner SC, Antoni MH, Stanton AL (eds.), Medical illness and positive life change. Washington (DC): American Psychological Association; 2009.

9 Jim HSL, Jacobsen PB. Posttraumatic stress and posttraumatic growth in cancer survivorship: a review. Cancer J 2008; 14, 414-419.

10 Kinsinger DP, Penedo FJ, Antoni MH, Dahn JR, Lechner SC, Schneiderman N. Psychosocial and sociodemographic correlates for benefit-finding in men treated for localized prostate cancer. Psychooncology 2006; 15, 954-961.

PART 03-2

암생존자의 디스트레스 관리

암생존자의 디스트레스

과거에는 암이 불치병의 대명사로서, 진단과 동시에 일종의 사형선고로 여겨졌다. 의사가 암이라고 통보하는 것은 죽음을 준비하라는 의미였다. 많은 환자들이 자신이 암에 걸렸다는 사실도 모른 채 투병하다가 사망하였다. 그런 상황에서 암환자의 정신건강에 대해서까지 배려하기는 어려웠다. 하지만 의학의 발달에 따라 '암은 곧 죽음'이라는 고정관념이 깨지기 시작했다. 암도 관리만 잘하면 장기 생존이 가능한 만성 질환의 하나로 간주되고 있다. 최근 종양학이 눈부시게 발전하고 있어서 머지않아 암을 정복할 수 있을 것이라는 장밋빛 전망도 싹트고 있다.

하지만 종양학의 발전에도 불구하고 현재 암을 앓고 있는 환자나 가족들이 겪는 정신적 고통은 오히려 더 심해지고 있다. 이와 같은 역설적인 현상이 생기는 이유는 무엇일까? 우선 아무리 만성질환처럼 관리가 가능해진다고 하더라도 암은 여전히 목숨을 앗아갈 수 있는 치명적인 질병이라는 사실은 변함이 없다. 생존기간이 늘어남에 따라 투병기간도 또한 길어졌다. 환자들은 최첨단 치료술의 혜택을 보는 반면에, 그에 수반되는 높은 비용과 다양한 부작용을 감수해야 된다. 환자의 알 권리를 보장하기 위해 의료진이 암의 병기나 예후를 자세하게 알려주게 되었고, 치료의 각 단계에서 각종 치료법의 결정과 임상시험에 대해서도 환자에게 동의를 구하게 되면서, 환자와 가족의 입장에서는 정보처리와 의사결정에 있어서 부담감이 가중되었다.

과거의 종양학이 단지 환자의 생존에만 관심을 가졌다면 이제는 환자의 삶의 질까지 고려하게 되었다. 환자의 삶의 질은 정신사회적 부문에 의해 크게 좌우되기 마련이다. 암환자의 정신적인 측면을 다루는 정신종양학이라는 학문이 태동된 것은 1970년대에 이르러서이다.[1] 이제 암 의료에서 종양내과, 종양외과, 방사선종양학 등과 함께 정신종양학은 빼놓을 수 없는 한 분과로서 새롭게 자리를 잡았다. 암환자와 그 가족들이 겪는 정신적인 고통, 즉 디스트레스를 관리하는 것이 현대 암 의료에 있어서 필수불가결한 요소가 되었다.

디스트레스의 정의

암환자라면 누구나 정신적인 고통을 겪는다. 그 괴로움의 원인은 신체적인 증상, 실생활 문제, 가정문제, 정서적인 어려움 그리고 영적/종교적인 고민 등 다양하며, 여러 영역에서의 문제들이 복합적으로 작용한다. 가벼운 당혹감, 슬픔, 두려움과 같은 정상적인 감정 반응에서부터 시작해서 우울, 불안, 공황, 사회적 고립, 실존적 위기와 같이 심리·사회적인 기능 손상을 야기하는 병적인 상태에 이르기까지 넓은 범위에 걸쳐 있다. 그 원인이 무엇이든, 정도가 얼마나 심하든 관계없이, 암환자가 겪는 정신적인 고통을 디스트레스라고 통칭한다. '스트레스'라고 하지 않고 '디스트레스'라는 용어를 사용하는 이유는, 암환자의 고통이 단순한 일상적인 스트레스로 과소평가되지 않도록 하기 위해서이다. '정신과적' 또는 '심리적', '정서적' 고통이라는 용어를 사용하는 것은 일부 환자들이나 의료진에게 낙인의 느낌을 줄 염려가 있다. 따라서 암환자의 정신적인 고통에 대해서 다소 낯설지만 비교적 중립적인 표현으로 디스트레스라는 용어를 사용하게 되었다.[2]

암 생존시기에 따른 디스트레스

1. 진단

암이 의심되니 정밀검사가 필요하다는 말을 듣게 되면 환자는 당혹감에 휩싸이게 된다. 정밀검사를 하거나 큰 병원으로 옮겨 확진을 기다리는 동안 환자가 겪는 불안, 긴장, 초조감은 매우 크다. 검사과정을 밟고 있는 사람의 마음은 '설마 괜찮겠지' 라는 생각과 최악의 경우에 대한 두려움 사이에서 끊임없이 동요한다. 막상 '어떤 암의 몇 기' 라는 판정을 받는 그 순간에는 '머릿속이 새하얗게 될' 정도로 충격에 빠진다. 이때에는 정보처리 능력과 판단력이 저하되므로, 암이라는 이야기 말고는 의사가 하는 말을 잘 이해하지 못한다. 암진단을 받은 직후가 정신적으로 가장 취약할 때이다.

암진단을 받은 사람이 가장 먼저 사용하는 방어기제는 '믿지 않기', 즉 부정이다. '내가 암일리가 없어', '검사 결과가 잘못되었을 거야' 라고 생각하기 쉽다. 이런 반응은 위기로부터 자신을 보호하는 적극적 회피전략으로 나름대로 합목적적인 대처 방법이다. 따라서 처음부터 환자의 부정을 깨뜨리고 현실을 직시하도록 강요할 필요는 없다. 진단을 확인하기 위하여 다른 의사의 의견(second opinion)을 묻는 것은 필요한 과정이다. 하지만 부정이나 불안이 심한 환자의 경우 의사 쇼핑을 하면서 시간을 허비하기도 한다.

환자가 암진단을 받아들이고 나서는, 하늘이 무너지는 것 같은 좌절감과 인생이 끝장난 것 같은 절망감을 느낀다. "이제 살만하니 암에 걸렸다.", "한 많은 삶이 원통하다."고 억울해 한다. '왜 하필 내가 암에 걸린 것이냐' 고 분노를 터뜨리며, 하늘을 원망하고 가족이나 의료진에게 적개심을 표현하는 환자도 많다. 이런 상황에서의 분노와 적개심은 환자의 절망감, 불안, 무력감, 두려움의 또 다른 표현이다.

2. 초기 치료

암치료는 고통스럽고 위험하다는 선입견 때문에 많은 환자들이 치료가 시작되기 전부터 불안해한다. 수술, 항암화학요법 및 방사선치료 등 치료의 부작용으로 여러 가지 신체적 변화와 정신적 고통이 수반된다. 특히 불안이나 우울 등 디스트레스가 심한 환자일수록 암치료를 포기하거나 근거가 희박한 대체의학에 빠져 치료 시기를 놓치기 쉽다. 따라서 환자의 신체적 및 정신적 증상에 대한 적극적인 조절을 통하여 치료의 순응도를 높이는 동시에 환자의 삶의 질을 향상시키는 것이 치료 결과도 좋게 만든다. 정신건강의학과를 포함한 통합적인 지지의료가 다학제적 암치료의 일환으로 통합되는 것이 필요하다.

3. 재발 · 전이 및 진행시기

처음에 암진단을 받았을 때보다 암이 재발 · 전이되었다는 것이 발견된 순간이 더 고통스럽다고 말하는 환자가 많다. 처음 진단 받았을 때에는 암에 대한 정보가 별로 없이 느닷없이 충격을 받았다면, '혹시나 재발 · 전이가 되면 어떻게 하나' 하고 전전긍긍하던 차에 당한 일이라서 더 실망스럽고 절망감에 빠진다. 의학적 지시를 믿고 따랐는데 결국 치료가 실패했다는 생각에 의료진에게 배신감과 분노를 터뜨리기도 한다. 환자뿐 아니라 가족이나 의료진에게도 좌절감이 큰 시점이다. 다시 완치를 목적으로 한 공격적인 암치료를 시작하기도 하지만 일반적으로 완화의료/지지의료의 비중이 점차 커지게 된다. 진행기 암이라고 하더라도 현재 몸 상태가 나쁘지 않으면, 자신만은 완치되리라는 희망을 갖는 것이 보통이며, 건강한 부정이다. 하지만 이런 부정이 끝까지 지속되면 향후 치료방법과 생활방식을 합리적으로 선택할 수 없게 되므로 적절한 시점에 환자가 점차 현실에 직면할 수 있도록 도와주어야 한다.

4. 장기 생존시기

처음 암진단을 받고 한창 치료를 받는 도중에는 별다른 동요 없이 의연하던 환자가 치료가 일단락 된 이후에 비로소 본격적으로 불안해하거나 우울해하는 경우가 드물지 않다. 초기에는 우울한 감정을 느낄 여유도 없었다가, 집중적인 치료가 끝나고 회복기로 접어들면서 초기의 쇼크에서 벗어나고 긴장이 풀리기 때문이다. 또한 이 시기에는 의료진이나 가족으로부터 받는 관심과 지지가 차츰 줄어들면서 당면한 현실적인 문제들을 스스로 처리해야 되는 시기이기 때문이기도 하다.

장기 생존자들은 시간이 흘러도 불확실한 미래에 대한 불안과 재발/죽음에 대한 공포심으로부터 여전히 벗어나지 못하는 경우가 많다. 가벼운 신체증상만 나타나도 암이 재발된 것이 아닐까 두려움에 떨고, 이차적 암 발생과 신체적 후유증에 대한 염려가 많다. 정기적으로 추적 검사를 받는 날이 가까워오면 불안해지고 잠을 설치기도 한다. 암생존자가 처한 이런 상황은 칼이 머리 위에서 언제 떨어질지 모르는 '다모클레스의 칼'로 비유되기도 한다. 우울과 불안은 비교적 흔하며, 외상후스트레스 장애의 증상도 드물지 않다. 인지 기능의 장애, 성 기능 문제 및 불임, 만성피로, 외모의 변화 등의 후유증 때문에 대인관계 적응이 힘든 경우도 있다. 또한 경제적 문

제, 직장 복귀 문제 등의 현실적인 일들도 헤쳐나가기 힘겹다. 환우회와 같은 지지집
단에서 활동하는 것이 정보교류와 정신건강에 도움이 된다. 최근 암생존자들이 크게
늘어남에 따라 암치료의 장기적 후유증을 예방하거나 회복시키는 포괄적 정신사회
적 재활프로그램이 생존자 통합지지의 일환으로 제공되고 있는 추세이다.

5. 말기

완치가 불가능하고 여명이 수개월 이내라고 추정되며, 항암치료가 환자에게 득보
다 실이 많다고 판단될 때에는 적극적 항암치료를 중단한다. 이 시점부터 '죽음'의
과정이 시작된다고 할 수 있다. 치료는 완치를 목적으로 한 치료에서 호스피스/완화
의료 위주로 전환된다. 여명이 얼마 남지 않았다고 해서 디스트레스를 방치하지는
않아야 된다. 말기 암환자라고 해서 절망감에 빠지게 내버려 둘 것이 아니라 희망을
버리지 않도록 지지해 주는 것이 중요하다. 기적적으로 살아나겠다는 희망보다는 의
료진이 끝까지 돌봐줄 것이라는 희망, 증상 조절이 가능하다는 희망, 품위 있는 죽음
을 맞을 수 있다는 희망을 가질 수 있도록 해야 한다.

암환자 디스트레스 관리 권고안

미국 국가종합암네트워크(NCCN, National Comprehensive Cancer Network)에
서는 각종 암과 관련한 임상진료지침을 제정하여 보급하고 있다. 1999년 정신종양
학 전문가들로 구성된 위원회에서 NCCN 디스트레스 관리 진료지침을 최초로 개발
하였고 매년 이를 갱신하고 있다.[3] 영국, 호주, 캐나다 등 여러 국가에서도 암환자의
정신사회적 개입을 위한 지침이 개발되어 통합적 암 관리의 일부로 시행되고 있다.
우리나라에서는 보건복지의 암정복추진연구개발사업의 지원으로 2009년 국립암센
터에서 '암환자의 삶의 질 향상을 위한 디스트레스 관리 권고안'을 개발하여 현재
국가암정보센터를 통해 제공하고 있다. 이 권고안에는 한국 의료현황을 반영한 암환
자의 디스트레스에 대한 선별평가, 의뢰 및 치료적 중재 알고리듬이 포함되어 있다.[4]

디스트레스의 선별

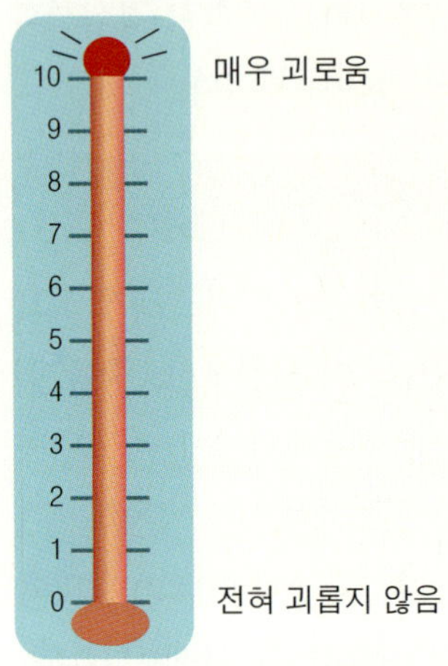

오늘을 포함하여 지난 일주일 동안 여러분이 겪으신 정신적 괴로움의 정도를 가장 잘 나타내는 번호(0~10)에 동그라미를 표시해 주십시오.

|그림 1| 디스트레스 온도계

디스트레스를 간단하게 선별하는 도구로서 디스트레스 온도계가 주로 사용된다. 디스트레스 온도계는 환자가 느끼는 디스트레스의 주관적 정도를 0에서 10 사이의 숫자로 측정하는 시각적 아날로그 척도이다[그림 1].

우리나라에서는 디스트레스의 양상을 파악하기 위해 우울, 불안, 불면의 세 가지 증상의 심각성 정도와 그에 따른 생활의 지장도, 전문가의 도움에 대한 요구를 평가하는 '국립암센터(NCC) 심리증상평가지를 함께 사용하기도 한다[그림 2].

NCC 심리증상평가지

다음에는 암환자 분들께서 투병과정에서 경험하실 수 있는 주요한 심리적 증상들이 기술되어 있습니다. 각 문항에 대해 지난 일주일을 기준으로 응답하여 주십시오.

1-1. 지난 일주일 동안 불면 증상이 얼마나 심하셨습니까?

전혀 없음										극도로 심함
0	1	2	3	4	5	6	7	8	9	10

1-2. 불면 증상이 일상 생활에 얼마나 지장을 주었습니까?

지장을 주지 않았음										완전히 지장을 줌
0	1	2	3	4	5	6	7	8	9	10

2-1. 지난 일주일 동안 얼마나 불안하셨습니까?	

불안
하지
않음 　　　　　　　　　　　　　　　　　　　　　　　극도로
불안함

| 0 | 1 | 2 | 3 | 4 | 5 | 6 | 7 | 8 | 9 | 10 |

2-2. 불안이 일상 생활에 얼마나 지장을 주었습니까?	

지장을
주지
않았음 　　　　　　　　　　　　　　　　　　　　　　　완전히
지장을
줌

| 0 | 1 | 2 | 3 | 4 | 5 | 6 | 7 | 8 | 9 | 10 |

3-1. 지난 일주일 동안 얼마나 우울하셨습니까?	

우울
하지
않음 　　　　　　　　　　　　　　　　　　　　　　　극도로
우울함

| 0 | 1 | 2 | 3 | 4 | 5 | 6 | 7 | 8 | 9 | 10 |

3-2. 우울이 일상 생활에 얼마나 지장을 주었습니까?	

지장을
주지
않았음 　　　　　　　　　　　　　　　　　　　　　　　완전히
지장을
줌

| 0 | 1 | 2 | 3 | 4 | 5 | 6 | 7 | 8 | 9 | 10 |

4. 다음 중 전문 의료진의 도움을 원하는 모든 증상들에 체크(✓) 표시해 주십시오.		
□ 불면	□ 불안	□ 우울

디스트레스 관리의 알고리듬

　암환자가 가벼운 디스트레스(예 디스트레스 온도계에서 절단점 4점 미만)를 겪고 있을 때에는 기존에 진료하던 암 의료진(의사나 간호사)이 환자를 정서적으로 지지해 주는 것으로 충분하다. 암 의료진은 디스트레스를 선별하는 방법과 가벼운 디스트레스의 관리 방법에 대해서 교육을 받아야 한다. 암환자가 중등도 이상의 디스트레스를 호소하는 경우에는 정신건강의학과 의사 등 정신보건 전문가가 개입하는 것이 바람직하다. 사회복지 상담이나 영적 상담이 필요한 경우에도 적절한 개입이 가능하도록 한다. 디스트레스 관리는 전체적인 통합지지의료의 틀 안에서 이루어지는

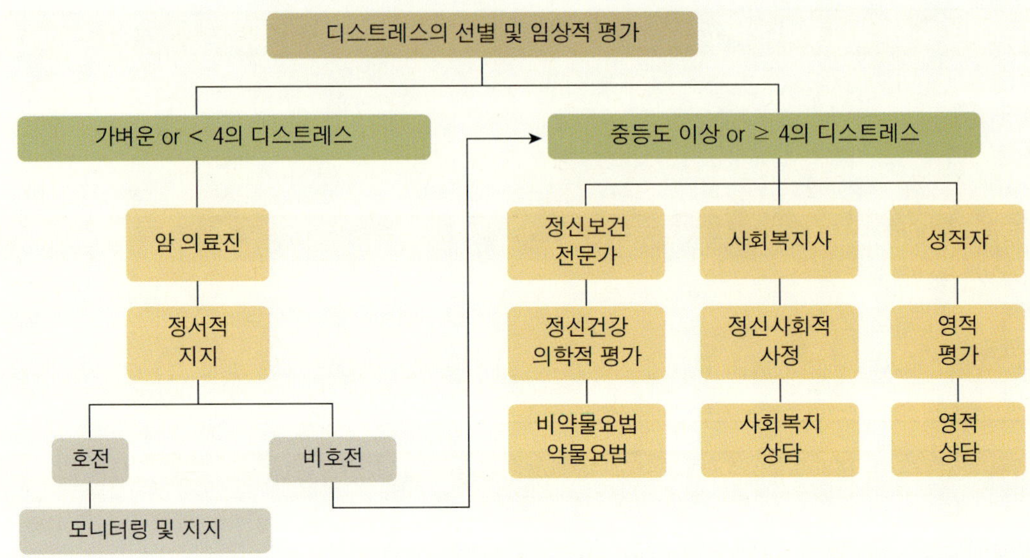

|그림 2| **디스트레스 관리의 알고리듬**

것이 좋다.

정신종양학적 개입

암환자의 디스트레스에 대한 정신종양학적인 개입방법은 크게 정신약물요법과 정신사회적 개입으로 대별할 수 있다. 보완대체의학, 그중에서도 심신의학적 방법을 선호하는 환자들도 많다. 정신종양학적 개입은 암을 치료하는 것이 아니라 암환자의 디스트레스를 완화시키기 위한 것이다. 정신치료 자체가 정신신경면역학적 기전을 통해 암환자의 생존율을 향상시킨다는 주장이 있으나 이를 입증하기에는 아직 연구가 부족하다. 치료의 목적이 삶의 양(생존율) 향상을 위한 것이 아니라 삶의 질을 향상시키는 데 있다는 것을 확실하게 해두어야 한다.

1. 정신약물요법

암환자 중에서 정신건강의학적 진단에 따라 향정신약물의 복용이 필요한 경우에는 약효의 발현 시기나 부작용의 양상, 약물상호작용 등을 고려하여 약물을 선택한다.[5]

|표 1|　**암환자에게 흔히 사용되는 향정신약물**

분류	계열	종류	일차 적응증	이차 적응증
항우울제	SSRI	fluoxetine sertraline paroxetine escitalopram fluvoxamine	우울증	불안증, 폐경기 증상
	SNRI	venlafaxine milnacipran duloxetine		신경병증 통증, 폐경기 증상
	TCA	amitriptyline imipramine nortriptyline		신경병증 통증
	기타	mirtazapine trazodone bupropion		불면증 금연
항불안제	벤조다이아제핀	alprazolam lorazepam diazepam clonazepam	불안증	불면증, 우울증, 호흡곤란, 구토
수면제	벤조다이아제핀	triazolam lorazepam midazolam flurazepam	불면증	완화적 진정
	비벤조다이아제핀	zolpidem		
항정신병약물		haloperidol risperidone quetiapine olanzapine chlropromazine	섬망	정신병적 우울증, 불안증, 구토, 딸꾹질, 완화적 진정
정신자극제		methylpenidate modafinil	우울증	피로, 인지기능 장애

2. 정신사회적 개입

　암환자들이 디스트레스를 극복하고 당면한 문제를 해결하고 건강한 대처 방식을 취하여 투병과정에 잘 적응할 수 있도록 도와주기 위해서 정신사회적 개입이 중요하다. 지지정신치료, 역동정신치료, 인지행동요법, 집단정신치료 등 다양한 정신사회적 개입 기법들을 증상의 심각도와 환자의 선호도에 따라 융통성 있게 사용한다. 환자의 디스트레스를 경감시키고 자존심과 통제감을 향상시키는 것이 우선적인 목적이다. 본격적인 정신사회적 개입에 거부감을 가진 환자들이 많으므로 정보 제공에 중점을 둔 심리교육이나 환자들끼리 진행하는 자조집단을 통해서 정서적 지지를 받는 것도 좋다.[6]

3. 심신의학적 개입

암환자들은 여러 가지 보완대체의학에 관심이 많다. 명상, 예술요법(미술요법, 음악요법), 향기요법, 최면요법, 이미지요법, 기공, 마사지, 태극권, 국선도, 요가 등이 암환자에게 도움이 되는 심신의학이다. 디스트레스 관리를 위한 주된 치료기법이기보다는 정신약물학적 및 정신사회적 개입을 보완하는 정도로 활용하는 것이 바람직하다. 이러한 개입 프로그램은 일정 자격을 갖춘 전문가나 암환자에 대한 임상적 경험이 풍부한 전문가가 시행하는 것이 좋다. 다른 형태의 보완대체의학과는 달리 비침습적이고 부작용이 적으므로 암환자들이 비교적 안심하고 사용할 수 있다. 하지만 삶의 질을 향상시키는 목적에 한정해야 하며 암 자체를 치료하기 위해 심신의학적 방법을 사용하는 것은 근거가 없다.

증상별 관리 권고안

'암환자의 삶의 질 향상을 위한 디스트레스 관리 권고안' 에서는 우리나라 암환자에게 유병률이 높은 것으로 알려진 우울, 불안, 불면 및 섬망의 4대 증상에 대한 약물 및 비약물 중재법을 소개하고, 각각의 권고 수준을 제시하였으며, 증상 심각도에 따른 중재 알고리듬을 제안하였다.

1. 우울증

우울증은 마음의 감기라고도 하며 암환자라면 누구나 가벼운 우울증상이 있을 수 있다. 암진단을 받은 직후가 정신적으로 가장 취약할 때이다. 하늘이 무너지는 것 같은 좌절감과 인생이 끝장난 것 같은 절망감을 느껴서 제대로 암치료를 받지 못하고 자포자기하기 쉽다. 항암화학요법의 부작용으로 나타나는 탈모나 유방절제술 등 외과적 수술로 인해서 신체상의 변화가 환자의 자존심을 손상시켜 사회활동을 위축시킬 수 있다. 암이 재발/전이되었을 때에는 처음 진단 받았을 때보다 더 실망스럽고 절망감에 빠지기도 한다.

　계속 기분이 우울하고 모든 일에 의욕을 잃고 죽고 싶다는 생각이 자주 든다면 우울증 치료를 받는 것이 좋다. 잠을 잘 못자고, 식욕이 떨어지고, 집중이 잘 안 되고, 기운이 없고 쉽게 피곤해 하는 환자들의 경우 이런 증상이 암이나 암치료 때문에 생긴 것인지 우울증 때문에 생긴 것인지를 구별해야 한다. 항우울제를 위주로 한 약물요법과 상담을 위주로 한 비약물요법을 병용하는 것이 좋다.[7]

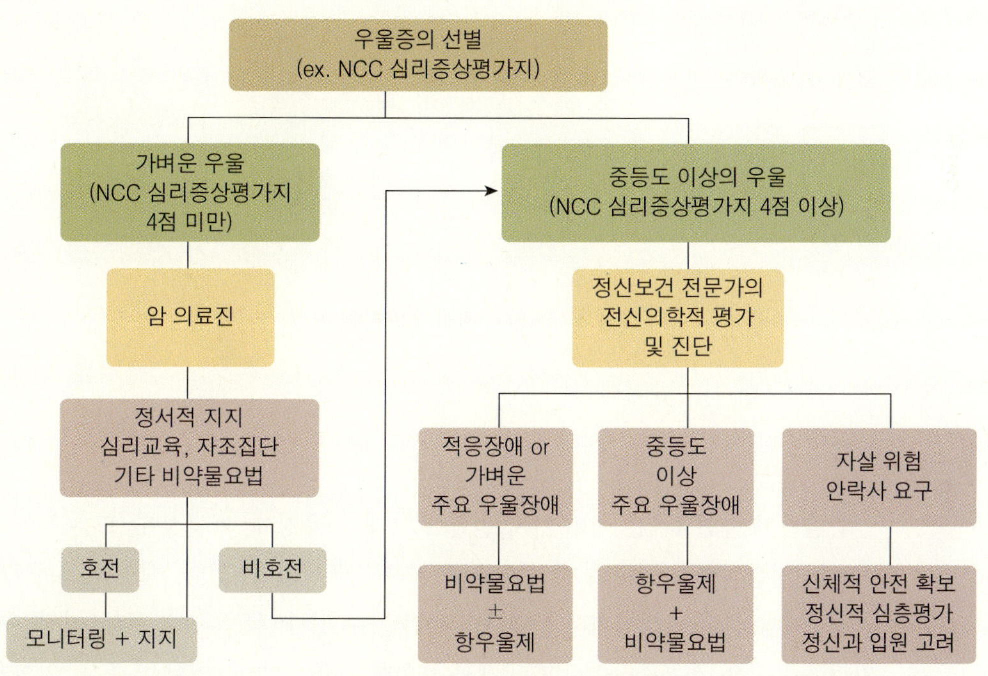

|그림 3| **우울증 관리 알고리듬**

2. 불안증

　암 투병은 불확실성과의 싸움이다. 불안은 정서적 고통의 가장 흔한 형태이다. 죽음이나 재발에 대한 과도한 걱정, 안절부절 못함, 초조함이 주된 증상이고, 두통, 호흡곤란, 가슴 답답함, 두근거림, 소화불량, 가슴에 무엇인가 걸린 것 같다는 신체증상도 나타날 수 있다. 특히 암생존자들은 재발에 대한 불안이나 외상후스트레스장애에 시달리는 경우가 많다. 항불안제 등 약물요법과 인지행동요법 등 상담을 통한 불안 해소가 필요하다.[8]

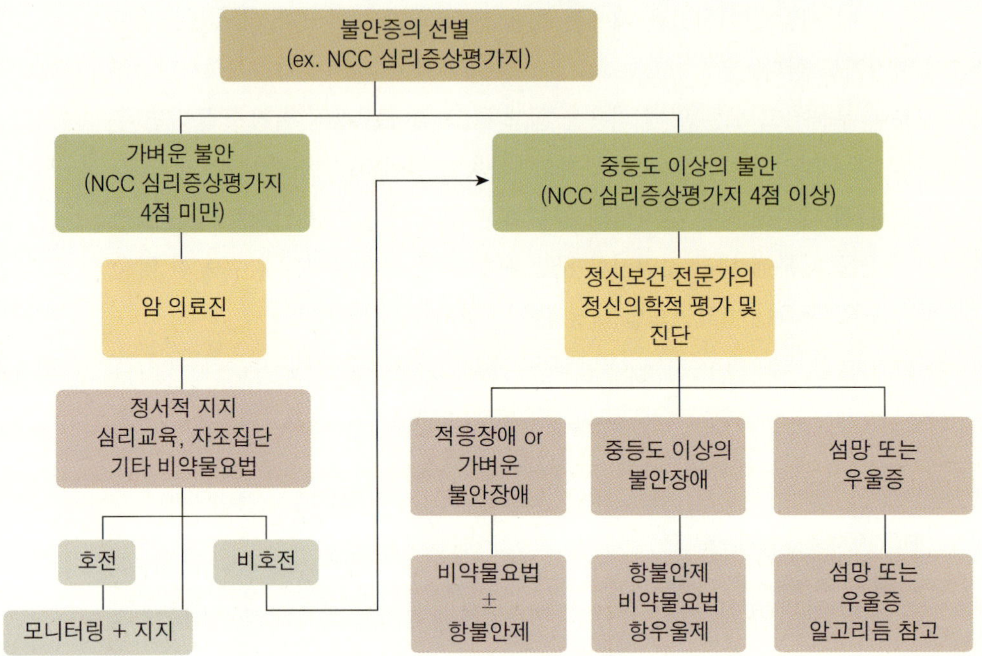

|그림 4| **불안증 관리 알고리듬**

3. 불면증

암환자의 불면증에는 여러 가지 원인이 있다. 적응장애, 기분장애, 또는 불안장애 등 정신건강의학적 질환의 한 증상으로 불면증이 생길 수 있다. 섬망 때문에 수면-각성주기에 혼란이 생기면서 불면증이 나타날 수 있다. 통증, 호흡곤란, 기침, 구역, 가려움증 등의 신체증상이나 항암제를 포함한 각종 약물도 영향을 준다. 암환자의 불면증은 통증과 같은 동반된 신체증상을 파악하여 해결하는 것이 우선이다. 수면 위생을 잘 지키는 것으로 상당수의 불면증 환자들이 호전된다. 필요할 때는 수면제 가 도움이 될 수 있지만 심리적 의존성이 나타날 수 있으므로 장기적인 복용은 피해 야 한다. 만성적인 불면증에서는 인지행동치료가 도움이 된다.[9]

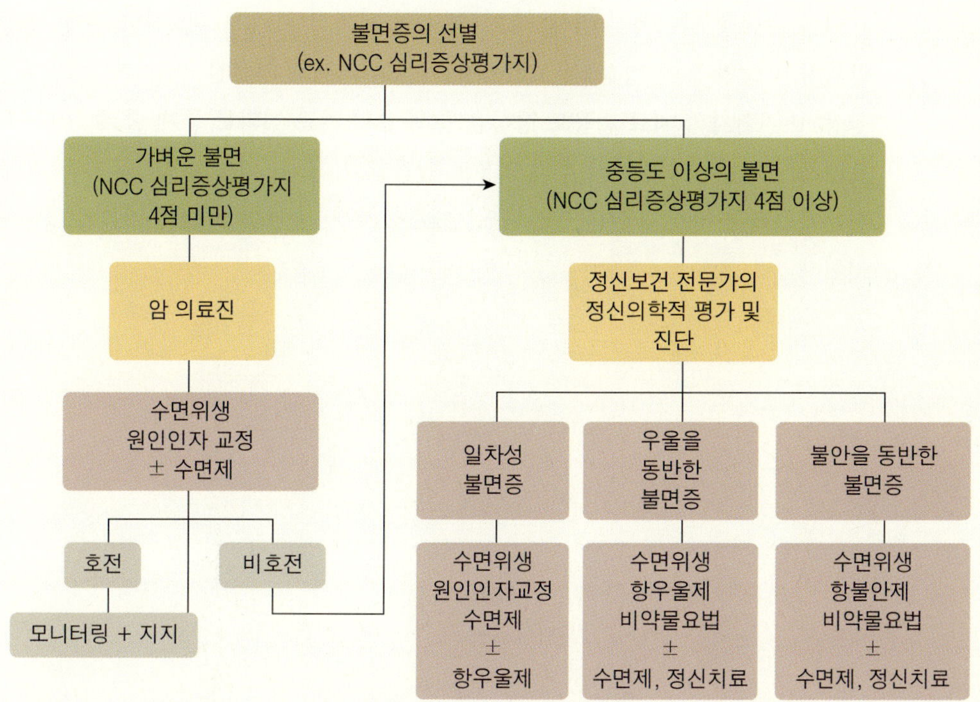

| 그림 5 | **불면증 관리 알고리듬**

디스트레스 관리의 방향

　암환자 중 20~40%에서는 중등도 이상의 디스트레스로 인해 일상생활에 지장을 받고 있다. 이들에게는 정신보건 전문가의 도움이 필요하다. 하지만 실제 정신건강의학과에 의뢰되거나 정신사회적 개입을 받는 환자는 그중에서 극소수에 불과하다. 대부분의 환자들에서는 문제의 파악조차 되어 있지 않고 있는 것이 현실이다. 암을 앓고 있으니까 정신적으로 힘든 것은 당연한 것이라는 생각, 암이 낫지 않는 한 디스트레스가 해결될 수 없다는 생각이 팽배해 있다. 암환자인 것도 모자라서 정신건강의학과 환자로까지 몰릴까봐, 즉 이중의 낙인을 두려워한다. 정신건강의학과의 약을 먹게 되면 중독이 되거나 항암제의 효과를 떨어뜨리지 않을까 하는 염려도 있다. 암환자나 가족들 사이에서는 긍정적인 마음으로 암을 이겨내야 된다는 생각이 너무 강한 나머지 우울이나 불안과 같은 부정적인 정서를 표현하는 것을 꺼리는 경향이 있다.

이런 장벽을 넘어서기 위해 디스트레스의 체계적 관리가 필요하다. 이를 통하여 암환자의 삶의 질이 향상되는 것은 물론이고, 환자와 의료진 간의 커뮤니케이션이 향상되며, 환자의 치료 순응도 향상을 통해 암의 치료 결과를 좋게 할 수 있다. 디스트레스로 인한 사회경제적 추가 비용도 절감할 수 있다. 따라서 암생존자를 위한 통합지지의료 서비스의 일환으로 디스트레스의 조기 발견과 적극적 치료가 강조되는 것이다.

참 고 문 헌

[1] 함봉진, 심은정, 김하경, 김종흔. 정신종양학의 역사와 현황. 신경정신의학 2007;46(5): 413-420.

[2] 보건복지부. 암환자의 삶의 질 향상을 위한 디스트레스 관리 권고안. 2009.

[3] Holland JC, Andersen B, Breitbart WS, et al. Distress management. J Natl Compr Canc Netw 2010; 448-85.

[4] Yu ES, Shim EJ, Kim HK, Hahm BJ, Park JH, Kim JH. Development of guidelines for distress management in Korean cancer patients. Psychooncology 2012;21:541-9.

[5] 김종흔, 유은승. 암환자를 위한 정신약물요법의 개요. 신경정신의학 2010;49:7-10.

[6] 김종흔, 유은승, 조달님. 암환자를 위한 스트레스 관리 – Manual & Workbook. 이담 2012.

[7] 김정현, 함봉진, 유은승. 암환자 우울증의 약물중재. 신경정신의학 2010;49:37-49.

[8] 강지인, 김종흔. 암환자의 불안과 약물치료 – 근거중심적 고찰. 신경정신의학 2010;49:11-19.

[9] 김하경, 김종흔. 암환자 수면장애의 약물요법 – 체계적 문헌 고찰. 신경정신의학 2010;49:26-36.

암생존자의 대인관계 문제

대인관계가 건강에 미치는 영향

사람은 살면서 타인과의 관계를 통해 성장하고 발전한다. 따라서 주변의 가족, 친구, 동료들과의 관계는 매우 중요하다. 평소 대인관계가 원만하면 삶에 대한 만족도가 높아지지만, 반대로 대인관계가 원만하지 않을 경우 사람들은 극심한 스트레스를 받으며 모든 일에 대한 의욕이 저하되고 불안, 분노, 우울 등의 부정적인 감정에 빠지기 쉽고 궁극적으로 삶에 대한 만족도가 낮아진다.

이렇게 대인관계는 정신건강과 개인의 삶에 막강한 영향력을 행사한다. 특히 자식이나 배우자의 죽음과 같은 대인관계의 상실은 인간에게 극심한 스트레스를 주고 면역기능에 영향을 주어 병을 일으키기도 한다. 또한 예전과 달리 복잡한 대인관계와 경쟁 속에서 살아가는 현대인들은 정신적인 긴장이나 여러 가지 갈등으로 인한 스트레스에 시달리고 있으며 이는 건강을 해치는 주요한 원인이 되고 있다. 최근 대인관계가 건강에 미치는 영향에 대한 기존 연구들을 분석한 결과[1] 건강하게 오래 사는 데 금연이나 운동만큼 가족, 친구, 이웃 등과의 원만한 대인관계가 중요하다고 하였다. 이 연구에 의하면 대인관계가 적은 것은 알코올 중독자가 되는 것과 못지 않은 나쁜 영향이 있고 운동을 하지 않는 것보다는 더 나쁘며 비만보다는 2배나 더 해롭다고 하였다. 또한 사회생활을 활발히 하면서 좋은 관계를 유지하는 사람들은 그렇지 않은 사람들에 비해 사망할 확률이 50% 정도 낮다고 보고하고 있다. 더욱이 현재 다세대 가정의 감소, 잦은 이사, 늦은 결혼, 맞벌이 가정, 독신 세대 증가, 고령사회화로 인해 친구나 가족의 도움을 받지 못하고 사회적으로 고립될 확률이 높아지고 있는 상황에서 건강관리를 위한 대인관계의 중요성은 더욱 강조되고 있다.

이러한 대인관계는 암환자에 있어서도 삶의 질을 결정하는 중요한 요소가 된다. 암을 진단받는다는 것은 인생에 있어 집, 직장, 사회에서의 역할과 대인관계의 변화를 경험하게 하는 충격적이고 중요한 사건인 것이다. 이 장에서는 암환자가 경험하는 대인관계의 문제를 진단과 치료과정에 따라 자세히 알아보고 이들이 원만한 대인관계를 유지하도록 도와주기 위한 방안을 살펴보고자 한다.

암환자가 경험하는 대인관계

현대 의학 기술의 발전으로 암을 극복하는 사례들이 점차 많아지면서 암은 이제는 불치병이 아니라 적극적으로 예방하고 치료해야 하는 질병으로 인식이 전환되고 있다. 하지만 최근 우리 나라에서 시행한 암에 대한 개방성, 차별성에 대한 인식조사에 의하면 일반인들에게는 여전히 암에 대한 공포가 심하고 암치료에 대한 이해가 부족한 것으로 나타났다. 암 하면 가장 생각나는 것이 무엇인가에 대한 질문에 33.5%가 죽음을 답했고, 이어 고통(13.8%), 불치병(10.4%), 경제적 부담(9.8%), 두려움(8.8%), 항암제(7.3%) 순이었다. 일생 동안 가장 피하고 싶은 질환이 무엇인가에 대한 질문에 암이 47.9%로 에이즈(20.8%)와 치매(12.2%)를 제치고 1위를 차지했다. 실제로는 암환자 10명 중 8명은 치료가 가능함에도 불구하고 아직도 많은 사람들이 암에 걸리면 죽고, 치료가 불가능하다는 부정적인 인식을 떨쳐내지 못하고 있다.[2]

이런 연구 결과를 반영하듯 실제 임상에서 대부분의 암환자들은 자신이 암환자라는 사실을 밝히고 타인으로부터 도움을 받기를 거부하고 있다. 암에 걸리지 않은 다른 사람들과는 다른 삶을 살아야 한다는 걱정과 암환자에 대한 부정적인 인식이 자신의 삶에 부정적인 영향을 미치는 것이 두렵기 때문에 선뜻 본인이 암환자임을 알리지 않고 심지어 숨기고 싶어 한다는 것이다. 또한 암을 진단받은 자신도 수용하기 힘든 암이라는 사실을 지인들에게 일일이 설명하는 것도 힘들고 남들은 잠시 관심을 보일 뿐 자신의 보이지 않는 고통을 깊이 이해하고 공감하기는 어려울 것이라고 생각하기도 한다. 특히 남의 시선이 중요하고 개인의 감정을 잘 표현하지 못하는 우리나라 문화에서는, 암을 진단 받은 일에 대해 타인에게 얘기할 때 마치 아무 일도 아닌 것처럼 태연한 척 해야 하면서, 동시에 도와주고 걱정해 주어서 고맙다는 예의를 차려야 하기도 한다. 또한 남들에게 폐를 끼치지 않고 언제나 희생해야 한다는 생각이 강한 사람들의 경우에는 도움을 받는다는 자체를 힘들어 하고, 이런 어색한 상황을 감내해야 하는 현재의 상황에 대해 스트레스를 받기도 한다. 하지만 이렇게 제한된 대인관계가 부정적인 측면만 있는 것이 아니라 질적으로는 더욱 깊은 대인관계로 발전하기도 한다.[3]

이렇듯 암에 대한 부정적 인식이 사회적으로 만연한 상황에서 암이라는 사실을 밝히기를 꺼리는 암환자들의 심리는 암을 진단받은 개인의 행동에 영향을 미치고 암환자의 치료 중 사회활동의 고립, 우울감 증대, 적극적 치료 후 사회로의 복귀에 많은 어려움을 야기한다.[4] 하지만 지금까지 암환자와 대인관계에 대한 연구 결과에 의하면 인간관계가 원만할수록 생존율이 높고[3] 사회적인 활동과 봉사활동에 적극적으로 참여한 사람일수록 생존율이 높다고 알려져 있다.

따라서 암환자들이 암에 대한 부정적인 편견을 극복하고 원만한 대인관계를 유지할 수 있도록 의료진은 진단 시 암환자가 느끼는 감정상태와 의사소통의 기술에 대한 교육을 제공해야 할 것이다. 또한 임상에서 의료진은 환자가 자신의 의사를 적극적으로 말할 수 있는 환경을 제공하고, 환자와 가족의 요구를 파악하는 데 신경을 써야 하며 환자와 가족이 질병과 연관된 신뢰할만한 정보를 얻을 수 있도록 도와주어야 한다. 이를 통해 의료진은 암환자가 암진단 후 달라진 역할과 대인관계에서 오는 갈등을 줄이고 서로의 입장을 배려할 수 있도록 하여 궁극적으로는 치료에 대한 순응도를 높이고 마음의 안정을 찾도록 도와주어야 할 것이다.

암치료 중 대인관계에 영향을 미치는 요인

1. 외모변화

치료로 인해 암환자들은 다양한 외모의 변화를 경험하게 된다. 절제수술은 신체의 변형 및 흉터를 남길 수 있으며 수술 후 대부분 환자들은 항암화학요법〈표 1〉과 방사선요법을 받음으로써 탈모, 피부건조 및 피부색의 변화 등이 나타난다. 이러한 외모의 변화로 인해 암환자들은 치료를 받는 동안 그리고 치료가 끝난 후에도 정서적, 사회적 기능을 포함한 삶의 다양한 영역에서 어려움을 겪을 수 있다.[5]

그 중에서도 탈모된 모습은 암환자의 상징으로 인식되고 있으며, 암생존자들에게 있어 가장 대처하기 힘든 고민거리이다. 암생존자들은 탈모 때문에 남들이 자신의 병을 알게 되어 자신을 다르게 대하지 않을까 하는 걱정으로 가능한 탈모된 모습을 숨기려 하고, 외부활동이나 대인관계를 자제하기도 한다.[6] 탈모로 인한 정신적인 스트레스는 자아신체상, 활력감, 자립감, 자신감 등 심리적인 부분에 손상을 주게 되고 이로 인해 성생활, 일상생활 복귀, 직업복귀, 대인관계, 신체적 건강 등의 신체적 사회적 영역의 삶의 질을 떨어뜨리고 치료의 경과나 결과에도 영향을 미쳐 치료효과를 떨어뜨리게 된다.[7]

특히 암에 대한 부정적인 편견이 높은 우리 나라의 경우 여성 암 환자들은 사회의 부정적인 인식으로부터 가족이나 친구를 보호하기 위해 탈모된 사실을 숨기고 싶어 한다. 더욱이 학령기 자녀가 있는 경우에는 자신이 암환자라는 사실을 자녀의 친구 부모님들이 알게 되면 나의 자녀가 소외되거나 마음의 상처를 받지 않을까하는 걱정으로 외출 시 탈모를 감추는 가발을 착용하는 등의 대처를 하는 것으로 나타났다.[8] 직장이 있는 암환자의 경우 최대한 질병으로 인한 외모 변화를 감추고 싶어하고 탈모 회복 정도에 따라 직장 복귀 시기를 결정하기도 한다. 결론적으로 탈모를 경험하는 대부분의 암환자들은 막연한 걱정 속에서 탈모 경험을 하게 되고 실제로 경험하면서 예상보다 많은 어려움을 겪고 있는 것이다. 따라서 임상에서 의료진은 암환자

| 표 1 | 탈모를 일으키는 항암제의 종류[11]

구분	Severe	Moderate	Mild
Frequent	Doxorubicin Daunorubicin Paclitaxel Docetaxel Cyclophosphamide Ifosfamide Etoposide	Mechlorethamine Methotrexate	Bleomycin
Infrequent	Vincristine Vinblastine		5-Fluorouracil Hydroxyurea Thiotepa

출처: Batchelor, 2001

가 경험하는 외모 변화로 인한 스트레스를 이해해 주고 이를 잘 극복할 수 있는 자신감을 길러 주기 위해 탈모에 대한 자세한 정보와 함께 적극적으로 대처하는 방법 그리고 대상자에 맞는 적절한 교육을 제공해야 할 것이다.[9]

탈모를 경험하는 대상자들에게 암을 치료하는 것이 중요하지 머리카락은 다시 나니까 괜찮을거다라고 말할 것이 아니라, 실질적으로 어려워하는 부분에 대해 미리 인지하고 이 부분을 잘 대처할 수 있도록 도와주어야 한다.[9] 즉 탈모가 예상되거나 탈모를 경험하는 환자들에게 탈모는 머리카락 뿐만 아니라 눈썹, 속눈썹, 음모 등 몸의 모든 털이 다 빠진다는 것, 삭발을 하면 두통이 덜하다는 사실, 털이 없는 상황에서 눈썹을 그리는 방법, 눈썹 문신 방법, 코 점막을 보호하기 위한 가습기 사용 방법 등에 대한 정보 제공을 통해 환자가 적절히 대처할 수 있도록 해야 한다. 영국에서 시행한 질적 연구에서는 탈모 전에 대처하는 방법에 대한 정보를 많이 습득한 경우에는 탈모 후에도 잘 대처한다고 하였으며, 따라서 미리 가발이나 모자 구입에 대한 정보를 제공하고 먼저 머리를 짧게 깎도록 해서 탈모로 인한 정신적인 충격을 줄이는 방법을 제안하였다.[10]

암치료 때문에 생긴 피부 변화도 암환자의 대인관계와 삶의 질에 부정적인 영향을 주고 있다. 암환자의 65.8%가 항암치료나 표적치료제 등 암치료로 인해 피부관련 증상인 피부건조, 피부변색, 손톱변화, 점막염증, 손발피부증후군, 피부홍조 등을 경험하게 되는데[12] 이것은 환자의 자신감을 저하시키고 외출이나 사회활동을 방해하며, 우울증을 유발함으로써 치료 순응도와 효과를 저하시키는 결과를 낳는다.[12,13] 따라서 의료진은 이러한 피부변화에 대한 정보를 제공하고 자외선 차단제 사용, 선글라스 착용, 충분한 수분섭취 및 보습제의 사용 등 피부관리법을 교육해야 할 것이다. 이미 미국이나 유럽 등 선진국에선 2000년대 초부터 탈모나 피부변화를 경험하는 암환자들에게 'Look Good, Feel Better[그림 1]'라는 프로그램이 시행되어 왔다.[14] 이것은 국가에서 지원하는 암환자 대상 외모관리교육 프로그램으로 암치료로 바뀐 외모를 아름답게 가꾸는 교육을 제공하여 암환자의 자신감 회복과 정상적인 사회활동 및 대인관계 유지를 도와주고 있다. 건강한 피부를 가꾸기 위한 피부관리법, 화장법, 손톱관리법, 모자와 가발 활용법 등의 내용으로 이루어진 이 교육은 잘 훈련된 메이크업 아티스트가 진행하며 칙칙해진 피부를 환하게 표현해 주는 방법과 항암치료로 인해 빠진 눈썹을 잘 그리고 아이라이너를 활용하여 속눈썹을 풍성하게 보이는 방법 등 암환자에게 맞는 자세한 정보를 제공해 주고 있다(http://lookgoodfeel better.org). 우리나라에서도 2008년 아모레 퍼시픽이 사회공헌사업으로 여성암 환

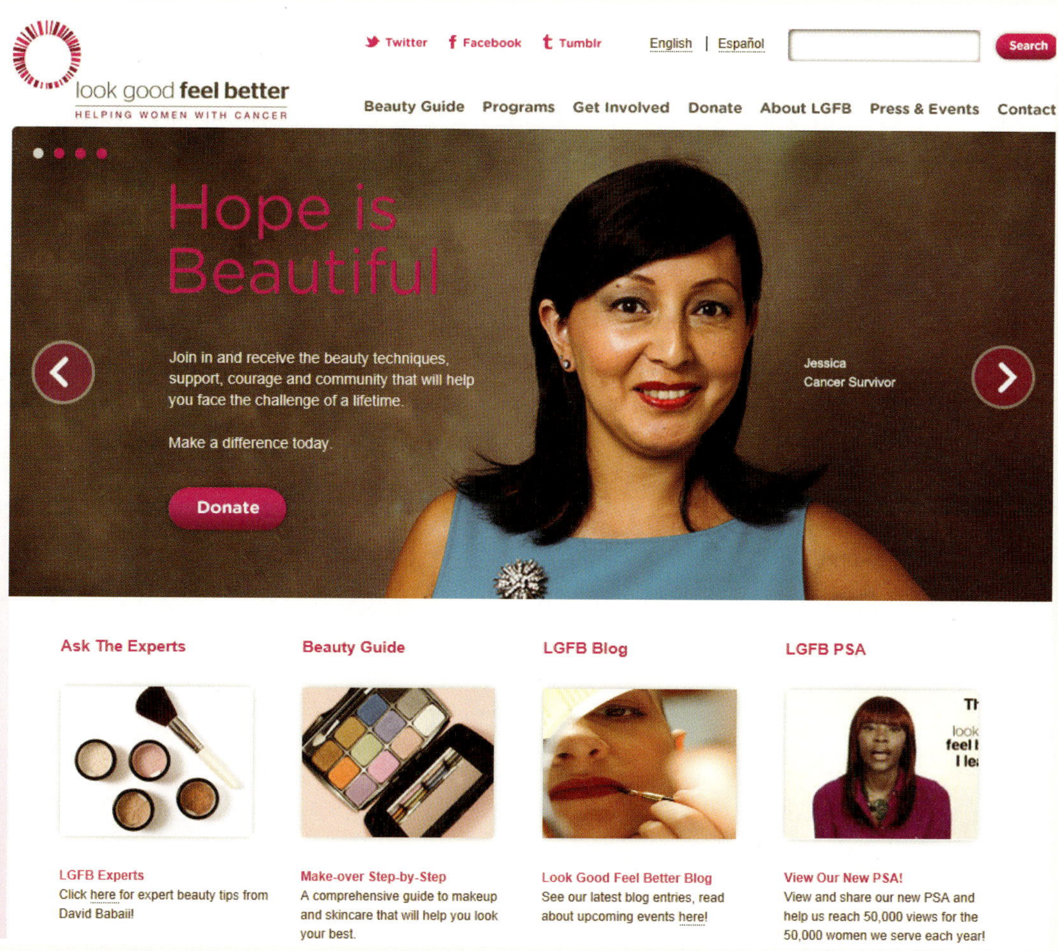

출처: http://lookgoodfeelbetter.org

|그림 1| 암환자 대상 외모관리 교육 프로그램의 국외 사례

자 외모 가꾸기 프로그램인 'make up your life' 캠페인을 진행, 전국에 여성암 환자들에게 1년에 2차례 무료 외모관리교육을 실시하고 있으며, 동영상, 책자 등 교육자료를 개발, 무료로 배포하고 있다. 이러한 외모 교육은 편견으로 인하여 겪을 환자 개인의 내적 갈등, 주위 사람들과의 새로운 관계에서 오는 갈등을 극복하는데 실질적인 도움을 줌으로써, 환자가 최적의 치료를 받고 건강한 삶을 살아가는 데 도움을 준다고 보고되고 있다.[15]

2. 가족 내 역할 변화

가족 중 한 사람이 암환자로 진단받게 되면 가족들은 큰 스트레스를 경험하게 된다. 암환자를 돌보는 부담은 가족 간의 역할 및 상호작용의 변화, 생활방식의 변화, 미래의 계획 변경을 초래함으로써, 암환자 및 가족들은 육체 피로, 슬픔, 우울, 불안, 두려움을 경험할 수 있다. 치료를 받기 시작하면 암환자들은 체력의 변화, 시간의 문제, 신체적 변화 등으로 건강했을 때 했던 많은 일들을 하지 못하게 되면서 가족 내 역할의 변화가 오게 된다. 예를 들면, 암환자나 주 돌봄자가 가장인 경우 직장을 그만두게 될 수도 있어, 다른 사람에게 가장의 역할이 넘어가게 된다. 암환자의 주 돌봄자가 가정주부일 경우 집안 일, 식사 준비, 자녀 양육 등의 업무를 못하게 되면서 이 역할을 누군가가 대신해야 할 수 있다. 어린 자녀가 있는 경우 아이들을 돌봐줄 사람이 없어 어려움을 겪기도 하고 아이들 스스로 학교생활을 챙겨야 하는 등 변화가 생긴다.

이런 가족 내의 역할 변화에 잘 대처하기 위해서는 가족간의 지지가 매우 중요하다. 가족이 질병 상태 및 위기 상황에 직면했을 때 신체적, 심리적 긴장상태를 극복하고 통제할 수 있도록, 가족간의 협동을 이끌어내는 것이 필요하다. 이를 위해 의료진은 암환자 가족들이 가족의 일관성, 강인성 및 가족 자원을 증진시킬 수 있도록 정보를 제공하고, 가족들의 스트레스를 관리할 수 있도록 심리적인 지지를 제공해 주는 상담 및 교육을 제공해 주어야 할 것이다. 또한 일반 국민들에게 암환자는 우리 사회의 구성원의 일원이고 치료 후 복귀할 수 있도록 배려해야 한다는 인식을 심어주어야 할 필요가 있다.

암치료 후 직면하는 대인관계

암환자들은 악몽과 같은 고통스런 치료과정을 마친 후에 재발에 대한 또 다른 두려움을 안은 채, 앞으로 살아갈 날에 대한 책임이 자신의 몫으로 고스란히 남겨지게 됨을 깨닫게 된다. 치료를 통해 완전한 회복을 바라지만 어떻게 변화될 지 알 수 없는 불확실함 가운데 끊임없는 대처와 관리가 요구되므로 환자들은 결국 혼자 감내해야 하는 막막함을 절감하는 것이다. 특히 치료 종료 시기, 추후 방문 시기에 검사 결과를 기다리면서 통제하기 힘든 불안과 불확실성을 경험한다. 즉 치료가 끝난 후 재발되지는 않을지, 암을 진단 받기 전처럼 건강하게 전과 같이 살 수 있을 지에 대한

막연함을 경험하는 것이다.[16]

이런 미래의 불확실한 상황에서 환자들이 질환에 성공적으로 적응하여 주어진 능력 안에서 최고의 기능을 하면서 살아가도록 삶의 의미와 가치를 재정립하는 것이 필요하다.[17] 따라서 다른 사람과의 의미 있는 관계를 맺도록 도와주고 자기 자신에 대해 긍정적인 태도를 갖도록 도와주며 지속적으로 희망을 가질 수 있도록 도와줄 필요가 있다.[18]

암환자들에게 가장 큰 두려움 중 하나는 가족이나 주위 사람들로부터 소외되지 않을까 하는 것이다. 타의에 의한 고립은 견디기 힘든 정신적 스트레스를 유발하고 더 우울해지기 때문에 자살과 같은 극단적인 행동으로 나타나는 등 암환자의 삶의 질에 부정적인 영향을 미친다.[19] 혼자 사는 암환자의 경우 암으로 인한 많은 어려움을 극복하기 힘들고 질병에 잘 대처할 수 없기 때문에 예후가 나쁠 수 있고 이와 반대로 가족의 지지가 좋을수록 암에 더 잘 대처할 수 있다고 보고되고 있다. 따라서 특히 사회적 지지가 좋지 않는 암환자를 치료함에 있어 암환자가 호소하는 피로, 활력 저하, 집중력 감퇴, 불면, 식욕 감퇴 등의 증상이 암으로 인한 증상인지 우울증에 의한 증상인지 감별하여 적절한 치료를 조기에 받을 수 있도록 노력하여야 한다.

그러나, 최근의 연구 결과는 우리나라 사회 전반에서 암환자들에게 최적의 사회적 지지를 제공하기 위한 인식이 부족함을 보여준다〈표 2〉.

│표 2│ 암과 암환자를 대하는 일반인의 태도(단위 : %)

문항	내용	매우 아니다	아니다	그렇다	매우 그렇다
회복 여부	암을 치료하는 것은 불가능하다	7.7	33.8	43.6	14.8
	건강을 다시 회복하는 것은 매우 어렵다	8.4	35.8	44.6	11.2
	암진단을 한 번 받으면 활발히 활동하기 어렵다	16.5	40.9	38.7	3.9
	암환자들은 완치 후에도 업무능력이 떨어질 것이다	12.4	31.6	49.0	7.1
고정 관념	암환자는 외모만으로도 알아볼 수 있다	21.7	43.1	30.6	4.6
	암환자는 성생활을 가지기 힘들다	10.2	39.1	40.1	10.6
	암환자는 사회적으로 보호받아야 할 약자다	14.8	28.7	46.8	9.8
	암환자는 사회에 기여하기 힘들다	2.7	25.5	50.4	21.4
차별 정도	암환자와 함께 있으면 불편하다	22.6	35.0	36.7	5.6
	이웃의 암환자와는 교류하지 않겠다	31.3	41.1	24.8	2.8
	가족 중에 암환자가 있는 사람과는 결혼하지 않겠다	14.5	37.5	36.1	12.0
	암환자와는 같이 일하고 싶지 않다	31.3	45.4	21.6	1.9

일반인을 대상으로 시행한 암치료 후 기능 회복에 대한 인식조사에서 응답자 1011명 중 55.8%가 한 번 암에 걸렸던 사람은 건강을 되찾기가 매우 어려울 것이라고 답했다. 또한 71.8%는 암환자는 사회에 큰 기여를 할 수 없다고 답하였고 42.6%는 암치료를 받았던 사람은 남들처럼 사회활동을 하기 힘들다라고 답하였다. 이어 56.1%가 암을 진단 받은 사람은 치료 후 건강이 회복되더라도 직장에서 업무 능력이 떨어질 것이라고 생각하는 등 암환자들의 사회복귀 자체를 부정적으로 생각했다는 것을 알 수 있다. 또한 42.3%는 나에게 직접적인 해를 끼치지 않더라도 암환자와 함께 있는 것이 부담스럽다고 답해 암환자에 대한 막연한 불신감이 높은 것을 알 수 있었다.[2]

따라서, 임상 현장에서 개별 암환자들과 가족들에게 암치료 후의 환경에 적응할 수 있도록 도와주는 것 이외에, 사회적 차원에서 암환자들에 대해 가지고 있는 편견을 극복할 수 있도록 하는 교육과 홍보 프로그램이 절실한 실정이다.

참 고 문 헌

1   Holt-Lunstad J, Smith TB, Layton JB. Social relationships and mortality risk: a meta-analytic review. PLoS Med 2010;7:e1000316.

2   Cho J, Smith K, Choi EK, et al. Public attitudes toward cancer and cancer patients: a national survey in Korea. Psychooncology 2012.

3   Worden JW, Weisman AD. Preventive psychosocial intervention with newly diagnosed cancer patients. Gen Hosp Psychiatry 1984;6:243-9.

4   Daher M. Cultural beliefs and values in cancer patients. Ann Oncol 2012;23:66-9.

5   Galalae RM, Michel J, Siebmann JU, Küchler T, Eilf K, Kimmig B. Significant negative impact of adjuvant chemotherapy on health-related quality of life(HR-QoL) in women with breast cancer treated by conserving surgery and postoperative 3-D radiotherapy. Strahlenther Onkol 2005;181:645-51.

6   Van Der Donk J, Hunfeld J, Passchier J, Knegt-Junk K, Nieboer C. Quality of life and maladjustment associated with hair loss in women with alopecia androgenetica. Soc Sci Med 1994;38:159-63.

7   Lemieux J, Maunsell E, Provencher L. Chemotherapy-induced alopecia and effects on quality of life among women with breast cancer: a literature review. Psychooncology 2008;17:317-28.

8   Rosman S. Cancer and stigma: experience of patients with chemotherapy-induced alopecia. Patient Educ Couns 2004;52:333-9.

9   Kim IR, Cho J, Choi EK, et al. Perception, Attitudes, Preparedness and Experience of Chemotherapy-induced Alopecia among Breast Cancer Patients: a Qualitative Study. Asian Pac J Cancer Prev 2012;13:1383-8.

10 Frith H, Harcourt D, Fussell A. Anticipating an altered appearance: women undergoing chemotherapy treatment for breast cancer. Eur J Oncol Nurs 2007;11:385-91.

11 Batchelor D, Hair and cancer chemotherapy: consequences and nursing care-a literature study. Eur J Cancer Care(Engl), 2001;10:147-63

12 Ra H, Shin S, Kim J, Lim H, Cho B, Roh M. The impact of dermatological toxicities of anti-cancer therapy on the dermatological quality of life of cancer patients. J Eur Acad Dermatol Venereol 2013;27:e53-9.

13 Haley AC, Calahan C, Gandhi M, West DP, Rademaker A, Lacouture ME. Skin care management in cancer patients: an evaluation of quality of life and tolerability. Support

Care Cancer 2011;19:545-54.

[14] Taggart LR, Ozolins L, Hardie H, Nyhof-Young J. Look Good Feel Better Workshops: A "big lift" for women with cancer. J Cancer Educ 2009;24:94-9.

[15] Titeca G, Poot F, Cassart D, et al. Impact of cosmetic care on quality of life in breast cancer patients during chemotherapy and radiotherapy: an initial randomized controlled study. J Eur Acad Dermatol Venereol 2007;21:771-6.

[16] Yang JH. The actual experiences of the living world among cancer patients. J Korean Acad Nurs 2008;38:140-51.

[17] Rustoen T. Hope and quality of life, two central issues for cancer patients: a theoretical analysis. Cancer Nurs 1995;18:355-61.

[18] Buckley J, Herth K. Fostering hope in terminally ill patients. Nurs Stand 2004;19:33-41.

[19] Shim E, Hahm B. Anxiety, helplessness/hopelessness and 'desire for hastened death' in Korean cancer patients. Eur J Cancer Care(Engl) 2011;20:395-402.

암생존자의 직장 복귀

암생존자의 직장 상실

암 생존률이 향상되면서 우리나라의 암 유병자 수는 100만 명에 달할 것으로 추산되고 있다.[1] 이는 다른 만성질환과 마찬가지로 '암'이라는 하나의 질환을 일상에서 관리하며 생활하는 유병자가 많아졌다는 의미이기도 하다. 암이 만성화되면서 이제는 '생존'을 넘어 '암 이환 이후 삶의 질'에 대한 문제로 더 많은 관심이 집중되고 있는데, 경제활동을 할 수 있는 연령에서 직장은 정상성을 회복하고 예전의 삶을 되찾기 위한 중요한 수단이라는 점에서 의의가 크다. 암생존자마다 사회경제적인 상황이나 질병 경과가 다르기 때문에 직업이 갖는 의미에도 경중이 있겠지만, 대체로 성인에서 직업은 경제적 소득과 관련해서 수행하고 있는 일상적인 생산활동인 동시에 중요한 삶의 한 과정이고 삶의 현장이다. 그러나 암치료를 마친 이후에 직장 복귀가 가능한 암생존자 모두가 성공적으로 다시 직장으로 돌아가지는 못한다. 1966년부터 2008년 사이에 출간된 여러 연구를 메타분석한 결과 암생존자는 일반인 집단에 비해 실직 위험이 37% 더 높았다.[2] 우리나라에서는 상대적으로 최근에서야 암생존자의 직업문제에 관심을 갖기 시작했는데, 암진단 이후 직장상실률은 47%~53%에 이르고,[3,4] 암생존자는 일반인보다 직장을 상실할 위험이 56% 더 높았으며, 직장 상실 후 재취업할 가능성은 일반인에 비해 47% 더 낮았다.[4] 특히, 여성이거나 소득이 낮을수록 직장상실률이 높았고, 공무원에 비해 일반 사업장에서 근무하는 경우에 직장상실률이 더 높은 경향을 보였다.[5]

외국에서는 30여 년 전부터 암생존자의 직장 상실, 직장 복귀, 차별 및 직업 재활에 대해 논의를 이어왔다. 1973년 미국암학회(American Cancer Society)의 회장이었던 맥케나(Robert McKenna)는 암생존자가 치료를 마친 이후에 직장에 돌아갈 수 있도록 사회적으로 공동책임을 져야 한다는 것을 공식 선언했는데, 뒤이어 여러 연구 결과들이 발표되었다. 펠드만은 1976년부터 1980년 사이 세 편의 연구를 연이어

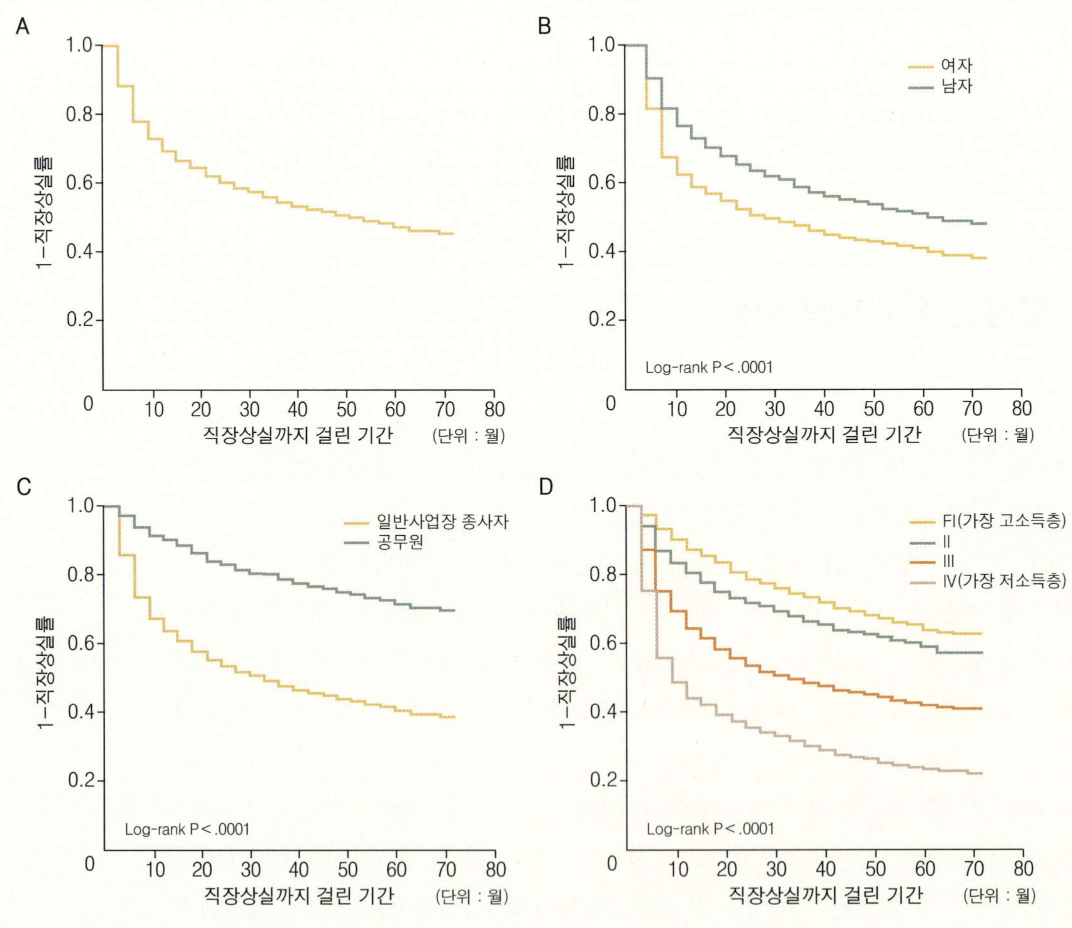

출처: Park_JH, 2008

|그림 1| 암생존자의 직장상실률

발표하였는데, 세 편의 연구 모두 암생존자의 직장복귀율은 높지만 피로·근력 약화 등과 같은 암 관련 증상과 암생존자에 대한 직장 동료와 상사의 부정적인 태도 때문에 직장 복귀에 어려움을 겪거나 직장에 복귀하더라도 차별을 경험하고 있음을 보고하였다.[6-8] 이후 펠드만의 연구는 암생존자의 직장문제에 대한 연구의 원형이 되었다. 그 이후 20년 동안 암생존자의 직업재활 연구들이 발표되었는데, 2000년대 초반 스펠튼은 그 동안 진행되었던 연구들을 체계적 문헌고찰을 통해 종합하였다.[9] 그 결과들을 종합해 보면, 직장 동료의 물질적, 정서적 지원은 암생존자가 직장에 복귀하는데 긍정적으로 작용하였고, 업무량·업무 시간을 탄력적으로 조정할 수 있는 경우, 치료를 마친 이후부터 복귀하기까지의 기간이 짧을수록 직장 복귀가 용이했다.

한편, 암의 중증도, 암의 종류 등 암 관련 요인과 환자의 성별, 연령, 학력과 같은 환자 요인들은 연구마다 다른 결과를 보였다. 스테이너(2004)가 보다 구체적인 기준으로 실시한 체계적 문헌고찰 결과에 의하면, 신체증상(피로, 수면장애), 기능적인 제한, 특정암의 종류(폐암, 다발성골수종, 중추신경계 암 등) 등이 직장 복귀를 저해하는 중요한 요인이었다.[10] 여러 암종의 암생존자 1,433명을 암진단 이후 5년간 추적관찰한 한 연구에서도 암진단 당시 일을 하고 있던 환자 중 13%는 암진단 후 4년

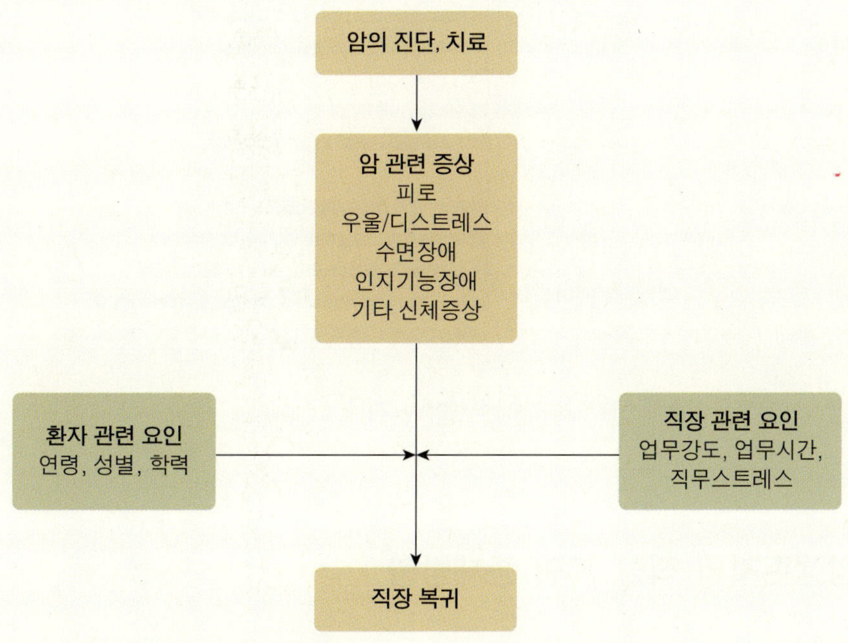

출처: Verbeek(2007)의 모형을 수정하여 적용

| 그림 2 | 암생존자의 직장 복귀에 영향을 미치는 요인

내에 '암 관련 이유'로 직장을 그만두었음을 보고하였다.[11]

일례로 피로는 항암요법이나 방사선치료를 받은 환자의 60~90%에서 동반되는 흔한 증상으로[12] 휴식 부족이나 과로 이후 나타나는 일상적인 피로에 비해 증상이 심하고 지속되는 경향을 보였는데,[13] 이는 결국 병가 연장 또는 직장 상실의 중요한 설명요인이었다.[14] 이처럼 암 관련 여러 증상은 암생존자에서 매우 흔하게 발생하면서 직장 복귀를 저해하는 중요한 요인으로 작용하고, 그 외에 직장 관련 요인, 환자 요인이 복합적으로 직장 복귀에 영향을 미친다고 설명할 수 있다.

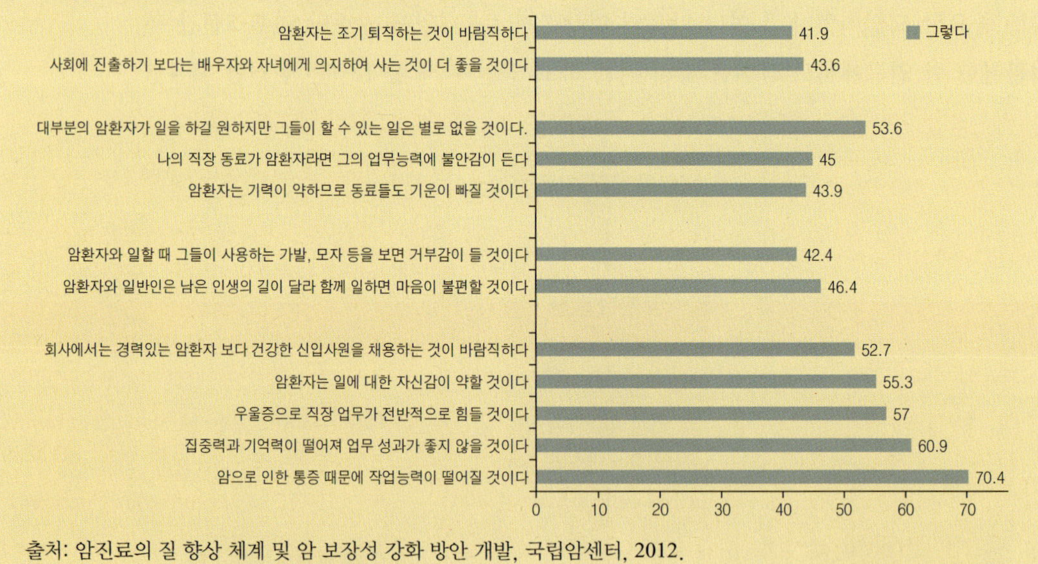

암생존자의 직장 복귀에 대한 일반인의 인식

최근 국내에서 암생존자의 직장 복귀에 대해 일반인의 인식을 조사한 결과,[15] 일반인은 통증, 인지장애, 우울증 등 암 관련 증상으로 암환자의 업무능력이 떨어질 것이라고 응답했고 이에 따라 경력이 있는 암환자 보다는 건강한 신입사원을 채용하는 것이 더 적절하다고 생각했다. 40% 이상의 응답자가 암환자와 함께 일하는 것을 불편하게 느끼고 암환자의 직장 복귀에 부정적인 반응을 보였다.

출처: 암진료의 질 향상 체계 및 암 보장성 강화 방안 개발, 국립암센터, 2012.

암생존자의 직장 복귀 중재방향

직업은 생계유지의 수단일 뿐 아니라 사회활동에 참여하는 통로인데, 사회 참여는 활동할 수 있는 능력, 즉 적절한 신체기능을 전제로 한다. 기능과 장애를 건강상태와 개인적 환경적 상황 요인들의 역동적인 상호작용으로 설명하고 있는 세계보건기구(World Health Organization)의 기능 · 장애 · 건강에 관한 국제분류(International Classification of Functioning, Disability and Health)를 적용하면 '암환자' 는 앞서의 신체기능상의 문제(손상), 활동 제한, 참여 제약에 모두 영향을 받게 되고, 이와 더불어 환경적인 요인과 개인적 특성과 같은 상황적 요소가 상호작용하여 결국 장애를 가지고 살게 된다. 환경적인 요인은 서로 각기 다른 수준의 기능을 가진 사람들이 살아가고 활동하는 세계를 의미한다. 이 요인들은 환경 속에 처한 개인에게 촉진제가 될 수도 있고 장벽이 될 수도 있다. 환경적 요인에는 자연적인 환경과 인공적인 환경, 지원과 관계(relationship), 법적 및 경제적 상황, 직업재활 서비

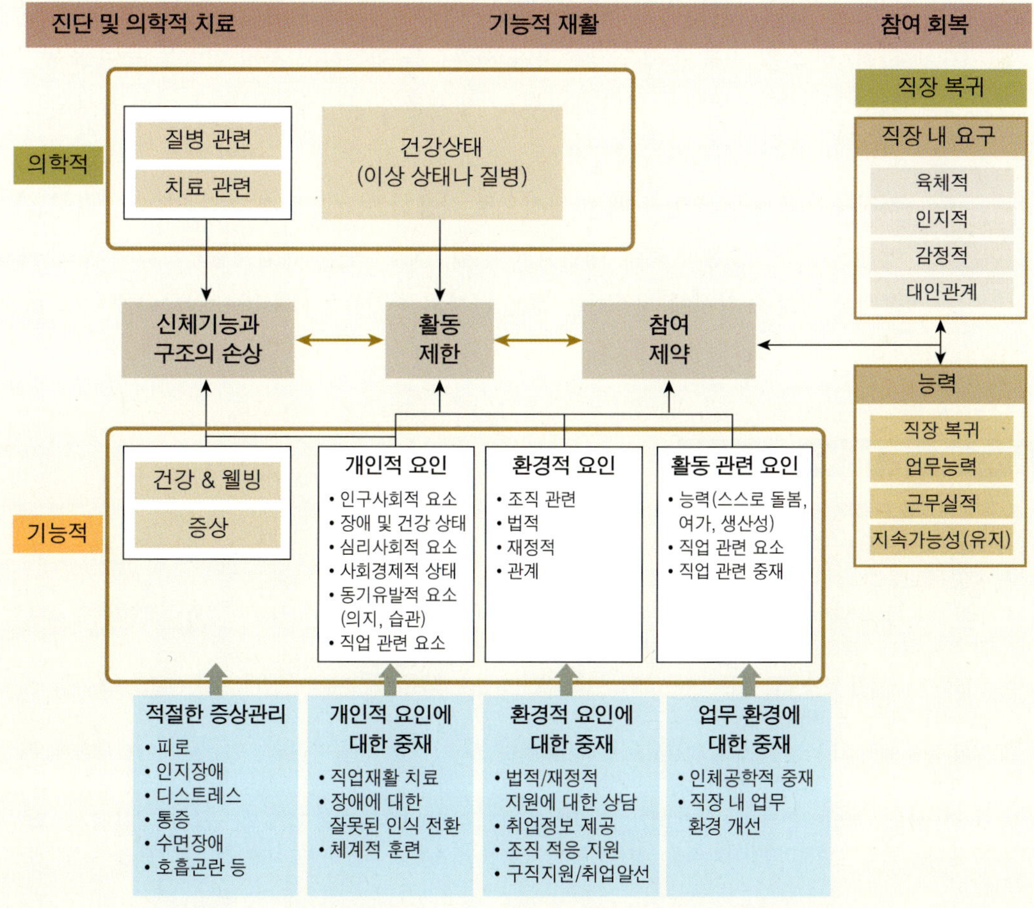

출처: Desiron(2013)의 모형을 수정하여 적용

│그림 3│ 암생존자의 직장복귀모형

스, 고용노동 관련 시스템, 정책들이 모두 포함된다. 특히, 직장 내에서의 근무환경, 노동의 유연성, 지원 정도, 조직의 문화, 직무스트레스 등은 암생존자의 직업재활에 중요한 부분이다. 개인적 특성은 나이, 성별, 사회경제적 지위, 동기나 자존감과 같은 요소를 포함하고 있고, 이는 개인이 얼마나 많이 사회에 참여하는가에 영향을 줄 수 있다.[16]

따라서 신체기능, 활동능력, 사회 참여를 저하시키는 지점에 개입하여 중재할 때 직장 복귀는 보다 용이해 질 것인데, 암생존자의 직장 복귀 전략을 제시하면 다음과 같다.[17] 첫째, 신체기능 상의 문제(손상)를 예방하거나 악화되지 않도록 적절한 증상 관리가 필요하다. 피로, 불안, 인지기능장애, 수면장애, 디스트레스, 통증과 같은 암 관련 주요 증상을 적절히 관리한다면 암치료의 후유증을 줄여 사회활동의 가능성을 높일 수 있다. 둘째, 직업 재활과 고용 서비스(관련 정보 제공, 직업훈련, 상담, 구직 지원, 취업 알선)를 통해 암생존자가 자존감을 회복하고 자기 역량을 높여 노동시장 에서 경쟁할 수 있도록 지원해야 한다. 암생존자 본인에게도 암에 대한 잘못된 고정 관념과 걱정은 신체적·심리적 증상으로 발현될 수 있고, 이와 같은 증상은 환자가 직장복귀 문제를 고민할 때 부정적으로 작용하는 것으로 밝혀져 있다. 따라서 환자 에게 암 관련 증상과 이에 대한 관리방법, 직장 복귀, 직업재활프로그램 등에 대한 올바른 정보를 적시에 제공하는 것은 환자의 자기효능감(self-efficacy)을 높일 뿐 아

암생존자를 위한 직장복귀 가이드라인

1. 직장복귀와 관련해 도움이 필요하다고 느낄 때 직업재활전문의(팀) 진료를 예약한다.
2. 고용주와 연락하여 직장 여건을 확인한다.
3. 직장 동료를 찾아가 그간의 상황에 대해 대화를 나눈다.
4. 직장 상사 및 직업재활전문의(팀)와 상담하여 직장 복귀 계획을 수립한다. 이 때 직장 동료까지 포함할 수 있다 면 직장 복귀 계획의 실현 가능성이 보다 높아질 것이다.
5. 충분히 회복되기 전에라도 직장에 복귀한다. 다만, 업무시간을 조정하여 암치료 전보다 적은 시간을 근무하면서 업무적응 가능성을 확인해 간다.
6. 직장 복귀 계획 시 직장 복귀 후 업무시간, 맡게 될 주요 업무의 내용, 전일제 근무가 가능한 시기에 대한 정보 를 포함해 구체적인 일정을 계획한다.
7. 그러나 실제로 전일제 근무가 가능한 시기, 즉, 암치료 이전 수준의 업무능력을 갖게 되는 시기를 가늠하기는 쉽 지 않다는 점을 감안하여 격주로 직장 상사와 함께 직장 복귀 계획을 재평가하고 이를 토대로 계획을 수정해간 다.
8. 당초의 계획보다 업무적응 기간이 연장될 경우 기존 계획을 하향 조정하여 실행한다.

출처: Verbeek(2007)의 '암생존자의 직장복귀를 위한 10단계' 를 수정하여 적용

니라 잘못된 부정적인 인식을 전환하기 위해 무엇보다 중요하다. 또한 암생존자를 진료하는 의료진을 대상으로 암생존자가 직업재활이 필요한 시점에 적절한 상담을 제공하거나 직업재활 전문팀으로 연계할 수 있도록 교육을 시행해야 할 것이다. 셋째, 환경적 요인에 대한 중재가 필요하다. 전문적인 의학적 소견을 근거로 직장 내 작업 환경을 개선하고, 암생존자의 고용주와 직장동료 대상 상담을 통해 암에 대한 이해를 높여, 직장 내 우호적인 환경을 조성해가야 한다.

기존 직업재활 중재프로그램은 주로 수요자(환자) 측면에 초점을 두었기 때문에 노동시장에서의 공급자(고용주) 특성에는 관심이 적었다. 수요자 중심의 직업재활은

직업재활적 중재 사례

아직까지 암생존자를 대상으로 직업 재활적인 중재의 효과를 보고한 예는 많지 않다. 최근 발표된 연구 결과를 바탕으로 소개하면 다음과 같다.

① 정보제공을 통한 인식개선 사례[23]

영국의 비영리기관인 Macmillan Cancer Support와 Scottish Centre for Healthy Working Lives에서는 암생존자의 직업 복귀를 지원하기 위해 암환자들의 경험을 사업주나 직장에 알리는 용도의 DVD와 리플렛을 개발하여 보급하였다. DVD에는 나쁜 소식 전하기, 암치료에 대한 대처법, 비밀보호와 동료와 관계, 일의 중요성, 권리와 책임에 대한 내용이 서로 다른 시나리오 형태로 포함되어 있다. 리플렛에는 DVD에 수록된 내용의 근거들이 유용하게 제시하고 있는데, 암과 암에 대한 치료, 고용주와 피고용인간의 상호관계, 고용법, 경제활동의 의미, 보호자 관련 이슈, 관련 기관 리스트 등이 수록되어 있다. 이러한 정보 제공용 자원들이 사회에 어떠한 영향을 주었는지 평가하기 위해 국가보건시스템(NHS) 및 관련 공무원, 관련 단체의 주요 인물과 민간사업의 직업 관련 담당자와의 인터뷰를 진행하였다. 인터뷰를 한 대부분의 사람들이 암생존자의 고용과 관련된 DVD나 관련 리플렛이 "단지 직장 내에서의 암환자 문제"에서 "남의 문제가 아닌 나와 내 주변 사람들의 영역"으로 긍정적으로 영향을 주었다고 대답하였다.

② 병원 기반 직장복귀 중재프로그램 제공 사례[24]

암환자들의 직장복귀와 삶의 질 향상을 위해 병원 기반의 직장 복귀 중재프로그램을 시행하였다. 중재프로그램에는 환자 교육과 병원에서의 지원, 암 전문의와 직업 재활 전문의(occupational physician)간에 의사소통 개선을 위한 프로그램이 포함되었다. 이미 병원에서 제공하고 있던 정신사회적 프로그램에 더하여 직업재활 프로그램을 추가하였다. 정신사회적 서비스를 제공하고 있던 간호사에게 정해진 프로토콜에 따라 반나절 직업재활 교육을 진행하였으며, 교육받은 간호사들은 암생존자들과 15분 동안 적어도 4회 이상 만남을 가져 직업재활 전반에 대해서 도움을 주었다. 그리고, 연구팀에서는 직업재활 전문의에게 환자와 환자의 직장 복귀 계획을 종합적으로 조직화할 수 있는 직장 상사와의 미팅을 주선하였다. 암생존자 별로 적어도 한 번 이상은 직업재활 전문의에게 직업재활과 관련된 공식적인 편지가 발송되었다. 이와 더불어 관련 의료진의 의사소통을 높이기 위해 암전문의에게 2회의 편지와 간호사에게 1회의 편지가 발송되었다. 필요한 경우(약 10%)에는 직업 재활 전문의, 고용주, 암생존자가 만남을 가졌다. 암생존자들은 이 프로그램이 직장복귀에 매우 도움이 되었다고 대답하였고, 간호사들은 병원에서 적용할 수 있는 유용한 프로그램이었다고 대답하였다.

환자의 손상, 활동력, 직업력을 평가한 후 재활의 목표를 설정해 환자를 대상으로 신체적·정신적 중재와 교육 및 상담을 제공하는 방식으로 진행된다.[18] 그러나 수요자 중심 접근방식은 공급자(고용주) 혹은 환경요인이 암생존자의 직장 복귀에 미치는 영향력을 감안하지 않기 때문에 실제상황에서는 중재효과가 경감될 수 있다. 현재까지 고용주 관점에서 암생존자의 직장 복귀에 대한 인식과 태도를 파악한 예가 거의 없지만 제한적인 연구 결과들을 두고 볼 때,[19-21] 고용주들은 여전히 건강 상의 장애가 있는 경우 업무를 수행할 자질이 없거나 생산적이지 못할까봐 두려워한다. 또한 고용주들은 장애인 고용 절차에 익숙하지 않고, 장애인 고용을 장려하려면 공공정책에서 지원이 필요하다고 느낀다. 실제로 고용주를 대상으로 초점집단면접(focus group interview)를 시행한 결과, 고용주들은 장애가 있는 피고용인을 고용하는 데에 대한 선입견을 깨기 위해서는 보다 정확하고 실질적인 정보가 필요하다고 응답했다.[22] 향후 효과적인 직업 재활을 위해서는 수요자 측면뿐만 아니라 공급자(고용자) 측면에 대한 이해가 필요하고 암 관련 기능 제한, 직장 관련 요인, 개인적 특성 및 환경적 요인을 포괄하는 중재방안을 고안해야 한다.

결 론

암생존자는 거의 모든 직업을 생산적으로 수행할 수 있고, 적절한 환경만 마련된다면 대부분의 암생존자가 생산적일 수 있다. 그러나 우리나라는 외국에 비해 암생존자의 암치료 이후 직장상실률이 외국에 비해 높다. 이는 암생존자의 직업재활에 대한 의료진, 환자, 보호자 및 고용주의 인식 부족, 암생존자에 대한 교육과 직업재활 및 훈련의 기회 부재, 고용주와 직장동료에 대한 중재가 없어 암생존자가 복귀하더라도 업무 적응이 어렵거나 차별을 겪게 되는 부정적인 상황 등 여러 다양한 요인에 기인한다.

암생존자의 노동시장기회를 개선하기 위해서는 정부, 고용주, 암생존자 단체 그리고 암 관련 NGO 등 많은 이해당사자의 노력이 필요하다. 우선적으로 정부, 암생존자 단체, 암 관련 NGO는 고용주와 일반인의 암생존자에 대한 인식 개선에 힘써야 한다. 암치료기술의 발전으로 암생존자가 크게 증가하고 있고, 암은 더 이상 걸리면 죽는 병이 아니라 다른 만성질환처럼 관리하며 살아갈 수 있다는 점, 실제 많은 암생존자가 직장에 복귀해서 일하고 있고, 직장에 복귀해서 일할 수 있는 암생존자의 수는 지속적으로 증가한다는 것을 사실로써 인지하는 데서부터 인식 개선이 시작된다. 나아가 대중들에게 암생존자도 적절한 지원이 있으면 얼마든지 일할 수 있다는 믿음을 높이고, 정부 스스로가 고용주로서, 공공부문의 암생존자 고용 증대에 앞장설 필요가 있다.

다른 한편으로 암진단 이후 직장 복귀 전까지 암생존자에게 가장 크게 영향을 미치게 되는 의료현장에서 암생존자가 직장 복귀에 대해 막연히 두려워하고 걱정하는 대신 합리적으로 판단할 수 있도록 직업 재활 및 고용서비스를 포괄적으로 지원해야 한다. 암생존자 직업 재활 및 고용서비스는 환자 및 보호자에 대한 교육과 직장동료 및 상사를 대상으로 한 중재를 포함해야 한다. 출퇴근 시간 조정, 근무일수 조정, 적합 직무로의 전환과 같이 고용주와 피고용인 암생존자가 함께 문제를 해결하는 과정과 쌍방간 의사소통이 용이하도록 중재하는 것도 중요하다.

그러나 의료현장에서 직업 재활 서비스가 암치료와 유기적으로 연계되어 적절한 시기에 제공되기 위해서는 기존 의료자원을 재조직화하고, 직업 재활 전문인력, 시설, 장비 등 새로운 의료자원을 개발하고 조직화하기 위한 정책적 개입이 필요하다. 동시에 고용주의 암생존자 고용을 장려하고 지원할 수 있도록 공공정책을 잘 조율하는 작업도 수반되어야 하며, 암생존자들에게 유용한 복지서비스를 연계해야 해야 할 것이다.

과거 직업 재활이 차별이나 법적 문제를 해결하는 데에 보다 중점을 두었다면 이제는 암 관련 증상을 적절히 관리하고, 환자, 보호자, 의료진의 잘못된 인식을 개선하며 정책적으로 조율해 가는 생체-심리-사회적인(bio-psycho-social) 중재가 필요한 시점이다.

참 고 문 헌

1   보건복지부, 중앙암등록본부. 암유병자 100만명 시대, 5년 생존율은 64.1%로 증가. 2012. (Accessed Dec 31, 2012, at http://ncc.re.kr/pr/notice_view.jsp?hPageNumber=1&hSelSearch=all&selSearch=all&txtKeyword=¤t_page=1&nws_id=1525.)

2   de Boer AG, Taskila T, Ojajärvi A, van Dijk FJ, Verbeek JH. Cancer survivors and unemployment. JAMA 2009;301:753-62.

3   Choi KS, Kim EJ, Lim JH, et al. Job loss and reemployment after a cancer diagnosis in Koreans; a prospective cohort study. Psychooncology 2007;16:205-13.

4   Park JH, Park JH, Kim SG. Effect of cancer diagnosis on patient employment status: a nationwide longitudinal study in Korea. Psychooncology 2009;18:691-9.

5   Park JH, Park EC, Park JH, Kim SG, Lee SY. Job loss and re-employment of cancer patients in korean employees: a nationwide retrospective cohort study. 2008;26:1302-9.

6   Feldman FL, McBroom E. Work and cancer health histories: a study of the experiences of recovered patients: California Division, American Cancer Society; 1976.

7   Feldman FL. Work and cancer health histories: A study of the experiences of recovered blue-collar workers: California Division, American Cancer Society; 1978.

8   Feldman FL, McBroom E, Roberts RW. Work and cancer health histories: Work expectations and experiences of youth with cancer histories (ages 13-23): California Division, American Cancer Society; 1980.

9   Spelten ER, Sprangers MA, Verbeek JH. Factors reported to influence the return to work of cancer survivors: a literature review. Psychooncology 2002;11:124-31.

10   Steiner JF, Cavender TA, Main DS, Bradley CJ. Assessing the impact of cancer on work outcomes. Cancer 2004;101:1703-11.

11   Short PF, Vasey JJ, Tunceli K. Employment pathways in a large cohort of adult cancer survivors. Cancer 2005;103:1292-301.

12   Feuerstein M. Work and cancer survivors. New York, N.Y.: Springer; 2011.

13   Bower JE. Prevalence and causes of fatigue after cancer treatment: the next generation of research. JClin Oncol 2005;23:8280-2.

14   Spelten E, Verbeek J, Uitterhoeve A, et al. Cancer, fatigue and the return of patients to work: a prospective cohort study. Eur J Cancer 2003;39:1562-7.

15   박종혁 등. 암환자 통합지지 전달체계 구축방안 연구 2013.

16   세계보건기구. WHO 세계장애보고서: 한국장애인재단; 2012.

[17] Désiron HM, Donceel P, Rijk A, Hoof E. A conceptual-practice model for occupational therapy to facilitate return to work in breast cancer patients. J Occup Rehabil 2013:1-11.

[18] Amir Z, Strauser D, Chan F. Employers' and survivors' perspectives. New York, N.Y.: Springer; 2011.

[19] Stensrud R. Developing relationships with employers means considering the competitive business environment and the risks it produces. Rehabil Couns Bull 2007;50:226-37.

[20] Chan F, Strauser D, Maher P, Lee EJ, Jones R, Johnson ET. Demand-side factors related to employment of people with disabilities: a survey of employers in the midwest region of the united states. J Occup Rehabil 2010;20:412-9.

[21] Grunfeld E, Low E, Cooper A. Cancer survivors' and employers' perceptions of working following cancer treatment. Occup Med 2010;60:611-7.

[22] Feuerstein M. A multidisciplinary approach to the prevention, evaluation, and management of work disability. J Occup Rehabil 1991;1:5-12.

[23] Lydon A, Hughes S. Cancer in the workplace: evaluation of a resource to help those affected by cancer, return to work in the UK. Int J Ther Rehabil 2012;19:689-95.

[24] Tamminga S, de Boer AG, Bos MM, et al. A Hospital-Based Work Support Intervention to Enhance the Return to Work of Cancer Patients: A Process Evaluation. J Occup Rehabil 2012:1-14.

암생존자 가족의 디스트레스 관리

암생존자 가족의 디스트레스 관리의 필요성

암의 조기진단과 치료법의 발전으로 암의 생존율이 증가되면서 암은 장기적인 관리가 필요한 만성질환이 되고 있다. 이는 암환자가 병원보다 집에서 더 많은 시간의 관리를 필요로 한다는 것을 의미한다. 이에 따라 환자의 신체적 · 정신적 · 경제적 돌봄을 제공하는 가족의 부담은 점점 커지고 장기화되고 있다. 병원에서의 케어는 주로 신체적인 증상과 암치료에 집중되어 있지만 간병 가족이 돌봐야 하는 환자의 영역은 신체적인 것뿐만 아니라 정서적 · 사회적 · 경제적인 영역까지 포함한 포괄적이다.[1] 신체적인 돌봄은 환자를 병원에 데려오는 일부터 치료 모니터링과 치료 결정, 투약과 장루 등 기구 관리 등 많은 전문적 지식과 시간, 육체적인 노력이 필요한 일들이기 때문에 의학적 지식이 부족한 간병 가족에게 큰 스트레스로 다가오게 된다. 또한 암환자들은 일반인보다 불안이나 우울 등의 정서적인 어려움을 많이 겪고 있는데,[2] 간병 가족은 이에 대한 일차적인 정서적 지지자이기도 하다.

이처럼 많은 역할을 수행해야 하는 간병 가족은 여러 가지 디스트레스를 겪기 쉬운데, 정신적 스트레스, 육체적 건강의 저하, 여러 역할들 사이의 갈등과 사회적 활동의 제한과 고립, 경제적 어려움 등을 꼽을 수 있겠다.[3-5] 하지만 환자의 경우와 달리 가족들은 자신의 문제에 대해서는 표현하지 않거나 적극적인 해결책을 모색하지 않는 경우가 많다.[6] 가족들 스스로가 자신의 문제가 환자에게 부담이 되는 것을 염려해서 참거나 숨기는 경향이 있고, 병원에서의 암환자 케어의 관심은 환자에게 집중되어 있고, 암환자 가족에 대한 사회적, 제도적 지원도 미비하기 때문이다.

가족의 간병 부담과 디스트레스는 가족의 정신적 · 신체적 · 사회적 건강을 저해할 뿐만 아니라 암환자의 치료에도 영향을 준다. 국내에서 시행된 말기암 환자 간병 가족을 대상으로 한 대규모 연구에서 경제적 · 사회적 지원과 증상관리 등 지지에 대해 간병가족의 충족되지 않은 요구가 많을수록 가족의 말기암 환자 케어의 질과 가족 본인의 직업 수행에 부정적인 영향을 주는 것으로 나타났다.[7] 하지만 가족이 간병 부담을 어느 정도로 인식하는가는 간병 시간과 환자 증상의 심각도보다 자신감의 부족, 환자를 돌보는 기술에 대한 준비 부족, 생활의 변화, 활동제한과 사회적 고립과 더 관련이 있다는 연구 보고도 있다.[8,9] 따라서 간병 가족에 대한 적절한 심리 · 사회적 서비스가 제공된다면 가족이 느끼는 간병 부담과 디스트레스의 감소는 물론 환자가 받는 간병의 질을 높일 수 있으리라 기대할 수 있겠다.

암환자 가족의 디스트레스

♠ 정신적 디스트레스

암환자 가족들은 높은 수준의 정신적 디스트레스를 겪는다. 암환자 가족의 54%가 중등도 이상의 디스트레스를 경험하며 19%가 체계적인 지지를 원하는 것으로 나타났다.[10] 간병 가족의 디스트레스의 대표적인 증상은 우울과 불안으로, 외국 연구에서 대략 20~50%의 가족들이 유의미한 우울, 불안 증상을 겪는 것으로 나타났다.[11,12] 95%의 간병 가족이 수면과 관련된 어려움을 호소했다.[13] 한국의 간병 가족에 대한 연구에서는 67%의 간병 가족이 유의미한 우울증상을 보이고 35%은 중등도 이상의 우울증상을 겪는 것으로 나타났다.[14]

가족의 정신적 디스트레스는 환자와 거의 비슷한 수준이거나 오히려 더 크게 나타나기도 한다.[12,15] 많은 연구에서 시간이 지남에 따라 대체로 감소하여 정상 범위로 돌아가는 것으로 보고되지만, 수년기간 상당한 정도 지속된다는 연구결과도 있다.[11,16] 특히 환자의 상태가 악화되어 갈 경우에는 간병 가족의 정신적 고통도 증가한다.[17] 진단 시점에서 높은 수준의 디스트레스를 경험한 유방암 환자 부부는 1년 후에도 비슷한 패턴을 보였다.[18] 암치료 종료 1~6년이 지난 가족의 디스트레스가 환자에 비해 높았다.[15] 이는 환자의 몸이 회복되고 암 관련 증상이 없다고 하더라도 가족들은 불확실성과 재발에 대한 공포를 계속 경험하기 때문으로 보인다.[19]

외국에서 시행된 연구에 따르면 간병 가족이 여성이거나, 65세 이하일 경우, 환자의 배우자인 경우, 사회적 지지가 부족한 경우, 사회·경제적 상태가 좋지 못할 경우, 직장인일 경우 등이 디스트레스나 우울, 불안의 위험을 높이는 인자로 꼽히고 있다.[9,19] 한국인 암환자 가족의 경우 여성, 환자의 배우자, 건강상태가 좋지 못할 경우, 적응의 어려움, 정상적으로 생활하지 못하고, 운동수행능력이 떨어지는 환자를 돌보고 있는 경우 우울증을 경험할 확률이 높아지는 것으로 나타났다.[14] 그 중에서 가족이 느끼는 간병 부담이 우울증의 가장 중요한 예측인자였다. 그밖에 암진단 이전에 가족관계의 어려움, 가족 내 부정적인 의사소통 패턴 등 가족 관련 인자들도 영향을 미친다.[16]

♠ 신체적 디스트레스

간병은 가족의 신체적인 건강에도 부정적인 영향을 준다. 장기 암생존자 가족의 절반이 건강 문제(심장병, 고혈압, 관절염 등)을 가지고 있는 것으로 나타났다.[20] 환자 배우자의 간병 부담은 심장 질환의 독립적인 영향인자로 나타났으며,[21] 간병 부담이 높은 배우자는 그렇지 않은 대조군에 비하여 4년 후 사망률이 63%나 증가한다.[22] 이는 간병스트레스가 인체에 미치는 영향, 간병으로 인해서 자신의 몸을 돌볼 여유가 없어서 가족 본인에게 필요한 의료 서비스를 챙기지 못하게 되는 점 그리고 식이와 운동 등 건강관리에 소홀해지기 때문으로 보인다.[23]

♠ 사회·경제적 디스트레스

암환자의 간병은 가족의 사회 생활에 지대한 영향을 끼친다. 외국의 연구에 따르면 암진단 이후 간병 가족의 직장생활에 미치는 영향은 암환자와 비슷하게 나타났다.[6] 48%가 간병 의무가 직장생활에 영향을 다소 미쳤고, 28%는 주요한 영향을 미치고 있다고 하였다. 한국에서 시행된 말기암 환자의 간병 가족에 관한 연구에 따르면 대부분의 가족들이 간병 때문에 직장을 그만두거나 생활에 커다란 변화가 있었으며(50%), 가족이 아프거나 정상기능을 할 수 없었다(27%).[5] 가족의 주요 수입원이 상실되거나 저축의 대부분을 사용하는 등 심각한 생활의 변화와 경제적 영향을 겪고 있었고, 경제적 어려움은 가족 삶의 질에 매우 중요한 영향을 미쳤다.[24] 사회적인 고립은 삶의 만족도와 심리적 디스트레스와도 연결되어서 간병 가족의 사회적 활동과 가족, 친구들과의 교류가 많을수록 삶의 만족도가 높고 우울증의 확률이 낮았다.

♠ 간병에 대한 인식과 간병 경험의 긍정성

이제까지 언급한 바와 같이 간병이 가족에게 부정적인 영향만을 주는 것은 아니다. 반대로 간병 경험을 하는 동안 긍정적인 의미 혹은 이점을 발견할 수 있는데, 이는 가족의 삶과 정서적 안정에 긍정적인 영향을 준다.[25] 가족도 환자가 겪는 것과 비슷하게 암을 통해 개인적인 성장을 경험하게 된다.[26] 간병 경험을 통해서 타인을 돕는다는 데서 오는 자기가치감의 향상과 인생에 대한 새로운 성찰 등의 긍정적인 경험을 하기도 한다. 질병에 대해 긍정적인 의미를 부여하는 것은 설사 장기간 지속되는 스트레스 인자가 있다고 하더라도 가족의 삶의 질에 긍정적인 영향을 준다.[20] 반대로 삶의 이유와 목적이 불분명한 암환자 간병 배우자는 삶의 질이 낮을 가능성이 높다.[27]

암환자 가족의 디스트레스 관리

♠ 가족에 대한 심리 · 사회적 개입 방안에 대한 기존의 연구

암환자 간병 가족의 디스트레스 개입에 관한 연구는 많지 않지만, 메타분석 연구에서 대체적으로 임상적으로 유의미한 효과를 보이는 것으로 나타났다.[28] Northouse 등이 29편의 무작위 대조군 연구들을 조사한 연구에서 디스트레스 개입의 방법으로 교육 (57%), 대처기술 훈련(skill training)(26%), 개별 상담(17%) 이 사용되었고, 환자와 가족이 함께 개입 대상인 경우(63%)가 가족 단독(37%) 경우보다 많았다. 메타분석 결과 심리사회적 개입을 통해 간병 가족에게서 유의미하게 간병 부담과 디스트레스가 감소되고 지식의 증가, 대처, 정신적 웰빙 및 삶의 질의 개선이 나타났다. 개입을 함께 받은 환자의 경우에도 증상의 감소, 신체적, 정신적 건강의 개선을 보였다. 효과 크기는 소에서 중간 정도로 크지 않지만, 임상적으로 유효하다고 할 수 있다고 결론 내리고 있다.

♠ 암환자 가족의 디스트레스 관리 방안

현재까지 국내·외에서 공인된 암환자 가족의 디스트레스 관리 가이드라인은 없지만, 암환자 가족들을 대상으로 한 기존의 연구들의 제언[6,9,23,29]과 National Cancer Institute의 Physician Data Query(PDQ)[30]을 바탕으로 필요한 평가와 개입 방안에 대해 기술하도록 하겠다.

1. 평가

♠ 평가영역

환자의 가족에 대한 체계적으로 공인된 평가지침은 마련되어 있지 않지만 간병은 가족의 삶의 전 영역에 걸쳐서 영향을 미치므로, 다음과 같은 영역들을 포괄적으로 평가해야 한다.[29,30]

(1) 가족에게 요구되는 간병 역할과 가족의 간병 상황

- 환자의 질환 특성과 신체적·정신적 상태에 따라 요구되는 간병 역할의 범위와 수준이 달라지게 된다. 아울러 가족이 간병을 기꺼이 맡고자 하는 동기 수준과 간병 시간, 거주 형태 등을 평가한다.

(2) 가족의 간병 지식과 간병 능력

- 환자의 질환과 치료 과정, 약물, 기구 조작에 대한 지식과 이해의 정도를 평가하고 신체적·정서적·인지적으로 해당 환자에게 필요한 간병 역할을 수행할 능력과 시간적인 여유를 갖추고 있는지 평가되어야 한다.

(3) 가족의 삶의 질과 건강수준

- 현재 가족 본인의 신체적·정신적·사회적·경제적·영적 삶의 질과 건강 수준을 평가하고 치료를 받고 있거나 치료가 필요한 질환의 유무와 관리상황을 평가한다.

(4) 가족의 정신건강

- 정신적 디스트레스, 우울, 불안, 불면 등의 증상을 평가하고 현재 스트레스 대처 방법에 대해 평가한다.

(5) 환자와 가족의 관계

- 암진단 이전부터 존재했던 환자와 가족 사이에 갈등 유무, 암진단 이후의 사소
  통의 패턴 등이 포함된다.

(6) 간병지원을 받을 수 있는 지지체계

- 현재 간병을 도와줄 수 있는 간병을 함께 하는 가족, 친지, 친구들의 도움과 같
  은 비공식 지지체계와 간호, 사회복지, 요양서비스 등 공적 지지 체계를 알아
  본다.

♠ 평가도구

임상 실제에서는 간병 가족의 디스트레스를 간단하게 평가할 수 있는 도구를 활용
하면 쉽고 효과적으로 간병 가족의 상황을 파악할 수 있다. 외국에서 일반적인 간병
가족 혹은 암환자 간병 가족을 위한 평가도구가 개발되어 있다〈표 1〉.[23,30] 한국에서
개발된 간병가족의 디스트레스 평가도구는 없으나, 한국어판으로 번역된 것들이 있
다. 암환자 디스트레스 평가를 위해 개발된 디스트레스 온도계의 경우에는 간병 가

|표 1| 간병 가족 디스트레스 평가에 사용될 수 있는 설문 도구

평가도구	출처	개발 대상	비고
디스트레스 온도계 (Distress thermometer)[33]	National Comprehensive Cancer Work	암환자	한 가지 문항으로 전체적인 디스트레스 평가하고 36 가지의 포괄적인 영역에 관한 디스트레스 여부를 묻는 문항으로 구성됨. 한국어판 있음.
Caregiver Self-Assessment Questionnaire[34]	American Medical Association	간병 가족	간병인의 신체적·정서적 디스트레스를 평가하는 18가지 문항으로 구성됨. 한국어판 없음.
Caregiver Quality of Life Index—Cancer (CQOLC) Scale[35]	Weitzner MA, et al.(1999)	암환자 간병 가족	신체적·정서적·가족, 사회적 영역에 관한 35가지 문항으로 구성됨. 한국어판 있음.
CareGiver Oncology Quality of Life questionnaire (CarGOQoL)[36]	Minaya P, et al. (2012)	암환자 간병 가족	신체적, 심리적 건강, 간병부담, 관계, 재정, 사회적 지지 등을 포괄하는 29가지 문항으로 구성됨. 한국어판 없음.

족에서도 타당화 연구가 이루어졌고,[31] 한국어판으로 번역되었으므로 현재 사용이 가능하다.[32] 또한 암환자 간병가족을 대상으로 개발된 삶의 질 척도 – 암 (Caregiver Quality of Life Index – Cancer Scale) 의 경우도 한국어판으로 타당화되었다.[33]

♠ 평가 시기

암환자 케어 시에 함께 가족에 대한 평가가 주기적으로 이루어지는 것이 바람직하고 다음의 주요 시기에는 반드시 필요하다.[30]

- 가족 중 암을 처음 진단받을 때
- 암환자의 주요한 치료 전환기
- 환자에게 응급상황이 발생했을 때

2. 디스트레스 관리 방안

디스트레스 관리 방안으로 질환교육, 심리교육과 대처기술 훈련, 개별상담과 정신 치료, 리소스 및 서비스 연결 등 네 가지 접근 방식으로 나누어 볼 수 있다.[9,28,30] 암환자를 보는 병원이나 기관에 따라 활용할 수 있는 자원이 다르기 때문에 여러 방안의 특장점을 고려해 여건에 맞게 조직할 필요가 있다(그림1). 예를 들어, 질환교육과 심리교육의 경우 개인이 아닌 집단 대상으로도 효과적으로 시행될 수 있기 때문에 병원의 정기적인 프로그램으로 제공하고, 중등도 수준의 디스트레스나 갈등이 지속되어 개별적인 개입이 필요한 경우에는 상담과 정신과 의뢰 등을 통해 문제를 해결하도록 조직할 수 있다.

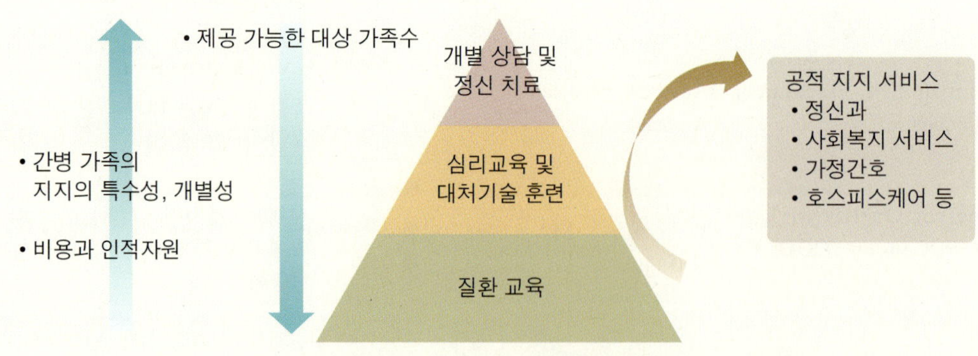

|그림 1| 암환자 가족의 디스트레스 관리의 접근

(1) 질환 교육

암과 간병 기술에 관한 교육과 정보를 제공하는 것을 뜻하며 간병 가족의 개별적인 상황에 맞춘 정보가 제공되는 것이 좋다. 환자의 질병과 상태, 치료의 종류와 진행 과정, 치료의 부작용과 대처법, 증상관리, 예상되는 환자 상태의 변화, 가족이 환자에게 도움을 줄 수 있는 지침과 간병 기술에 관한 구체적인 지식에 대한 내용이 포함되어야 한다. 질환 교육의 컨텐츠는 현재 기관마다 가장 많은 자원을 갖고 있기 때문에 주요 치료 시기에 알맞도록 간병 가족에게 잘 전달될 수 있는 체계만 구축한다면 현실적으로 가장 활용하기가 쉬울 것으로 보인다. 다만 환자에 관한 정보 습득에 초점을 두고 있기 때문에 질환 교육만으로 간병 가족을 위한 지지는 충분하지 않은 한계점이 있다.

(2) 심리교육(psychoeducation)과 대처기술 훈련(skill training)

간병 가족의 대처전략, 의사소통기술, 문제해결기술을 발전시킬 수 있도록 심리사회적 기술들을 교육하고 습득하도록 하는 프로그램을 뜻한다. 질환교육은 환자에 대한 지식에 초점을 두고 있다면 이 방안은 간병 가족의 문제를 직접적으로 다룬다. 간병 가족 자신의 신체적 케어와 자가 스트레스 관리 방안〈표 2〉[6], 간병 경험에서 이점과 의미 찾기, 간병인으로서 자신감 갖기, 지지체계를 활용하기, 가족간의 효과적인 의사소통기술, 갈등해결전략 등이 그 내용이다.[28] 이러한 내용들을 환자의 암 여정과 대상 가족의 특성에 맞게 수 회기의 프로그램으로 만들어 제공할 수 있다.

표 2	간병 가족을 위한 자가 스트레스 관리 방안

- 지지를 구하라
- 정보를 얻고 스스로를 교육하라
- 일기를 쓰라
- 친구관계를 유지하라
- 일상을 지키라
- 취미를 지속하라
- 자신의 미래를 위한 계획을 세우라
- 삶이 계속된다는 사실을 기억하라
- 자신을 풀어주는 방법을 배우라
- 다른 사람의 도움을 받으라
- 자신의 신체적 건강을 챙겨라
- 이완반응을 촉진시켜라
- 좌절을 다루라
- 자신을 돌보고 한계를 정해라

(3) 개별상담과 정신 치료

개별상담과 정신치료의 방법은 간병 가족이 겪고 있는 심리적인 디스트레스와 가족의 문제를 개별적, 심층적으로 다룰 수 있는 장점이 있다. 이 방법은 개인의 성격과 상황을 평가하고 그에 맞추어 적절한 지지를 제공할 수 있는 이점이 있으나 그룹 대상으로 진행되는 교육 방식에 비해 비용과 시간이 많이 든다. 디스트레스 수준이 좀더 높거나 개별적인 문제를 다루고 싶어할 때 적합하다.

(4) 자원 및 서비스 연결

가족이 가진 문제가 사회경제적 지원이나 간호, 정신과 의뢰 등 다른 지지 서비스와의 연계를 통해서 효과적으로 개선될 수 있다고 판단될 경우 지지서비스를 적극적으로 활용하도록 한다. 예를 들어 가족이 중등도 이상의 심리적인 디스트레스나 불안, 우울, 수면 문제 등의 증상을 가지고 있다면 정신과적 치료의 연계를 통해 정확히 상태를 평가 받고 치료 받는 것이 효과적일 수 있다. 암환자 가족 모임 등을 구성하여 자조그룹을 구축하도록 하는 것도 도움이 될 수 있다. 아울러 최근에는 웹페이지를 활용하여 간병에 관한 지식과 자가극복방안 정보 전달, 지지그룹 조직과 서비스 제공 등을 할 수 있는데〈표 3〉, 국내에는 간병 가족을 위한 온라인 정보 전달은 암환자에 비해 부족한 실정이다.

| 표 3 | 암생존자 가족의 디스트레스 관리에 관한 정보를 제공하는 웹사이트

운영조직	웹사이트 주소
National Cancer Institute (NCI)	http://www.cancer.gov/cancertopics/coping/familyfriends
American Society of Clinical Oncology (ASCO)	http://www.cancer.net/coping/caregiving
American Cancer Society (ACS)	http://www.cancer.org/treatment/caregivers/index
Cancer Care	http://www.cancercare.org/tagged/caregiving

결론 및 디스트레스 관리의 방향

암환자 가족의 디스트레스가 상당하고 가족의 건강과 암환자의 치료에 많은 영향을 미친다고 알려져 있음에도 불구하고 시간과 인력이 부족한 임상 현장에서 환자

외에 가족에게까지 관심을 갖기는 쉽지 않다. 그리고 아직까지 암환자 가족의 평가
와 지지에 관한 공인된 가이드라인도 구축되어 있지 않다. 암환자 케어에서 심리사
회적 측면에 비해 신체적 측면의 강조, 임상 실제에서 간병 가족의 필요에 대한 인식
과 인력 등의 자원 부족, 간병 가족에 대한 기관 차원의 지원 부족과 비용의 문제 등
을 그 원인으로 지적할 수 있겠다. 그러나 암환자와 가족의 실질적인 삶의 질 향상을
위해서 앞으로는 가족에 대한 적절한 평가와 지지 제공이 암환자의 통상적인 케어
안으로 들어와야 할 필요가 있다. 이를 위해서는 환자와 가족을 하나의 암 케어 대상
단위로 보는 시각의 전환과 함께 정책적 변화가 뒷받침되어야 간병 가족에 대한 실
질적인 심리사회적 지원이 펼쳐질 수 있으리라 전망된다.

참 고 문 헌

1. Nijboer C, Triemstra M, Tempelaar R, Mulder M, Sanderman R, van den Bos GA. Patterns of caregiver experiences among partners of cancer patients. Gerontologist 2000;40:738-46.

2. Desplenter F, Bond C, Watson M, et al. Incidence and drug treatment of emotional distress after cancer diagnosis: a matched primary care case-control study. Br J Cancer;107:1644-51.

3. Kim Y, Baker F, Spillers RL, Wellisch DK. Psychological adjustment of cancer caregivers with multiple roles. Psychooncology 2006;15:795-804.

4. Kim Y, Schulz R. Family caregivers' strains: comparative analysis of cancer caregiving with dementia, diabetes, and frail elderly caregiving. J Aging Health 2008;20:483-503.

5. Yun YH, Rhee YS, Nam SY. The Socioeconomic Impact of Terminal Cancer on Patients' Families and Its Associated Factors. J Korean Acad Fam Med 2005;26:31-9.

6. Golant M, Haskins NV. "Other cancer survivors": the impact on family and caregivers. Cancer J 2008;14:420-4.

7. Park SM, Kim YJ, Kim S, et al. Impact of caregivers' unmet needs for supportive care on quality of terminal cancer care delivered and caregiver's workforce performance. Support Care Cancer 2010;18:699-706.

8. Goldstein NE, Concato J, Fried TR, Kasl SV, Johnson-Hurzeler R, Bradley EH. Factors associated with caregiver burden among caregivers of terminally ill patients with cancer. J Palliat Care 2004;20:38-43.

9. Northouse L, Williams AL, Given B, McCorkle R. Psychosocial care for family caregivers of patients with cancer. J Clin Oncol 2012;30:1227-34.

10. Merckaert I, Libert Y, Lieutenant F, et al. Desire for formal psychological support among caregivers of patients with cancer: prevalence and implications for screening their needs. Psychooncology 2012doi: 10.1002/pon.3153. [Epub ahead of print].

11. Friethriksdottir N, Saevarsdottir T, Halfdanardottir SI, et al. Family members of cancer patients: Needs, quality of life and symptoms of anxiety and depression. Acta Oncol 2011;50:252-8.

12. Braun M, Mikulincer M, Rydall A, Walsh A, Rodin G. Hidden morbidity in cancer: spouse caregivers. J Clin Oncol 2007;25:4829-34.

13. Carter PA. Caregivers' descriptions of sleep changes and depressive symptoms. Oncol

Nurs Forum 2002;29:1277-83.

14 Rhee YS, Yun YH, Park S, et al. Depression in family caregivers of cancer patients: the feeling of burden as a predictor of depression. J Clin Oncol 2008;26:5890-5.

15 Mellon S, Northouse LL, Weiss LK. A population-based study of the quality of life of cancer survivors and their family caregivers. Cancer Nurs 2006;29:120-31; quiz 132-3.

16 Pitceathly C, Maguire P. The psychological impact of cancer on patients' partners and other key relatives: a review. Eur J Cancer 2003;39:1517-24.

17 Grunfeld E, Coyle D, Whelan T, et al. Family caregiver burden: results of a longitudinal study of breast cancer patients and their principal caregivers. CMAJ 2004;170:1795-801.

18 Northouse LL, Templin T, Mood D, Oberst M. Couples' adjustment to breast cancer and benign breast disease: a longitudinal analysis. Psychooncology 1998;7:37-48.

19 Kim Y, Given BA. Quality of life of family caregivers of cancer survivors: across the trajectory of the illness. Cancer 2008;112:2556-68.

20 Mellon S. Comparisons between cancer survivors and family members on meaning of the illness and family quality of life. Oncol Nurs Forum 2002;29:1117-25.

21 Lee S, Colditz GA, Berkman LF, Kawachi I. Caregiving and risk of coronary heart disease in U.S. women: a prospective study. Am J Prev Med 2003;24:113-9.

22 Schulz R, Beach SR. Caregiving as a risk factor for mortality: the Caregiver Health Effects Study. JAMA 1999;282:2215-9.

23 Bevans M, Sternberg EM. Caregiving burden, stress, and health effects among family caregivers of adult cancer patients. JAMA 2012;307:398-403.

24 Yun YH, Rhee YS, Kang IO, et al. Economic burdens and quality of life of family caregivers of cancer patients. Oncology 2005;68:107-14.

25 Kim Y, Schulz R, Carver CS. Benefit-finding in the cancer caregiving experience. Psychosom Med 2007;69:283-91.

26 Manne S, Ostroff J, Winkel G, Goldstein L, Fox K, Grana G. Posttraumatic growth after breast cancer: patient, partner, and couple perspectives. Psychosom Med 2004;66:442-54.

27 Son KY, Lee CH, Park SM, et al. The factors associated with the quality of life of the spouse caregivers of patients with cancer: a cross-sectional study. J Palliat Med 2012;15:216-24.

28 Northouse LL, Katapodi MC, Song L, Zhang L, Mood DW. Interventions with family caregivers of cancer patients: meta-analysis of randomized trials. CA Cancer J Clin 2010;60:317-39.

29 Fletcher BS, Miaskowski C, Given B, Schumacher K. The cancer family caregiving experience: an updated and expanded conceptual model. Eur J Oncol Nurs 2012;16:387-98.

30   Bethesda M. National Cancer Institute: PDQ® Family Caregivers in Cancer. Date last modified October 26, 2012. http://www.cancer.gov/cancertopics/pdq/supportivecare/caregivers/healthprofessional. Accessed December 10, 2012.

31   Bevans M, Wehrlen L, Prachenko O, Soeken K, Zabora J, Wallen GR. Distress screening in allogeneic hematopoietic stem cell (HSCT) caregivers and patients. Psychooncology 2011;20:615-22.

32   Shim EJ, Shin YW, Jeon HJ, Hahm BJ. Distress and its correlates in Korean cancer patients: pilot use of the distress thermometer and the problem list. Psychooncology 2008;17:548-55.

33   Rhee YS, Shin DO, Lee KM, et al. Korean version of the caregiver quality of life index-cancer (CQOLC-K). Qual Life Res 2005;14:899-904.

34   National Comprehensive Cancer Network. Clinical practice guidelines in oncology. Distress managment: version 1. 2010.

35   Weitzner MA, Jacobsen PB, Wagner H, Jr., Friedland J, Cox C. The Caregiver Quality of Life Index-Cancer (CQOLC) scale: development and validation of an instrument to measure quality of life of the family caregiver of patients with cancer. Qual Life Res 1999;8:55-63.

36   Minaya P, Baumstarck K, Berbis J, et al. The CareGiver Oncology Quality of Life questionnaire (CarGOQoL): development and validation of an instrument to measure the quality of life of the caregivers of patients with cancer. Eur J Cancer 2012;48:904-11.

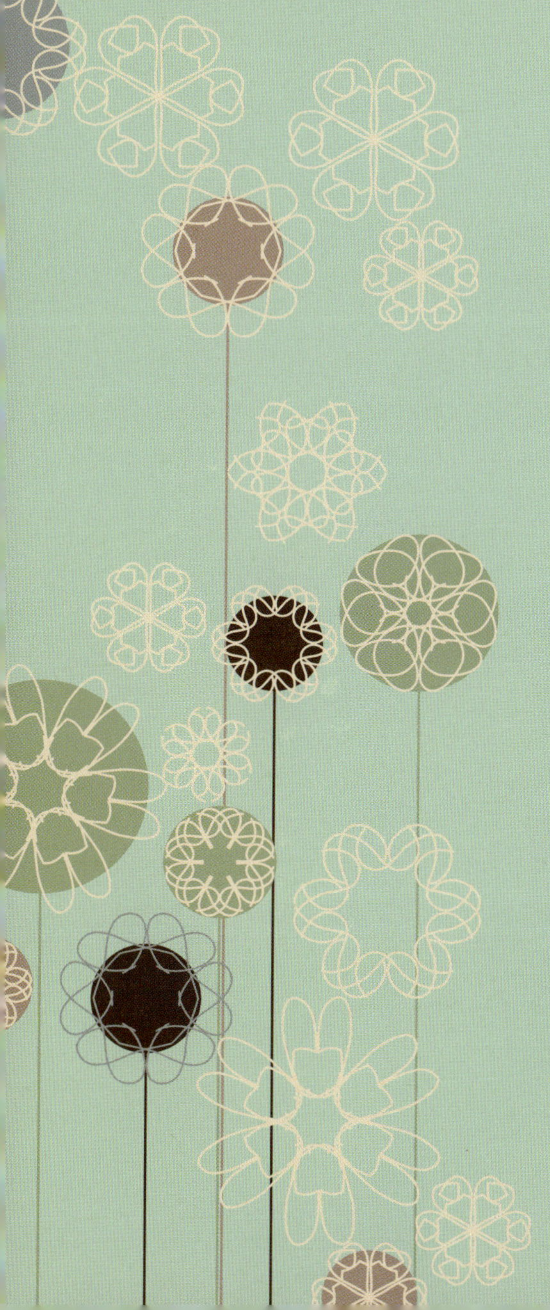

04

암생존자의 건강습관 관리

| 암생존자의 신체활동과 운동 |
| 암생존자의 영양 및 비만 관리 |
| 암생존자와 금연 |
| 암생존자의 예방접종 |

PART 04-1

암생존자의 신체활동과 운동

서 론

신체활동 및 운동에 관한 여러 연구를 통하여 적절한 운동은 질병 예방뿐만 아니라 궁극적으로 수명 연장에도 효과가 있다고 알려져 있다.[1] 적절한 운동량은 개인의 운동능력과 신체 상태에 따라 다르게 결정되므로 개인에게 맞는 운동량을 찾는 것이 중요하다. 너무 약한 강도의 운동은 충분한 건강 효과를 얻지 못하고, 무리한 운동과 잘못된 운동방법은 스포츠 손상과 질병을 유발할 수 있기 때문이다. 즉, 과한 운동은 위험하고 너무 약한 운동은 효과가 없으므로 본인의 운동능력에 맞는 안전한 범위 안에서 유효한 운동을 하는 것이 좋다.

미국 암학회에서 권장하는 급성기암 치료가 끝난 이후의 기본적인 신체활동 지침은 아래와 같다.[2]

♠ 건강체중을 회복하고 유지하라
- 과체중 또는 비만 체중이라면, 체중 감량을 위해서 고칼로리 음식과 음료를 자제하고 신체활동량을 늘려라

♠ 규칙적인 신체활동 유지하라

- 비활동 습관을 피하고, 진단 후 가능하면 빨리 일상 활동으로 복귀해라
- 최소 1주에 150분 이상의 운동을 시행하라
- 이때, 최소 1주에 2회 이상의 근력운동을 포함하라

이와 같은 지침에 충분히 적응이 되면, 기본적인 암 예방을 위한 신체활동 지침인 "중등도(moderate) 강도의 운동을 주 150분 이상 또는 격렬한(vigorous) 강도의 운동을 주 75분 이상, 또는 강도를 조합하여 이에 준하는 운동을 시행함"을 따를 것을 권장하고 있다. 이 지침은 일반 성인의 신체활동 지침과 크게 다르지 않지만, 단지 '유효성과 안전성'이라는 두 가지 사항을 고려해야 한다.[3]

1. 운동효과 영역(Exercise Efficacy Zone)

운동능력은 개인의 신체 상태에 따라 차이가 나는데, 전문 운동선수에 비하여 일반 성인이 낮고 암치료를 받는 경우 운동능력은 더욱 낮아지게 된다[그림 1]. 건강효과를 위해서 암치료 중이나 치료 후에도 신체활동 및 운동이 필요하지만, 역설적으

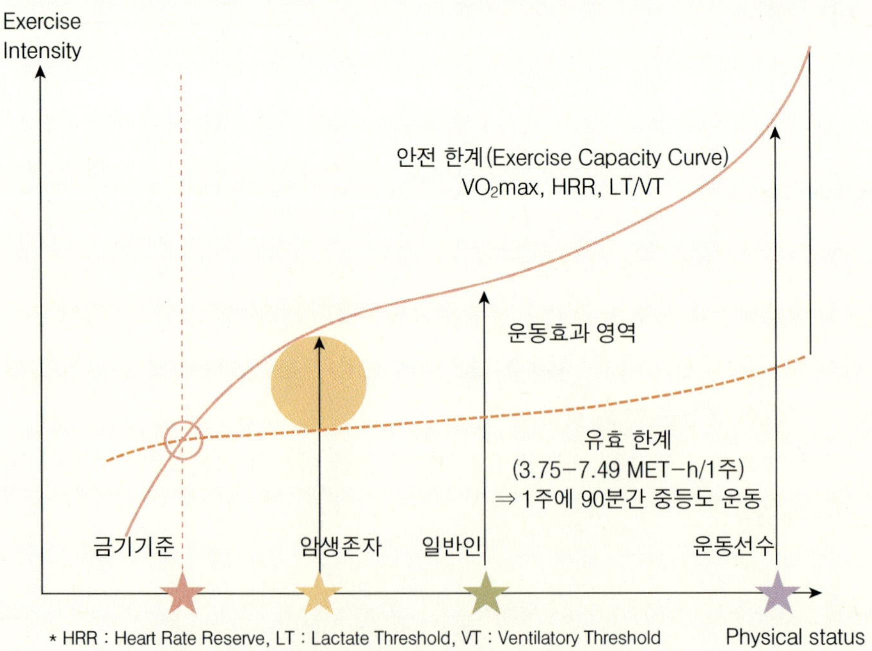

|그림 1| **운동효과 영역(Exercise Efficacy Zone)**[1,6]

로 이러한 사람들은 운동의 안전영역이 좁아서 일반 성인 수준의 운동을 권고하기 어렵다. 특히 암치료 초기에는 나이, 병기, 치료과정에 따라 운동능력이 변하게 되므로 맞춤형 운동 처방을 하는 것이 좋다. 개인차는 있지만 대개의 경우 암치료 종료 1년 이내에는 신체조건이 [그림 1]의 노란 별표 전후로 생각되므로, 운동 안전 한계가 줄어들어 운동효과 영역이 '노란색 원'처럼 좁아지기 쉽다. 하지만 암치료 후에도 장기적으로 운동을 시행하는 경우 운동능력이 증가하게 된다.[4,5]

　한편, 일반인에게 알려진 신체활동 및 운동의 건강효과가 암생존자에게도 적용될 수 있을 것인가? 이는 건강효과를 무엇으로 정의할 것이냐에 따라서 논란의 여지가 있는 부분이다. 과거에는 피로 감소, 삶의 질과 수행기능 향상 등에 초점을 맞추었다면 최근에는 생존률 향상(survival gain)이라는 건강효과에 초점을 맞추고 있다. 이처럼 건강효과의 목표를 어디에 두느냐에 따라서 신체활동 및 운동의 방법과 강도가 달라지게 된다. 특히 암생존자는 같은 운동량에서도 일반인에 비해 운동손상이 발생하기가 쉬우므로 먼저 원하는 목표를 설정하고 운동효과 영역에서 운동하는 것이 안전하다.

2. 암생존자 운동의 특수성

　암치료 후 몇 년이 지난 장기 생존자의 경우에는 운동효과 영역이 넓으므로, 체계적으로만 운동교육을 받는다면 건강효과를 최대한 누릴 수 있다. 하지만, 현재 치료 중이거나 치료 종료 1년 이내에는 운동이 오히려 치료에 방해가 되거나, 운동의 부작용만 경험하게 될 수도 있다. 예를 들어 호중구가 감소된 상태에서 대중 에어로빅을 하다가 열감기 발생으로 항암치료가 지연된다든지, 방사선치료 중에 열심히 수영을 다니다가 치료 부위의 피부염을 유발하는 경우 치료에 방해가 되기도 한다. 치료 종료 후 발생한 림프부종을 방치한 채 무리한 역기 운동을 하는 경우 림프부종이 악화되기도 한다. 또한 일반인과 같은 운동 강도를 유지하는 경우 피로감이 심해질 수도 있다. 따라서 암생존자는 운동을 할 때 관련부작용을 반드시 생각해야 하고 때로는 운동이 제한될 수도 있다는 점도 염두에 두어야 한다. 보통 치료 종료 1년 이내에는 몸의 회복이 완전치는 않으므로 체계적으로 운동교육을 받는 것이 좋고 점진적으로 운동량을 증가(slowly progressive exercise)하는 것이 바람직하다.

3. 운동 및 신체활동 지속의 어려움

　암생존자가 지켜야 할 여러 생활습관 중에 유지하기 어려운 것 중 하나가 운동이다.[7,8] 일반인에 비해 여러 가지 운동 방해요인들이 많기 때문인데, 치료 후 부작용과 피로, 통증, 우울, 불안 등으로 운동을 시작하기가 힘들고 지속하기도 어렵다. 또한 암치료 후 취약해진 건강과 운동능력 탓에 몸에 대한 자신이 없기 때문이기도 하다.[9]

각론에서는 암생존자를 대상으로 신체활동 및 운동의 효과, 주의사항, 운동 방법 등에 대해 살펴보도록 하겠다.

신체활동 및 운동의 효과

♠ 총사망률 및 암 관련 사망률

1. 관찰 연구 현황

신체활동 및 운동과 관련한 총사망률에 대해서는 무작위 임상시험 연구가 없고, 현재까지는 코호트 연구를 통한 결론으로 추정할 수밖에 없는 한계점이 있다. 유방암, 대장암 생존자를 대상으로 한 연구가 대부분이고, 일부에서 전립선암, 난소암 등에 대한 결과가 보고되었다.[10,11]

① 유방암 생존자

진단 전 신체활동은 총사망률 감소와 관련이 있을 것으로 생각되고, 유방암 관련 사망률은 관련이 없다는 결과와 사망률을 줄인다는 결과가 혼재해 있지만 최소한 유방암 관련 사망률을 증가시키지는 않는다. 현재까지는 '진단전 신체활동은 총사망률 감소와 관련이 있고, 유방암 관련 사망률의 감소와 관련이 있을지도 모른다'고 생각된다.[12-22] 진단 후 신체활동은 조금 더 긍정적인 결과들이 많이 보고되고 있다. 대부분의 연구에서 총사망률 및 유방암 관련 사망률의 감소와 관련이 있음을 보여주고 있다.[21-28] 또한 몇 연구에서는 신체활동량에 따라 사망률이 감소하는 양–반응관계(dose-response relationship)를 보이기도 한다.[21,23,25-27] 일부 연구에서는 병기, 치료, 체질량 지수 등의 유방암 위험요인을 보정하고도 사망률 감소를 보고하였다.[25-27] 상기 연구결과를 종합해 볼 때 '진단 후 신체활동은 총사망률 및 유방암 관련 사망률의 감소와 관련이 있다'고 생각된다.[21-28] 폐경 유무, 호르몬 수용체 유무, 병기 등에 대한 요인에 따라서는 추가 연구가 필요하다.

② 대장암 생존자

대부분의 코호트 연구는 진단 후 신체활동과의 관계를 보았는데, 총사망률을 감소시키는 것으로 나타났고 대부분은 통계적으로도 유의하였다.[29-33] 일부 연구에서는 신체활동이 대장암 관련 사망률 감소와도 관련이 있고 양-반응관계가 있음을 보였고 나아가 대장암의 재발 감소와도 관련이 있다는 결과를 보고되기도 하였다.[29-31] 또한 특정 암 표지자 유무에 따라 신체활동과 대장암 관련 사망률이 관계가 있음을 보여 암 표지자와 신체활동의 상호작용 가능성을 제기하기도 했는데, 신체활동이 많을 경우 p27 gene 발현 대장암과 CTNNB1 음성 대장암에서 대장암 관련 사망률이 줄어드는 것으로 나타났다.[32,33] 진단 전 신체활동은 연구가 많지 않고 그 결과도 사망률을 감소시킨다는 연구와 사망률과 관련이 없다는 연구가 함께 보고되어 있다.[29,34] 상기 연구 결과를 종합하면 '진단 후 신체활동은 총사망률 및 대장암 관련 사망률의 감소와 관련이 있다. 사망률 감소에는 암 표지자와 신체활동의 상호작용이 있을지도 모른다' 고 생각된다.

③ 기타 암생존자

전립선암 생존자 코호트 연구에서 진단 후 신체활동은 총사망률과 전립선암 사망률 감소와 관련이 있었고 양-반응 관계가 확인되었으며, 병기, 치료, 체질량지수, 동반질환 등의 다른 요인을 보정한 후에도 같은 경향을 보였다.[35] 난소암 생존자 코호트 연구에서는 진단 전 신체활동과의 관계를 보았는데, 총사망률 및 난소암 사망률 모두 관련이 없었다.[36,37] 악성교종 환자와 전이성 폐암 환자를 대상으로 한 연구에서 진단 후 9MET 이상의 운동과 총사망률 감소가 관련이 있었다.[38,39]

2. 암 사망률 감소 가설

첫째, 환자 관련 요인으로 암 관련 사망은 환자의 전반적인 몸 상태와 관련이 있다. 전반적인 몸상태는 신체활동, 운동능력에 의해 영향을 받기 때문에 간접적으로 암관련 사망에 영향을 줄것으로 생각된다.[11,40,41] 둘째, 암 관련 요인으로 신체활동이 직접 암에 영향을 준다는 가설이다. 여기에는 다양한 생물학적 기전이 제기되고 있는데, 운동이 인슐린, IGF-1, Estrogen, Adiponectin 등의 호르몬에 영향을 주고 이러한 호르몬이 암의 경과와 예후에 영향을 줄 것이라는 주장이다.[42]

3. 연구의 한계점

코호트 연구라는 측면에서 상기 연구결과는 비뚤림(bias)의 가능성이 있다. 첫째, 진단전 신체활동이 생존률에 영향을 줄 수 있는데, 진단 전 신체활동은 진단후 신체활동과 관련이 있다. 즉, 진단전에 신체활동이 없는 사람이 암으로 진단된 경우 이미 고인슐린혈증에 노출된 상태일 수 있으므로, 진단시점에서 나쁜 예후를 가지고 있었을 가능성이 있다. 따라서 진단전 신체활동을 보정한 후에 진단 후 신체활동과의 관계를 보거나 진단 전후의 신체활동 변화에 따라 예후와의 관계를 보는 것이 필요하다.

둘째, 역의 인과관계를 생각할 수 있다. 나쁜 예후의 가능성이 있는 잠재성 전이암이 운동능력을 제한했을 가능성이다. 즉, 임상발현 전단계이지만 진행된 암환자(subclinically advanced cancer)에서 운동능력이 제한되었을지 모르기 때문이다. 이러한 오류의 가능성 때문에 일부 연구에서는 임상적으로 발현된 전이암을 제외하였고, 긴 시간차 (lag time)을 두고서 어느 정도 역의 인과관계를 통제한 후에 신체활동과 관계를 보기도 하였다. 하지만 무작위 임상연구가 아니라면 완전히 역의 인과관계를 배제하기에는 어려움이 있다.[43]

4. 다른 암 관련 효과

무작위 임상연구에서 암 발병과 관련된 여러 생물학적 지표(biomarker)를 감소시키는 것으로 나타났다.[44] 생물학적 지표와 관련한 여러 연구들을 종합할 때, 운동 및 신체활동이 암 재발 감소와 관련성이 있음을 시사한다.[10,11] 이차암 및 전이 여부와의 관계는 아직 동물실험 수준의 연구만 있는 상태이고 주목할만한 관찰연구도 없는 실정이다.

♠ 일반적인 신체활동, 운동의 효과

암생존자에서도 규칙적인 운동 및 신체활동 유지는 일반인을 대상으로 한 연구와 마찬가지로 심뇌혈관 질환 및 대사성 질환을 예방할 것으로 생각된다. 또한 피로, 통증 등의 신체 증상과 우울, 불안, 수면 등의 정신적인 증상을 호전시킬 수 있으며 궁극적으로 삶의 질 향상에 도움이 된다.[45,46,47]

♠ 림프부종과 운동

유방암이나 부인/비뇨생식기암을 수술할 때 림프절제가 동반되는 경우 수술 후 림프부종이 발생하는 경우가 있다. 스트레칭 등의 유연성운동과 심폐기능 향상을 위한 유산소운동은 림프부종을 악화시키지 않지만, 근력운동에 대해서는 논란의 여지가 많았다. 과거에는 림프부종의 발생이 증가할 것을 우려하여 운동, 특히 저항성 운동을 제한하기도 했지만, 최근에 나온 무작위 임상연구에서는 저항운동이 림프부종을 더 유발하지 않았고 오히려 증상 호전의 가능성을 보였다.[48-50] 더 나아가서 현재 림프부종이 있는 경우에도 점진적 저항운동(slowly progressive weight lifting)은 림프부종의 증상과 징후를 더 호전시켰다.[51] 대부분의 연구는 상지 림프부종과 관련된 연구이고 하지 림프부종에 대한 무작위 임상연구는 거의 없지만, 그 경향은 크게 다르지 않을 것으로 생각된다.한편, 림프절제 후 림프부종을 걱정하여 과도하게 팔 사용을 억제하게 되면 관절 구축을 유발하게 되며, 수술 후 조기에 체계적인 관절 운동을 하는 경우 관절운동반경(Range of motion)의 회복에 도움이 된다.[52]

　따라서 스트레칭 등의 유연성운동, 유산소운동뿐만 아니라 저항성운동의 경우에도 림프부종을 유발하거나 악화시키지 않을 것으로 생각된다. 단 저항성운동을 할 경우에는 낮은 중량, 저반복으로 시작하여 점진적으로 운동량을 증가시키는 것이 중요하다. 하지만, 현재 림프부종이 악화되고 있는 경우에는 급성기가 지나고 난 이후에 저항운동을 하는 것이 안전할 것으로 생각된다.

운동 전 주의사항

1. 치료 종료 시점과 운동

　암으로 치료 중이거나 치료 후 운동을 하는 경우 암의 병기, 치료 형태, 치료 이후 기간, 검사 소견, 투약 상황, 현재의 신체 상태 및 스트레스 수준 등을 고려하여야 한다. 특히, 치료 종료 시점에 따라 주요 관심요소가 달라지는데, 치료 종료 1년 이내 (운동 안전성 확인), 1~5년 (운동 강도 결정), 5년 이후 (평생건강 운동)에 따라 구분할 수 있다.

　치료 종료 1년 이내에는 수술, 항암제, 방사선치료 등의 결과로 아직 회복 중인 몸 상태일 수 있으므로 운동을 해도 무리가 없는 상태인지 확인을 하고 운동을 시작하는 것이 안전하다.

　치료 종료 1~5년에는 대개의 경우 운동을 하기에 큰 무리가 없지만 이 기간에는 운동안전성 외에도 운동의 강도를 생각하는 것이 좋다. 즉, 장기적인 건강관리를 위하여 어떤 종류의 운동을 어느 정도 강도를 늘려야 하는지에 대해 구체적인 운동 및 신체활동 설계를 하는 단계이다.

치료 종료 5년 이후에는 대부분의 경우 일반인과 운동이 크게 다르지 않으므로 지금 당장 운동을 권고해도 좋다. 단지, 체계적이고 규칙적인 운동을 지속하기 위해서는 좋아하는 운동을 2~3개월 배우는 것을 권장한다.

2. 운동 전 안전성 확인

일반적인 운동안전성 확인을 위한 검사 이외에도 치료 종료 1년 이내에는 운동 전에 확인해야 할 사항이 몇 가지 있다. 이 시기에는 운동안전성을 확인하지 않는 경우 운동 관련 손상이 발생하기 쉽기 때문이다. 〈표 1〉과 같이 경우에 따라서는 운동이 꼭 필요하지 않다면 잠시 보류하는 것이 안전하다.[53,54]

|표 1| 암환자 운동 전 확인 및 조치

① 관상동맥질환, 부정맥, 빈맥 (맥박수 〉 100회/분), 흉통, 심장질환이 있는 경우 → 운동 보류
② 현재 감염성 질환이 있거나 열 (체온 〉 37.8℃)이 있는 경우 → 운동 보류
③ 호흡곤란 발생 → 운동 보류
④ 운동 1-2일전 발생한 구토, 설사 → 운동 보류
⑤ 탈수되어 있는 상태 → 운동 보류
⑥ 다리 통증 및 경련 → 운동 보류
⑦ 최근 발생한 허리 및 목 통증시 뼈 전이 및 골절의 위험성 평가
⑧ 혈액 검사 이상
  • 빈혈(헤모글로빈 < 10g/dL) → 가벼운 스트레칭은 가능
  • 혈소판 수 감소(혈소판 < 50,000/$\mu\ell$) → 출혈의 위험성 증가
  • 백혈구 수 감소(백혈구 < 3,000/mm^3), 절대 호중구 감소(< 500/mm^3) → 공공 장소 운동 피함
  • 구역/구토로 인한 전해질 불균형
⑨ 어지러움, 균형감각 이상 → 걷기 보다는 정지 자전거 타기가 안전
⑩ 심한 림프부종 → 증상 있는 팔의 사용을 주의
⑪ 24시간 이내에 항암치료 받은 경우 → 운동 보류
⑫ 카테터가 있는 경우 물 접촉 피하고 감염 주의, 카테터 부위 근력 운동 피함
⑬ 방사선 치료 중에는 치료 부위 자극을 피함 (예 수영장 염소 성분, 땀이 많이 나는 운동)
⑭ 조절되지 않는 당뇨병 → 운동 보류
⑮ 심한 피곤함 → 10분 정도의 스트레칭은 가능

3. 치료과정 중 운동

암치료과정에도 운동은 가능하고 치료 중 운동의 목적은 가능한 정도의 신체활동을 유지하는 데 있다. 세부 암 종별로 치료 후 주의사항과 상세한 운동법에는 차이가

있을 수 있지만 일반적인 운동 권장사항은 아래 〈표 2〉와 같다.[53,54]

|표 2| **암치료 중 운동**

항암치료
- 24시간 이내: 스트레칭 정도의 가벼운 유연성운동 권장
- 치료 며칠 간: 가벼운 유산소, 유연성운동 병행 시 치료 부작용 감소에 도움, 무리한 운동은 피함
- 치료 며칠 이후: 환자의 전신 상태에 따라 운동 강도 증가 가능

방사선치료
- 치료 중 운동: 산책, 맨손체조, 가벼운 등산 등 권장. 피로감을 느끼지 않는 정도의 운동 강도
- 피해야 할 운동: 치료 부위의 피부를 직접 자극하는 수영이나 땀 발생이 매우 많은 마라톤 등의 운동
- 주의사항: 옷이 치료 부위의 피부에 닿아 자극이 되므로 땀 흡수가 잘되는 부드러운 운동복 필요

수술
- 수술 직후: 통증과 감염 발생이 쉬우므로 주의. 침대에서 가벼운 스트레칭과 병실 걷기 권장
- 1개월: 스트레칭과 가벼운 유산소 운동 (아침, 저녁 30분~1시간씩 가볍게 걷기) 권장
- 2~3개월: 자전거, 등산 등의 가벼운 운동이 가능
- 3개월 이후: 본인이 즐기던 운동도 대부분 가능

기타
- 어떤 암종으로 수술을 받았는지에 따라서 권고하는 운동의 세부적인 차이가 있음
- 전신 상태나 동반 질환의 유무에 따라서 운동 종류 및 강도는 개인차가 있음

운동 방법

1. 기본 원칙

암생존자는 초기에는 과격하거나 과도한 운동량을 유지할 필요는 없으며 운동효과 영역에서 효과를 볼 수 있는 약한 강도를 유지하는 것으로도 충분하다. 암환자도 운동의 기본 원리인 지속성, 반복성,점진성의 원리를 지키면 누구든지 운동능력이 향상될 수 있으므로 일정 이상의 강도(운동 유효한계)를 가지고 지속적으로 반복을 통하여 점진적으로 그 강도를 높여가는 것이 암생존자 운동의 기본 방법이라 하겠다.[4,5]

2. 운동 종류

암생존자가 알아야 할 운동은 크게 유연성운동, 근력운동, 유산소운동이며, 각각의 운동마다 목적이 다르기 때문에 이 세 가지 운동이 모두 필요하다.

① 유연성운동

스트레칭, 요가 등과 같이 관절의 가동 범위를 늘려주는 동작으로 암치료와 관련하여 뻣뻣해진 관절과 근육을 부드럽게 풀어주는 효과가 탁월하다. 매일 스트레칭 동작을 아침, 저녁으로 시행한 군과 그렇지 않은 군을 비교해 보면, 몇 달 후에는 관절 및 근육 통증과 관절 움직임에 있어서 상당한 차이가 발생하게 된다.[52] 수술 후 매일 입원하여 침상 생활을 하는 경우 가벼운 스트레칭 동작은 매우 유용하다.

② 저항성운동(근력운동)

치료 및 입원과정에서 소실된 근육을 보강해주는 가장 좋은 방법이다. 과도한 근육 소실은 향후 지속되는 암치료에도 지장이 생길 수 있고 일상 생활에도 쉽게 피곤해지는 등 삶의 질을 상당히 떨어뜨리게 된다. 근력운동이라고 하면 무거운 역기를 드는 것만 연상하기 쉬운데, 처음에는 본인의 체중과 가벼운 기구나 탄력 밴드 등을 활용하여 단계적으로 근력을 증가시키고 점차 역기 등을 통하여 운동을 다양화 한다. 본인의 능력에 따라서 지속적으로 중량을 늘려나가게 되면 어느새 상당한 정도의 근육이 회복되는데, 이는 나이가 많은 노인에게도 유용하다.[55]

③ 유산소운동

유산소운동은 온몸의 큰 근육들을 규칙적으로 움직이는 동작을 말하고 가장 많이 알려진 방법으로 걷기, 조깅, 자전거 등이 있다. 유산소운동은 입원과 치료 기간 중에 감소되었던 심폐기능을 충분히 끌어올릴 수 있는 방법이다. 특히, 야외 자전거 타기, 가벼운 산행과 같은 야외 유산소운동을 하면 스트레스와 정신적인 피로감도 줄일 수 있는 장점도 있다.

3. 운동량 결정

'운동이 곧 약이다(Exercise is Medicine)' 라는 표어처럼 본인에게 맞는 용량을 복용해야 하고 잘못 복용하면 부작용이 발생한다. 일반적으로 하루 1회 약을 복용하듯이 하루 1회 30~60분간 운동을 권장한다. 기본적으로 앞서 말한 세 가지 종류의 운동이 필요하며 모든 운동은 개인 상태에 따라 다르다. 운동 주의 상태가 아니라면, 개인의 상태에 따라 강도를 조절하여 운동을 하는 것이 좋다.

① 유연성운동 : 아침 저녁 하루 1~2회 스트레칭을 실시하여 관절의 유연성을 확보한다.[2]

② 유산소운동 : 일주일에 5회 정도 규칙적으로 시행하는 것이 좋다.[2]

이 때 운동 강도는 대개의 경우 '가벼운(light)' 강도에서 시작하여 '중간(moderate)' 강도 정도로 올려 가는데, 치료 중이거나 치료 직후인 경우에는 몸 상태를 고려하여 '매우 가벼운(very light)' 강도에서 시작할 수도 있다[그림 2].

	Endurance-type activity						
	Relative intensity		Absolute Intensity Ranges(METs) Across Fitness Level(age in years)				
Intensity	VO₂R(%) HRR(%)	Maximal HR(%)	12 MET VO₂max (20–39)	10 MET VO₂max (40–64)	8 MET VO₂max (65–79)	6 MET VO₂max (80+)	RPE
Very light	<25	<50	<3.2	<2.8	<2.4	≤2.0	<10
Light	25-44	50-63	3.2-5.3	2.8-4.5	2.4-3.7	2.0-3.0	10-11
Moderate	45-59	64-76	5.4-7.5	4.6-6.3	3.8-5.1	3.1-4.0	12-13
Hard	60-84	77-93	7.6-10.2	6.4-8.6	5.2-6.9	4.1-5.2	14-16
Very hard	≥85	≥94	≥10.3	≥8.7	≥7.0	≥5.3	17-19
Maximal †	100	100	12.0	10.0	8.0	5.0	20

|그림 2| 신체활동 강도

객관적인 운동 강도로는 최대심박수 (maximal heart rate, HRmax)를 이용한 방법이 적용하기가 쉽다. 암치료 후 처음 운동을 하는 경우 최대심박수 50% 전후의 가벼운 유산소운동을 선택하여 시작하고, 이후 몸의 상태에 따라서 최대심박수의 70% 정도까지 증가시킬 수 있다.

이러한 맥박수를 측정하는 것이 불편하다면 주관적으로 운동 강도를 정하여 '적당히 가볍다 (light)'와 '약간 힘들다(somewhat hard)'고 느끼는 정도 사이에서 운동할 수도 있다.[57] 다른 방법으로는 내가 운동할 때 주위 사람과 대화가 가능한 정도로 운동하는 강도에서 시작하여 짧은 대화만 가능한 정도로 운동 강도를 증가시킬 수 있다.[58] 유산소운동의 종류는 매우 다양하므로 본인이 선호하는 어떤 운동을 해도 좋다.

$$HRmax = 207 - (0.67 \times age).[56]$$
$$Target\ HR(50\% - 70\%) = HRmax \times 0.5(or\ 0.7) + HRrest$$

예제 60세, HRrest = 60회/분
$$HRmax = 207 - (0.67 \times 60) = 166.8 \Rightarrow 167$$
$$Target\ HR\ (50\% - 70\%) = 167 \times 0.5\ (or\ 0.7) + 60 = 143.5(or\ 176.9)$$
목표 심박수 : 약 140 - 175회/분

③ 저항성운동(근력운동) : 최소 주 2회 이상 시행하는 것이 좋다.[2]

운동강도는 처음에는 1RM (repetition maximum)의 40~50% 중량(약 15~20RM : 한번에 15~20회를 할 수 있는 무게)을 선택하여 12회 정도 반복하는 것을 한 세트로 한다. 각 근육군마다 4~5세트를 하여 대근육군 위주로 훈련하여 골고루 자극이 될 수 있도록 하는 것이 좋다. 하루에 전체 근육을 운동할 것인지 주 2~3회 운동하는 경우 상체 1일, 하체 1일로 나누어 분할 운동을 할 것인지는 개인의 몸 상태에 따라서 결정하는 것이 좋다. 또한 근력운동에 점차 적응을 하는 경우 중량을 증가시킬 수 있다. 근력운동은 처음 운동하는 경우 재미가 없고 올바른 자세로 운동하기가 힘들기 때문에 체계적으로 배우는 것을 권장한다.

향후 전망과 제언

암치료 후 신체활동 및 운동은 과거에는 삶의 질 향상과 신체 기능 향상을 위한 보조적 방법으로 사용되었다. 2000년대에 들어서 운동 관련 연구가 급증을 했고 [그림 3] 암환자에서 운동과 사망률에 대한 코호트 연구가 발표되면서 규칙적인 신체활동 및 운동이 생존율을 연장시킬 수 있을 것으로 생각되고 있다. 또한 원발암 관련 사망률을 줄이고 나아가 원발암 재발과 운동과의 관련성이 대두되면서 운동이 원발암 치료의 보조요법으로서의 가능성도 제기되고 있다.[31,59]

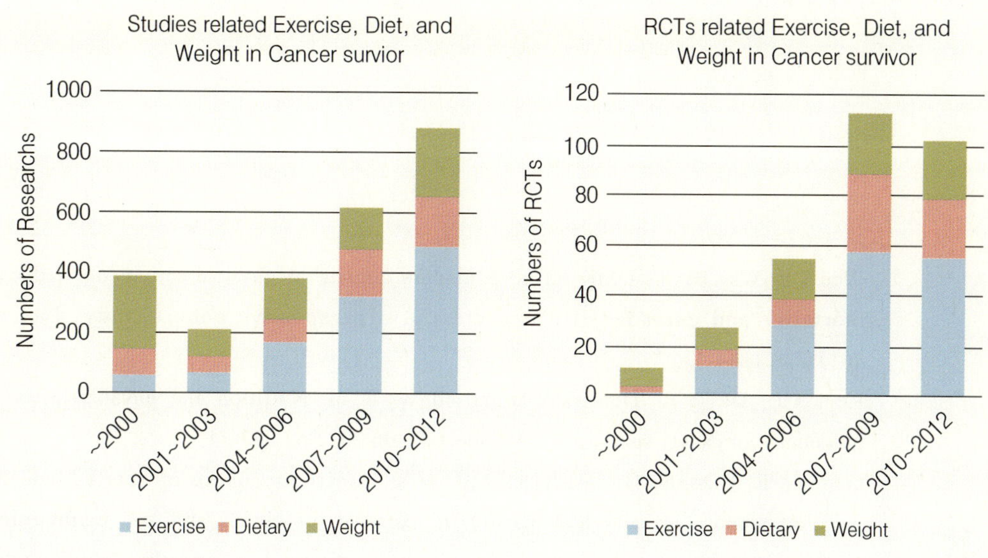

출처: Pubmed search

|그림 3| 암생존자의 식이, 운동, 체중 관련 연구 현황

하지만, 아직까지는 암생존자에서 신체활동 및 운동과 사망률과의 관계를 입증한 무작위 임상연구가 없기 때문에 상기 관찰 연구를 통하여 결론을 내리는 것은 성급하다고 할 수 있다. 이를 규명하기 위해 캐나다에서 2008년에 처음으로 무작위 임상연구인 CHALLENGE trial(Colon Health and Life-Long Exercise Challenge trial)을 시작하였고 현재 진행 중이다.[60] 그 이후 유방암 관련한 무작위 임상 연구로 BREX(Breast Cancer and Exercise Study), ABCDE(Adjuvant Bevacizumab, metronomic Chemotherapy, Diet and Exercise after preoperative chemotherapy for breast cancer), DIANA-5 (Diet and Androgens-5) trial이 있고 대장암 및 난소암 관련한 몇 개의 무작위 임상 연구가 진행되고 있는 상황이다.[61-64] 향후 진행 중인 여러 무작위 임상연구에서 원발암에 대한 신체활동 및 운동의 역할이 규명되고 운동량과 운동 개입(exercise intervention) 시점에 대한 정보가 쌓인다면 또 하나의 암치료 보조 요법으로 잠재적 가능성을 고려해 볼 수도 있을 것이다.

참 고 문 헌

1 Wen CP, Wai JP, Tsai MK, et al. Minimum amount of physical activity for reduced mortality and extended life expectancy: a prospective cohort study. Lancet 2011;378:1244-53.

2 Rock CL, Doyle C, Demark-Wahnefried W, et al. Nutrition and physical activity guidelines for cancer survivors. CA Cancer J Clin 2012;62:243-74.

3 Garber CE, Blissmer B, Deschenes MR, et al. American College of Sports Medicine position stand. Quantity and quality of exercise for developing and maintaining cardiorespiratory, musculoskeletal, and neuromotor fitness in apparently healthy adults: guidance for prescribing exercise. Med Sci Sports Exerc 2011;43:1334-59.

4 Fong DY, Ho JW, Hui BP, et al. Physical activity for cancer survivors: meta-analysis of randomised controlled trials. BMJ 2012;344:e70.

5 Jones LW, Liang Y, Pituskin EN, et al. Effect of exercise training on peak oxygen consumption in patients with cancer: a meta-analysis. Oncologist 2011;16:112-20.

6 The Korean Society of Sports Medicine. Textbook "Sports Medicine". 2001;I:540.

7 Bellizzi KM, Rowland JH, Jeffery DD, McNeel T. Health behaviors of cancer survivors: examining opportunities for cancer control intervention. J Clin Oncol 2005;23:8884-93.

8 Blanchard CM, Courneya KS, Stein K. Cancer survivors' adherence to lifestyle behavior recommendations and associations with health-related quality of life: results from the American Cancer Society's SCS-II. J Clin Oncol 2008;26:2198-204.

9 Smith WA, Nolan VG, Robison LL, Hudson MM, Ness KK. Physical activity among cancer survivors and those with no history of cancer- a report from the National Health and Nutrition Examination Survey 2003-2006. Am J Transl Res 2011;3:342-50.

10 Ballard-Barbash R, Friedenreich CM, Courneya KS, Siddiqi SM, McTiernan A, Alfano CM. Physical activity, biomarkers, and disease outcomes in cancer survivors: a systematic review. J Natl Cancer Inst 2012;104:815-40.

11 Betof AS, Dewhirst MW, Jones LW. Effects and potential mechanisms of exercise training on cancer progression: A translational perspective. Brain Behav Immun 2012.

12 Abrahamson PE, Gammon MD, Lund MJ, et al. Recreational physical activity and survival among young women with breast cancer. Cancer 2006;107:1777-85.

13 Dal Maso L, Zucchetto A, Talamini R, et al. Effect of obesity and other lifestyle factors

on mortality in women with breast cancer. Int J Cancer 2008;123:2188-94.

14　Emaus A, Veierod MB, Tretli S, et al. Metabolic profile, physical activity, and mortality in breast cancer patients. Breast Cancer Res Treat 2010;121:651-60.

15　Enger SM, Bernstein L. Exercise activity, body size and premenopausal breast cancer survival. Br J Cancer 2004;90:2138-41.

16　Friedenreich CM, Gregory J, Kopciuk KA, Mackey JR, Courneya KS. Prospective cohort study of lifetime physical activity and breast cancer survival. Int J Cancer 2009;124:1954-62.

17　Hellmann SS, Thygesen LC, Tolstrup JS, Gronbaek M. Modifiable risk factors and survival in women diagnosed with primary breast cancer: results from a prospective cohort study. Eur J Cancer Prev 2010;19:366-73.

18　Keegan TH, Milne RL, Andrulis IL, et al. Past recreational physical activity, body size, and all-cause mortality following breast cancer diagnosis: results from the Breast Cancer Family Registry. Breast Cancer Res Treat 2010;123:531-42.

19　Rohan TE, Fu W, Hiller JE. Physical activity and survival from breast cancer. Eur J Cancer Prev 1995;4:419-24.

20　West-Wright CN, Henderson KD, Sullivan-Halley J, et al. Long-term and recent recreational physical activity and survival after breast cancer: the California Teachers Study. Cancer Epidemiol Biomarkers Prev 2009;18:2851-9.

21　Irwin ML, McTiernan A, Manson JE, et al. Physical activity and survival in postmenopausal women with breast cancer: results from the women's health initiative. Cancer Prev Res (Phila) 2011;4:522-9.

22　Irwin ML, Smith AW, McTiernan A, et al. Influence of pre- and postdiagnosis physical activity on mortality in breast cancer survivors: the health, eating, activity, and lifestyle study. J Clin Oncol 2008;26:3958-64.

23　Bertram LA, Stefanick ML, Saquib N, et al. Physical activity, additional breast cancer events, and mortality among early-stage breast cancer survivors: findings from the WHEL Study. Cancer Causes Control 2011;22:427-35.

24　Borugian MJ, Sheps SB, Kim-Sing C, et al. Insulin, macronutrient intake, and physical activity: are potential indicators of insulin resistance associated with mortality from breast cancer? Cancer Epidemiol Biomarkers Prev 2004;13:1163-72.

25　Chen X, Lu W, Zheng W, et al. Exercise after diagnosis of breast cancer in association with survival. Cancer Prev Res (Phila) 2011;4:1409-18.

26　Holick CN, Newcomb PA, Trentham-Dietz A, et al. Physical activity and survival after diagnosis of invasive breast cancer. Cancer Epidemiol Biomarkers Prev 2008;17:379-86.

27　Holmes MD, Chen WY, Feskanich D, Kroenke CH, Colditz GA. Physical activity and survival after breast cancer diagnosis. JAMA 2005;293:2479-86.

28 Sternfeld B, Weltzien E, Quesenberry CP, Jr., et al. Physical activity and risk of recurrence and mortality in breast cancer survivors: findings from the LACE study. Cancer Epidemiol Biomarkers Prev 2009;18:87-95.

29 Meyerhardt JA, Giovannucci EL, Holmes MD, et al. Physical activity and survival after colorectal cancer diagnosis. J Clin Oncol 2006;24:3527-34.

30 Meyerhardt JA, Giovannucci EL, Ogino S, et al. Physical activity and male colorectal cancer survival. Arch Intern Med 2009;169:2102-8.

31 Meyerhardt JA, Heseltine D, Niedzwiecki D, et al. Impact of physical activity on cancer recurrence and survival in patients with stage III colon cancer: findings from CALGB 89803. J Clin Oncol 2006;24:3535-41.

32 Meyerhardt JA, Ogino S, Kirkner GJ, et al. Interaction of molecular markers and physical activity on mortality in patients with colon cancer. Clin Cancer Res 2009;15:5931-6.

33 Morikawa T, Kuchiba A, Yamauchi M, et al. Association of CTNNB1 (beta-catenin) alterations, body mass index, and physical activity with survival in patients with colorectal cancer. JAMA 2011;305:1685-94.

34 Haydon AM, Macinnis RJ, English DR, Giles GG. Effect of physical activity and body size on survival after diagnosis with colorectal cancer. Gut 2006;55:62-7.

35 Kenfield SA, Stampfer MJ, Giovannucci E, Chan JM. Physical activity and survival after prostate cancer diagnosis in the health professionals follow-up study. J Clin Oncol 2011;29:726-32.

36 Moorman PG, Jones LW, Akushevich L, Schildkraut JM. Recreational physical activity and ovarian cancer risk and survival. Ann Epidemiol 2011;21:178-87.

37 Yang L, Klint A, Lambe M, et al. Predictors of ovarian cancer survival: a population-based prospective study in Sweden. Int J Cancer 2008;123:672-9.

38 Ruden E, Reardon DA, Coan AD, et al. Exercise behavior, functional capacity, and survival in adults with malignant recurrent glioma. J Clin Oncol 2011;29:2918-23.

39 Jones LW, Hornsby WE, Goetzinger A, et al. Prognostic significance of functional capacity and exercise behavior in patients with metastatic non-small cell lung cancer. Lung Cancer 2012;76:248-52.

40 Barone BB, Yeh HC, Snyder CF, et al. Long-term all-cause mortality in cancer patients with preexisting diabetes mellitus: a systematic review and meta-analysis. JAMA 2008;300:2754-64.

41 Begg CB, Schrag D. Attribution of deaths following cancer treatment. J Natl Cancer Inst 2002;94:1044-5.

42 Giovannucci E, Harlan DM, Archer MC, et al. Diabetes and cancer: a consensus report.

Diabetes Care 2010;33:1674-85.

[43] Giovannucci EL. Physical activity as a standard cancer treatment. J Natl Cancer Inst 2012;104:797-9.

[44] Duggan C, Irwin ML, Xiao L, et al. Associations of insulin resistance and adiponectin with mortality in women with breast cancer. J Clin Oncol 2011;29:32-9.

[45] Morey MC, Snyder DC, Sloane R, et al. Effects of home-based diet and exercise on functional outcomes among older, overweight long-term cancer survivors: RENEW: a randomized controlled trial. JAMA 2009;301:1883-91.

[46] Mishra SI, Scherer RW, Snyder C, Geigle PM, Berlanstein DR, Topaloglu O. Exercise interventions on health-related quality of life for people with cancer during active treatment. Cochrane Database Syst Rev 2012;8:CD008465.

[47] Mishra SI, Scherer RW, Geigle PM, et al. Exercise interventions on health-related quality of life for cancer survivors. Cochrane Database Syst Rev 2012;8:CD007566.

[48] Ahmed RL, Thomas W, Yee D, Schmitz KH. Randomized controlled trial of weight training and lymphedema in breast cancer survivors. J Clin Oncol 2006;24:2765-72.

[49] Schmitz KH, Ahmed RL, Troxel AB, et al. Weight lifting for women at risk for breast cancer-related lymphedema: a randomized trial. JAMA 2010;304:2699-705.

[50] Kilbreath SL, Refshauge KM, Beith JM, et al. Upper limb progressive resistance training and stretching exercises following surgery for early breast cancer: a randomized controlled trial. Breast Cancer Res Treat 2012;133:667-76.

[51] Schmitz KH, Ahmed RL, Troxel A, et al. Weight lifting in women with breast-cancer-related lymphedema. N Engl J Med 2009;361:664-73.

[52] McNeely ML, Campbell K, Ospina M, et al. Exercise interventions for upper-limb dysfunction due to breast cancer treatment. Cochrane Database Syst Rev 2010:CD005211.

[53] Humpel N, Iverson DC. Review and critique of the quality of exercise recommendations for cancer patients and survivors. Support Care Cancer 2005;13:493-502.

[54] Schmitz KH, Courneya KS, Matthews C, et al. American College of Sports Medicine roundtable on exercise guidelines for cancer survivors. Med Sci Sports Exerc 2010;42:1409-26.

[55] Fiatarone MA, Marks EC, Ryan ND, Meredith CN, Lipsitz LA, Evans WJ. High-intensity strength training in nonagenarians. Effects on skeletal muscle. JAMA 1990;263:3029-34.

[56] Gellish RL, Goslin BR, Olson RE, McDonald A, Russi GD, Moudgil VK. Longitudinal modeling of the relationship between age and maximal heart rate. Med Sci Sports Exerc 2007;39:822-9.

[57] Noble BJ, Borg GA, Jacobs I, Ceci R, Kaiser P. A category-ratio perceived exertion

scale: relationship to blood and muscle lactates and heart rate. Med Sci Sports Exerc 1983;15:523-8.

[58] Persinger R, Foster C, Gibson M, Fater DC, Porcari JP. Consistency of the talk test for exercise prescription. Med Sci Sports Exerc 2004;36:1632-6.

[59] Jones LW, Peppercom J, Scott JM, Battaglini C. Exercise therapy in the management of solid tumors. Curr Treat Options Oncol 2010;11:45-58.

[60] Courneya KS, Booth CM, Gill S, et al. The Colon Health and Life-Long Exercise Change trial: a randomized trial of the National Cancer Institute of Canada Clinical Trials Group. Curr Oncol 2008;15:279-85.

[61] Penttinen H, Nikander R, Blomqvist C, Luoto R, Saarto T. Recruitment of breast cancer survivors into a 12-month supervised exercise intervention is feasible. Contemp Clin Trials 2009;30:457-63.

[62] Mayer E. Bevacizumab, Metronomic Chemotherapy (CM), Diet and Exercise After Preoperative Chemotherapy for Breast Cancer (ABCDE). http://clinicaltrialsgov/ct2/show/NCT00925652?term=ABCDE&rank=2 2009.

[63] Villarini A, Pasanisi P, Traina A, et al. Lifestyle and breast cancer recurrences: the DIANA-5 trial. Tumori 2012;98:1-18.

[64] NCIC Clinical Trials Group. Health Education Materials With or Without a Physical Activity Program for Patients Who Have Undergone Treatment for High-Risk Stage II or Stage III Colon Cancer. http://clinicaltrials.gov/show/NCT00819208.

PART 04-2

암생존자의 영양 및 비만 관리

일차암 재발 위험을 낮추고 이차암과 다른 만성질환 발생을 예방하고 삶의 질을 높이기 위해서는 음식을 어떻게 먹어야 할까? 체중은 어느 정도로 조절해야 할까? 식이보조제를 먹는 것이 좋을까? 이는 대다수 암생존자와 그 가족들이 흔히 하는 질문들이다. 최근 미국 암학회(American cancer society)는 여러 근거 자료를 바탕으로 암생존자의 운동 및 영양 관리지침을 개정 제안하였는데[1], 본 저자들은 그 지침을 바탕으로 이 장을 기술하였다.

시기별 영양 및 체중관리 기본원칙

1. 암치료를 받는 중이거나 암치료과정에서 회복 중인 암생존자의 영양

암 종류와 병기에 따라 다르긴 하지만 암은 영양학적으로 여러 생리적 · 대사적 변화를 초래하기 때문에 암생존자의 영양 평가는 암진단 초기부터 이루어져야 한다. 암치료를 받는 중에는 식욕 부진, 오심, 조기 포만감, 입맛 및 냄새의 변화, 장 운동

|표 1| 암치료 중 영양관리 기본원칙
• 오심 및 조기 팽만감으로 인해 저체중이 될 위험이 있다면 조금씩 자주 먹는다.
• 음료 섭취는 탈수를 막기 위해 필요하나, 식사 시에는 적게 하고 주로 식사 사이에 한다.
• 음식만으로 충분한 영양이 섭취되지 않을 경우, 영양성분이 강화된 제품을 먹거나 집에서 만든 고영양식 섭취를 한다.
• 상기 방법으로 영양 섭취가 충분하지 않아 영양결핍이 발생할 위험이 높은 경우에는 약물 치료나 장관 영양법 혹은 튜브 영양법, 정맥 영양법 등을 고려할 수 있다.

의 변화 등이 생길 수 있고 이로 인해 영양 섭취의 불균형이 오고 결국 영양 결핍에까지 이를 수 있다. 일부 암은 진단 초기부터 체중 감소가 오거나 영양 상태가 나빠질 수 있다. 이런 경우에는 추가 체중 감소를 막기 위해 충분한 열량의 음식을 섭취하는 것이 필요하다. 만일 영양결핍이 있거나 충분히 먹지 못한다면 복합비타민과 무기질을 보충해줄 것을 권장한다.

암치료를 위한 수술이나 항암제, 방사선치료도 식사습관을 변화시키거나 소화 능력 및 흡수능력을 저하시켜 영양학적 변화를 초래할 수 있다. 따라서 암치료 중에는 〈표 1〉에 기술된 원칙을 고려하여 영양 결핍을 막고, 정상 체중과 근육량을 유지하여 치료와 관련된 증상을 줄이고 삶의 질을 향상시키는 것을 목표로 영양관리를 해야 한다.

암치료 중에 비타민이나 미네랄, 그 외 식이보조제를 복용하는 것에 대해서는 아직 논란이 많다. 암환자에서 이런 물질들이 치료로 손상된 정상 세포를 보호해 도움이 될 수도 있지만[2,3] 오히려 해로울 수도 있다는 연구 결과들이 있기 때문이다. 예를 들어 항 엽산 항암제(예: methotrexate) 치료를 받는 경우 엽산 보조제나 엽산 강화 식품을 복용하면 오히려 역효과가 생길 수도 있고, 식이보조제 중 하나인 항산화제의 경우 암세포의 산화손상을 억제하여 치료의 효과를 떨어뜨린다는 보고가 있다.[4]

따라서 식이보조제를 섭취하지 않는 것이 바람직할 수 있고, 식이보조제를 선택할 때는 영양 상태를 잘 평가하여 결핍 영양소에 제한하여 하루 권장 섭취량을 넘지 않게 복용하는 것이 좋겠다. 가능한 한 골다공증이나 황반변성처럼 식이보조제의 효과가 과학적으로 입증된 질병 관리에 필요한 경우에만 복용하는 것이 좋겠다.

2. 암치료 직후

일부 암생존자에서는 치료 합병증이 지속되거나 뒤늦게야 합병증이 나타나기도 하지만 대부분에서는 치료 종료 후 수 주~수 개월 사이에는 암 증상과 암치료 합병증들이 호전되기 시작한다. 하지만 피로, 말초 신경병증, 입맛 변화, 연하곤란, 장 운동 변화로 인한 설사나 변비 등의 증상들로 인해 치료 후에도 체중이 회복되지 않는 경우들이 있다. 따라서 이 시기에도 지속적인 영양 평가 및 지도가 이루어져야 하며 경우에 따라 약물치료가 필요할 수도 있다.

3. 암치료 후 안정기와 암 완치 후

이 시기에는 이차암 발생이나 만성 질환의 위험이 높으므로 적정 체중을 유지하고 좋은 식습관을 유지하는 것이 매우 중요하다. 두경부암이나 식도암, 폐암 생존자에서는 진단 시점에 벌써 영양 결핍과 저체중 상태일 수 있어 체중을 늘리는 것이 이로울 수 있다. 반면에 비만한 생존자에서는 유방암, 전립선암, 신장암의 재발 위험이 높아,[5,6] 고열량 음식이나 음료수의 섭취를 줄이고 야채, 과일, 통곡물의 섭취를 늘리며 운동을 통해 체중을 줄여야 한다.

4. 진행 암을 가지고 있는 경우

진행 암을 가지고 사는 사람들에게 건강한 식사와 운동은 건강한 느낌을 유지하고 삶의 질을 높이는 데 매우 중요하다. 체중 감소가 동반되는 경우가 흔하기는 하지만 모든 진행 암환자가 저체중이거나 영양 결핍인 것은 아니다. 진행된 암환자들은 본인의 암 증상이나 치료 부작용으로 생긴 피로, 장 운동 변화, 입맛 변화 등을 조절하기에 적합한 음식을 선택하고 본인의 영양 상태에 따라 식사를 조절하는 것이 필요하다. 오심으로 체중이 늘지 않거나 감소하는 경우에는 **megestrol**과 같은 약이 도움이 될 수 있다. 먹거나 삼키지 못해서 충분한 영양을 섭취하지 못하는 경우에는 영양을 강화한 음료나 음식이 도움이 될 수 있다. 장관 영양이나 비경관 영양 공급은 치료 목표, 합병증 위험, 윤리적 문제 등을 고려하여 개별적으로 결정해야 한다.

암생존자의 체중관리

♠ 비만이 암 발생 및 암생존자 예후에 미치는 영향

비만은 여러 암의 일차적 발생 위험을 높일 수 있다. 대장 및 직장암, 자궁내막암, 식도 선암, 신장암, 췌장암, 폐경 후 여성의 유방암은 비만에 의해 발생 위험이 명확히 높아지는 암이며[7] 담낭암, 간암, 자궁경부암, 난소암, 비호지킨 림프종, 다발성

골수종, 전립선암(예후가 나쁜 형)은 비만으로 인해 발생 위험이 높아질 것으로 추정되는 암이다.[8]

비만은 암생존자의 예후나 일반 건강상태와 삶의 질에도 영향을 미칠 수 있다. 유방암 생존자에서 과체중과 비만은 치료 부작용, 재발, 생존율의 나쁜 예후인자일 뿐만 아니라 일반 건강상태와 삶의 질에도 나쁜 영향을 미친다.[6] 보조(adjuvant) 항암제치료나 호르몬 치료를 받은 여성에서 종종 체중 증가가 발생하는데, 이 때 제지방량은 그대로이거나 감소하는 반면 지방량은 증가하는 경우가 많아,[9] 암치료 시 체중 증가 억제 뿐만 아니라 근육량 보존에 대해서도 관심을 기울여야 한다. 대장암 생존자에서 비만이 미치는 영향은 진단 당시의 비만이 예후를 악화시킨다는 연구결과도 있고,[10] 대장암 진단 전(평균 7년) 비만은 대장암 사망과 심혈관질환 사망 위험을 높이는 반면 대장암 진단 후의 비만도는 관계가 없다는 연구 결과도 있어[11] 아직 명확하지는 않다. 자궁내막암 생존자의 예후와 비만과의 관련성에 대한 연구 결과는 일부 연구에서는 비만한 자궁내막암 환자가 생존율이 감소함이 관찰되었으나,[12] 다른 결과를 관찰한 연구도 있어[13] 일관성이 없다. 하지만 자궁내막암 생존자에서 비만도가 높거나 신체활동량이 적으면 삶의 질이 나쁘다는 점은 일관되게 관찰되었다.[14] 자궁내막암 생존자에서 식이나 운동이 미치는 영향은 아직까지 명확하지 않다. 난소암 생존자에서 비만은 수술 및 항암치료에 방해가 되고 수술 후 합병증을 증가 시키기 때문에 난소암 생존에 영향을 줄 가능성이 있다고 추정되나, 비만이 난소암 생존에 미치는 영향은 관련 연구가 매우 적을 뿐 아니라 연구설계가 미흡하고 관찰된 결과에 일관성이 없어 결론을 내리기 어렵다. 식이요인이 혈액암의 결과에 미치는 영향에 대한 연구는 소수에 불과한데 동종모세포 이식치료를 받은 환자 연구에서 비만은 치료 관련 부작용과 사망률, 생존율 그리고 무병(disease-free) 생존율에 나쁜 영향을 끼침을 관찰하였다.[15] 전립선암 생존자에서 비만이 미치는 영향을 평가한 연구들은 광범위 전립선 제거 수술을 받은 환자에서 비만한 경우 생화학적 문제 발생이 높으며,[16] 진단 후 체중이 증가한 생존자는 체중 유지자에 비해 재발 위험이 두 배 가까이 높음을[17] 보고하였다.

이와 같이 비만이 암생존자의 예후에 미치는 영향은 암 종류별로 달라 일반적인 결론을 내리기는 어렵지만, 비만이 암생존자의 예후를 호전시킨다는 근거는 거의 없어, 암생존자에서 균형 잡힌 식단과 규칙적인 운동을 통해 비만을 예방하고 건강한 체중을 유지하는 것이 바람직하겠다.

♠ 적정체중관리

암치료 중에 식사를 바꾸고 운동을 하고 생활습관을 바꾸는 것이 쉽진 않아서 많은 암생존자들이 체중 조절을 수술이나 방사선, 항암치료 후로 미루는 경향이 있다. 하지만 치료 중이라도 특별한 상황이 아니라면 담당 의사와의 협의 하에 체중을 평가하여 조절하는 것이 치료에 방해가 되기보다는 오히려 도움이 된다.[18] 적정 체중은 체질량지수(Body Mass Index, 킬로그램 단위로 측정한 체중을 미터 단위로 측정한 키의 제곱치로 나누어 계산하는 대표적인 비만도 측정지수)가 18.5~25kg/m² 으로 유지되는 수준이다.

비만관리 : 비만도가 적정수준보다 높은 경우에는 현재의 건강상태를 고려한 목표 체중을 설정하여 신체활동량을 늘릴 뿐만 아니라 섭취하는 음식의 열량을 줄여 체중이 감량되도록 해야 한다. 적정 체중까지 도달하지 못하더라도 체중의 5~10%만 감량하여도 유익하기 때문에 환자의 현재 체중과 원하는 체중이 10% 이상 차이 날 때에는 1단계로 현재 체중의 10% 이내를 감량하는 것을 목표로 잡고, 다음 2단계에서 다시 목표 체중을 잡는 것이 좋다.비만 환자의 식사요법은 크게 두 가지 측면에서의 식생활 변화에 초점을 맞추어야 한다. 첫 번째 측면은 섭취 열량의 제한이다. 비만은 본질적으로 섭취 열량이 소비 열량보다 많기 때문에 발생하므로 섭취 열량의 제한이 필수이다. 보통 하루에 500칼로리의 열량 섭취를 줄이면 일주일에 0.5kg 정도의 체중이 감량된다. 두 번째 측면은 섭취하는 영양소 종류의 개선으로 식품섬유와 수분이 풍부한 과일이나 야채의 섭취를 늘리고 지방이나 설탕이 든 음식이나 음료의 섭취는 제한해야 한다. 대부분의 비만 환자들은 피자, 햄버거, 갈비, 과자, 초콜릿과 같은 고지방, 고당질 식품을 선호한다. 지방은 칼로리 밀도가 높을 뿐만 아니라 열 효과(thermic effect, 음식물의 소화, 대사, 저장에 필요한 에너지 소모량)가 낮아 비만을 초래하기 쉽다. 고당질 식품은 단백질에 비해 열 효과가 낮을 뿐만 아니라 식후 공복감을 유도하고, 인슐린 분비를 자극하기 때문에 비만을 초래하기 쉽다. 따라서 총 섭취 열량만을 제한하고 고지방, 고당질 섭취 습관을 고치지 않는다면, 식사요법에 실패할 확률이 높다. 체중 감량 속도는 각 개인의 상황에 맞게, 반드시 균형 잡힌 식사와 운동으로, 1주일에 1kg 이내로 감량해야 안전하다. 식사 제한에만 의존하여 비만을 관리하는 경우에는 체지방과 함께 근육량도 같이 감소하게 되어 체내 기근상태가 초래되는데, 이 상태에서 식사량이 늘면 급격한 체중 증가가 초래될 수 있음을 미리 인지하여 처음부터 식사요법과 운동요법을 꾸준히 병행하도록 하는 것이 필요하다.

저체중 관리 : 암치료로 체중이 적정 체중 이하까지 감소한 경우에는 삶의 질이 저하되고, 치료효과가 떨어지고, 합병증이 생길 수도 있다. 따라서 체중이 계속 빠질 경우에는 소모하는 열량보다 섭취하는 열량이 많도록 노력하여 적정 체중을 유지해야 한다. 암의 증상으로, 암치료의 결과로 심각한 체중감소를 초래할 수 있는 대표적인 암은 상부위장암, 두경부암, 췌장암이다. 이들 암생존자에서는 치료 전, 치료 중, 치료 후의 모든 단계에 걸쳐 전반적인 적절한 영양 평가, 지지치료, 운동치료, 재활치료와 같은 종합적인 접근을 해야 한다.

두경부암은 음식 섭취에 악영향을 끼칠 수 있어 많은 환자가 진단 시에 체중 감소나 영양결핍을 경험하게 된다. '너무 시거나 짠 음식', '너무 뜨겁거나 찬 음식'은 두경부암 환자가 섭취하기 어렵다. 무가당 껌과 민트, 구강 세척제나 젤 그리고 물의 섭취는 제한된 범위에서 증상을 완화하고 식욕을 증진시킬 수 있다. 또한 치료 도중 삼키는 능력을 유지하기 위해 부드럽고 촉촉한 음식을 섭취하는 것이 좋다. 치료 중이나 회복기에는 잘게 분쇄된 음식을 제공하는 것이 좋고 구강 섭취가 어려울 경우 위루관(gastrostomy tube)과 같은 다른 적극적인 영양공급방법을 찾아봐야 한다.

식도암 또는 위암 환자는 위루관 또는 공장루관(ileostomy tube)이 필요한 경우가 많고 이런 방법을 통한 영양 공급이 수술 직후부터 시행되면 중환자실 치료나 재원 기간을 단축할 수 있다. 위암 환자의 영양 관리는 병변 부위나 수술적 절제 부위에 따라 결정된다. 식도나 유문 괄약근에 병변이 있는 경우에는 소량씩 자주 먹는 것이 좋고 고농도 당류는 금기이며 조기에 포만감이 발생하기 때문에 식사 사이에 액체를 섭취하여야 한다. 또한 흡인을 방지하기 위하여 잠자기 3시간 전부터는 금식해야 한다. 이런 환자에서는 소화 과정의 변화와 철분, 칼슘, 비타민 B12 등과 같은 미네랄 성분의 흡수 변화로 인하여 미세 영양 결핍의 가능성이 높다.

췌장암 환자들은 진단 시에 체중 감소가 흔하고 치료 과정 중에 내분비 기능장애와 더불어 외분비 기능장애도 경험하게 된다. 식이 조절과 췌장 효소 공급은 이런 증상의 완화와 치료 부작용 감소에 도움이 된다.

암생존자의 영양섭취

♠ 식단구성

암생존자들은 심장질환을 포함한 다른 만성질환의 위험이 높기 때문에 이런 점까지 고려하여 식단구성을 결정하는 것이 필요하다.[19] 미국의학연구소와 연방정부, 미국심장학회(AHA, American Heart Association)에서는 성인에서 건강에 바람직한 에너지원 구성을 지방 20~35%(AHA:25~35%), 탄수화물 45~65%(AHA:50~60%), 단백질 10~35%(적어도 0.8g/kg)로 권고하고 있으며[20] 이는 암생존자에게도 적용될 수 있겠다.

식단구성이 암에 미치는 영향을 평가한 연구는 주로 일부 암에 국한되어 수행되었는데 유방암, 대장직장암, 전립선암 생존자에서 수행된 연구에서 과일, 야채, 통곡물, 가금류, 생선으로 이루어진 식단은 정제된 곡물, 가공육류와 붉은 고기, 설탕이 많이 들어간 후식, 고지방 유제품, 감자튀김으로 구성된 식단보다 암의 진행, 재발위험을 낮추거나 생존율을 높일 수 있음이 관찰되었다.[21-28] 또한 유방암 환자에서 식이 중 지방 섭취와 사망의 연관성을 평가한 한 연구에서는 지방 섭취를 너무 많이 하거나 적게 할 경우 예후가 나쁨이 관찰되었다.[29]

암진단을 받은 후에 야채와 과일 섭취가 좋다는 믿음으로 채식주의 식단으로 바꾸는 경우가 종종 있다. 채식주의 식단은 유제품, 생선, 계란 등을 포함하는지에 따라 범위가 다양한 데 채식주의 식단이 과일과 야채, 통곡물의 양을 늘리고 붉은 고기의 섭취를 줄인 식단에 비해 암 재발 예방에 더 좋다는 연구결과는 없다. 또한 피하는 음식 종류에 따라 오히려 해로울 수도 있다. 동물에서 나온 음식은 전혀 먹지 않는 엄격한 채식주의 식단일 경우 견과류나 콩, 곡식으로 충분한 단백질을 섭취한다고 해도 비타민 B12는 보충을 해주어야 한다. 또한 충분한 햇빛을 쏘이지 못할 경우에는 비타민 D의 보충도 필요하다.

♠ 주영양소 섭취

암생존자에서 각 영양성분들이 질병의 경과나 예후에 어떤 영향을 미치는가를 평가한 연구 결과들을 정리하면 다음과 같다.

지방 : 지방 섭취 감소가 암생존자의 예후에 좋은지는 아직 명확하지 않다. 두 개의 무작위 대조군 연구에서 이를 평가하였는 데, 그 중 하나인 Women's Intervention Nutrition Study (WINS)에서는 저지방식이(총열량의 15%>)가 폐경 후 유방암 환자에서 유방암 재발을 약 24% 감소시켰고, 이 효과는 호르몬수용체-음성인 유방암 환자에서 더 컸음을 관찰하였다[30], 이 연구에서는 저지방식이군에서 약 2.7킬로그램의 체중감소가 동반되었는데, 재발암 감소 효과가 지방 섭취 감소 때문인지 체중 감량 때문인지는 명확하지 않다. 다른 연구인 Women's Healthy Eating and Living Study(WHEL)에서는 저지방식이(총열량의 20%)와 야채, 과일, 식이섬유의 섭취를 늘린 식단의 효과를 평가했는데,[27] 4년째의 암 재발률은 대조군과 차이가 없었다. 이 WHEL연구에서는 저지방식이군에서 체중감소가 없었다. 한편 전립선암 환자에서 수행된 연구에서는 포화지방의 섭취가 많을 경우 전립선암 생존기간이 짧아지고, 불포화지방의 섭취를 늘릴 경우 생존기간이 길어짐이 관찰되었다.[31] 일부 마가린, 구운 제품, 간식(스낵)에 많이 함유되어 있는 트랜스지방이 암 발생 및 생존에 미치는 영향은 아직 잘 모르지만 트랜스지방이 심혈관질환에 부정적인 영향을 미치는 것을 고려하면 암생존자는 트랜스지방의 섭취를 최소로 하는 것이 좋겠다. 오메가-3 지방산 섭취가 췌장암 생존자에서 단기 체중 변화와 활동에 긍정적인 영향이 있을 뿐 아니라,[32] 암생존자에서 식욕부진과 삶의 질을 개선시키고, 치료효과를 높여줄 것이라는 일부 연구결과가 보고되었으나,[33,34] 이와는 다른 연구결과도 보고되어,[35] 암생존자에서 오메가-3 지방산의 효과에 대해서는 추가 연구가 필요하겠다. 따라서 암생존자에서 오메가-3 지방산을 다량 포함한 식이보조제를 권고하지는 않는다. 하지만 오메가-3 지방산이 풍부한 생선이나 호두와 같은 견과류가 포함된 식단은 심혈관질환과 총사망 위험을 낮춰주므로 암생존자에서 이런 음식을 충분히 섭취할 것을 권고한다.

단백질 : 암생존자에서 적당량의 단백질 섭취는 암치료기, 회복기, 장기생존기, 진행암의 모든 단계에서 필수이다. 단백질 요구량 충족에 가장 좋은 방법은 포화지방함량이 적은 단백질(예 생선, 제지방고기, 가금류의 살코기, 달걀, 저지방 혹은 무지방 유제품, 견과류, 콩)을 위주로 섭취하는 것이다. 단백질은 고기에 풍부한데, 붉은 고기나 가공 육류를 다량 섭취하면 대장암, 전립선암, 위암 발생 위험이 높아질 수 있다.[36-38] 또한 고기, 특히 지방 함량이 높은 고기와 껍질이 있는 가금류를 튀기거나 구우면 고온에서 발암 화학물질(heterocyclic amines)이 생성된다고 하므로 붉은 고기의 섭취를 줄이고, 고기와 고지방 단백질을 고온에서 요리하지 않는 것이 좋겠다.

탄수화물 : 건강에 좋은 탄수화물은 필수영양소와 파이토케미칼(phytochemicals), 식이섬유가 풍부한 야채, 과일, 통곡물, 콩에서 섭취할 수 있다. 통곡물은 섬유소, 항산화물질(예 페놀릭산, 플라보노이드, 토코페롤), 지질대사에 영향을 미치는 물질(불포화지방산, 피토스테롤), 약한 호르몬 효과를 내는 물질(예 리그난) 등을 함유하고 있는데 이런 성분들은 모두 암과 심혈관질환의 위험을 낮추고 진행을 늦출 것으로

추정된다.[39] 야채와 과일은 암 진행을 억제하는 여러 영양소를(필수비타민, 미네랄, 파이토케미칼, 식이섬유 등) 제공할 것으로 생각되며, 열량이 적고 포만감을 유도하여 건강한 체중을 유지하는 데도 도움이 될 수 있다.[40] 유방암 생존자에서 수행된 연구에서는 연구시작 시 안면홍조가 없었던 군(혈중 에스트로젠 농도가 높음을 의미)에서만 야채 및 과일, 식이섬유의 섭취를 많이 하면 암생존율이 더 높았다.[27,41] 카로티노이드를 오랫동안 섭취하면 유방암 생존기간이 늘어났고,[42] 암진단 전부터 황색 및 십자화과 야채(브로컬리, 양배추, 컬리프라워)를 충분히 섭취한 난소암 환자에서 생존율이 증가하였고,[43] 토마토 소스를 많이 섭취하는 남자들에서 전립선암 진단 이후 생존기간이 긴 것이 관찰되었다.[44] 하지만 아직 야채와 과일이 모든 암생존자의 예후를 좋게 하는 지에 대한 근거가 명확하지는 않다. 그럼에도 불구하고 여러 보건의료 단체는 성인의 경우 매일 적어도 하루에 2~3컵의 야채, 1.5~2컵의 과일을 섭취할 것을 권장하고 있다. 야채나 과일의 많은 성분 중 어떤 성분이 예방효과가 있는지 알려져 있지 않기 때문에, 많은 양의 다양한 색깔의 야채와 과일을 매일 섭취하는 것이 가장 좋은 방법이다. 특히 씹거나 삼키기가 힘든 사람들에게 야채나 과일을 섭취하게 하는 좋은 방법으로 100% 야채나 과일 주스가 좋다. 단, 항암 화학치료를 받고 있어 면역력이 떨어져 있는 암환자는 저온 살균된 주스를 마셔야 한다. 하지만 가능하면 주스보다는 과일을 통째로 먹는 것이 더 좋다. 비타민, 미네랄, 파이토케미칼 등은 함께 복용 시 상승작용을 나타내므로 각 성분을 따로 먹는 것보다 야채나 과일을 통으로 먹어 함께 섭취하는 것이 권장된다. 일반적으로 얼린 과일, 통조림, 조리되거나 말린 과일이나 야채보다는 신선 식품이 가장 영양가가 높다고 생각하지만 때로는 냉동식품이 숙성된 과일을 신속하게 냉동 시키기 때문에 영양가가 더 높을 수도 있다. 또한 항시 다양한 형태의 야채와 과일을 선택할 수 있고 특정 기간에는 비용절감효과가 있을 수 있다는 장점이 있다. 하지만 캔 식품은 제조과정에 고온을 가하기 때문에 열에 민감하고 수용성인 영양소의 손실을 가져올 가능성이 높고, 일부 캔 과일은 많은 양의 시럽이 들어 있으며, 일부 캔 야채는 소금 함량이 높다는 점을 유의해야 한다. 유기농 식품은 농업 화학물질에 노출이 적기 때문에 건강에 보다 더 이로울 것이며 또한 다른 일반 식품에 비해 영양분 구성도 더 좋을 것으로 생각되는 경향이 있다. 그러나 유기농 식품을 섭취할 경우 건강상 이롭다고 할 수 있는지는 아직 명확하지 않고, 유기농 공법으로 키운 야채나 과일이 다른 방법으로 생산된 식품에 비해 암 발생, 재발 및 진행을 감소시키는지에 대한 임상연구도 없다. 야채 조리는 이왕이면 많은 물로 끓이는 조리법보다는 전자레인지를 사용하거나 찌는 조리법이 수용성

영양소의 파괴를 줄일 수 있고 흡수율도 높일 수 있다. 카로티노이드 성분은 야채를 날로 먹는 것보다는 조리하여 먹을 때 흡수가 더 잘된다. 식품섬유(dietary fiber)는 인간이 소화시킬 수 없는 다양한 식물성 탄수화물 식품으로 콩류, 야채류, 곡물류, 견과류, 과일류에 풍부하다. 수용성(예 귀리 시리얼) 또는 불용성(예 밀기울, 셀룰로오스)으로 분류되는데 이 중 수용성 식품섬유는 혈중 콜레스테롤 수치를 낮춤으로써 관상동맥질환의 위험을 감소 시킨다. 식품섬유는 또한 장 기능을 향상 시키는 것으로 알려져 있다. 식품섬유가 풍부한 식품들은 암은 물론 심혈관 질환과 같은 다른 질환 발생 위험을 낮추는 다른 영양소를 함유하고 있기 때문에 섭취를 권장한다.

콩과 콩식품들은 뛰어난 단백질 공급원이기 때문에 훌륭한 육류 대체식품이다. 콩은 몇몇 파이토케미칼을 함유하고 있는데 그 중 일부는 약한 에스트로젠 성질을 가지고 있어 동물 실험에서 호르몬 의존성 암을 예방하는 것으로 관찰되었다. 콩에는 항산화 물질도 함유되어 있어 암 예방에 도움이 될 것으로 생각된다.

반면에 동물 실험에서 콩에 든 이소플라본이 유방암 세포주와 유방 종양의 성장을 촉진함이 관찰되어 유방암 생존자가 콩식품을 섭취하면 예후가 나쁠 수 있다는 우려가 있었다. 하지만 최근의 대규모 역학 연구에서 콩식품 섭취가 타목시펜 복용과 상관 없이 유방암의 재발이나 생존율에 영향이 없었으며, 오히려 타목시펜의 효과를 증진시킬 가능성이 있음이 시사되었다.[45] 이와 같이 암, 특히 유방암 예방이나 암 재발률, 생존율에 어떠한 영향을 미치는가에 대한 관심은 많지만 아직까지 과학적인 증거는 부족하다.[46]

아마씨(flaxseed)는 비타민, 무기질, 섬유소는 물론 식물성 에스트로젠 리그난(lignans)과 오메가-3 지방산을 매우 풍부하게 함유하고 있다. 아마씨와 그 추출물은 세포 배양 및 동물 실험에서 암세포 성장을 낮추고 타목시펜과 같은 약제의 효과를 높이는 결과를 보여 주었다. 유방암 환자와 전립선암 환자를 대상으로 했던 무작위 대조 임상시험은 암 수술 전에 저지방식이와 더불어 아마씨 식이보조제를 복용한 시험군에서 종양 증식률의 의미 있는 감소를 보여 주었다.[47,48] 하지만 아마씨 식이보조제의 유익을 확증하는 추가 연구가 필요하다. 따라서 빵이나 시리얼 같은 음식물에 함유된 아마씨를 먹는 것 외에, 아마씨 추출물을 다량 함유한 식이보조제나 아마씨유를 추가로 복용하는 것은 권고하지 않는다. 또한 타목시펜과 약물 상호작용 가능성이 있음을 고려하면 타목시펜치료를 받는 유방암 생존자는 다량의 아마씨유 섭취는 피하는 것이 좋겠다.

설탕을 많이 섭취하는 것이 암 진행 위험을 직접 높인다는 증거는 없다. 그러나 설탕(꿀, 흑설탕, 갈색설탕, 과당이 함유된 옥수수시럽, 당밀 포함)과 설탕이 든 음료수 (청량음료, 과일향 첨가 음료)는 총열량 섭취량을 늘려 체중 증가를 초래할 수 있다. 또한 설탕이 많이 함유된 음식들은 다양한 영양소를 공급하지 못하는 반면에 영양이 풍부한 다른 음식의 섭취를 방해할 수 있다. 따라서 당류가 포함된 식품이나 음료 섭취를 제한하는 것이 좋겠다.

♠ 수분 섭취

암생존자에서 비교적 흔한 증상인 피로, 어지러움, 구강건조증, 입맛 없음, 메스꺼움은 탈수에서 올 수 있다. 그러므로 암생존자들은 적절한 수분 섭취가 필요하며 특히 구토나 설사로 인하여 예상치 못한 체중 감소가 있을 때 수분 섭취는 매우 중요하다. 금기 사유가 없다면 하루에 남성은 3.7리터, 여성은 2.7리터의 물 섭취가 필요한데,[49] 이 중 80%는 음식을 통해 섭취하게 된다. 만일 적절한 수분 섭취가 어렵다면 정맥 주사를 통한 수분 공급이 필요할 수 있다.

♠ 식이보조제

식이보조제는 일반인들이 기대하는 것처럼 건강에 대한 좋은 효과만 있는 것은 아니며 자체 부작용은 물론 치료 약물과의 상호작용을 통해 오히려 건강문제를 초래할 수 있다고 알려져 있다.[50] 종합비타민, 비타민 A, 비타민 C, 비타민 D, 비타민 E, 항산화제, 셀레늄 등을 복용하면 암발생이나 암진단 이후 생존율이나 예후에 효과적인가를 평가한 연구에서는 이들 식이보조제의 복용은 효과가 없거나[51-57] 오히려 사망이나 질병 발생 위험을 높일 수 있음이[58,59] 관찰되었다. 따라서 영양결핍이 있는 사람이 해당 영양소를 보충할 경우에는 도움이 되지만, 이미 충분한 영양을 섭취하고 있는 사람이 추가로 식이보조제를 복용하는 것은 장점이 없고 오히려 해로울 수 있음을 고려하여 식이보조제를 복용하기 전에 의료인과 충분히 논의해야 하며 실제로 특정영양소가 결핍된 상태인지 평가하는 것이 중요하겠다. 〈표 2〉는 식이보조제 복

|표 2| **식이보조제 복용 시 고려할 점**

- 식이보조제를 복용하기 보다는 음식을 통해 영양소를 섭취하도록 한다.
- 식이보조제는 생화학적으로 영양소 결핍이 증명되거나(예 혈중비타민 D나 B12가 낮은 경우) 임상적으로 의심되는 경우(예 골밀도 감소)에만 복용을 고려한다.
- 식이보조제는 영양소의 섭취가 하루 권장량의 2/3미만 일 때만 전문가와 상의하여 결정한다.

용 시 고려할 점을 열거하고 있다.

대표적인 식이보조제 성분에 많이 함유되어 있는 파이토케미칼은 식물에 있는 생물학적 활성이 있는 복합체로 이를 섭취한 사람에서 항산화 및 호르몬 유사 작용을 하는 경우가 있다.[60] 하지만 파이토케미칼 식이보조제가 암 재발 또는 진행에 미치는 영향에 대한 연구는 매우 제한되어 있고 연구간에 관찰된 결과에 일관성이 없어 식이보조제로 섭취한 파이토케미칼이 야채, 과일, 콩, 곡물만큼 이롭다고 생각하기는 어렵다.

산화작용에 의한 손상이 암 발생에 중요할 수 있기 때문에 항산화제를 많이 섭취하면 암 발생을 예방할 수 있을 것으로 추정되었지만 그 효과는 항산화제(비타민 C, 비타민 E, 카로티노이드, 항산화 파이토케미칼)를 풍부하게 함유한 야채나 과일을 많이 섭취한 사람에서는 관찰되었으나,[61] 항산화 식이보조제 복용 연구에서는 그 효과가 입증되지 못했다.[61,62] 따라서 암 발생 예방을 위해서는 식이보조제보다는 음식물을 통해 항산화제 섭취를 늘리는 것을 권고한다. 또한 현재로서는 항암치료 도중 항산화 식이보조제나 다른 식이보조제를 복용하는 것의 유해성 여부에 대한 명확한 과학적 근거가 없다.[4,63,64] 항산화제가 항암치료에 의해 정상 세포가 손상되는 것을 방지하여 결과적으로는 이로울 것이라는 주장도 있지만,[2] 항암제나 방사선치료 중에는 항산화제가 치료 결과로 손상된 암세포를 복구시킬 가능성이 있기 때문에 항산화제를 복용하지 않는 것이 좋다는 의견도 많다.[65,66] 따라서 이익이 더 많다는 확실한 증거가 나오기 전에는 항암제나 방사선치료를 받고 있는 암생존자들은 항산화제를 다량 함유한 식이보조제를 복용하지 않는 것이 좋겠다. 그 외 다른 영양소를 함유하고 있는 식이보조제도 해당 성분의 영양 결핍이 있어 주치의가 권장하는 경우를 제외하고는 추가로 섭취하는 것을 피해야 한다.[67-69]

칼슘이나 비타민 D 보조제가 암생존자에서 비타민 D와 칼슘 복용이 전립선암 재발에 미치는 영향에 대한 증거는 부족하다. 하지만 전립선암 치료를 위해 남성호르몬 결핍치료를 받은 경우에는 골다공증 위험이 증가하며 칼슘 복용은 전립선암 생존자의 주요 사망 원인 중 하나인 심혈관질환 위험을 감소시키는 장점도 있음을[17] 고려하면 남성호르몬 결핍치료를 받고 있는 전립선암 생존자가 하루에 최소 600 IU의 비타민 D와 과하지 않은 양의 칼슘(1200 mg/day)을 섭취하는 것은 현명하다고 할 수 있겠다.

♠ 기호식품

술 : 적정량 이하로 (예) 여자는 소주 1잔/일, 남자는 2잔/일)술을 마시면 심장병 위

험을 낮출 수 있다고 알려져 있으나 그 이상의 양은 암은 물론 다른 질환의 위험을 높인다. 술은 구강, 인두, 후두, 식도, 간, 유방, 대장에서 일차암 발생 위험을 높일 뿐만 아니라,[70] 암생존자에서 이 부위에 이차암이 추가로 발생할 위험을 높인다.[71] 유방암 생존자에서 음주가 난소암 위험을 낮췄다는 연구결과가 있다.[72-74] 하지만 술은 반대쪽 유방암 발생 위험을 높이고 사망률을 증가시킬 위험이 있음이 관찰되었다.[75,76] 술은 여성호르몬인 에스트로젠의 혈중 농도를 높일 수 있으므로 특히 에스트로젠 수용체 양성인 유방암의 재발 위험을 높일 것으로 추정되었으나 지금까지 수행된 연구들 간에 결과가 일치하지 않는다. 양치액에 포함되어 있는 소량의 알코올만으로도 구강 점막염이 있는 암생존자에게는 자극이 되고, 병변을 악화시키며, 치유에 영향을 줄 수 있다. 따라서 구강 내 점막에 염증이 있거나, 두경부 방사선치료 중일 때, 혹은 구강 내 점막의 염증을 악화시킬 수 있는 항암제치료를 받을 때는 술은 마시지 말아야 한다. 또한 많은 항암제가 간에서 대사되며 술에 의한 간 염증은 항암제 대사에 영향을 주어 독성을 높일 수 있으므로 일반적으로 항암제와의 상호작용을 피하고, 방사선치료 부작용을 방지하기 위해 음주를 피하거나 최소한으로 섭취해야 한다. 음주가 암생존자의 예후에 미치는 영향으로는 특히 두경부암 생존자에서 음주를 계속할 경우 생존율이 낮아짐이 관찰되었다.[77] 따라서 보다 명확한 근거가 나오기 전까지는 암생존자는 음주를 피하는 것이 더 바람직할 것으로 생각된다.

커피 : 지금까지 커피나 커피에 함유된 카페인이 암을 유발한다는 분명한 증거는 없다.[78] 한 연구에서 카페인이 폐경 후 여성에서 미약한 유방암 발생 예방효과가 있음을 보고하였고, 다른 연구에서는 육종(sarcoma) 환자에서 항암제치료 중에 카페인을 투여했을 때 생존율이 증가함을 관찰했지만 연구설계가 부실한 소규모 연구여서 그 결과를 그대로 받아들이기는 어렵다. 따라서 커피나 카페인이 암생존자에서 이익이 된다고 하기는 어렵다. 한편, 카페인은 수 시간 이상 지속되는 이뇨효과가 있어서 탈수를 초래할 수 있고, 위장장애나 불면, 안절부절을 초래할 수도 있기 때문에 다량의 커피 음용은 하지 않는 것이 좋겠다.

녹차 : 녹차에는 항산화제인 폴리페놀 중 카테킨이 함유되어 있다. 실험실에서 카테킨은 피부, 폐, 유방, 방광, 간, 전립선, 대장의 암세포 성장을 막는 것으로 관찰되어 인체에서도 암을 예방하거나 예후를 좋게 할 수 있을 것으로 기대되었다. 하지만 실제 사람에서 수행된 연구 결과는 일관성이 없어 중국에서 시행된 한 연구에서는

난소암 진단 후 녹차의 대량 섭취가 생존율을 향상시켰지만[79] 일본에서 수행된 다른 연구에서는 효과가 없거나[80] 오히려 위험이 높았다.[81]

♠ 안전한 음식물 관리

암치료 중에는 백혈구나 림프구가 감소하여 감염에 취약할 수 있다.[82] 따라서 항암제를 포함한 면역억제치료를 받는 암생존자들은 감염을 막기 위해 세심한 주의를 기울여야 한다. 음식을 통한 세균유입을 막기 위해서는 다음 사항이 권장된다.

- 식사 전에는 비누와 물을 이용해 손을 깨끗이 씻는다.
- 조리 시에는 손을 잘 씻고 모든 식재료들도 깨끗이 씻는다.
- 익히지 않은 생선, 육류, 계란은 특히 주의하여 다룬다.
- 육류와 닿은 조리기구, 조리대, 도마, 스폰지는 깨끗이 씻는다. 조리하지 않은 육류와 바로 먹을 수 있는 기성식품을 분리해둔다.
- 적절한 온도를 유지한다. 육류와 생선은 완전히 익혀 조리한다. 음식온도계를 사용하여 익힌 고기의 내부 온도를 측정해 본다.
- 세균 증식을 막기 위해 음식은 4°C 이하에서 보관한다.
- 외식할 때는 세균이 오염될 수 있는 음식(샐러드바, 회, 생선초밥, 덜 익힌 고기나 생선, 해산물이나 계란)은 피한다.
- 우유, 주스, 꿀 같은 음식은 멸균처리된 것을 이용한다.
- 물은 끓여서 먹는다.

결　론

암생존자들은 종종 의료진으로부터 자신의 삶의 질과 생존율을 높일 수 있는 음식 선택 및 식이보조제에 대한 정보와 조언을 제공 받기를 원한다. 이러한 환자와 면담을 하는 의료종사자는 어떠한 연구 결과도 특정 주제에 대해 한마디로 결론 지을 수 없으며, 언론에(TV, 신문, 인터넷, 잡지) 보도되는 정보들은 그 정보가 기존의 지식에 비해 새롭거나 다르다는 이유로 모순되거나 상충되는 결과인데도 효과가 과장되게 보도될 수 있음을 알려야 한다. 또한 암생존자에서 영양과 체중 관리가 중요하기는 하지만 다른 의학적 치료나 자기 관리와 동시에 이루어져야 하며, 암 종류별로 다를 수 있음을 알려야 한다.

참 고 문 헌

1. Rock CL, Doyle C, Demark Wahnefried W, et al. Nutrition and physical activity guidelines for cancer survivors. Ca Cancer J Clin 2012;62:243-74.

2. Prasad KN, Kumar A, Kochupillai V, Cole WC. High doses of multiple antioxidant vitamins: Essential ingredients in improving the efficacy of standard cancer therapy. J Am Col Nutr 1999;18:13-25.

3. Greenlee H, White E, Patterson RE, Kristal AR. Supplement use among cancer survivors in the Vitamins and Lifestyle (VITAL) study cohort. J Altern Complement Med 2004;10:660-6.

4. Lawenda BD, Kelly KM, Ladas EJ, Sagar SM, Vickers A, Blumberg JB. Should supplemental antioxidant administration be avoided during chemotherapy and radiation therapy? J Natl Cancer Inst 2008;100:773-83.

5. Amling CL. The association between obesity and the progression of prostate and renal cell carcinoma. Urol Oncol 2004;22:478-84.

6. Patterson RE, Cadmus LA, Emond JA, Pierce JP. Physical activity, diet, adiposity and female breast cancer prognosis: A review of the epidemiologic literature. Maturitas 2010;66:5-15.

7. Aune D, Greenwood DC, Chan DS, et al. Body mass index, abdominal fatness and pancreatic cancer risk: a systematic review and non-linear dose-response meta-analysis of prospective studies. Ann Oncol 2012;23:843-52.

8. Kushi LH, Doyle C, McCullough M, et al. American Cancer Society Guidelines on nutrition and physical activity for cancer prevention: reducing the risk of cancer with healthy food choices and physical activity. Ca Cancer J Clin 2012;62:30-67.

9. Freedman RJ, Aziz N, Albanes D, et al. Weight and Body Composition Changes during and after Adjuvant Chemotherapy in Women with Breast Cancer. J Clin Endoclinol Metab 2004;89:2248-53.

10. Meyerhardt JA, Niedzwiecki D, Hollis D, et al. Impact of body mass index and weight change after treatment on cancer recurrence and survival in patients with stage III colon cancer: Findings from cancer and leukemia group B 89803. J Clin Oncol 2008;26:4109-15.

11. Campbell PT, Newton CC, Dehal AN, Jacobs EJ, Patel AV, Gapstur SM. Impact of body mass index on survival after colorectal cancer diagnosis: The cancer prevention

study-II nutrition cohort. J Clin Oncol 2012;30:42-52.

[12] Gates EJ, Hirschfield L, Matthews RP, Yap OWS. Body mass index as a prognostic factor in endometrioid adenocarcinoma of the endometrium. J Natl Med Assoc 2006;98:1814-22.

[13] Jeong NH, Lee JM, Lee JK, et al. Role of body mass index as a risk and prognostic factor of endometrioid uterine cancer in Korean women. Gynecol Oncol 2010;118:24-8.

[14] Courneya KS, Karvinen KH, Campbell KL, et al. Associations among exercise, body weight, and quality of life in a population-based sample of endometrial cancer survivors. Gynecol Oncol 2005;97:422-30.

[15] Meloni G, Proia A, Capria S, et al. Obesity and autologous stem cell transplantation in acute myeloid leukemia. Bone Marrow Transplant 2001;28:365-7.

[16] Freedland SJ, Grubb KA, Yiu SK, et al. Obesity and risk of biochemical progression following radical prostatectomy at a Tertiary Care Referral Center. J Urol 2005;174:919-22.

[17] Joshu CE, Mondul AM, Menke A, et al. Weight gain is associated with an increased risk of prostate cancer recurrence after prostatectomy in the PSA era. Cancer Prev Res(Phila) 2011;4:544-51.

[18] Demark-Wahnefried W, Case LD, Blackwell K, et al. Results of a diet/exercise feasibility trial to prevent adverse body composition change in breast cancer patients on adjuvant chemotherapy. Clin Breast Cancer 2008;8:70-9.

[19] Kushi LH, Doyle C, McCullough M, et al. American Cancer Society guidelines on nutrition and physical activity for cancer prevention: Reducing the Risk of Cancer with Healthy Food Choices and Physical Activity. CA Cancer J Clin 2012;62:30-67.

[20] TrumboP, Schlicker S, Yates AA, Poos M, Dietary Reference Intakes for Energy, Carbohydrate, Fiber, Fat, Fatty Acids, Cholesterol, Protein, and Amino Acids (Macronutrients). J Am Diet Assoc 2002;102:1621.

[21] Jones LW, Demark-Wahnefried W. Diet, exercise, and complementary therapies after primary treatment for cancer. Lancet Oncol 2006;7:1017-26.

[22] Norman SA, Potashnik SL, Galantino ML, De Michele AM, House L, Localio AR. Modifiable risk factors for breast cancer recurrence: What can we tell survivors? J Womens Health(Larchmt) 2007;16:177-90.

[23] Pekmezi DW, Demark-Wahnefried W. Updated evidence in support of diet and exercise interventions in cancer survivors. Acta Oncol 2011;50:167-78.

[24] Rock CL, Demark-Wahnefried W. Nutrition and survival after the diagnosis of breast cancer: A review of the evidence. J Clin Oncol 2002;20:3302-16.

[25] Kroenke CH, Fung TT, Hu FB, Holmes MD. Dietary patterns and survival after breast cancer diagnosis. J Clin Oncol 2005;23:9295-303.

26 Kwan ML, Weltzien E, Kushi LH, Castillo A, Slattery ML, Caan BJ. Dietary patterns and breast cancer recurrence and survival among women with early-stage breast cancer. J Clin Oncol 2009;27:919-26.

27 Pierce JP, Natarajan L, Caan BJ, et al. Influence of a diet very high in vegetables, fruit, and fiber and low in fat on prognosis following treatment for breast cancer: The Women's Healthy Eating and Living (WHEL) randomized trial. JAMA 2007;298:289-98.

28 Meyerhardt JA, Niedzwiecki D, Hollis D, et al. Association of dietary patterns with cancer recurrence and survival in patients with stage III colon cancer. JAMA 2007;298:754-64.

29 Goodwin PJ, Ennis M, Pritchard KI, Koo J, Trudeau ME, Hood N. Diet and breast cancer: Evidence that extremes in diet are associated with poor survival. J Clin Oncol 2003;21:2500-7.

30 Chlebowski RT, Blackburn GL, Thomson CA, et al. Dietary fat reduction and breast cancer outcome: Interim efficacy results from the women's intervention nutrition study. J Natl Cancer Inst 2006;98:1767-76.

31 Fradet Y, Meyer F, Bairati I, Shadmani R, Moore L. Dietary fat and prostate cancer progression and survival. Eur Urol 1999;35:388-91.

32 Moses AWG, Slater C, Preston T, Barber MD, Fearon KCH. Reduced total energy expenditure and physical activity in cachectic patients with pancreatic cancer can be modulated by an energy and protein dense oral supplement enriched with n-3 fatty acids. Br J Cancer 2004;90:996-1002.

33 Gogos CA, Ginopoulos P, Salsa B, Apostolidou E, Zoumbos NC, Kalfarentzos F. Dietary omega-3 polyunsaturated fatty acids plus vitamin E restore immunodeficiency and prolong survival for severely ill patients with generalized malignancy: A randomized control trial. Cancer 1998;82:395-402.

34 Hardman WE. (n-3) fatty acids and cancer therapy. J Nutr 2004;134:3427S-3430S.

35 MacLean CH, Newberry SJ, Mojica WA, et al. Effects of omega-3 fatty acids on cancer risk. JAMA 2006;295:403-15.

36 Kolonel LN, Nomura AMY, Cooney RV. Dietary fat and prostate cancer: Current status. J Natl Cancer Inst 1999;91:414-28.

37 Kono S, Hirohata T. Nutrition and stomach cancer. Cancer Causes Control 1996;7:41-55.

38 Norat T, Lukanova A, Ferrari P, Riboli E. Meat consumption and colorectal cancer risk: Dose-response meta-analysis of epidemiological studies. Int J Cancer 2002;98:241-56.

39 Slavin J. Why whole grains are protective: Biological mechanisms. Proc Nutr Soc 2003;62:129-34.

40 Tohill BC, Seymour J, Serdula M, Kettel-Khan L, Rolls BJ. What epidemiologic studies tell us about the relationship between fruit and vegetable consumption and body weight. Nutr Rev 2004;62:365-74.

41 Gold EB, Pierce JP, Natarajan L, et al. Dietary pattern influences breast cancer prognosis in women without hot flashes: the women's healthy eating and living trial. J Clin Oncol 2009;27:352-9.

42 Rock CL, Natarajan L, Pu M, et al. Longitudinal biological exposure to carotenoids is associated with breast cancer-free survival in the women's healthy eating and living study. Cancer Epidemiol Biomarkers Prev 2009;18:486-94.

43 Dolecek TA, McCarthy BJ, Joslin CE, et al. Prediagnosis Food Patterns Are Associated with Length of Survival from Epithelial Ovarian Cancer. J Am Diet Assoc 2010;110:369-82.

44 Chan JM, Holick CN, Leitzmann MF, et al. Diet after diagnosis and the risk of prostate cancer progression, recurrence, and death (United States). Cancer Causes Control 2006; 17:199-208.

45 Shu XO, Zheng Y, Cai H, et al. Soy food intake and breast cancer survival. JAMA 2009;302:2437-43.

46 Messina MJ, Loprinzi CL. Soy for breast cancer survivors: A critical review of the literature. J Nutr 2001;131:3095S-108S.

47 Demark-Wahnefried W, Polascik TJ, George SL, et al. Flaxseed supplementation (not dietary fat restriction) reduces prostate cancer proliferation rates in men presurgery. Cancer Epidemiol Biomarkers Prev 2008;17:3577-87.

48 Thompson LU, Chen JM, Li T, Strasser-Weippl K, Goss PE. Dietary flaxseed alters tumor biological markers in postmenopausal breast cancer. Clin Cancer Res 2005;11: 3828-35.

49 Sawka MN, Cheuvront SN, Carter Iii R, et al. Human water needs. Nutr Rev2005;63: S30-S9.

50 Hardy ML. Dietary supplement use in cancer care: help or harm. Hematol Oncol Clin North Am 2008;22:581-618.

51 Davies AA, Davey Smith G, Harbord R, et al. Nutritional interventions and outcome in patients with cancer or preinvasive lesions: Systematic review. J Natl Cancer Inst 2006; 98:961-73.

52 Saquib J, Rock CL, Natarajan L, et al. Dietary intake, supplement use, and survival among women diagnosed with early-stage breast cancer. Nutr Cancer 2011;63:327-33.

53 Kwan ML, Greenlee H, Lee VS, et al. Multivitamin use and breast cancer outcomes in women with early-stage breast cancer: The life after cancer epidemiology study. Breast Cancer Res Treat 2011;130:195-205.

54 Ng K, Meyerhardt JA, Chan JA, et al. Multivitamin use is not associated with cancer recurrence or survival in patients with stage III colon cancer: Findings from CALGB 89803. J Clin Oncol 2010;28:4354-63.

55 Pocobelli G, Peters U, Kristal AR, White E. Use of Supplements of Multivitamins, Vitamin C, and Vitamin e in Relation to Mortality. Am J Epidemiol 2009;170:472-83.

56 Jacobs ET, Thomson CA, Flatt SW, et al. Vitamin D and breast cancer recurrence in the Women's Healthy Eating and Living (WHEL) Study. Am J Clin Nutr 2011;93:108-17.

57 Mayne ST, Cartmel B, Baum M, et al. Randomized trial of supplemental β-carotene to prevent second head and neck cancer. Cancer Res 2001;61:1457-63.

58 Bairati I, Meyer F, Jobin E, et al. Antioxidant vitamins supplementation and mortality: A randomized trial in head and neck cancer patients. Int J Cancer 2006;119:2221-4.

59 Klein EA, Thompson Jr IM, Tangen CM, et al. Vitamin E and the risk of prostate cancer: The selenium and vitamin E cancer prevention trial(SELECT). JAMA 2011;306: 1549-56.

60 American Institute for Cancer Research. Food, Nutrition, Physical Activity, and the Prevention of Cancer: A Global Perspective: Amer Inst for Cancer Research; 2007.

61 Meyskens Jr FL, Szabo E. Diet and cancer: The disconnect between epidemiology and randomized clinical trials. Cancer Epidemiol Biomarkers Prev 2005;14:1366-9.

62 McGinnis JM, Birt DF, Brannon PM, et al. National Institutes of Health state-of-the-science conference statement: Multivitamin/mineral supplements and chronic disease prevention. Ann Intern Med 2006;145:364-71.

63 D'Andrea GM. Use of antioxidants during chemotherapy and radiotherapy should be avoided. CA Cancer J Clin 2005;55:319-21.

64 Weiger WA, Smith M, Boon H, Richardson MA, Kaptchuk TJ, Eisenberg DM. Advising patients who seek complementary and alternative medical therapies for cancer. Ann Intern Med 2002;137:889-903.

65 Labriola D, Livingston R, Kelly KM, Ratain MJ. Possible interactions between dietary antioxidants and chemotherapy. Oncology(Williston Park) 1999;13:1003-12.

66 Lamson DW, Brignall MS. Antioxidants in cancer therapy: their actions and interactions with oncologic therapies. Altern Med Rev 1999;4:304-29.

67 Dietary Reference Intakes for Thiamin, Riboflavin, Niacin, Vitamin B6, Folate, Vitamin B12, Panothenic Acid, Biotin, and Choline. Washington DC: National Academy of Sciences.; 1998.

68 Dietary Reference Intakes for Vitamin C, Vitamin E, Selenium, and Carotenoids. Washington DC: National Academy of Sciences.; 1998.

69 Monsen ER. Dietary reference intakes for the antioxidant nutrients: vitamin C, vitamin E, selenium, and carotenoids. J Am Diet Assoc 2000;100:637-40.

70 Colditz G, De Jong W, Hunter D, Trichopoulos D, Willett W. Volume 1: Causes of human cancer. Cancer Causes Control 1996;7:S3-S4.

71 Nielsen SF, Nordestgaard BG, Bojesen SE. Associations between first and second primary cancers: A population-based study. CMAJ 2012;184:E57-E69.

72 Reding KW, Daling JR, Doody DR, O'Brien CA, Porter PL, Malone KE. Effect of prediagnostic alcohol consumption on survival after breast cancer in young women. Cancer Epidemiol Biomarkers Prev 2008;17:1988-96.

73 Trentham-Dietz A, Newcomb PA, Nichols HB, Hampton JM. Breast cancer risk factors and second primary malignancies among women with breast cancer. Breast Cancer Res Treat 2007;105:195-207.

74 Flatt SW, Thomson CA, Gold EB, et al. Low to moderate alcohol intake is not associated with increased mortality after breast cancer. Cancer Epidemiol Biomarkers Prev 2010;19:681-8.

75 Kwan ML, Kushi LH, Weltzien E, et al. Alcohol consumption and breast cancer recurrence and survival among women with early-stage breast cancer: The life after cancer epidemiology study. J Clin Oncol 2010;28:4410-6.

76 Li CI, Daling JR, Porter PL, Tang MTC, Malone KE. Relationship between potentially modifiable lifestyle factors and risk of second primary contralateral breast cancer among women diagnosed with estrogen receptor-positive invasive breast cancer. J Clin Oncol 2009;27:5312-8.

77 Fortin A, Wang CS, Vigneault E. Influence of Smoking and Alcohol Drinking Behaviors on Treatment Outcomes of Patients With Squamous Cell Carcinomas of the Head and Neck. Int J Radiat Oncol Biol Phys 2009;74:1062-9.

78 La Vecchia C, Tavani A. Coffee and cancer risk: an update. Eur J Cancer Prev 2007;16:385-9.

79 Zhang M, Lee AH, Binns CW, Xie X. Green tea consumption enhances survival of epithelial ovarian cancer. Int J Cancer 2004;112:465-9.

80 Tsubono Y, Nishino Y, Komatsu S, et al. Green tea and the risk of gastric cancer in Japan. N Engl J Med 2001;344:632-6.

81 Ishikawa A, Kuriyama S, Tsubono Y, et al. Smoking, alcohol drinking, green tea consumption and the risk of esophageal cancer in Japanese men. J Epidemiol 2006;16:185-92.

82 Moe GL. Low microbial diets for patients with granulocytopenia. Nutrition Management of the Cancer Patient Rockville, MD: Aspen Publishers 1990;125.

PART 04-3

암생존자와 금연

흡연과 암

흡연은 모든 암발생의 20~30%를 차지하는 가장 중요한 원인으로, 이미 50여 년 전부터 폐암 발생과 흡연 사이 관련성이 알려졌다.[1] 실제 폐암의 90%가 흡연으로 인해 발생하며,[2] 비흡연자보다 흡연자들에서 폐암 발생률이 20배 가량 높아진다.[3] 흡연은 폐암 이외에도 구강암, 인후두암, 식도암, 위암, 간암, 췌장암, 자궁경부암, 방광암, 신장암, 대장암, 난소암 및 급성골수성백혈병 등 다양한 암의 발생과 관련이 있다[그림 1].

이런 흡연으로 인한 암발생 위험은 하루 흡연량과 흡연기간에 비례하여 높아지고, 암환자가 흡연을 지속하는 경우 암이 발생했던 부위 혹은 다른 부위에서 새로운 이차암 발생 위험이 증가한다.[4]

하지만 이런 암발생 위험은 금연 후 즉시 감소하기 시작하고, 금연 후 10년 내에 폐 이외 비호흡기암 발생 위험은 비흡연자 수준으로 도달하며, 사망률이 20~90%까지 감소한다.[5]

흡연으로 담배 속 화학물질들이 호흡기를 통해 흡수되면, 세포 내 염색체까지 침

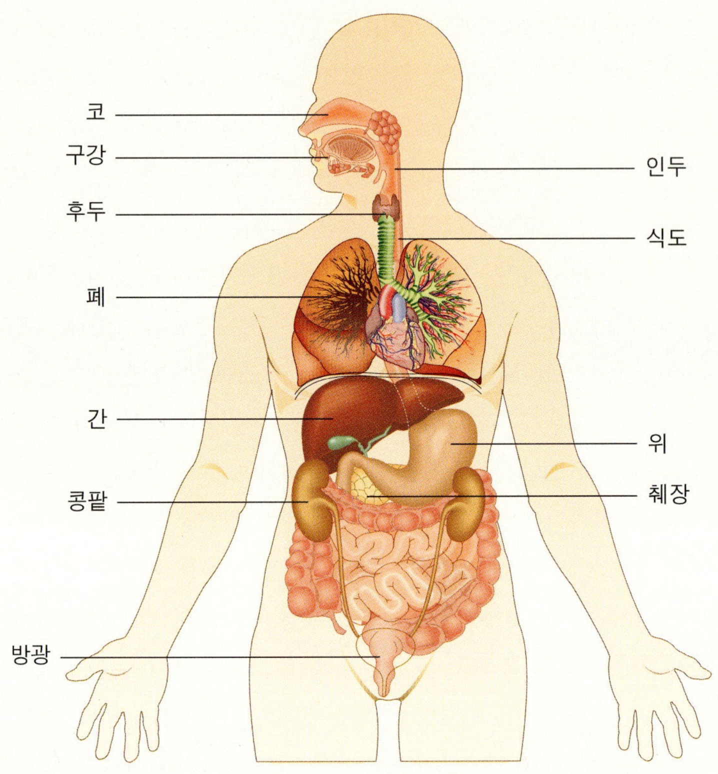

출처: Cancer Research UK 변경

|그림 1| **흡연과 관련된 암종**

투하여 돌연변이를 유발하고, 면역체계를 교란시키면서 암을 발생시킨다.

암환자에서 흡연의 위해

흡연은 암치료 후 재발과 사망 위험을 증가시킨다.[6,7] 암진단 전 하루 1갑 이상 흡연자들은 비흡연자에 비해 사망률이 31% 높아지고, 특히, 폐암, 간암, 췌장암 환자에서는 흡연자가 비흡연자에 비해 40%에서 75%까지 사망 위험이 높은 것으로 조사되었다. 또한, Parsons 등은 암환자가 흡연을 지속하는 경우 사망률이 두 배 이상 증가한다고 보고하였다.[6]

흡연은 수술을 비롯하여 방사선치료 및 항암치료의 효과를 떨어뜨리고,[8] 수술 후 상처 회복을 지연시키며, 치료 부작용을 악화시킨다.[9,10] 암환자에서 비소세포성 폐암의 표적치료제로 사용되는 탈세바는 흡연자에서 그 치료효과가 떨어지는 것이 알려져 있으며, 후두암 환자가 흡연을 지속하면 방사선치료 후 목소리 회복을 방해한다. 따라서, 암환자의 흡연 상태는 반드시 파악되어야 하며, 금연을 치료과정 중 한 부분으로 간주해야 한다.

암환자에서 금연의 이득

흡연을 해오던 암환자들도 암진단 후 금연을 하면 여러 가지 이득을 얻을 수 있다. 금연을 시작하면 즉각적으로 산소포화도가 개선되어 혈액순환 및 호흡 기능이 향상되고, 피로감 및 호흡 불편감이 감소한다. 이로 인해 암환자들은 활력이 증가하고, 일상생활 수행능력이 개선된다.[11]

암치료 전 금연은 수술 후 합병증 및 사망 위험을 감소시키고,[5] 항암치료 및 방사선치료 반응을 향상시킨다.[5,12] 또한 금연을 하면 미각과 후각이 회복되고, 수면과 기분이 개선되며, 인지 기능을 비롯한 정서적 웰빙과 자존감이 향상된다.[11,13,14] 많은 연구들이 암환자들의 금연 후 삶의 질 향상을 일관되게 보고하고 있으며,[13-15] 이런 삶의 질 향상이 암의 병기나 나이, 인종, 성별, 치료 방법이나 동반질환과 상관없이 금연을 하는 경우 모두 나타난다.[14] 장기적으로 암환자의 금연은 암재발 및 이차암 발생 위험을 낮추고, 생존기간을 연장시킨다.[16,17]

| 표 1 | 금연 후 질병 위험 감소효과 |

- 폐암 : 금연 5~9년 이내 유의하게 위험 감소
- 방광암 : 금연 4년 이내 40%까지 감소
  　　　　위험은 금연 후 25년까지 잔재
- 심장질환 : 금연 2~4년 이내 35%까지 위험도 감소
  　　　　금연 10~15년 이내 정상 수준으로 위험 감소
- 뇌혈관질환 : 금연 2~5년 이내 감소
  　　　　금연 5~10년 이내 정상 수준으로 위험 감소
- 만성 폐기관지염 : 수개월 이내 증상 개선
  　　　　금연 5년 이내 증상이 나타나는 빈도가 정상인 수준으로 감소

출처: 한국인의 건강증진. 대한가정의학회

암환자에서 금연 중재요법

흡연을 하는 암환자들은 암 이외 다른 질환을 가지고 있는 경우가 흔하고, 많은 경우에서 높은 니코틴 의존도를 가지고 있다.[18] 또한 건강 상태와 육체적 능력이 저하되어 있고, 심한 스트레스와 우울함, 불안감과 같은 감정적 압박을 받기 때문에 강력하고 개별화된 금연 프로그램이 요구된다.[19,20] 따라서 암환자의 금연을 위해서는 체계적이고 다양한 수단을 고려한 치료전략이 필요하며, 금연을 위한 단계적 접근이 유용하다.[21] 기존 연구에 따르면 의사의 간단한 금연교육만으로도 금연 성공률을 1.74배 높일 수 있으며, 집단상담을 이용하는 경우 금연 성공률이 2.04배까지 높아지는 것으로 알려져 있다.[20]

암환자의 금연 상담을 위해선 환자의 금연행동 변화 단계에 따라 맞춤화된 교육과 처방이 요구된다. 이런 금연 상담으로 의사는 환자들이 방문할 때마다 1) 흡연상태에 대해 질문하고(Ask), 2) 흡연상태와 정도를 평가하여(Assess), 3) 금연을 권유하고(Advise), 4) 금연하는 날을 설정하고 금연 보조 책자나 약물들을 제공하여 도와주고(Assist), 5) 관심을 가지고 경과 관찰을 지속하여 흡연자를 배려해주는(Arrange) 5′A′ 모델을 이용할 수 있다.[11]

암진단과 치료과정은 많은 암환자에게 금연을 시도하거나 향후 금연을 준비하는 강력한 동기가 될 수 있으며, 이 시기에 의료진은 암환자들이 금연을 시도하거나 준비할 수 있도록 적극적으로 도와야 한다.[21,22] 하지만 모든 암환자들에게 암진단과 치료가 금연 동기로 작용하는 것은 아니며, 금연을 시도하더라도 한 번의 시도로 금연에 성공하는 경우는 적다. 금연 의지가 있는 흡연자들일지라도 담배를 끊기까지 1년 이상 걸릴 수도 있다. 따라서 금연상담을 하는 의료진은 금연을 시도하는 암환자들에게 금연을 위해서는 여러 번의 금연 시도가 필요할 수 있음을 주지시키고, 금연 시도가 실패하더라도 다시 시도할 수 있도록 격려해야 한다. 이와 함께 금연을 시도할 때 흔히 마주하는 담배를 다시 피우고 싶은 스트레스 상황들을 예상하고, 이에 대처할 수 있는 방법들을 교육해야 한다.

금연 약물치료

금연을 시도하는 모든 흡연자는 금연상담과 함께 특별한 금기사항이 없는 한 약물

치료를 받아야 한다.[11] 현재 여러 형태의 니코틴 대체재(패치, 껌, 흡입제, 비강분무제)와 Varenicline(상품명 : 챔픽스), 서방형 bupropion(상품명 : 웰부트린) 같은 약들이 금연을 위한 일차 치료약제로 국내에 허가되어 있다.

1. 니코틴 대체요법

1) 니코틴 대체요법

니코틴 대체요법은 담배 의존성을 유발하는 니코틴을 외부에서 니코틴을 공급해서 흡연을 통한 니코틴 공급을 중단하고, 흡연욕구 감소와 함께 금단증상을 완화하며, 환자가 금연상태를 유지하도록 도움을 준다.[23] 국내에서 일반의약품으로 분류되어 있는 니코틴 대체요법치료제는 안전하고 중대한 부작용이 매우 드물기 때문에 환자에서도 특별한 약물 금기가 없는 이상 사용할 수 있다. 연구 결과에 따르면 니코틴 대체요법을 사용하면 금연 성공률이 1.77배 높아지고, 제형별로 니코틴 껌은 1.66배, 패치는 1.81배, 비강분무제는 2.35배 성공률을 높이는 것으로 보고되었다.

하지만, 니코틴 대체요법은 하루 10개비보다 적은 흡연력을 지닌 경우 추천되지 않고, 니코틴 대체요법을 사용하기 전 먼저 의사와 상담하여, 사용법과 주의사항에 대한 교육을 받아야 한다.[11] 니코틴 대체요법 사용에 주의해야 하는 경우는 다음과 같다.

a. 임신 혹은 수유 중인 환자는 니코틴 대체재 사용 전 의사와 상담해야 한다.

b. 씹는 담배나 코담배를 사용하는 환자는 니코틴 대체재를 사용하지 않는다.

c. 18세 미만 환자에서는 사용하지 않는다.

또한 다음과 같은 질환을 가지고 있을 경우 니코틴 대체요법 사용 전 의사의 평가가 필요하다.

a. 심장질환 혹은 부정맥

b. 약으로 조절되지 않는 고혈압

c. 식도염 혹은 소화성 궤양

d. 인슐린을 사용하는 당뇨병

e. 약물치료 중인 우울증 혹은 천식

2. 비-니코틴 대체 약물

① Varenicline(상품명: 챔픽스)

Varenicline은 니코틴 부분 효능제(partial agonist)로 금연을 시도하는 도중에는 니코틴 수용체를 자극하여 금단현상을 줄여주고, 금연 전 사용할 때는 수용체에 대한 길항작용(antagonism)으로 담배 맛을 느끼지 못하게 하여, 금연을 유도하는 효과가 있다.[24] 니코틴 대체요법이나 Bupropion보다 금연 성공률이 높은 것으로 알려져 있다.[25-27]

금연 1~2주 전부터 0.5mg 제형으로 약물 복용을 시작하고, 이후 유지 용량으로 1mg 제형을 하루 두 번 복용한다.

심각한 부작용은 드물지만, 이상 수면, 두통, 비정상적인 꿈, 오심, 위 불편감, 변비, 피곤함 혹은 졸림과 같은 부작용들이 나타날 수 있다. 하지만 이상 수면과 오심 이외의 부작용은 다른 금연보조제보다 적다.[28]

② Bupropion(상품명: 웰부트린)

본래 항우울제에 속하는 Bupropion은 우울증 여부와 관계없이 금연에 효과를 보이며, 항우울제 중 유일하게 미국 식약청(FDA)에서 금연에 사용을 허가 받은 약품이다. Bupropion은 니코틴의 보상(reward) 기전과 금단(withdrawal) 기전에 관여하는 도파민과 노르아드레날린을 안정화하여 흡연욕구를 감소시키고 금단증세를 완화하는 효과가 있다.[21] 또한 니코틴 대체요법과 함께 안전하게 사용할 수 있다. 하지만 Bupropion은 간질 발생 위험이 있는 환자에서 발작 유발 위험성이 있기 때문에 사용에 주의해야 한다.

보통 금연 시작 1주일 전부터 약물을 사용하며, 첫 주에는 150mg으로 시작하여 특별한 부작용이 없으면 2주째 300mg으로 증량하여 12주간 사용이 추천된다.[28]

Bupropion 이외에도 Fluoxetine(상품명: 프로작) 혹은 Nortriptyline(상품명: 센시발) 또한 금연에 효과를 보이는 항우울제이지만 금연치료를 위한 일차 약제로 사용은 허가되어 있지 않다.

미국 식약청(FDA)은 Bupropion과 Varenicline을 사용할 때 정신과 질환 과거력이 있는 경우 세심한 주의가 필요하다고 권고하며, 약품 생산자들에게 정신과적 질병을 앓고 있는 환자에서 우울증, 자살 및 기타 정신과적 사고 발생 위험에 관한 경고문을 추가할 것을 지시했다. 니코틴 금단과 상기 정신과적 사건들 발생 사이 관련성은 아직 명확하지 않지만, 약물을 이용해 금연을 시도하는 경우 의료진들은 이런 정신과적 평가를 고려해야 할 것이다. 또한, 심혈관계질환을 가진 환자에서 Varenicline과 심혈관계 부작용 발생 사이 연관성이 제기되면서, 2011년 6월부터 미국 식약청(FDA)은 심혈관계질환을 가진 환자에서 Varenicline 사용이 심혈관계 부작용 발생 위험을 높일 수 있다고 경고하고 있다. 하지만 이와 같은 약물 사용으로 인한 부작용보다 약물치료를 통한 금연으로 얻을 수 있는 건강 이득이 더 크기 때문에 금연치료 시 적극적으로 약물치료를 사용해야 할 것이다.[29]

암환자 금연 치료의 특수성

1. 높은 담배 의존도

암환자들은 일반 인구집단보다 흡연율이 높고, 담배 의존도가 높은 경우가 많다. 특히 흡연 관련 암환자들은 다른 암환자들보다 높은 담배 의존도를 보이는 것으로 알려져 있으며, 이렇게 담배 의존도가 높은 흡연자의 경우 금연을 성공하더라도 다시 흡연을 하는 경우가 흔하다. 기존 연구 결과들 분석에 따르면 암환자 중 46~75% 정도가 암진단 당시 흡연자였고, 암진단 후에도 14~58%의 암환자들이 흡연을 지속하고 있었다.[29,30] 그리고 일단 금연에 성공하더라도 13~33%는 다시 흡연을 하는 것으로 보고 되었다.[31,32]

담배 의존도가 높은 흡연자들에게 다양한 인지행동치료와 약물치료를 결합한 중재요법이 도움이 된다.[33] Hall 등은 bupropion과 인지행동치료를 함께 시행했을 때, 55% 가량 금연 유지율이 높다고 보고하였다.[34] 그러나 이런 강력한 중재요법들이 모든 암환자에게 적합하지 않을 수 있기 때문에 환자의 상황에 따라 개별화된 금연을 위한 중재요법들을 고려해야 한다.

2. 동기 부여

암진단 후 암환자들에게 금연으로 얻을 수 있는 단기간, 장기간 건강 이득에 대한 정보를 제공하는 것이 금연을 위한 동기부여가 될 수 있다. 흡연을 하는 암환자에서 암진단 및 치료 자체가 금연 동기로 작용하지만, 금연 동기부여 정도는 암환자들마다 다양하다. 따라서 의료진은 치료 및 경과 관찰 기간 중 지속적으로 암환자들의 흡연 상태를 평가하고 금연 관련 정보를 제공하며, 금연을 권고해야 한다. 과거 금연 시도 또한 효과적인 금연전략 수립에 좋은 예가 될 수 있다. 환자의 삶의 질과 건강에 대해 진지한 관심을 표현하고, 금연을 위해 언제든지 도움을 줄 수 있음을 전달해야 한다.

3. 낙인화(stigmatization)와 자기 비난

흡연과 관련 있는 암종의 환자들은 사회생활 및 관계 속에서 낙인(stigmatization)을 경험한다.[35,36] 특히 폐암과 흡연 사이 연관성이 널리 알려져 있는 폐암 환자들은 흡연 여부와 상관없이 가족이나 친구들, 심지어 의료진들부터 흡연에 관한 낙인을 많이 경험한다.[35] 따라서, 흡연자가 암을 진단받으면 진단으로 인한 정신적 고통이나 스트레스뿐만 아니라 낙인화로 인한 자기비난과 자존감 저하가 나타날 수 있으며, 사회적 관계 속 소외와 우울감 그리고 삶의 질 저하를 유발할 수 있다.[37]

이런 낙인화에 영향을 미치는 요소들을 살펴보면 ① 흡연은 중독이 아닌 선택이라는 인식, ② 금연 정책으로 인한 흡연자들에 대한 차별, 그리고 ③흡연자들은 교육수준이 낮다는 인식을 들 수 있다.[37] 따라서, 흡연을 하는 암환자들의 낙인화 인식을 고려하고, 정서적 관리 및 기분 조절은 금연 치료에 매우 중요한 부분이다. 환자의 낙인화와 정서 상태를 평가하고 치료하는 것이 중요하며, 환자들이 이런 상황들에 효과적으로 대처할 수 있는 전략을 세울 수 있도록 도와야 한다.

4. 사회적 지지

암환자들이 가족을 비롯한 친구나 주변인으로부터 받는 사회적 지지는 금연 성공과 유지에 중요하다.[38-40] 따라서 금연치료에 의료진은 암환자 개인뿐만 아니라 이들의 가족의 행동에 대해서도 고려해야 하며, 가족과 주변인들 가운데 금연을 도와줄 수 있는 사람들과 흡연하는 사람들을 확인하는 것이 중요하다.[41] 배우자가 금연 시도에 긍정적인 지지를 보내고 금연치료과정에 함께 참여할 경우 금연 성공 및 장기간 유지에 도움이 되지만, 집안 내 다른 흡연자가 있을 경우 금연 시도가 실패하고, 다시 흡연을 하게 되는 강력한 요인으로 작용한다.[42,43] 연구 결과에 따르면 흡연을 하지 않는 집에서 사는 경우 금연 성공률이 높고, 집을 담배가 없는 공간으로 변경한 경우 2년간 장기간 금연을 유지하는 경우가 5배 가량 높았다.[43-45] 따라서 금연치료를 시작할 때 간접흡연의 영향을 강조하고, 환자와 주변인들로부터 담배 없는 환경을 만들기 위한 서약을 받는 것도 시도할 수 있다.

보건소 금연 클리닉 및 금연 콜센터

1. 보건소 금연 클리닉

현재 보건소 금연 클리닉은 흡연자가 금연을 위해 의료진의 도움을 요청하면 흡연 평가와 함께 인지행동치료를 시행하고 금연보조제를 사용하여 금연치료를 시행한다.

보건소 금연클리닉 진료는 일반적으로 다음과 같이 진행된다.

첫 번째 방문에서는 금연을 시도하려는 사람들의 흡연력과 질병력, 니코틴 의존도를 측정하고, 상담을 통해 금연 날짜를 정하며, 금연서약서를 작성한다. 이후 금연 시 발생할 수 있는 예상되는 금단증상과 대처법에 대해 교육하고 니코틴 대체제를 무료로 처방한다.

금연 시작일부터 주기적인 진료를 통해서 금연 성공 및 지속여부, 금단증상여부, 약물 부작용에 관하여 점검하고 지속적인 상담을 통해서 금연을 유지할 수 있도록 격려한다.

2. 금연 콜센터

일반 인구집단의 금연치료에서 유용한 전화 상담은 누구나 쉽게 접근이 가능하고,[46] 금연 시행 전 사전 상담이 금연 동기부여에 도움을 주며, 3번 이상 전화 상담이 자조집단이나 짧은 의료진의 금연 조언보다 효과적이라는 연구 결과도 있다.[46,47]

우리나라는 보건복지가족부에서 주관하여 금연 상담전화를 국립암센터에서 운영하고 있으며, 금연을 원하는 사람은 누구나 이용이 가능하다. 보건소 금연클리닉 방문이 어려울 경우 금연 콜센터에 문의하면 금연 성공과 유지를 위한 지속적인 상담을 받을 수 있다. 현재 금연 콜센터의 운영은 다음과 같다.

- 매주 월~금요일, 오전 9시~오후 8시에 1544-9030으로 전화하면 금연 상담을 받을 수 있다.
- 금연 콜센터 웹사이트에서 상담을 예약하면 익일~3일(일요일 및 공휴일 제외) 이내 상담 서비스 시간 내에 상담사와 통화를 할 수 있다.

참 | 고 | 문 | 헌

1   Richard D, Bradford HA. Smoking and Carcinoma of the Lung. Br Med J 1950;2:739-48.

2   Peto R, Lopez A, Boreham J, Thun M, C HJ. Mortality from Smoking in Developed Countries 1950-2000: Indirect Estimates from National Vital Statistics. 1st ed: Oxford: Oxford University Press; 1994.

3   Alberg AJ, Samet JM. Epidemiology of lung cancer. Chest 2003;123:21S-49S.

4   Curtis R, Freedman D, Ron E. New Malignancies Among Cancer Survivors: SEER Cancer Registries, 1973-2000 Bethesda, MD: National Cancer Institute, NIH 2006. Publ.

5   Samet JM. The 1990 report of the Surgeon General: the health benefits of smoking cessation. Am Rev Respir Dis 1990;142:993-4.

6   Parsons A, Daley A, Begh R, Aveyard P. Influence of smoking cessation after diagnosis of early stage lung cancer on prognosis: systematic review of observational studies with meta-analysis. BMJ 2010;340.

7   Klosky JL, Tyc VL, Garces-Webb DM, Buscemi J, Klesges RC, Hudson MM. Emerging issues in smoking among adolescent and adult cancer survivors. Cancer 2007;110:2408-19.

8   Shepherd FA, Rodrigues Pereira J, Ciuleanu T, et al. Erlotinib in previously treated non-small-cell lung cancer. N Engl J Med 2005;353:123-32.

9   Gritz ER. Smoking and smoking cessation in cancer patients. Br J Addict 1991;86:549-54.

10   Fujisawa T, Iizasa T, Saitoh Y, et al. Smoking before surgery predicts poor long-term survival in patients with stage I non-small-cell lung carcinomas. J Clin Oncol 1999;17:2086-91.

11   Fiore M. Treating tobacco use and dependence: 2008 update: Clinical practice guideline: DIANE Publishing; 2008.

12   Fox JL, Rosenzweig KE, Ostroff JS. The effect of smoking status on survival following radiation therapy for non-small cell lung cancer. Lung Cancer 2004;44:287-93.

13   Sarna L, Padilla G, Holmes C, Tashkin D, Brecht ML, Evangelista L. Quality of life of long-term survivors of non-small-cell lung cancer. J Clin Oncol 2002;20:2920-9.

14   Stewart AL, King AC, Killen JD, Ritter PL. Does smoking cessation improve health-

related quality-of-life? Ann Behav Med 1995;17:331-8.

15　Garces YI, Yang P, Parkinson J, et al. The relationship between cigarette smoking and quality of life after lung cancer diagnosis. Chest 2004;126:1733-41.

16　Møller AM, Villebro N, Pedersen T, Tønnesen H. Effect of preoperative smoking intervention on postoperative complications: a randomised clinical trial. Lancet 2002;359:114-7.

17　Yildizeli B, Fadel E, Mussot S, Fabre D, Chataigner O, Dartevelle PG. Morbidity, mortality, and long-term survival after sleeve lobectomy for non-small cell lung cancer. Eur J Cardiothorac Surg 2007;31:95-102.

18　Schnoll RA, Calvin J, Malstrom M, et al. Longitudinal predictors of continued tobacco use among patients diagnosed with cancer. Ann Behav Med 2003;25:214-21.

19　Stanislaw AE, Wewers ME. A smoking cessation intervention with hospitalized surgical cancer patients: a pilot study. Cancer Nurs 1994;17:81-6.

20　Lancaster T, Stead L. Physician advice for smoking cessation. Cochrane Database Syst Rev 2008.

21　Gritz ER, Fingeret MC, Vidrine DJ, Lazev AB, Mehta NV, Reece GP. Successes and failures of the teachable moment. Cancer 2006;106:17-27.

22　Lawson PJ, Flocke SA. Teachable moments for health behavior change: a concept analysis. Patient Educ Couns 2009;76:25-30.

23　Stead LF, Perera R, Bullen C, Mant D, Lancaster T. Nicotine replacement therapy for smoking cessation. Cochrane Database Syst Rev 2008;1.

24　Foulds J. The neurobiological basis for partial agonist treatment of nicotine dependence: varenicline. Int J Clin Pract 2006;60:571-6.

25　Tonstad S, Tønnesen P, Hajek P, Williams KE, Billing CB, Reeves KR. Effect of maintenance therapy with varenicline on smoking cessation. JAMA 2006;296:64-71.

26　Gonzales D, Rennard SI, Nides M, et al. Varenicline, an $\alpha 4\beta 2$ nicotinic acetylcholine receptor partial agonist, vs sustained-release bupropion and placebo for smoking cessation. JAMA 2006;296:47-55.

27　Wu P, Wilson K, Dimoulas P, Mills EJ. Effectiveness of smoking cessation therapies: a systematic review and meta-analysis. BMC Public Health 2006;6:300.

28　Cahill K, Stead LF, Lancaster T. Nicotine receptor partial agonists for smoking cessation. Cochrane Database Syst Rev 2012;4.

29　Cox LS, Africano NL, Tercyak KP, Taylor KL. Nicotine dependence treatment for patients with cancer. Cancer 2003;98:632-44.

30　Park SJ, Kim BC, Han HC, Kim SY, Gwak JI, Lee JK. Effect of Cancer Diagnosis on Smoking Behavior. Korean J Fam Med 2009;30:681-7.

31　Knudsen N, Schulman S, van den Hoek J, Fowler R. Insights on how to quit smoking: a survey of patients with lung cancer. Cancer nurs 1985;8:145.

[32] Schnoll RA, Malstrom M, James C, et al. Correlates of tobacco use among smokers and recent quitters diagnosed with cancer. Patient Educ Couns 2002.

[33] Cooley ME, Sipples RL, Murphy M, Sarna L. Smoking cessation and lung cancer: oncology nurses can make a difference. Semin Oncol Nurs; 2008: NIH Public Access. p. 16.

[34] Hall SM, Humfleet GL, Muñoz RF, Reus VI, Robbins JA, Prochaska JJ. Extended treatment of older cigarette smokers. Addiction 2009;104:1043-52.

[35] Chapple A, Ziebland S, McPherson A. Stigma, shame, and blame experienced by patients with lung cancer: qualitative study. BMJ 2004;328:1470.

[36] Else-Quest NM, LoConte NK, Schiller JH, Hyde JS. Perceived stigma, self-blame, and adjustment among lung, breast and prostate cancer patients. Psychol Health 2009;24:949-64.

[37] Stuber J, Galea S, Link BG. Smoking and the emergence of a stigmatized social status. Soc Sci Med 2008;67:420-30.

[38] Gulliver SB, Hughes JR, Solomon LJ, Dey AN. An investigation of self-efficacy, partner support and daily stresses as predictors of relapse to smoking in self-quitters. Addiction 1995;90:767-72.

[39] Hanson BS, Isacsson S-O, Janzon L, Lindell S-E. Social support and quitting smoking for good. Is there an association? Results from the population study, "men born in 1914," Malmö, Sweden. Addict Behav 1990;15:221-33.

[40] Yang HK, Shin DW, Park JH, et al. The Association Between Perceived Social Support and Continued Smoking in Cancer Survivors. Jpn J Clin Oncol 2013;43:45-54.

[41] Bottorff JL, Robinson CA, Sullivan KM, Smith ML. Continued family smoking after lung cancer diagnosis: the patient's perspective. Oncol Nurs Forum; 2009. p. E126.-E32.

[42] Gilpin EA, Pierce JP. Demographic differences in patterns in the incidence of smoking cessation: United States 1950-1990. Ann Epidemiol 2002;12:141-50.

[43] Gilpin EA, White MM, Farkas AJ, Pierce JP. Home smoking restrictions: which smokers have them and how they are associated with smoking behavior. Nicotine Tob Res 1999;1:153-62.

[44] Messer K, Mills AL, White MM, Pierce JP. The effect of smoke-free homes on smoking behavior in the US. Am J Prev Med 2008;35:210-6.

[45] Mills AL, Messer K, Gilpin EA, Pierce JP. The effect of smoke-free homes on adult smoking behavior: a review. Nicotine Tob Res 2009;11:1131-41.

[46] Stead LF, Perera R, Lancaster T. Telephone counselling for smoking cessation. Cochrane Database Syst Rev 2006;3.

[47] Zhu S-H, Stretch V, Balabanis M, Rosbrook B, Sadler G, Pierce JP. Telephone counseling for smoking cessation: effects of single-session and multiple-session interventions. J Consult Clin Psychol 1996;64:202-11.

암생존자의 예방접종

서 론

암생존자는 암치료과정 이후, 특히 항암화학요법으로 면역이 취약하게 되어 감염성질환의 위험이 높아진다. 이로 인해 예방접종으로 예방 가능한 질환(vaccine preventable disease)에도 취약하게 되어 재접종이 필요할 수 있다.[1] 한 예로, 항암화학요법 이후 간암 환자에서 B형 간염의 재활성으로 사망하거나,[2] 대상포진이 발생하거나 재발하는 경우가 있다.[3] 이처럼 예방접종은 암생존자에게 있어 장기 건강관리를 위해 매우 중요한 건강 행동임에 틀림없다. 그럼에도 불구하고 2009년 통계를 보면 미국 암생존자의 57.8%가 계절성 인플루엔자 예방접종을, 48.3%에서 폐렴사슬알균 예방접종을 받았다.[4] 같은 해, 우리나라 암생존자 34.1%에서 Hemagglutinin 1 neuraminidase 1(H1N1) 백신 접종을 받았고 이중 8.3%만이 의사로부터 권유 받았다.[5] 이렇게 낮은 예방접종률은 암생존자에게 있어 예방접종의 중요성이 충분히 알려지지 않았기 때문으로 생각된다. 아직 암생존자를 위한 예방접종 가이드라인이 마련되어 있지는 않지만 몇 가지 중요한 점에 유의하여 일반적인 성인 예방접종 권장안에 따라 예방접종을 시행함으로써 암생존자의 건강 증진에 기여하기를 바란다.[6]

암생존자에게 필요한 예방접종의 종류

1. 인플루엔자 백신(Influenza vaccine)

인플루엔자 백신은 일반적으로 생후 6개월 이상의 모든 연령층에게 접종하도록 하는데, 암진단을 받은 경우 가능한 바로 시행하도록 하고 있으며 매년 1회 인플루엔자 예방접종을 받아야 한다.[7] 인플루엔자 백신은 근주, 피내주사 형태의 비활성화 백신과 코 안에 분무하는 약독화 생백신이 있다. 약독화 생백신의 경우는 50세 이상의 성인에서는 승인되지 않았으며, 임산부, 면역억제자, 동반질환을 가진 경우에서는 약독화된 생백신을 투여하지 않도록 하고 있다.[8] 2010년 65세 이상의 고령에서 접종효과를 높인 주사 형태의 고농도 인플루엔자 예방접종(Fluzone high-dose vaccine)이 승인되었으므로 이를 고려해 볼 수 있다.[9] 일명 신종플루로 알려진 H1N1이 2009년도에 유행한 이후 기존의 인플루엔자 바이러스에 H1N1 아형을 보강한 인플루엔자 백신을 2010년도부터 접종하고 있는 데 암생존자도 이러한 백신을 접종 받도록 한다.[10]

2. 폐렴사슬알균 백신(Pneumococcal vaccine)

폐렴사슬알균은 폐렴, 중이염뿐만 아니라 수막염, 균혈증 같은 치명적인 질환의 원인균이다. Active Bacterial Core surveillance(ABC)/ National Health Interview Survey(NHIS) 1999~2000년 조사에 따르면, 폐렴사슬알균에 의한 감염은 100,000명 당 건강인에서 8.8명 관찰된 것에 비해 고형암, 혈액암 환자에서 각 300.4명, 503.1명 발생하였다.[11] 특히 혈액암 환자에서 치명적 폐렴사슬알균 질환의 빈도가 높아 암진단 직후 이 백신을 접종 하도록 하고 있으며, 만약 이때 시행하지 않았다면 모든 항암치료를 완료한 이후에 시행한다.[7] 23가 백신의 경우, 암생존자가 65세 이전에 접종하였고 이미 5년이 경과하여 65세가 넘었다면 재접종을 고려해야 하는 일반적인 기준을 따르지만, 면역 저하자의 경우는 5년 후 재접종 하도록 한다.[6] 2011년 12월 새로이 13가 백신이 허가되었는데, 이는 단백접합 백신으로 T세포 의존적 반응을 통해 면역기억을 유도하여 면역력을 지속할 수 있어[12] 50세 이상의 성인에서 추가 접종이 생략될 것을 기대하고 있다.[10] 그러나 49세 이하의 암생존자의 접종에 대해서는 접종여부, 재접종시기에 대한 추가연구가 필요하다.

3. 파상풍-디프테리아(-백일해)
(Tetanus-diphtheria-(acellular pertussis))

백일해 면역은 유아기 접종 이후 4년~12년 정도 유지되고 감소하므로[13] 성인에서 백일해 재접종이 필요하지만 기존 DTP의 디프테리아와 백일해 톡소이드의 부작용을 고려하여 이들 함량을 줄인(small d and p)Tdap이 2005년에 허가 되었다.[8] 40~65세 이하의 암생존자는 이전 접종력이 없는 경우 처음 1회 Tdap 투여 이후 1,6개월 후 Td를 접종하고 이후 10년마다 Td를 1회 투여한다. 65세 이상에서는 처음부터 Td 접종을 하도록 하였으나,[6] 최근 65세 이상이더라도 12개월 미만의 영아와 접촉이 가능한 경우 Tdap으로 접종할 수 있다.[14] 이 백신은 일반적으로 사망을 줄일 수 있고 비용-효과 면에서 우수하여 암생존자에게 접종을 권장하며, 특히 6개월 전 항암 화학치료 받은 경우 재접종을 고려해야 한다. 이때, 접종 전에 항체 역가를 확인할 필요는 없다.[7]

4. 대상포진(Herpes zoster vaccine)

대상포진 백신(Zostavax, Merck)은 2006년에 60세 이상 노인에서 접종하는 것을 승인 받았고, 2011년 50세-59세까지의 투여를 인정 받았으나 젊은 나이의 접종 시 예방효과를 유지하는 기간이 아직 불분명하여 60세 이상에서의 접종을 권유하고 있다.[15] 대상포진 백신은 생백신이므로 면역체계에 이상이 없는 암생존자에게 접종 할 수 있으나, 비용대비효과는 아직 모르는 상태이다. 평균 69세(59~99세)의 3만 8천명을 상대로 대상포진 백신 투여 후 3.1년을 관찰한 결과, 대상포진의 발병률이 51% 감소하고, 포진 후 동통이 66% 감소하였다.[16] 대상포진 백신 접종시에는 대상포진 혹은 수두의 과거력, 수두 항체검사 결과를 고려하지 않아도 된다.[17] 단, 제조사에서는 대상포진 백신과 23가 폐렴사슬알균 백신을 동시에 접종할 때 항체 역가가 감소되는 것을 관찰하여 동시접종보다는 4주의 간격을 두기를 권하였지만,[18] 미국 Center for Disease Control and Prevention (CDC)에서는 대상포진 백신이 세포매개성 면역반응을 하기 때문에 이들 백신의 동시 접종이 문제될 것 없다고 하였다.[15] 아울러, 2011년에는 면역 획득에 대상포진 백신과 23가 폐렴사슬알균 백신을 동시 접종하는 것이 문제가 없었다는 관찰 연구를 보고하기도 했다.[19]

5. B형 간염 백신(Hepatitis B)

B형 간염은 간경변과 간암의 가장 흔하고 중요한 원인으로 20대 이상의 항체가

없는 모든 성인은 예방접종 대상자이나, 50세 이후에는 수직감염, 성행위에 의한 감염의 가능성이 낮아 human immunodeficiency virus(HIV) 감염자, 주사약물남용자, 배우자나 가족이 B형 간염바이러스 보유자인 경우 등 위험군인 경우에만 접종을 시행하고 있다.[10] 그러나 암생존자는 항체가 음성이면 3회의 접종을 시행하고, 4주 후에 항체를 검사하여 10IU/ml 이하인 경우에는 HBsAg 여부를 확인하여 음성일 경우, 2배의 용량의 네 번째 접종을 시행하거나 1개월 간격으로 3회의 추가 접종을 시행해야 한다.[7]

예방접종 시기

백신에 따라 재접종이 필요한 경우가 있으므로 권고된 일정에 따라 예방접종을 시행하면 된다. 암생존자는 관해기(寬解期)에 도달했거나 항암치료가 종료된 후 최소 3개월이 지난 후 생백신을 접종 받도록 한다.[20] 호주 가이드라인에서 항암치료 이후 6개월 이후에는 기존의 예방접종 일정에 따라 진행하면 되지만 충분한 면역 획득이 안 되어 추가 접종이 필요할 수 있다고 하였다. 접종 이후 항체생성 확인이 가능한 경우에는 이를 시행하는 것도 도움이 될 수 있다.[7] 이 밖에도 하루 60mg 이상의 전신 스테로이드제를 투여받는 경우 3개월이 지난 후에 생백신을 접종 받도록 하는데, 스테로이드를 2주 이내로 단기간 투여하거나 국소치료를 하는 경우에는 문제되지 않는다.[7]

이상반응 및 주의사항

암생존자는 건강상태에 대한 평가와 치료일정을 고려하여 의료인으로부터 적절한 예방접종 안내를 받아야 한다. 암생존자에게서 이상반응이 더 흔하게 나타나는지에 대한 연구는 없으나, 일반적으로 접종 부위 통증, 발적, 종창, 미열이 가장 흔한 이상반응이다. 이외에 다음의 몇 가지 사항에 유의해야 한다. 첫째, 0.5×10^9/L이하의 심한 호중구감소증의 경우 급성발열 에피소드(acute febrile episode)를 피하기 위해 접종하지 않는 것이 좋다.[7] 둘째, 유방암 환자의 경우 림프부종 발생 가능성이 있어 주의해야 한다. The National Breast and Ovarian Cancer Centre Review of

Research Evidence on Secondary Lymphedema에서 유방암 환자가 예방접종 이후에 림프부종이 발생하는 것은 서로 인과관계가 없다고 하였다. 하지만 수술한 방향의 팔에 캐눌라를 이용한 점적 주사, 혈액검사를 위한 정맥 채혈과 혈당검사를 위한 반복된 finger prick test와 같은 병원에서의 skin puncture로 림프부종의 위험이 2.44배 증가하였다.[21] 비록, 이 연구에서도 예방접종이 림프부종에 대한 위험을 증가시키는 행위에 속하지 않으며, 림프부종의 발생 기전이 백신 성분으로 인한 면역반응이 아니라 피부 감염이나 손상으로 인한 것이므로 관련성을 부인하지만 백신 접종 후 림프부종은 드물지만 발생하고 있고, 또한 치료 시까지 많은 고통이 따르므로 가능한 발생하지 않도록 하는 것이 가장 중요하다. 피하 주사는 근육 내 주사에 비해 림프 흐름을 증가시켜 림프부종의 위험이 증가할 수 있으므로 더욱 주의해야 한다. 심지어 수술한 반대쪽에 접종을 받은 경우에도 림프부종을 보고하고 있으므로 이전에 림프부종을 경험했던 경우나 방사선요법을 받은 경우는 예방접종 시 주의하여야 한다.[22,23]

마지막으로 암생존자의 가족과 돌보는 이들도 주요 예방접종에서 누락되지 않아야 한다.

암생존자에게 필요한 예방접종 권고안

	40~49세	50~64세	65세 이상
인플루엔자	매년 1회		
폐렴사슬알균	1회 접종(65세 이전에 접종하였으나 이미 5년 이상 경과하였고 65세가 넘었다면 재접종 고려), 면역 저하 시 5년 후 재접종		
파상풍-디프테리아-(백일해)	처음 1회 Tdap; 1,6개월 후 Td; 이후 10년마다 Td 1회		
A형 간염	항체 검사 후 접종(0,6개월)		
B형 간염	3회 접종이 불확실할 때 항체 검사 후 접종		
수두	40세 이상에서는 권장되지 않는 백신이며, 생백신으로 주의를 요함		
홍역-볼거리-풍진	40세 이상에서는 권장되지 않는 백신이며, 생백신으로 주의를 요함		
대상포진		생백신으로 주의를 요함 판단 근거 부족	생백신으로 주의를 요함 사망보다는 이환을 줄이는 효과이며, 국내에서 비용 대비 효과는 모름

대한감염학회(http://www.ksid.or.kr/file/2012_vaccine.pdf)

참 | 고 | 문 | 헌

1　Crawford NW, Heath JA, Buttery JP. Immunisation practices of paediatric oncologists: an Australasian survey. J Paediatr Child Health 2007;43:593-6.

2　Lalazar G, Rund D, Shouval D. Screening, prevention and treatment of viral hepatitis B reactivation in patients with haematological malignancies. Br J Haematol 2007;136:699-712.

3　Bilgrami S, Chakraborty NG, Rodriguez-Pinero F, et al. Varicella zoster virus infection associated with high-dose chemotherapy and autologous stem-cell rescue. Bone marrow transplant 1999;23:469-74.

4　Underwood JM, Townsend JS, Stewart SL, et al. Surveillance of demographic characteristics and health behaviors among adult cancer survivors--Behavioral Risk Factor Surveillance System, United States, 2009. MMWR Surveill Summ 2012;61:1-23.

5　Shin DW, Kim Y, Park JH, et al. Practices and predictors of 2009 H1N1 vaccination in cancer patients: a nationwide survey in Korea. Influenza Other Respi Viruses 2012;6:e120-e8.

6　권장 성인예방접종표. In: 대한감염학회; 2012.

7　The Australian Immunisation Handbook, 9th Edition. In: Australian Technical Advisory Group on Immunisation; 2008.

8　Wolfe RM. Update on adult immunizations. Journal of the American Board of Family Medicine : JABFM 2012;25:496-510.

9　Recommended adult immunization schedule--United States, 2011. MMWR Morb Mortal Wkly Rep 2011;60:1-4.

10　Lee ES, Lee JH, Yang YJ. Adult Immunization. Korean Journal of Family Practice 2012;2:190-8.

11　Kyaw MH, Rose CE, Jr., Fry AM, et al. The influence of chronic illnesses on the incidence of invasive pneumococcal disease in adults. J Infec Dis 2005;192:377-86.

12　Pollard AJ, Perrett KP, Beverley PC. Maintaining protection against invasive bacteria with protein-polysaccharide conjugate vaccines. Nat Rev Immunol 2009;9:213-20.

13　Wendelboe AM, Van Rie A, Salmaso S, Englund JA. Duration of immunity against pertussis after natural infection or vaccination. 2005;24:S58-61.

14　Updated recommendations for use of tetanus toxoid, reduced diphtheria toxoid and acellular pertussis vaccine (Tdap) in pregnant women and persons who have or anticipate having close contact with an infant aged ⟨12 months --- Advisory Committee on Immunization Practices (ACIP), 2011. MMWR Morb Mortal Wkly Rep 2011;60:1424-6.

[15] Update on herpes zoster vaccine: licensure for persons aged 50 through 59 years. MMWR Morb Mortal Wkly Rep 2011;60:1528.

[16] Singh A, Englund K. Q: Who should receive the shingles vaccine? Cleve Clin J Med 2009;76:45-8.

[17] Harpaz R, Ortega-Sanchez IR, Seward JF. Prevention of herpes zoster: recommendations of the Advisory Committee on Immunization Practices (ACIP). MMWR Recomm Rep 2008;57:1-30; quiz CE2-4.

[18] MacIntyre CR, Egerton T, McCaughey M, et al. Concomitant administration of zoster and pneumococcal vaccines in adults ≥ 60 years old. Hum Vaccin 2010;6:894-902.

[19] Tseng HF, Smith N, Sy LS, Jacobsen SJ. Evaluation of the incidence of herpes zoster after concomitant administration of zoster vaccine and polysaccharide pneumococcal vaccine. Vaccine 2011;29:3628-32.

[20] 송윤미. 최신가정의학. 대한가정의학회; 2007.

[21] Clark B, Sitzia J, Harlow W. Incidence and risk of arm oedema following treatment for breast cancer: a three-year follow-up study. QJM 2005;98:343-8.

[22] Lee TS, Baumgart KW. Vaccines and risk of lymphoedema--a case report of a breast cancer patient. Aust Fam Physician 2012;41:404-6.

[23] Lee TS, Kilbreath SL, Refshauge KM, Herbert RD, Beith JM. Prognosis of the upper limb following surgery and radiation for breast cancer. Breast Cancer Res Treat 2008;110:19-37.

환자군별 문제 및 관리 전략

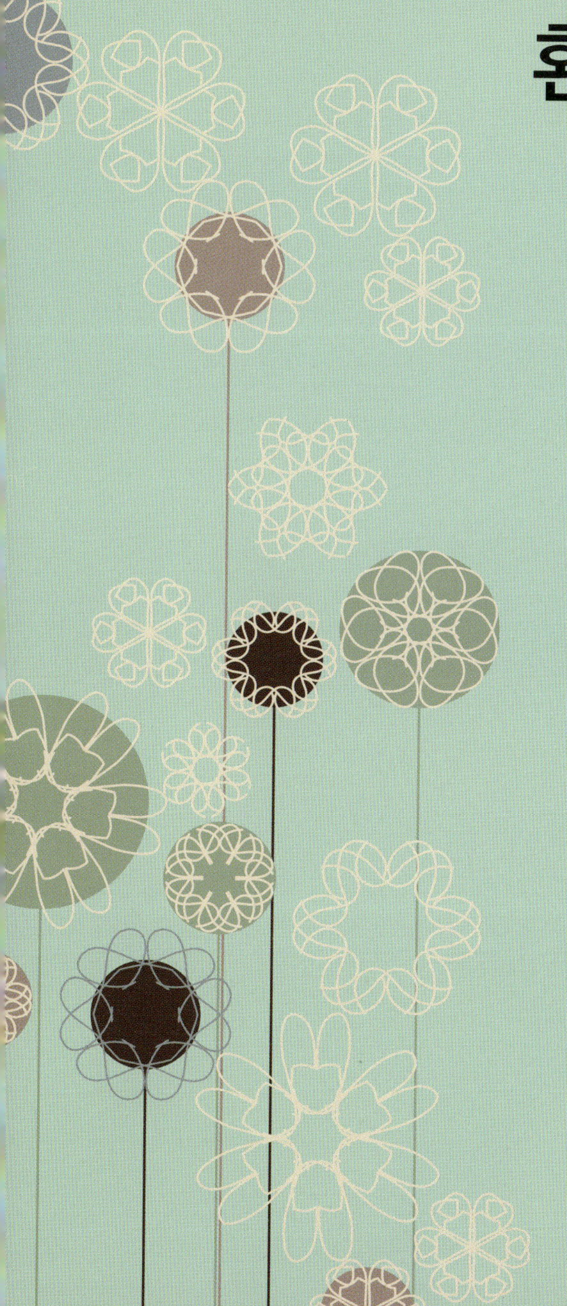

PART 05-1

위암 생존자

위암은 20세기 전반까지만 해도 세계에서 가장 많이 발생하는 암이었으나 1950년 이후 구미 선진국을 비롯한 일부 지역의 발생률이 현저하게 감소하기 시작하였으며 2000년 현재 전세계적으로 네 번째로 많은 암이다. 우리나라 역시 1970년대 이후부터 발생률이 조금씩 감소하는 추세이다. 보건복지부 자료에 따르면 2010년 남자의 경우 전체 암 발생자 중 약 19.6%(1위), 여자의 경우 약 10.4%(4위)가 위암 환자이므로 전체적으로 암 발생자 10명 중 2명이 위암 환자인 것으로 보고되었다.[1] 위암의 발생 수준은 성별과 연령에 따라 차이를 보인다. 20세 이전까지는 거의 발생하지 않다가 20세 이후부터 발생하기 시작하는데 40세 이후에 발생한 환자가 전체 발생 환자의 90% 정도를 차지하며, 전체적으로는 남자의 발생률이 여자의 두 배 정도된다. 흥미로운 것은 40세 이전에서는 남녀비가 같으나 60대 이후에는 세 배의 차이를 나타낸다는 것이다. 흡연, 음주, 식생활 등 환경적 요인에 의해 남자들에서 더 많이 발생하는 것임을 짐작할 수 있다. 연령이 증가함에 따라 위암 발생률도 높아지는데, 우리나라 국민은 태어나서 죽을 때까지 남자 7명 중 한 명, 여자 14명 중 한 명이 위암에 걸릴 정도로 흔한 병이다.

위암은 세계적으로 발생률은 4위이지만, 암으로 인한 사망원인으로는 2위를 차지한다. 한국에서 2011년 기준으로 위암에 의한 사망률은 인구 10만 명 당 남자 140.1명, 여자 61.5명으로 남성에서 세 번째, 여성에서 두 번째이다.[1] 그러나 위암의 조기진단이 점차 늘어나고 또한 수술 방법과 항암제 등의 치료 방법의 발전에 힘입어 치료율이 향상됨에 따라 사망률은 감소하는 추세이다. 정기 암검진에 힘입어 조기 발견하고 치료함에 따라 최근 5년생존율이 65% 까지 상승되었다.

지금까지 밝혀진 위암 발병요인은 크게 세 범주로 분류된다. 첫 번째가 환경요인(environmental factors), 두 번째가 개체요인(host factors) 그리고, 세 번째가 전구병변(antecedent conditions)이다. 환경요인은 다시 식이요인과 비식이요인으로 구분되는데, 식이요인이 가장 큰 비중을 차지한다. 식이요인에는 짠 음식, 훈제 및 가공식품, 질산염화합물, 음주 등이 포함되며, 비식이요인으로는 흡연을 대표적으로 들 수 있다. 개체요인은 유전적 요인으로 설명되며, 전구병변에는 만성위축성위염, 장상피화생, 만성 헬리코박터 파일로리 감염증, 위공장문합술 등이 있다.

임상적으로 위암은 크게 조기 위암과 진행성 위암으로 나누어진다. 조기 위암이란 종양의 침범 깊이가 림프절 침범 여부에 관계없이 점막 및 점막하층에 국한되는 경우를 말하는 것으로 내시경적 소견에 근거한 개념이다.

위암의 치료법으로는 수술적 치료가 기본이 되며 완치를 목표로 할 수 있다. 점막에만 국한된 아주 초기의 병변은 림프절 전이의 가능성이 낮은 경우에만 한정하여 내시경 점막 절제술을 시행할 수 있다. 항암치료나 방사선치료는 수술 전후 재발의 가능성을 줄이기 위한 보조적인 치료방법으로 이용되거나, 재발을 한 경우, 혹은 수술이 불가능한 경우 이용할 수 있는 방법이다. 2000년대에 들어 조기 위암 진단율이 전체 위암의 약 50%에 육박하게 되면서 나타난 두드러진 변화는 장기 생존하는 환자군이 증가함에 따라 조기 위암의 치료방침에서 '삶의 질' 의 향상이 대두되어 내시경을 이용한 치료가 늘고 복강경수술 등 최소침습수술이 증가한 점이다.[2,3] 원격전이가 없는 국소진행성 위암의 경우 림프절 전이의 가능성을 배제할 수 없으므로 반드시 국소 림프절 절제를 포함한 광범위한 근치 목적의 수술이 필요하며, 장기생존을 기대할 수 있다. 위장의 기능이 완벽하게 보존이 되는 내시경치료의 경우는 재발에 대한 관리에만 주안점을 두면 되기 때문에, 이 장에서는 주로 위절제수술에 따른 후기 합병증과 그 관리법에 대해 알아보고, 항암화학요법을 받게 되는 경우 등을 포함하여 환자들의 삶의 질 향상을 위한 추적 관찰에 대한 지침에 대해 기술하고자 한다.

근치적 위절제술(Radical gastrectomy)

내시경 절제의 절대적 적응증에 해당하는 아주 초기의 암 이외에는 중하부 위암의 경우 2/3 이상의 원위부 위 절제와 림프절 절제가 표준 수술법으로 인식되고 있으며, 상부 위암의 경우에는 위전 절제와 림프절 절제가 원칙이다. 조기 위암의 경우 림프절 전이율이 10%로 낮고 위를 절제하면 삶의 질이 저하되므로 위 절제 범위 및 림프절 절제 범위를 선택적으로 줄이거나 또는 미주신경의 보존 및 유문 보존 등을 통해 암치료의 근치성을 손상하지 않으면서 삶의 질을 향상시키고자 축소수술 및 복강경이나 로봇 등을 이용한 최소 침습 수술이 개복 위절제 수술을 빠른 속도로 대체하고 있다. 진행성 위암의 경우 현재에는 개복을 통한 위 절제 및 림프절 절제가 표준 수술 방법이지만 이 역시 복강경 수술이나 로봇 수술로 시행이 가능하게 되었으며 그 효능에 대한 대규모 임상연구가 진행 중이다. 근치적 위절제술 후에는 위의 저장 기능, 유문괄약근 기능이 소실되고, 미주신경 절단과 재건술의 종류에 따라 여러 가지 생리적 변화가 뒤따르므로 다양한 장애와 증상이 나타나게 된다. 이러한 장애와 증상을 통틀어 위절제후증후군(postgastrectomy syndrome)이라 부르는데, 수술 초기에 나타나기도 하고, 일시적으로 또는 장기간에 걸쳐 증상이 지속되기도 한다. 대부분 식이를 조절하거나 시간이 경과하면 호전되지만, 자칫 삶의 질이 심각하게 저하되는 경우도 있어 적절한 방법으로 증상을 경감시키는 것이 중요하다

1. 위절제술의 후유증 및 예방과 치료방법

1) 덤핑증후군(Dumping syndrome)

정상적인 위는 섭취한 음식물의 일시적 저장소 역할을 할 뿐만 아니라 위액을 분비하여 고형의 음식물을 분쇄 및 혼합하여 유동성 음식물로 만들어 소장으로 이동시키는데, 이 과정에서 유문 괄약근은 십이지장으로 넘어가는 음식물의 입자 크기를 걸러내준다. 위 절제술 후에는 위의 저장용량이 작아짐에 따라 유동식의 통과 속도가 빨라져 급격히 많은 양의 음식물이 소장으로 유입됨으로써 식후에 다양한 증상을 유발하게 되는데 이를 덤핑증후군이라 일컫는다. 보통 구역, 구토, 상복부 팽만감, 설사 등의 위장관 증상과 더불어 빈맥, 두근거림, 발한, 현기증 등의 심혈관계 증상이 나타나며, 이런 증상은 위에서 소장으로의 음식물 배출 시간과 삼투압에 의해 결정되는 것으로 생각된다.

대부분의 덤핑증상은 올바른 식사습관을 통해 예방하는 것이 중요하며, 증상이 나타났을 경우 보존적 치료로 쉽게 완화된다. 예방을 위해서는 다섯 가지를 피해야 한다. ① 우리나라에서는 식사에 국물이 빠지지 않는데, 위 절제 후에는 국이나 찌게, 탕을 제한하는 것이 좋다. 국이나 물에 음식을 말아 먹는 것은 금기이다. ② 짠 음식을 피하고 ③ 단 음식을 피하고 ④ 음식을 빨리 먹지 말고 오래 씹으며 천천히 섭취하며, ⑤ 절대 과식을 피해야 한다.

어지럽거나 식은 땀이 나는 등의 증상이 생기면 즉시 누워 안정을 취하고, 주스, 꿀물, 초콜릿 등 단 음식을 섭취하면 증상 완화에 도움이 된다. 단, 이런 음식을 자주 먹어서는 안 된다. 보존적 치료에도 불구하고 증상이 지속될 때에는 somatostatin 억제제인 octreotide 피하주사가 도움이 되기도 하며,[4,5] 약 1% 미만의 환자에서는 문합 방법을 전환하는 수술치료가 필요한 경우도 있으나 거의 대부분 보존적 치료에 증상이 완화된다.

덤핑증후군은 삶의 질을 떨어뜨리고, 심리적으로도 위축시키며, 영양문제를 야기하기 때문에 예방이 가능하도록 철저한 식사교육을 통해 실천할 수 있도록 도와야 한다.

2) 대사장애

위절제술 후에는 빈혈, 골질환, 체중 감소를 포함한 대사장애(metabolic disturbance)가 발생한다. 위절제술 후의 영양상태는 영양을 충분히 공급하면 정상적인 상태를 유지할 수 있으므로, 환자의 영양상태를 정기적으로 평가하여 철분과 비타민 및 부족한 영양소를 적절히 주는 것이 필요하다.[6]

- 빈혈 : 위절제술을 받은 환자의 30~50%에서 발생하는 빈혈은 대부분 철결핍성 빈혈(iron deficiency anemia)이다. 이는 위의 산도가 변하면 상부 회장에서의 철분 흡수율이 떨어지는 것에 기인하며, 대개 식생활에 주의를 기울이고, 철분제를 보충하면 교정된다. 빈혈의 또 다른 원인으로 비타민 B12 부족으로 인한 거대적혈모구빈혈(megaloblastic anemia)이 있다. 위를 전부 절제하면 비타민 B12를 흡수하는 데 필요한 내인자(intrinsic factor)를 분비하는 위의 벽세포 (parietal cell)가 감소하기 때문에 발생한다. 환자에 따른 개인차가 심하지만 대개 수술 후 2년 후부터 오는 경우가 많다. 혈액이나 소변검사를 정기적으로 시행하여 부족 여부를 보고, 손발 저림의 말초신경염증상이나 혀의 색이 붉어지고 두툼해지는 느낌, 혈액검사에서 적혈구 용적이 커지는 등의 소견이 발생하는지

주의깊게 관찰하여 보충해 주어야 한다. 부족증이 심하게 되면 피로가 심하고 걷지 못할 수도 있으나, cyanocobalamin 근육주사를 적절히 처방하면 예방 및 치료가 가능하다. 근육주사 대신 먹는 약이 개발되어 시판되고 있지만, 흡수율이 매우 낮고 매일 복용해야 하는 단점이 있다. 위전절제시에는 철분 부족과 비타민 B12 부족이 동시에 빈혈의 원인이 되는 경우가 많으므로, 철분 보충을 같이 하여야 한다.

경구용 철분은 Fe++(2가 철), Fe+++(3가 철) 두 가지가 있는데, 철분을 채내에 안정적으로 전달해 주는 당 화합물의 종류도 여러 가지가 있어 흡수율이 높으며 부작용이 적은 약제를 선택하도록 한다. Maltose와 결합한 3가 철 제제가 가장 안정적인 것으로 알려져 있다. 흡수율을 높이기 위해서는 식사 중에 음식과 같이 섭취하는 것이 6~8배 흡수를 촉진하며, 비타민 C와 함께 섭취하면 흡수율이 높다. 위절제 후의 철분 제제 섭취는 30% 정도의 환자들에게 불편감을 초래하는데, 소화불량, 속쓰림, 메스꺼움, 변비 등의 부작용은 약의 순응도를 낮추게 된다. 약물 섭취에 반응이 없거나 제대로 약을 먹지 못하는 경우에는, 주사용 철분 제제가 매우 효과적이다. 과거에는 과민반응 등 부작용이 흔하여 많이 사용되지 않았으나, 최근에 개발된 제품들은 항생제보다 과민반응이 적고, 다른 부작용도 드물고, 효과가 뛰어나다. Iron sucrose 제제는 한 번에 200mg까지 30분 이상에 걸쳐 정맥 주사한다. 격일로 투여 가능하다. 가장 최근에 나온 Ferric carboxy maltose 제제는 한 번에 1,000mg까지 투여가 가능하며 15분 이상에 걸쳐 정맥 주사한다.

- **대사성 골질환** : 위를 절제하면 소화효소와 음식물이 잘 혼합되지 못하게 되면서 지방 흡수율이 떨어지게 되는데 이로 인해 지용성 비타민 D가 잘 흡수되지 못해 비타민 D 결핍이 나타난다. 또한 십이지장에서 흡수되는 칼슘의 흡수율도 저하된다.[7] 비타민 D와 칼슘의 흡수가 저하되면 이차적으로 부갑상선항진증이 발생하고, 이로 인해 골 감소 속도가 증가하게 된다. 골다공증의 발생 위험이 높은 환자군에 대해서는 피검사 및 골밀도검사(이중에너지 X선 흡수계측법, dual-energy X-ray absorptiometry)가 필요하다. 골다공증으로 인한 골절의 위험도가 높다고 판단되면 칼슘과 비타민 D를 보충하는 약물치료가 필요하며, 골밀도가 더욱 낮은 경우에는 bisphosphonate 처방을 고려할 수도 있다.[8]

골다공증을 막기 위한 효과적인 방법은 운동이다. 하루에 15분 이상만 햇빛을 받으며 운동을 하면 하루에 필요한 비타민 D를 만들어 낼 수 있기 때문이다. 또한 운동은 관절의 기능과 근육을 강화시켜 뼈에서의 골 감소를 최소화 시키고 뼈를 단단하게 해 준다. 이런 이유에서도 위암 환자들은 반드시 매일 야외에서 햇빛을 보면서 신선한 공기를 마시면서 걷는 운동을 해야 한다.

- **체중감소** : 위절제수술 후 환자는 대부분의 경우, 주로 식이 섭취량이 줄어들어 체중이 급격히 감소한다. 위절제술 후 발생하는 체중 감소의 특징은 체지방의 선택적 감소이다. 부족한 에너지원을 보충하기 위해 초기에는 체내 단백질을 소비하고 이어 지방을 소모하게 되는데 수술 전에 비해 약 6개월에 걸쳐 전체 체중의 10%가 감소하였다가, 이후 6개월의 기간에는 환자 대부분의 체중이 안정을 되찾았다고 보고하고 있다.[9] 수술 후 1년이 지나면 대부분 식사에 적응하고 섭취량도 늘어나게 된다. 위전절제의 경우에는 대부분 3년 정도 지나면 식사에서 별 불편함을 느끼지 않고 식사할 정도로 적응이 된다. 특히 수술 전에 과체중이나 비만했던 환자들의 경우는 영양의 균형을 잡을 수 있도록 식생활을 자세히 물어보고 조언을 해주어야 하며 이들에게는 오히려 위 수술이 체중 조절에 도움을 줄 수 있다. 탄수화물 섭취가 지나친 경우가 많기 때문에 바로잡아주어야 한다. 수술 전의 체중으로 돌아가는 것이 목표가 아니라 건강을 위해 바람직한 체중으로 돌아가고, 균형잡힌 식생활을 하는 것이 중요하다. 이를 위해서도 운동의 역할이 중요한데 운동을 통해 식욕을 촉진하며, 신체 기능을 유지시키며, 비만을 막을 수 있다. 위 절제 후 식생활에 적응을 잘 못하거나, 위 기능이 떨어지는 경우, 위염이 생긴 경우 등에는 적절한 투약을 하여, 식사를 잘 할 수 있도록 도울 수 있다.

3) 알칼리역류위염(alkaline reflux gastritis)

Billroth I 또는 II 문합을 하면 담즙이 역류하므로 잔위에서 거의 항상 담즙이 관찰된다. 대부분의 환자는 담즙 역류와 관계된 증상을 보이지 않으나, 일부 환자는 상복부통, 구역, 담즙성 구토를 호소한다.[10] 이러한 증상은 수술 후 몇 개월 또는 몇 해가 지난 후 나타나기도 하는데, 밤낮과 상관없이 발생하고 수면 중에 담즙이 역류해 잠이 깨는 경우도 흔하다. 이렇게 증상이 심한 경우 내시경검사를 해보면 위 점막의 표재성 발적이 넓게 위와 하부식도까지 관찰된다. 그러나 증상과 검사 소견이 반드시 일치하지는 않아서 증상이 없어도 검사 소견이 심하거나 또는 그 반대인 경우도 있다. 담즙의 역류는 수입각이나 수출각 폐쇄, 위 정체, 장유착으로 인한 소장의 폐색 등 다른 원인에 의해서도 나타날 수 있으므로, 영상검사 등으로 주의깊게 원인을 파악하여야 한다.

증상을 호전시키기 위해 위산분비 억제제, 항콜린 약물, cholestyramine 등을 투여하기도 하지만 효과가 뚜렷하지는 않으므로,[10] 증상이 아주 심하다면 수술로 교정해야 한다. 수술 시 담즙과 췌장액의 흐름을 잔위와 분리시킴으로써 위를 자극하지 않는 환경을 만들게 되는데, Roux-en-Y 위공장문합술, 이전에 Billroth II 문합을 시행한 경우 수입소장과 수출소장을 문합하는 Braun 문합을 추가하는 등의 방법을 쓸 수 있다.

4) 역류성식도염

위아전절제 시에는 위산이 식도로 역류하고, 위전절제 시에는 알칼리가 식도로 역류하여 염증을 일으킬 수 있다. 두 경우 모두 상복부통증이나, 가슴의 통증, 쓴물이 넘어옴, 목에 걸리는 느낌 등의 증상을 호소하게 한다. 아전절제를 하면 위 용적이 작아지고, 역류를 막아주는 식도 하부의 괄약근 등의 정교한 메커니즘이 망가지며, 미주 신경이 절단되어 위의 운동성이 떨어지는 등 여러 요소들이 역류를 조장하게 된다. 예방에 가장 중요한 것은 식사의 양을 적게 하는 것이다. 또한 식사 후 눕지 않아야 한다. 따라서 저녁 식사는 취침 전 4시간 이전에 하도록 하고, 저녁 식사는 하루 중 가장 적게 먹어야 한다. 배가 눌리지 않는 편안한 옷을 입고 자야 하며 큰 베게 두 개를 사용하여 등부터 상체를 약간 높게 만들어 주는 것도 도움이 될 수 있다. 이러한 방법으로도 도움이 안 되면, 약물을 사용한다. 아전절제 시에는 프로톤 펌프 억제제 등 산 분비를 억제하는 약물이 기본이다. 위전절제 시에는 담즙과 췌장액이 역류되므로 cholestyramine 을 사용하면 도움이 되는 경우가 많다.

특히 이런 증상을 호소하는 경우, 음주나 흡연에 대해 꼭 물어봐야 하며 반드시 끊도록 해야 증상의 호전이 기대될 것이다. 저녁 식사 후 취침 전에 과일을 간식으로 먹는 경우도 많은데 과일은 아침에만 먹도록 한다. 역류의 원인 가운데 하나는 장 운동의 저하로 인한 것이므로 식사 후 30분 정도 천천히 산책을 하는 것이 도움이 된다.

5) 미주신경 절단과 관련된 증후군

- 담석증(cholelithiasis) : 앞 미주신경 줄기(anterior vagal trunk)의 간분지를 절제하면 담낭의 운동장애가 초래되어 담석 발생률이 증가한다.[11] 그러나 예방적 담낭 절제를 하지는 않는다. 담석으로 인한 증상이 있는 경우에만 수술을 권한다. 그러나, 위절제 수술 전 검사에서 담석이 동시에 발견되면 위절제 시 담낭도 동반 절제하는 것이 일반적이다.

- **설사** : 미주신경 절단 후 약 5~10%의 환자에서 설사 증상이 나타난다. 그러나 보통 설사 증상은 심하지 않고 수술 후 몇 개월 안에 증상이 완화된다. 특히 과도한 장 운동과 설사를 유발하는 음식을 피하는 것만으로도 증상을 경감시킬 수 있다. 설사의 원인이 명백하게 밝혀지지는 않았지만 미주신경 지배의 차단에 따른 장 운동장애와 그에 따른 장 내용물의 빠른 이동의 결과로 생각되고 있다. 또 다른 이유로는 담즙산의 흡수장애, 덤핑 증후군으로 인한 빠른 위 배출, 장 세균의 과잉성장을 들 수 있다.[12,13] 전체 1% 미만의 환자에서 설사가 지속되어 문제가 되는데, 시간이 지남에 따라 완화되는 경향이 있지만 cholestyramine에도 반응하지 않는 경우에는 codeine이나 loperimide가 도움이 되기도 한다. 간혹, 아전절제 후 위산 분비가 과다하여 설사를 하는 경우도 있으므로 산분비억제제를 시험적으로 처방해보면 도움이 될 수 있다.

- **위 마비**(gastroparesis) : 위 정체(gastric stasis), 위 배출 지연(delayed gastric emptying)으로도 불리는데, 위절제술 후 발생률은 약 50%에 달하는 것으로 추정된다. 위절제 후의 정상적인 위 마비는 수일 안에 회복되고, 오랜기간 지속되어도 대부분 시간이 경과하면서 완화된다. 미주신경은 위의 연동과 배출을 돕는데, 미주신경을 차단하면 위의 배출 능력이 현저히 떨어지고 위 마비의 발생률이 높아진다. 보통은 상복부 팽만감이 유일한 증상이며 몇 주 안에 대부분 완화된다. 그러나 상복부 통증이 발생하거나 드물게 기능적인 위 출구 폐쇄(gastric outlet obstruction)로 발전하기도 한다. 위 마비를 진단하려면 위십이지장 내시경검사 또는 바륨이나 신티그래피 조영제를 이용한 위 배출검사를 시행한다.[14] 구조적 폐쇄가 원인이 아니라면 비위관으로 감압을 시도하거나 다양한 약물로 증상을 호전시킬 수 있는데, 위 운동을 촉진하는 약물로는 metoclopramide, domperidone, erythromycin 이 있다.[15-17] 식후 위의 이완이 정상적으로 이루어지지 않는 기능 장애의 경우 식전에 투여하는 위 이완제가 도움이 될 수 있다. 대개 위의 용적이나 기능에 비해 상대적인 과식을 함으로 인해 위의 염증과 부종 및 기능 저하로 이어지기 때문에, 식사량을 적게 하는 것이 필요하다.

🌱 위암 환자의 일차 치료 후 추적관리

위암으로 진단을 받고 근치적 절제술 등의 일차 치료를 받은 환자들은 정기적인 추적검사를 받는다. 추적검사의 주요 목적은 일차 치료에 관련된 문제점 발견과 재발의 발견에 있다고 하겠다. 위암의 경우 아직 추적검사의 간격에 대한 치료자간의 합의된 진료지침은 없는 상황이나, 근치 수술 후 재발한 환자의 50% 이상에서 2년 이내에 조기 재발이 나타난다고 보고되어 있으므로 이 시기에는 집중적인 추적 관리가 필요하다.[18] 대개 재발의 순서는 림프절, 간, 복막 순이다. 특히 복막 재발은 4년이나 5년 후에도 생길 수 있다. 방심하지 말고 꾸준하게 건강 관리를 하도록 해야 하며, 의사도 신체증상이나 검사 결과를 주의깊게 관찰해야 한다.

추적검사에는 병력 청취와 기본적인 신체검사를 비롯하여 종양표지자(tumor marker)를 포함한 혈액검사, 위장관내시경검사, CT(computed tomography) 등의 영상의학검사 등이 포함된다. 상부위장관내시경은 잔위의 재발암을 매우 정확하게 찾아낼 수 있고, 잔위의 초발암도 수술치료가 가능한 단계에 찾아낼 수 있는 검사 방법이다. CT나 PET(positron emission tomography) 등의 영상검사는 간전이 등의 원격전이나 복막 재발을 발견하기 위해 시행한다. 종양표지자 중 CEA, CA 19-9 등은 초기 단계의 위암일 때나 수술 전에는 큰 의미가 없지만, 수술 후 순차적인 증가 여부를 확인하여 재발 여부를 진단하는 데 참조할 수 있다.

2. 위암에서 항암화학요법 시 환자 관리

항암치료는 크게 두 가지 경우에 하게 된다. 첫째, 완전절제 수술 후에 재발 가능성을 줄이기 위해 보조적으로 시행하는 것이고, 둘째, 진단 당시 암이 많이 진행되어 수술만으로는 병소의 완전 절제가 불가능하다고 판단되는 경우이다. 이 경우 항암화학요법은 위에 있는 원발병변뿐 아니라 전이되어 있는 암을 치료하고자 하는 목적으로 시행되며 암의 크기를 줄이고 진행을 늦춰 생명을 연장하고 증상을 완화시키는 역할을 한다. 항암치료 효과가 좋은 경우, 처음 진단 시에는 암이 많이 진행되어 수술을 할 수 없었던 경우에도 항암치료 후 암 크기가 많이 줄어듦으로써 완전절제가 가능해 지기도 하고 항암제치료만으로도 우수한 생존율을 보이는 경우가 점차 증가하고 있다.

따라서, 항암화학요법을 받는 환자들에게 가장 중요한 메시지는 병을 고칠 수 있는 희망을 고취시키는 일이다. 특히, 전이가 되어 항암치료를 받게 되는 경우에도 반드시 희망을 갖도록 해야 한다. 어렵지만 희망이 없는 것은 아니라는 점을 분명히 인식하게 해 주어야 한다. 이것은 치료 효과뿐 아니라 삶의 질에도 많은 영향을 미치게 된다. 앞부분은 일반적인 항암제의 부작용과 크게 다르지 않은데, 위암에서 특이하게 고려될 점을 중심으로 살필 것이다.

1) 백혈구 수 감소와 그에 따른 감염 및 발열

백혈구 수는 대개 항암치료를 시작한 지 한두 주일 후에 감소되기 시작하여 두세 주일 후에 최저가 되고 서너 주일 후에는 정상으로 회복된다. 백혈구 수가 줄어들면 감염의 위험성이 증가한다. 백혈구 수가 줄어든 상태에서 발생한 감염은 급속히 진행되기 쉽고, 심지어 패혈증으로 사망하는 경우도 드물게나마 있다. 따라서, 항암치료제 투여 전에는 백혈구 수를 반드시 점검하게 된다. 지나친 백혈구 감소를 막기 위해서이다. 백혈구의 생성을 촉진하기 위해서는 고단백 식사가 필요하며, 적절한 신체 활동도 필요하다. 걷는 운동은 매일 하도록 해야 한다.

2) 빈혈

항암치료로 인한 빈혈이 생기면 무기력과 피곤, 어지러움, 숨 가쁨 등의 증상이 온다. 특히, 위절제 후에는 철분 흡수 저하 및 비타민 B12 부족 등으로 인해 빈혈이 올 수 있어 이러한 빈혈이 가중될 수 있고, 삶의 질을 떨어뜨릴 뿐 아니라, 항암제의 반응도 저하시키게 되어 예후에도 영향을 미치므로 적극적으로 가장 바람직한 치료를 해야 할 것이다. 수혈은 혈색소를 가장 빨리 올리면서 가장 비용을 덜 들이는 방법이라고 생각되어 의사들이 손쉽게 선택하는 경향이 있지만, 효과도 지속적이지 않고, 심각한 부작용을 초래할 수 있을 뿐만 아니라 실질적으로 비용도 많이 드는 방법이어서 바람직한 방법은 아니다. 항암치료 중인 빈혈 환자에게는 조혈 호르몬 주사와 철분 주사를 맞히는 편이 수혈보다 효과가 좋다고 보고되고 있다.[19] 하지만 조혈 호르몬의 경우 암 성장 촉진의 가능성, 과도한 사용 시 혈전색전 위험성 등이 있으므로 용량 등에 주의를 하여야 한다.[20] 주사용 철분의 경우 안전하게 많은 양을 줄 수 있는 제제가 개발되어, 앞으로 환자 삶의 질을 실질적으로 개선하고, 항암제에 대한 반응을 높여 예후를 좋게 하기 위한 목적으로 더 많이 사용될 가능성이 있다.[21]

수술 중의 출혈로 인해, 수술 직후 빈혈이 오는 경우가 많은데, 위암 환자들이 보조적 항암제를 맞기 시작하는 시점까지 빈혈이 치료되지 않으면, 항암치료 기간 동안에 혈색소가 계속 낮은 상태로 유지되기 쉬워, 예후에까지의 악영향이 있을 수 있다. 따라서, 항암치료 시작 전에 혈색소를 정상화 시키기 위한 노력이 필요하다. 새로 개발된 주사용 철분제제인 ferric carboxy maltose를 이용한 임상연구가 현재 진행 중이다.[22]

3) 출혈

항암제 부작용으로 혈소판이 감소하게 되면 출혈이 생기기 쉽다. 멍이 잘 들고 잇몸이나 코에서 피가 나고, 사소한 상처인데도 출혈이 금방 멈추지 않으며, 소변 색이 붉고 대변 색이 검어지는 등의 증상이 발생할 수 있다. 혈소판 감소 여부와 무관하게 위암에서는 종양에서의 궤양으로 인한 출혈이 흔한 편인데, 이럴 때 토혈(吐血)이나 혈변, 검은 변 등의 증상이 나타날 수 있다. 이 경우 프로톤 펌프 억제제를 사용하여 출혈 합병증을 조절하여야 한다. 심한 출혈이 있는 경우, 반드시 응급 내시경을 시행하여 지혈술을 시도하여야 한다. 때로는 수술을 해야 할 수도 있으나, 환자의 상태를 고려하여 신중하게 결정해야 할 것이다.

4) 오심과 구토

오심(구역질·메스꺼움)과 구토는 항암치료의 가장 흔한 부작용 중 하나이다. 대개 항암제 투여 후 한 시간에서 길게는 여덟 시간 후에 증상이 나타나기 시작하며, 일주일쯤 지속될 수도 있다. 어떤 환자는 항암제를 맞으면 토한다는 이전의 경험으로 인해 항암제 투여 전부터 오심이나 구토 증세를 보인다(예기(豫期) 구토). 그래서 항암치료 때 대개 예방적으로 항(抗)구토제(제토제 또는 진토제라고도 한다)를 함께 투여하며, 그래도 증상이 생기는 경우 환자가 복용할 수 있도록 항구토제를 추가로 처방한다. 위암 환자들의 경우, 병 자체로 인한 식사의 어려움이 있을 수 있고, 수술 후에는 유착으로 인한 장 폐색도 원인일 수 있으며, 림프절이나 복막 재발 시에는 그로 인한 장 폐색도 원인이 될 수 있으므로, 병력 청취, 복부 진찰, 단순 복부 사진 촬영, 복부 전산화 단층 촬영 등의 소견을 종합하여 판단을 하여야 한다. 외과 의사와 빨리 상의를 하는 것이 중요하다.

5) 구내염

대개 항암치료 후 5~7일 만에 증상이 나타나고 2~3주 뒤에 회복된다. 구강소독제로 입안을 청결하게 하는 것이 구내염 예방과 치료에 도움이 된다. 염증이 심할 때는 자극성 있는 음식을 피하고, 통증 완화를 위해 국소마취액이 포함된 구강소독제로 입안을 소독하는 것이 좋다.

6) 설사와 복통

항암제에 의해 장 상피세포가 손상되는 경우에는 설사가 올 수 있다. 일부 항암제는 장의 운동을 촉진해서 설사를 유발하기도 한다. 원인과 정도에 따라 수액(輸液)이나 지사제 등을 처방하게 된다. 특히 이리노테칸(irinotecan) 등 특정 항암제는 설사와 복통 같은 부작용이 다른 항암제보다 자주 발생할 수 있으므로 지사제를 같이 처방한다.

7) 탈모

대개 항암제치료 후 한두 주일째부터 빠지기 시작해서 2개월 전후에 가장 심해진다. 머리카락뿐 아니라 눈썹 등 다른 부위의 모발도 빠질 수 있다. 이 부작용은 일시적인 것으로, 항암치료가 끝나고 한두 달 뒤부터는 다시 자라 정상으로 회복된다.

보조적인 항암제치료의 경우에는 머리가 빠지는 것이 덜 하므로 이에 대한 염려가 있는 경우가 많으므로 미리 얘기해 주는 것이 좋다.

8) 피부 및 손톱의 변색과 변화

피부에서 두드러지는 부작용은 색깔이 검어지는 것이다. 항암제 주사를 맞은 혈관 부위를 따라 피부가 검게 되거나 건조해지고, 가려움과 여드름이 생기기도 하고, 손톱, 발톱이 검거나 누르스름하게 변색되고 갈라진다. 경구용 항암제인 젤로다(xeloda)는 '수족증후군(hand-foot syndrome)'이라는 부작용이 자주 따른다.[23] 투약 2~14일 후부터 손발에 이상 감각이 생기고 저리기 시작해, 여러 날에 걸쳐 손바닥이나 발바닥이 빨갛게 부어오르면서 피부가 벗겨지는 부작용이다. 심할 때는 물집이 생기고 통증이 온다. 대개 투약이 끝나면 한두 주일 사이에 호전된다. 수족증후군은 압력이 가해지거나 땀이 많이 나는 부위에 잘 생기고 상처가 있으면 더욱 악화될 수 있으니 과도한 걷기나 격렬한 운동을 피하고 밑창이 푹신하고 편안한 신발을 신는 것이 좋다.

9) 신경계 독성

신경계 독성이 있는 항암제로는 옥살리플라틴(oxaliplatin)과 시스플라틴(cisplatin)이 대표적이다. 항암제가 투여되는 동안 또는 투여 후 2~3일간 손발이나 턱, 입 주위에 찌릿하거나 얼얼한 느낌이 드는 것이 급성 신경계 부작용인데, 추위나 찬물에 노출될 때 더 심해지는 경향이 있다. 만성 신경계 부작용은 옥살리플라틴이나 시스플라틴을 몇 달 투여했을 때 생기는 누적 독성으로서, 흔히 손발이 저리거나 둔화된 느낌 등으로 나타난다. 이 부작용은 항암제를 끊으면 대개 몇 달 혹은 몇 년에 걸쳐 서서히 호전된다. 가바펜틴 등 약제가 도움이 될 수 있다.

10) 신장 독성

시스플라틴을 비롯한 일부 항암제는 신장(콩팥) 독성을 일으킬 수 있다.[24] 항암제 투여 직후 또는 며칠 내에 급성으로 부작용이 발생하곤 하지만, 최근에는 예방용 약 제를 같이 쓰거나 수액을 함께 놓는 등의 조치를 취하기 때문에 이 같은 부작용은 거 의 없다.

3. 위암에서의 표적치료제의 사용

최근에는 암의 발생과 성장, 전이 과정에서 중요한 역할을 하는 '표적인자'들을 찾아내고 이를 공격해 죽이는 표적치료(targeted therapy)가 각광을 받고 있다. 정상 세포에는 없거나 적게 나타나지만 암세포에는 많이 나타나는 표적을 공격토록 하면 암세포만 골라서 죽일 수 있기 때문에 치료효과가 커지고 부작용도 최소화된다는 원 리이다. 표적치료제를 단독으로 써서 효과가 좋은 경우도 있으나 대개는 기존 항암 제나 방사선을 이용한 치료와 병행할 때 더욱 효과적이다. 위암 치료에서도 베바시 주맙[25], 세툭시맙, 파니투무맙, 에버로리무스 등의 표적치료제와 기존 항암제를 병 용하는 대규모 임상시험들이 진행되었고, 일부는 현재 진행 중이다.

현재까지 위암에서 가장 주목할 만한 표적치료제는 주사제인 트라스투주맙 (trastuzumab) 제품명 허셉틴(Herceptin)이 있는데, 이는 암세포의 성장을 촉진하는 상피세포 성장인자 수용체2(HER2)를 차단하는 것으로서 HER2가 과발현(過發現) 되는, 즉 지나치게 많이 나타나는 유방암에서 기존 항암제와 병용함으로써 좋은 효 과를 보고 있다. 위암에서도 HER2가 10% 전후의 환자에게 과발현되고, 최근 HER2 양성인 전이성 위암 환자를 대상으로 기존 항암제와 허셉틴을 병용하는 대규 모 3상 임상연구를 시행한 결과, 기존 항암제만 쓰는 때보다 치료 반응률 및 생존율 이 증가하는 것으로 보고되었다.[26]

이처럼 표적치료제의 효과는 대체로 우수하지만, 암세포의 치료 내성 문제나 어 떤 환자에게 효과가 있을지를 예측하는 것이 어렵다는 한계가 있다. 기존 항암제보 다 부작용이 훨씬 덜하지만 고혈압 · 단백뇨 · 피부발진과 심장 기능 저하 등을 일으 키는 표적치료제 특유의 부작용과 의료보험 적용이 되지 않아 가격이 비싸다는 단점 이 있다.

4. 위암에서의 방사선치료

방사선치료는 수술과 마찬가지로 일종의 국소적인 치료로서 특정 부위를 정해놓고 거기에만 방사선을 조사하게 된다. 외국에서는 수술 전 혹은 수술 후 방사선치료가 효과가 있다고 보고하고 있으나,[27] 우리나라를 비롯한 동양에서는 방사선치료의 효과가 뚜렷하지는 않다.[28,29] 이는 수술만으로도 국소적인 치료는 충분하기 때문으로 생각된다

전이성 위암의 일차적 치료 방법은 항암화학요법이나, 암으로 인한 통증·폐색·출혈 등의 국소 증상이 심할 때 필요 시 간혹 특정 부위에 대한 방사선치료를 추가하게 된다.[30] 가장 흔한 경우가 뼈 전이로, 통증이나 신경 압박 증상이 있을 때 그 부위에 방사선치료를 하게 된다. 전이 병변에 대해 치료 목적의 방사선 조사를 하는 수도 있기는 한데, 대개 암이 특정한 전이 병변에 국한되면서 다른 원격장기로의 전이가 오랜 기간 나타나지 않을 때에 시행해 볼 수 있다

방사선치료의 부작용은 치료 부위에 따라 다를 수 있다. 복부에 방사선을 조사할 경우, 급성 부작용은 경미한 오심(메스꺼움)이나 구토, 식욕부진 등이며 특별히 대응하지 않아도 시일이 지나면 회복되고, 지연성 부작용으로는 궤양이나 천공, 출혈, 괴사 등이 있으나 발생 빈도가 매우 드물며 대부분 치료가 가능하다.

5. 위암 환자의 통증 관리와 운동

1) 위암 환자의 통증

위암에서는 가장 일반적인 것이 암 자체에 의한 통증으로, 암이 뼈나 신경계를 침윤하거나 다른 장기를 눌렀을 때 발생한다. 복막에 재발한 경우나 전이가 있는 경우 장 폐색으로 인해 복통이 심하게 올 수 있다. 둘째는 암치료 중에 생기는 통증으로, 수술이나 방사선치료, 항암치료에 관련된 것이고, 몇몇 항암제는 말초신경을 손상해 신경병증성(神經病症性) 통증을 일으키고, 방사선치료도 피부에 자극을 주어 통증을 유발할 수 있다. 셋째는 암이나 그 치료 방법과 무관한 통증이다.

암성통증에는 마약성 진통제가 사용된다. 마약성 진통제라 해도 중독이 거의 일어나지 않고, 암의 치료에 나쁜 영향을 주지 않으며, 부작용도 대부분 문제가 되지 않으므로 이를 꺼려서 통증을 방치하면 안 된다. 마약성 진통제는 변비를 유발할 수 있으므로 증상에 따라 변비완화제를 함께 복용하는 것이 좋다.

통증은 암환자의 삶의 질에 가장 큰 영향을 미친다. 따라서, 적극적으로 치료해야

하며, 환자에게 반드시 잘 표현하도록 교육을 해야 한다. 의존성을 우려하여 약물을 아껴서는 안 된다. 통증을 없애주는 것이 가장 중요하다.

2) 운동

위암 생존자에게 있어 운동은 매우 중요하다. 건강뿐 아니라 삶의 질 향상에 있어도 중요하다는 보고가 있다.[31] 특히 걷는 운동이 매우 중요하다. 이는 특히 위암 수술을 받은 환자에게 있어서, 식사 후 소화과정을 돕는 역할을 한다. 위는 음식물이 들어오면, 음식물을 섞고, 부수고, 십이지장으로 배출하는 역할을 한다. 하지만 위가 없게 되면 이러한 소화작용을 할 수 없으므로, 입에서의 저작(mastication) 기능과 더불어 걷기운동은 소화에 도움을 준다. 또한 신체 기능 유지와 면역력을 유지하는 데 도움이 된다. 낮에 야산에서 운동하면 비타민 D의 합성에 도움이 되고 좋은 공기를 섭취할 수 있으며, 짧은 시간에 운동효과를 적절히 높이고 근력 유지 및 향상에 도움이 된다. 운동은 처음에는 평지에서 서서히 가볍게 시작하여 조금씩 시간과 강도를 높여 나가야 한다. 겨울에 날씨가 추워도 옷을 많이 덧입고 준비운동을 충분히 하고라도 하고자 하는 적극성과 의지가 필요하다.

결　론

위암은 원인도 다양할 뿐만 아니라 그에 따라 환자마다 양상이 매우 다른 암이다. 초기이든 진행성 암이든, 또 위 절제를 받은 경우이든 항암제치료를 받은 경우이든, 신체적 감정적인 충격이 매우 큰 병이다. 먹는 즐거움이 사라지고, 다양한 후유증 때문에 고통을 겪을 수 있다. 그러나, 증상의 원인에 대해 이해시키고, 적극적으로 생활방식을 조절해 나가도록 도와주면, 많은 부분 해소가 될 수 있다. 환자로 하여금 위암이라는 병을 앓게 된 것이 새로운 삶을 살 수 있는 계기가 될 수 있다고 느끼고 열심히 치료받을 수 있는 마음을 갖을 수 있도록 의료진의 적극적인 지원과 지지가 필요할 것이다.

참 고 문 헌

1 Jung KW, Park S, Kong HJ, et al. Cancer statistics in Korea: incidence, mortality and survival in 2006-2007. J Korean Med Sci 2010; 25:1113-21.

2 Kim YW, Yoon HM, Eom BW, Park JY. History of Minimally Invasive Surgery for Gastric Cancer in Korea. J Gastric Cancer 2012;12:13-7.

3 Kim YW, Baik YH, Yun YH, et al. Improved quality of life outcomes after laparoscopy-assisted distal gastrectomy for early gastric cancer: results of a prospective randomized clinical trial. Ann Surg 2008;248:721-7.

4 Geer RJ, Richards WO, O'Dorisio TM, et al. Efficacy of octreotide acetate in treatment of severe postgastrectomy dumping syndrome. Ann Surg 1990; 212:678-87.

5 Richards WO, Geer R, O'Dorisio TM, et al. Octreotide acetate induces fasting small bowel motility in patients with dumping syndrome. J Surg Res 1990; 49:483-7.

6 유완식, 정호영. 위암 환자의 위 절제 범위에 따른 수술 후 영양상태의 비교. 대한외과학회 학술대회 초록집 2000:188-188.

7 Tovey FI, Hall ML, Ell PJ, et al. A review of postgastrectomy bone disease. J Gastroenterol Hepatol 1992; 7:639-45.

8 Lim JS, Lee JI. Prevalence, pathophysiology, screening and management of osteoporosis in gastric cancer patients. J Gastric Cancer 2011; 11:7-15.

9 Yu W, Seo B, Chung H. Postoperative body-weight loss and survival after curative resection for gastric cancer. Br J Surg 2002; 89:467-470.

10 Ritchie WP, Jr. Alkaline reflux gastritis. An objective assessment of its diagnosis and treatment. Ann Surg 1980; 192:288-98.

11 Parkin GJ, Smith RB, Johnston D. Gallbladder volume and contractility after truncal, selective and highly selective(parietal-cell) vagotomy in man. Ann Surg 1973; 178:581-6.

12 Allan JG, Gerskowitch VP, Russell RI. The role of bile acids in the pathogenesis of postvagotomy diarrhoea. Br J Surg 1974; 61:516-8.

13 Ladas SD, Isaacs PE, Quereshi Y, et al. Role of the small intestine in postvagotomy diarrhea. Gastroenterology 1983; 85:1088-93.

14 Behrns KE, Sarr MG. Diagnosis and management of gastric emptying disorders. Adv Surg 1994; 27:233-55.

15 McClelland RN, Horton JW. Relief of acute, persistent postvagotomy atony by metoclopramide. Ann Surg 1978; 188:439-47.

16 Davis RH, Clench MH, Mathias JR. Effects of domperidone in patients with chronic

unexplained upper gastrointestinal symptoms: a double-blind, placebo-controlled study. Dig Dis Sci 1988; 33:1505-11.

17 Tack J, Janssens J, Vantrappen G, et al. Effect of erythromycin on gastric motility in controls and in diabetic gastroparesis. Gastroenterology 1992; 103:72-9.

18 유완식. 위암의 근치적 절제수술 후의 재발양상. 대한외과학회지 2000; 59:765-770.

19 Glimelius B, Linne T, Hoffman K, et al. Epoetin beta in the treatment of anemia in patients with advanced gastrointestinal cancer. J Clin Oncol 1998; 16: 434-440.

20 Tonia T, Mettler A, Robert N, et al. Erythropoietin or darbepoetin for patients with cancer. Cochrane Database Syst Rev 12: CD003407.

21 Park SH, Lee J, Lee SH, et al. Anemia is the strongest prognostic factor for outcomes of 5-fluorouracil-based first-line chemotherapy in patients with advanced gastric cancer.Cancer Chemother Pharmacol.2006 ;57:91-6.

22 www.clinical trial.gov accessed May 05, 2013 NCT, NCT01725789

23 Kim TW, Kang YK, Ahn JH, et al. Phase II study of capecitabine plus cisplatin as first-line chemotherapy in advanced gastric cancer. Ann Oncol 2002; 13: 1893-1898.

24 Yao X, Panichpisal K, Kurtzman N, Nugent K. Cisplatin nephrotoxicity: a review. Am J Med Sci 2007; 334: 115-124.

25 Van Cutsem E, de Haas S, Kang YK, et al. Bevacizumab in combination with chemotherapy as first-line therapy in advanced gastric cancer: a biomarker evaluation from the AVAGAST randomized phase III trial. J Clin Oncol 30: 2119-2127.

26 Bang YJ, Van Cutsem E, Feyereislova A, et al. Trastuzumab in combination with chemotherapy versus chemotherapy alone for treatment of HER2-positive advanced gastric or gastro-oesophageal junction cancer (ToGA): a phase 3, open-label, randomised controlled trial. Lancet 2010; 376: 687-697.

27 Macdonald JS, Smalley SR, Benedetti J, et al. Chemoradiotherapy after Surgery Compared with Surgery Alone for Adenocarcinoma of the Stomach or Gastroesophageal Junction. N Engl J Med 2001; 345: 725-730.

28 Lee J, Lim DH, Kim S, et al. Phase III Trial Comparing Capecitabine Plus Cisplatin Versus Capecitabine Plus Cisplatin With Concurrent Capecitabine Radiotherapy in Completely Resected Gastric Cancer With D2 Lymph Node Dissection: The ARTIST Trial. J Clin Oncol 2012; 30: 268-273.

29 Lo SS, Wu CW, Chi KH, et al. Concomitant chemoradiation treatment in the management of patients with extrahepatic biliary tract recurrence of gastric carcinoma. Cancer 2000; 89: 29-34.

30 Tey J, Back MF, Shakespeare TP, et al. The role of palliative radiation therapy in symptomatic locally advanced gastric cancer. Int J Radiat Oncol Biol Phys 2007; 67: 385-388.

31 Mishra SI, Scherer RW, Geigle PM, et al. Exercise interventions on health-related quality of life for cancer survivors. Cochrane Database Syst Rev 8: CD007566.

폐암 생존자

시작하며

폐/기관지의 악성종양(이하 폐암)은 암 사망의 주된 원인 중 하나이다[1]. 비록 발생률이나 사망율에 있어서 약간의 진전은 있으나 여전히 폐암은 현대 의학이 넘어야 할 가장 큰 장애물 중 하나이다. 일례로 2012년 미국에서 폐암 신환은 226,160명 이었으며 추정 사망자는 160,340명에 이른다[1]. 하지만 최근 폐암 사망률은 감소하고 있고 주요원인으로는 지난 50년 간의 지속적인 흡연율 감소가 이러한 현상을 초래했을 것으로 분석하고 있다.

그 이외에도 흉강경을 이용한 최소침습수술의 도입,[2] 항암화학 약물치료와 방사선치료의 새로운 병합기술,[3] 제한 질환(병기)를 가진 소세포암에서의 병합 치료,[4] 그리고 KRAS 등의 종양표지자(tumor marker)를 이용한 개인 맞춤 의학(personalized medicine) 연구[5]등의 성과로 폐암의 치료 방법과 생존율은 지속적으로 향상되고 있다. 그러나 아직까지 암생존자에 대한 체계적인 관리는 답보 상태에 머물러 있는 것으로 평가된다. 2013년 National comprehensive cancer network(NCCN)관리 지침에 의하면 CT 촬영에 대한 언급 이외에 흡연, 예방접종, 그리고 일반적인 건강원칙론을 제시하는 수준에서 크게 벗어나지 못하고 있다. 폐암 생존자 관리지침은 치료지침에 비해 구체적인 내용과 특기할 만한 연구가 부족하며, 늘어나는 생존자들의 요구에 부응하지 못하고 있는 것으로 판단된다.

이번 장에서는 폐암의 진단과 치료에 대한 간략한 소개 후 각 치료 이후의 초기 관리전략과 중, 장기 생존자 관리전략을 알아보고자 한다.

폐암의 종류 및 치료

1. 폐암의 종류

폐암은 세포의 형태학적인 분류상 소세포암과 비소세포암으로 나눌 수 있다. 새롭게 진단되는 암의 80%는 비소세포암이며 이들은 다시 편평상피세포암과 선암, 그리고 기타 암으로 분류 할 수 있다. 비소세포암은 암의 크기, 림프절 및 타 장기전이 양상에 따라 1~4기로 분류하고 있으며 소세포암은 국소 병기(limited stage)와 진행 병기(extensive stage)로 분류하고 있다. 최근 비소세포암의 일종인 선암에서 간유리 음영(CT 검사를 통한 방사선검사상 용어) 으로 통칭되는 조기 폐암에 관한 연구가 활발히 이루어지고 있다. 이들은 CT상 뚜렷한 결절을 형성하는 다른 선암과 달리 간유리와 같이 반투명한 결정상을 보이는 것이 특징이며, 뚜렷한 결절을 보이는 다른 1기 선암에 비해임파절 전이의 빈도가 낮고, 동일한 병기의 선암에 비해 생존율이 우수한 것으로 보고되고 있다.[6,7]

2. 폐암의 치료

조기 비소세포암(병기 1~2 단계)의 경우 수술적 절제가 가장 효과적인 치료방법이다. 수술적 절제의 기본은 폐를 해부학적 경계인 엽 단위로 절제하는 폐엽 절제술과 종격동(폐와 폐 사이에 위치한 가슴 속 구역) 림프절 절제술이다. 또한 암의 위치와 크기에 따라 이엽, 또는 전폐 절제술을 시행하기도 한다. 한편 기관 분지부에 위치한 폐암의 경우 기관지 성형술을 통하여 폐의 기능을 보전하는 소매 절제술이 이용되기도 한다. 특히 앞서 말한 간유리 음영을 보이는 조기 선암에 있어서는 폐엽 절제술보다 낮은 단위의 제거, 즉 구획 또는 쐐기 절제술이 시행되기도 하며, 이에 대해 우수한 성적이 보고되고 있다.[6] 하지만 아직까지 폐암 수술의 원칙은 폐엽절제술과 종격동임파절절제술이다.[8] 하지만 진행된 병기의 폐암은 수술적 요법을 탄력적으로 이용하는 병합요법이 사용된다. 예를 들어, 임상 병기 3단계 에서는 수술을 배제한 항암화학약물과 방사선을 병합한 요법이 기본적으로 사용되나 일부에서는 수술 전 방사선/약물 병합요법을 시행하고 수술적 절제와 추가 방사선/약물요법을 시행하기도 한다. 하지만, 임상 병기 4단계에서 수술적 절제는 배제되며 항암화학 약물 요법이 기본 방침이다. 한편, 국소치료 또는 증상 조절의 일환으로 방사선치료가 쓰이기도 한다.

소세포암은 국소치료(수술적 절제나 방사선치료) 이후에도 재발과 전이가 많아 항암화학약물과 필요 시 방사선요법이 치료의 근간을 이룬다. 하지만 최근 국소 단계 (또는 초기 단계)의 소세포암의 경우 수술적 절제, 항암약물과 방사선요법을 병합한 치료 방법이 시도되고 있으며 기존 연구에 비하여 우수한 생존율이 보고 되고 있다.[4]

폐암 생존자의 관리

1. 폐암 생존자의 특징

폐암은 다른 암들보다 사망률이 높고 장기생존자가 많지 않다. 따라서 치료 직후의 조기 관리부터 생존자 관리에 포함시키는 것이 환자들에게 가장 적절한 도움을 줄 수 있을 것이다. 또한 다른 암에 비하여 삶의 질을 더욱 저하시키는 상황, 즉 호흡곤란, 흉부통증, 그리고 정신사회적인 문제가 빈번하게 발생한다. 또한 폐암 진단과 치료 후에도 여전히 흡연(폐암의 주된 원인인) 인구가 많다는 불편한 진실이 엄연히 존재하고 있다. 이러한 문제들은 폐암 예방 및 치료 기술의 발달로 폐암 생존자가 증가함에 따라 더욱 분명해지고 있다. 다음으로 구체적인 관리 전략에 대해 알아보겠다.

2. 치료 후의 문제와 관리

♠ 수술 후 문제와 관리

수술 후 관리의 핵심은 지속적인 호흡운동이다. 폐 절제술 후 6개월 까지는 폐기능의 감소가 뚜렷하지만 6개월에서 1년간의 재활치료를 거치면 호흡 기능이 상당 부분 회복된다. 간단한 자가 호흡측정기구의 사용에서부터 걷기, 달리기에 이르기까지 지속적이고도 체계적인 호흡운동이 요구된다. 다음으로 중요한 것은 통증 관리이다. 갈비뼈 사이를 통과하는 늑간 신경은 신체 내 가장 예민한 부분 중 하나이므로 갈비뼈 사이를 통해 이루어지는 폐 절제술의 특징상 심각한 통증을 유발할 수 있다. 단순 통증을 넘어 저림, 열감 등을 호소하는 신경통으로 발전하였을 때 통증이 심해짐은 물론, 정상적인 호흡 역시 쉽지 않으므로 집도의 및 통증 전문의와 상의하는 것이 효과적이다. 또한 빠른 호흡(호흡곤란으로 인한)이나 쉰 목소리(성대 신경 손상의 신호일 수 있다)는 음식물, 침 등이 기도로 넘어가는 흡인 증상과 연관되며, 폐렴을 일으킬 수 있으므로 일상생활에 많은 주의가 요구된다. 또한 수술 중 또는 수술 후 활동도가 저하됨에 따라 폐동맥의 일부가 혈전으로 막히는 폐혈전증이 나타날 수 있다. 갑작스런 호흡곤란 증상이 발생했을 때 의심할 수 있으며, 발생 빈도가 높지는 않으나 치명적이므로 의심되는 증상이 발생할 경우 조기에 병원에 내원하는 것이 중요하다.

♠ 항암약물치료 후 문제와 관리

항암약물치료 이후 발생하는 합병증은 조혈계, 소화기계, 신장 그리고 신경계 합병증으로 구분된다. 3~4 단계의 합병증 발생 시 기존 치료를 지연하거나 치료계획을 변경하는 것이 요구되며, 반복해서 높은 단계의 독성이 발생할 때는 치료를 중단하거나 약제를 바꾸어야 한다. 약물 관련 합병증을 예측하는 가장 좋은 척도는 Eastern cooperative oncology group(ECOG) score 등의 활동 정도(performance status)이다. 이들 활동 점수(performance score)가 높을수록 부작용은 낮게 발생한다. 부정적인 예측인자는 낮은 활동 점수 외에도 남성, 체중 감소, 고령자, 전이부의 개수 등이 거론되고 있다. 고령자는 수술적 치료에서 배제되는 경우가 종종 있으며, 약물치료는 중요한 대안이다. 그럼에도 불구하고 고령자에게 특화된 연구는 많지 않으며, 따라서 고령자를 대상으로 한 항암치료의 효과 역시 용이하지 않다. 하지만, 일반적으로 약물치료로 인한 독성 단계는 낮은 연령에 비하여 자주 보고되고 있으며, 치료의 탈락률도 높은 것으로 되어 있다. 하지만 적절한 적응증에 속하는 고령자는 낮은 연령의 환자들과 특별한 차이가 없는 것으로 보고되고 있다. 요약하자면 항암약물치료 이후 합병증 발생 시 증상에 맞는 치료를 종양 전문의와 상의하여 시행하는 것이 중요하며, 높은 단계의 합병증 발생 시 치료계획을 수정하는 것 또한 염두에 두어야 한다. 평소 활동도가 이러한 합병증 발생을 예측할 수 있으며, 고령자의 약물치료는 합병증 발생 빈도가 높을 수 있으므로 적절한 적응증 선택이 요구된다.

♠ 방사선치료 후 문제와 관리

방사선치료 후 생길 수 있는 합병증은 크게 폐렴, 심장 독성, 척수괴사, 피부합병증으로 나눌 수 있다. 급성 방사선 폐렴은 치료 4~12주 후 발생한다. 일반적인 폐렴과 증상이 유사하다. 하지만 늑막 저류는 드물게 발생하며, 흉부 CT촬영이 감별에 도움이 된다. 스테로이드 치료가 도움이 되며, 대부분 증상이 경미하여 치료가 필요 없는 경우도 많다. 하지만 감염이 병합된 경우 항생제는 반드시 사용해야 한다. 심장 독성은 대부분 심막염의 형태로 나타나며, 심근염이나 관상동맥 질환은 드물게 나타난다. 식도의 상피세포의 특성으로 식도염이 빈번하게 발생하지만 대부분 염증에서 더 진행하지는 않는다. 드물게 점막 위축으로 식도협착, 궤양 그리고 누공이 발생하기도 한다. 척수손상은 대부분 일시적인 신경손상 또는 만발성 신경증이다. 발생은 한 회에 조사되는 방사선량이 중요한 것으로 알려져 있다. 피부세포의 특성상 방사선 조사에 민감하게 반응하며 홍조, 색소침착, 섬유화, 위축 등이 나타난다.

♠ 추적 관찰

외래 방문 시 병력 청취와 이학검사를 항상 시행하고 흉부 CT촬영을 6~12개월 간격으로 2년간 시행한다. 그 이후 조영제를 사용하지 않는 흉부 CT를 매년 시행하여 재발과 이차암의 발생을 조기 진단할 수 있도록 한다. 또한 매 외래 방문마다 흡연상태를 관리 감독하고 끊을 것을 권한다. 매년 인플루엔자, 헤르페스 그리고 가능하면 폐구균 백신을 시행하는 것이 필요하며 나이와 키에 알맞은 건강한 몸무게를 유지하고, 규칙적인 육체활동을 중간 정도의 강도로 30분 이상씩, 가능하면 매일 시행할 것을 권장하고 있다. 알코올 섭취를 줄이고 균형 잡힌 식단을통해 일반적인 건강 상태를 유지할 수 있도록 한다.

3. 중 · 장기 생존자 관리

한 연구에 의하면 폐암 환자들은 전립선이나 대장암 환자에 비하여 육체적, 사회정신적 문제를 좀더 많이 겪는 것으로 조사되었으며 생존 기간의 길고 짧음은 삶의 질과 무관한 것으로 조사되었다.[9] 미국 국립 건강 조사(National health information survey)에 의하면 폐암 생존자의 평균적인 건강척도(health utility score)는 모든 다른 암환자 중에서 가장 낮은 편에 속하였고 이는 급, 만성기 모두 해당되었다.[10] 2003년 4,878명의 암생존자를 다룬 연구에 의하면, 폐를 포함한 호흡기계 암환자는 열등한 건강 상태로 인해 정신적인 문제를 좀 더 많이 겪는 것으로 보고되었다.[11] 폐암 환자는 다른 부위 암환자에 비하여 더 큰 병의 무게를 짊어 지고 있다고 결론 지을 수 있다.

♠ 이유와 대책

장기생존자와 진단 1년 내의 환자를 비교한 연구에서는 장기생존자의 건강척도가 더 높았으며, 장기생존자의 삶의 질을 저해하는 주된 요인은 통증으로 분석되었다.[10] 만성 통증은 폐암 장기생존자의 주요한 문제이며 특히, 수술 환자의 약 30%는 4년 이후에도 통증을 호소하는 것으로 보고된 바 있다.[12,13]

폐암의 특성상 타 장기 전이 특히 골전이가 빈번하며, 그로 인한 통증은 매우 심각하다. 한편 우울·절망감에 따라 통증은 더 악화될 수 있다. 세계 보건 기구에 따르면 통증 조절 초기에는 비마약성 진통제를 사용하고, 다음으로 코데인 등의 낮은 단계의 마약성 진통제, 마지막으로 모르핀 등의 강력한 마약성 진통제를 투여할 것을 권고하고 있으며 필요시 비스테로이드성 진통제를 병용하는 것이 통증 조절에 용이하다고 말하고 있다. 다시 말해 수술 직후의 통증뿐 아니라 폐암이 진행함에 따라 여러 단계의 극심한 통증이 나타날 수 있으므로 적극적인 통증 조절을 통해 삶의 질을 증진 시키고, 호흡곤란 증상을 완화시킬 수 있다면, 최종적으로는 생존율의 증가도 도모할 수 있을 것이다.

통증 이외에도 호흡곤란을 효과적으로 조절하는 것이 폐암 환자의 삶의 질 향상에 필수요소이다.[14] 5년 이상의 장기생존자의 절반은 폐 기능의 저하를, 그리고 66%는 호흡기계 증상을 호소하고 있다.[13] 특히 호흡곤란의 문제는 병의 말기에 발생하며 환자의 삶의 질이 상당 부분 저해된다.

호흡곤란을 치료하는 두 가지 관점은 다음과 같다. 첫 번째로 수술, 항암약물치료, 또는 방사선치료 등을 통해서 폐암 자체를 치료하는 것과 두 번째로, 질환과 무관하게 증상만 호전시키는 완화치료로 구분할 수 있다. 호흡곤란의 증상을 완화시킬 수 있는 약제로서는 진통제, 기관지 확장제, 이뇨제 그리고 진정제 등이 있다. 이러한 약제들은 호흡곤란과 동반된 여러 증상을 조절하는 데 사용되지만 일부 약제는 효과가 다양하게 나타나므로 사용에 주의를 요한다. 비약물성치료로는 호흡훈련, 보행 보조기, 신경-근육 자극기 그리고 흉곽 진동기 등이 있으며 진행된 폐암 환자에서 어느 정도의 효과가 있는 것으로 보고되고 있다. 또한 악성 흉수로 인해 생긴 호흡곤란의 경우, 흉관삽관술과 약물을 사용한 흉막유착술이 가장 좋은 치료법의 하나로 사용되고 있다. 가정에서 사용하는 산소치료는 일반적으로 호흡곤란에 널리 처방되는 방법중의 하나이나 증상 호전에는 큰 도움이 되지 않는다는 보고도 있다. 일부에서는 인지치료도 호흡곤란을 조절하는데 이용되고 있다. 예를 들어, 삶을 갈구하는 자세를 버리고 죽음에 평화로이 직면하는 것이 말기 환자의 호흡곤란을 감소시키고, 기공이나 이완치료가 도움을 주었다는 보고도 있다. 하지만 이러한 연구들은 대부분 비소세포암을 대상으로 하였으며 적극적으로 권장될 만큼의 증거를 확보하지 못한 경우가 많다. 이에 대한 대규모 연구가 필요하다.

환자의 삶의 질을 개선하는 또 하나의 방법은 정신·사회적인 부분에 대한 지지치료이다. 장기생존자 연구에 의하면[13] 스트레스가 삶의 질을 결정하는 주요 인자였고 고령자에서 삶의 질이 더욱 저하되는 것으로 발표되었다. 또한 정신적 건강함을 느끼는 환자들이 폐암 말기 상태를 더 잘 견디는 것으로 되어 있다.[15] 수술이 불가능한 환자들을 대상으로 한 연구에서 약 26~44%의 환자들이 폐암과 더불어 우울증을 진단받았다. 하지만 항암치료와 방사선치료를 시행함에 따라 일부에서는 우울증이 16%까지 감소됨을 볼 수 있었으며, 치료를 받지 않은 그룹에서는 오히려 우울증의 빈도가 증가함을 볼 수 있었다.[16] 일본의 연구를 보면 우울증은 자살률과 연관되어 있으며 상대적으로 교육수준이 낮을수록 우울증의 발생이 높은 것으로 보고되고 있다.[17] 미국에서 시행된 폐암 환자의 정신 사회적인 안녕(웰빙)에 대한 한 흥미로운 연구에 의하면 특별한 홈케어프로그램을 전문간호사 그룹, 비전문 간호사 그룹에게 각각 시행하게 하고 나머지 환자는 의사들의 일반적인 진료에 맡겼더니 의사가 진료를 맡은 그룹의 스트레스 정도가 가장 높은 것으로 나타났다고 한다. 영국에서의 연구도 유사한 의미를 지닌다. 훈련 받은 간호사가 시행한 전문적인 진료와 조기대처를 통해 폐암 환자의 호흡곤란, 활동 정도, 그리고 우울증이 의미 있게 개선되었다고 한다. 다시 말해 정신·사회적인 지지치료를 할 수 있는 전문교육을 통해, 비전문 인력이라도 말기 폐암 환자들에게 많은 도움을 줄 수 있다는 것이다. 마지막으로, 우울증의 빈도는 폐암 환자들에게 다양한 차이를 보이며 평균 25% 정도로 보고되고 있다.[18] 따라서 정신·사회적인 선별검사를 통해 이미 우울증을 앓고 있거나 향후 우울증에 걸릴 위험이 있는 환자들을 찾아내어 적절한 대처를 하는 것이 폐암 치료의 중요한 부분이 될 것이라 생각한다.

금연을 비롯한 일반적인 건강원칙을 철저히 실천하는 것은 폐암 생존자 관리에서 가장 손쉽고 효과적인 방법이다. 그럼에도 이러한 건강원칙들이 상당부분 지켜지지 않고 있는 것이 현실이다. 2003년의 폐암 생존자 연구에 의하면 18%의 환자들이 여전히 흡연을 하고 있고, 58%는 음주, 51%는 과체중 상태였다. 또한 간접흡연으로 인한 피해도 상당한 것으로 알려져 있다.[19] 의료진의 꾸준한 금연교육, 니코틴 패치 또는 껌 등의 보조제의 사용과 인지치료, 마지막으로 생존자 본인의 자각을 통해 금연과 건강생활을 꾸준히 실천할 수 있도록 해야 한다.

　재발은 장기 폐암 생존자가 직면하는 가장 큰 문제중 하나이다. 대부분의 재발은 수술 후 2년 내에 발생하며, 수술 후 5년 동안 생존한 환자들에 관한 연구를 보아도 재발암의 유병률은 상당히 높다.[20-22] 병기 1단계의 5년 무병 생존 환자들의 연구에서도 연간 2~3% 환자들이 재발한다. 2차 원발암의 발생 역시 폐암 생존자들이 직면할 수 있는 심각한 문제이다. 존슨 등의 연구에 의하면 폐암으로 치료 받은 환자가 폐암을 비롯한 호흡·소화기계의 암을 다시 겪을 확률은 성인 흡연자의 10배라고 보고하였으며, 수술 받은 폐암 환자가 다른 원발 폐암을 겪을 확률은 연-환자로 계산 하였을 때 1~2%에 달한다고 하였다.[23] 소세포암으로 치료받은 환자 역시 이차 원발암의 발생은 상당히 높은 것으로 되어 있다. 초기 치료 이후 10~12년이 지나면 30%의 환자가 이차 원발암을 경험하게 된다고 한다. 계속된 흡연이 이러한 위험을 증가시키는 것으로 알려져 있다.

결론

　예방과 치료 방법의 개선으로 폐암의 사망률이 조금씩 개선되고 있으며, 그에 따른 장기생존자들도 증가하는 추세이다. 장기 생존자의 증가로 인해 단순히 생존율 향상에 머물던 연구는 삶의 질을 증진시키는 방향으로 발전하고 있다. 다시 말해, 각 치료에 따른 합병증을 해결하고, 삶의 질을 저해하는 통증과 호흡곤란을 개선하는 것이 생존율 향상에 못지 않은 치료 목표로 인식되기 시작했다. 또한 기존 연구자들이 도외시하였던, 정신·사회적인 측면을 돌볼 수 있도록 생존자 관리 지침이 개선된다면 삶의 질 향상은 물론 잠재적인 생존율 향상도 기대해 볼 수 있을 것이다. 물론 정상 인구에 적용되는 건강 원칙을 철저히 지키는 것은 기본적인 권고사항이다. 마지막으로, 재발 및 이차 원발암의 발생은 생각보다 빈번하며 그로 인한 파급효과는 예상 외로 막대한 것으로 밝혀 졌다. 암의 재발과 이차암을 조기에 예측하고 치료하는 방법을 찾기 위한 대규모 연구가 시급한 실정이다.

　암 투쟁의 역사는 암을 물리치는(치료) 것에서, 암을 피하는(예방) 방향으로 발전해 왔다. 그 와중에서 기존 암환자, 특히 치료가 완료되었거나 현대 의학의 한계를 벗어난 이들은 의료진의 관심선 상에서 멀어진 것이 사실이다. 이제 이들마저 치료의 연속선상에 놓음(관리)으로써 암과의 기나긴 전쟁에 또 하나의 승전보가 울리기를 기대해 본다.

참 고 문 헌

1. Siegel R, Naishadham D, Jemal A. Cancer statistics, 2012. CA Cancer J Clin 2012;62: 10-29.

2. Yan TD, Black D, Bannon PG, McCaughan BC. Systematic review and meta-analysis of randomized and nonrandomized trials on safety and efficacy of video-assisted thoracic surgery lobectomy for early-stage non-small-cell lung cancer. J Clin Oncol 2009;27: 2553-62.

3. Auperin A, Le Pechoux C, Rolland E, et al. Meta-analysis of concomitant versus sequential radiochemotherapy in locally advanced non-small-cell lung cancer. J Clin Oncol 2010;28:2181-90.

4. Socinski MA, Bogart JA. Limited-stage small-cell lung cancer: the current status of combined-modality therapy. J Clin Oncol 2007;25:4137-45.

5. Roberts PJ, Stinchcombe TE, Der CJ, Socinski MA. Personalized medicine in non-small-cell lung cancer: is KRAS a useful marker in selecting patients for epidermal growth factor receptor-targeted therapy? J Clin Oncol 2010;28:4769-77.

6. Tsutani Y, Miyata Y, Yamanaka T, et al. Solid tumors versus mixed tumors with a ground-glass opacity component in patients with clinical stage IA lung adenocarcinoma: Prognostic comparison using high-resolution computed tomography findings. J Thorac Cardiovasc Surgery 2012.

7. Nakamura H, Saji H, Ogata A, Saijo T, Okada S, Kato H. Lung cancer patients showing pure ground-glass opacity on computed tomography are good candidates for wedge resection. Lung cancer 2004;44:61-8.

8. Ginsberg RJ, Rubinstein LV. Randomized trial of lobectomy versus limited resection for T1 N0 non-small cell lung cancer. Lung Cancer Study Group. Ann Thorac Surg 1995; 60:615-22; discussion 22-3.

9. Schag CA, Ganz PA, Wing DS, Sim MS, Lee JJ. Quality of life in adult survivors of lung, colon and prostate cancer. Q Life Res 1994;3:127-41.

10. Ko CY, Maggard M, Livingston EH. Evaluating health utility in patients with melanoma, breast cancer, colon cancer, and lung cancer: a nationwide, population-based assessment. J Surg Res 2003;114:1-5.

11. Hewitt M, Rowland JH, Yancik R. Cancer survivors in the United States: age, health, and disability. J Gerontol A Bio Sci Med Sci 2003;58:82-91.

[12] Karmakar MK, Ho AM. Postthoracotomy pain syndrome. Thorac Surg Clin 2004;14: 345-52.

[13] Sarna L, Padilla G, Holmes C, Tashkin D, Brecht ML, Evangelista L. Quality of life of long-term survivors of non-small-cell lung cancer. J Clin Oncol 2002;20:2920-9.

[14] Spiro SG, Douse J, Read C, Janes S. Complications of lung cancer treatment. Semin Respir Grit Care Med 2008;29:302-17.

[15] Brown J, Thorpe H, Napp V, et al. Assessment of quality of life in the supportive care setting of the big lung trial in non-small-cell lung cancer. J Clin Oncol 2005;23:7417-27.

[16] Hughes JE. Depressive illness and lung cancer. I. Depression before diagnosis. Eur J Surg 1985;11:15-20.

[17] Uchitomi Y, Mikami I, Nagai K, Nishiwaki Y, Akechi T, Okamura H. Depression and psychological distress in patients during the year after curative resection of non-small-cell lung cancer. J Clin Oncol 2003;21:69-77.

[18] Carlsen K, Jensen AB, Jacobsen E, Krasnik M, Johansen C. Psychosocial aspects of lung cancer. Lung cancer 2005;47:293-300.

[19] Evangelista LS, Sarna L, Brecht ML, Padilla G, Chen J. Health perceptions and risk behaviors of lung cancer survivors. Heart Lung 2003;32:131-9.

[20] Thomas PA, Jr., Rubinstein L. Malignant disease appearing late after operation for T1 N0 non-small-cell lung cancer. The Lung Cancer Study Group. J Thorac Cardiovasc Surg 1993;106:1053-8.

[21] Martini N, Bains MS, Burt ME, et al. Incidence of local recurrence and second primary tumors in resected stage I lung cancer. J Thorac Cardiovasc Surg 1995;109:120-9.

[22] Immerman SC, Vanecko RM, Fry WA, Head LR, Shields TW. Site of recurrence in patients with stages I and II carcinoma of the lung resected for cure. Ann Thorac Surg 1981;32:23-7.

[23] Johnson BE, Cortazar P, Chute JP. Second lung cancers in patients successfully treated for lung cancer. Semin Oncol 1997;24:492-9.

대장암 생존자

　　2012년에 발표된 중앙암등록본부 자료에 의하면, 2010년 우리나라의 암 발생 건수는 총 202,053건이었고, 이 가운데 대장암의 발생분율은 전체 암 발생의 12.8%로 2위(갑상샘암 제외)에 해당하였으며, 인구 10만명 당 대장암의 조발생률은 남자 62.5건, 여자 40.8건으로 조사되었다. 주목할만한 사실은 남자에서 위암, 폐암 및 간암 등의 호발암들은 꾸준한 감소 추세를 보이고 있는데 반해 대장암은 빠른 증가 추세를 보이고 있다는 것이며, 이러한 대장암의 증가 추세는 당분간 지속될 것으로 전망된다.

　　대장암의 치료방법에는 내시경적 절제, 근치적 수술, 항암화학요법 및 방사선치료 등이 있다. 이중 근치적 수술이 대장암 치료의 기본이며, 내시경적 절제는 림프절 전이 위험이 없는 일부 조기대장암에서 제한적으로 시행되고 있다. 항암화학요법은 근치적 수술 후 재발의 방지를 위해 주로 사용되지만, 수술이 불가능한 경우에 암의 임상 진행을 억제하기 위한 목적으로 사용되기도 한다.　방사선치료는 중하부 직장암에서 수술후 암의 국소재발을 막기 위한 목적으로 주로 사용되며, 대장암의 전이 병소에 대해 절제가 불가능하거나 수술이 어려울 경우, 전이 병소의 국소치료법으로 사용되는 경우도 있다.

대장암을 치료하는 과정에서 여러 가지 합병증이 발생할 수 있으며, 치료가 완료된 후에도 환자의 약 30~50%에서 재발하는 것으로 알려져 있다. 따라서 대장암 환자의 질높은 관리를 위해서는 치료에 동반되는 합병증과 후유증의 관리 및 치료 후 적절한 추적관찰에 대한 이해가 반드시 필요하다.

이에 본 장에서는 대장암의 주요 치료법들에 동반되는 합병증, 치료 후 추적관찰 지침, 추적관찰 중 관찰되는 재발 관련 징후 및 치료 후 지속적인 건강유지에 도움이 되는 방법 등에 대해서 알아보고자 한다.

내시경적 절제 및 내시경적 절제 관련 합병증

1. 내시경적 절제

대장의 점막암(Tis)은 림프절 전이의 위험이 없다고 알려져 있기 때문에 내시경적 절제가 가능하다. 그러나 대장의 점막하암(T1)은 일부에서 림프절 전이를 하는 것으로 알려져 있기 때문에 선택적으로 내시경적 절제술의 적용이 가능하다. 절제 후 절제 조직의 병리진단 결과가 절제연 음성의 완전 절제가 되었고, 림프절 전이 위험요소가 없는 경우에는 추가적인 치료없이 경과를 관찰할 수 있다. 그러나 비록 병변이 완전 절제가 되었더라도 절제 조직의 병리 진단에서 림프관/정맥 혈관 침범이 있거나, 저분화/미분화 암이거나, 혹은 점막하층 침범이 깊은 경우 등의 림프절 전이 위험요소가 발견된다면 추가적인 근치적 수술을 시행해야 한다.

림프절 전이 위험을 증가시킨다고 알려져 있는 점막하층 침범 깊이는 점막하암의 형태에 따라 차이가 있다. 무경성(sessile) 용종인 경우 1000 μm를 기준으로 수술 여부를 결정하지만, 유경성(pedunculated) 용종인 경우 비록 점막하층 침범 깊이가 1000 μm를 넘었다고 하더라도 암병소가 용종의 두부에 국한되어 있고 경부 이하를 침범하지 않았다면 추가 수술을 시행하지 않고 경과를 관찰할 수 있다.

2. 내시경적 절제 관련 합병증

내시경적 절제 중 발생할 수 있는 주된 합병증은 출혈과 천공이다. 비록 내시경적 절제 중에 출혈이나 천공이 발생하더라도 대부분은 비수술적 방법(경과관찰, 내시경적 지혈술, 내시경적 봉합 등)으로 해결 가능하다. 그러나 드물게 출혈이나 천공의 정도가 심한 경우에는 수술이 필요할 수도 있다.

수술 및 수술 관련 합병증

1. 수술적 치료

대장암의 치료 원칙은 근치적 절제술이다. 근치적 절제술이란 병변을 포함하여 국소 림프절들과 주변 조직들을 광범위하게 절제하는 방법이다. 직장암의 경우 림프절 절제술뿐만 아니라 직장의 전직장간막절제술(total mesorectal excision, TME)을 시행하는 것이 원칙이다. 병변의 위치에 따라 절제 범위가 달라지며, 절제 범위에 따라 저위전방절제술(low anterior resection), 전방절제술(anterior resection), 좌반 결장절제술(left hemicolectomy), 우반 결장절제술(right hemicolectomy), 아전 결장절제술(subtotal colectomy), 전 결장절제술(total colectomy), 전 직장결장절제술(total proctocolecotmy), 복회음절제술(abdominoperineal resection) 및 하트만 술식(Hartmann procedure) 등이 있다.

대장암의 복강경 수술은 통증 감소, 빠른 회복, 재원기간의 단축 및 미용적 우수성 등과 같은 장점이 있다. 결장암의 복강경 수술은 개복수술과 비교해서 종양학적 치료 결과의 차이가 없으며, 직장암의 복강경 수술의 장기 종양학적 성적에 대한 근거 중심 연구가 진행 중이다.

2. 수술 관련 합병증

대장암 수술 관련 합병증으로는 폐합병증, 문합부 누출, 수술적 감염, 장폐색, 배뇨장애 및 성 기능장애, 배변습관의 변화, 항문 주위의 통증 등이 있다.

1) 폐합병증

폐합병증은 수술 이후 폐가 확장되지 못하거나 가래가 고여서 생기는 것으로 무기폐, 폐렴 등이 있다. 이를 예방하기 위해서는 수술 전후로 심호흡, 기침, 가래 뱉어내기 등을 적극적으로 실천해야 한다.

2) 문합부 누출

장을 자르고 이어준 부위(문합부)가 좁아지거나 잘 아물지 않은 경우에 장 내용물이 장 밖으로 새는 문합부 누출이 발생할 수 있다.

3) 수술적 감염

수술적 감염은 수술 창상의 감염이 생기는 경우와 복강 내 농양이 생기는 경우가 있다.

4) 장폐색

장폐색은 수술로 인해 장이 유착되어 생기게 된다. 장이 꼬이거나 꺾인 상태에서 유착이 일어나면 장 내용물이 밑으로 내려가지 않는 장폐색 증상이 나타나게 된다. 장 유착에 의한 장폐색은 수술 후 흔히 발생하는 합병증 중의 하나이며, 이를 예방하기 위해서는 수술 다음 날부터 보조기 등을 이용하여 걷는 운동을 시작하도록 하는 것이 좋다.

5) 배뇨장애 및 성기능장애

배뇨장애 및 성 기능장애는 에스결장암 또는 직장암 수술 시 생길 수 있다. 암이 배뇨와 성 기능에 관여하는 신경에 침범되어 있거나 신경에 아주 근접해서 불가피하게 신경을 같이 절제한 경우에 발생할 수 있다. 수술 시 신경을 절제하지 않았더라도 암 절제 수술로 인해 신경으로 가는 혈액 공급이 차단되어 수술 후 일시적으로 배뇨장애 및 성 기능장애가 나타날 수 있다. 이러한 원인 이외에 수술 후 투여되는 진통제에 의해 배뇨장애가 생길 수 있다. 직장암 수술 후에는 대부분의 경우에 일시적으로 배뇨장애가 발생하기 때문에 일정 기간 배뇨관을 요도를 통해 방광 내에 유지시키기도 한다. 배뇨관 제거 후에도 배뇨가 불가능하거나 불완전한 경우가 있는데 이러한 경우에도 시간이 경과하면 대부분 정상으로 돌아오게 된다. 남성의 경우, 수술 후 발기가 안 된다든지, 사정하는 느낌은 있는데 정액이 나오지 않는(역행성 사정) 성 기능장애가 생길 수 있다. 이러한 증상이 지속되는 경우 담당 의사나 비뇨기과 의사와 상담하는 것이 필요하다. 여성의 경우에도 성관계 시 윤활액이 적어지거나 통증을 느낄 수 있다. 이러한 경우에도 부인과 의사의 진료를 받아 보는 것이 좋다. 그러나 수술 후 성 기능장애는 수술로 인한 신경차단 등의 원인보다 암으로 인해 느끼는 불안감, 스트레스 등이 더 큰 원인인 경우가 많다. 이러한 경우 가족과 배우자의 포용과 이해와 더불어 정신건강의학과 의사와의 상담이 도움이 된다.

6) 배변습관의 변화

배변습관의 변화가 생기기도 한다. 우측 결장을 절제하거나 대장의 많은 부분을 절제한 경우 묽은 변을 자주 보는 증상이 나타날 수 있지만 대개 수술 후 몇 달이 지나면 횟수도 줄어들고 변의 굳기도 정상화된다. 직장암으로 직장의 일부 또는 거의 대부분을 절제한 경우에는 대변을 저장했다가 모아서 배출하는 직장이 없어져서 수술 후 변을 자주 보는 증상이 발생할 수 있다. 심한 경우 하루에 30~40번 배변하는 경우도 있다. 항문으로부터 암이 떨어졌던 거리와 직장을 얼마만큼 절제했는지에 따라 증상이 심하거나 덜하거나 한다. 이러한 증상도 시간이 지나면서 점차 나아져 대개 수술 후 6개월이 될 때까지 크게 호전되고 그 이후 약 2년까지 서서히 호전된다.

7) 항문 주위의 통증

항문 주위의 통증이 생기는 경우도 있다. 대개 잦은 배변으로 화장실에 자주 가게 되면 항문 주위가 헐어 통증이 발생할 수 있다. 이런 경우에는 배변 후에 휴지를 사용하여 닦는 것보다 샤워기 등을 이용해 물로 씻는 것이 좋다. 비누는 피부를 더 자극시키기 때문에 사용하지 않는 것이 좋으며, 비데는 사용해도 무방하나 물의 압력이 너무 높아서 피부손상이 심해지지 않도록 주의해야 한다. 물로 씻은 후에는 마른 수건으로 문지르지 말고 꾹꾹 눌러서 물기를 없애는 것이 좋다. 속옷은 너무 끼지 않는 것을 착용하고 땀이 많이 나는 사람은 베이비 파우더를 항문 주위에 뿌리는 것도 도움이 될 수 있다. 좌욕은 증상 완화에 도움이 된다. 좌욕이란 따뜻한 물에 항문을 포함한 엉덩이를 담그는 것으로, 항문 부위 상처의 치유를 촉진시키고 항문 부위 및 주위의 통증을 경감시키는 효과가 있다. 보통 하루 3~4회, 한 번에 5~10분 정도 하는 것이 권고되지만 담당 의사나 간호사의 지시에 따르는 것이 좋다. 물은 40℃ 이하가 적당하며 손을 넣어 뜨겁지 않은 정도가 좋다. 담당 의사의 지시에 따라 요오드 성분이 포함된 소독제를 좌욕물에 섞기도 하지만 보통 깨끗한 수돗물이면 무방하다. 좌욕은 물을 좌욕기에 담아 시행하는데 좌욕기가 없는 경우에는 비슷한 용기를 사용해도 된다.

3. 수술 관련 장기적인 후유증과 그 증상

1) 수술 후 장유착

개복수술 시 발생할 수 있는 일반적인 후유증이 대장암 수술 후에 생길 수 있다. 예를 들면 수술 후 장의 유착으로 인한 장 폐색 증상이 발생하는 것이다. 이러한 후유증은 수술 직후에 주로 나타나지만 수술 후 상당한 기간이 경과한 후에도 나타날

수 있다. 쥐어짜는 듯한 양상의 복통과 함께 구토가 동반되며 대변 및 가스 배출이
되지 않는 증상이 발생하면 이를 의심할 수 있다.

2) 배변 조절 기능 약화

항문연에 가까운 직장암의 수술 후 문합 부위는 항문 가까이에서 촉지가 가능하
며, 이런 경우 항문 괄약근이 일부 절제되었거나 항문 괄약근이 보존되었다고 하더
라도 충분히 작용을 하지 못하여 변을 참지 못하고 배변 조절이 잘 안 되는 증상이
나타날 수 있다. 이러한 환자에서는 수술 후 불규칙적인 배변 습관을 보이며, 배변을
너무 자주해서 항문 주위 피부가 헐게 되는 경우도 있다. 이러한 증상은 대부분 시간
이 경과하면서 증세가 호전된다. 그러나, 상당 기간 동안 증상이 지속되는 경우에는
문합부 협착이나 문합부 재발에 의한 증상이 아닌지 직장수지검사 및 대장내시경검
사를 통해 확인해 보아야 한다.

3) 배뇨 및 성 기능장애

직장암의 수술 시에는 골반 근처의 신경이 손상을 받을 수가 있는데, 이러한 경우
소변을 보고 싶어도 소변을 볼 수 없는 경우가 있으며, 남성의 경우 발기 불능, 역행
성 사정 등의 성 기능장애 증상이 나타날 수 있다.

항암화학요법 및 항암화학요법 관련 합병증

1. 항암화학요법

근치적 절제가 이루어진 대장암 환자에서 암의 재발을 막기 위한 수술 후 보조 항
암화학요법(adjuvant chemotherapy)은 최종병기에 따라 시행여부를 결정하게 된다.
최종병기 1기 또는 저위험 2기 대장암은 보조적 항암화학요법이 필요없고, 최종병
기 3기 또는 고위험 2기 대장암의 경우에 근치적 절제술 후 약 6개월간의 보조 항암
화학요법이 추천된다. 고위험 2기 대장암은 종양병기 4기, 저분화/미분화 암, 림프
관/정맥 혈관 침범, 신경주의 침범, 장폐색 또는 천공, 절제연 근접, 부적절한 절제
또는 12개 미만의 림프절 절제 등을 포함하는 경우이다.

대장암의 보조 항암화학요법으로는 5-FU＋LV/Oxaliplatin(FOLFOX)의 복합 항
암화학요법이 추천되지만, 환자의 상태나 선호도에 따라 Capecitabine 단독요법이

나 5-FU＋LV 등을 고려할 수 있다.

　수술이 불가능한 경우 암의 진행을 억제하고 생명을 연장시키기 위해 완화 항암화학요법(palliative chemotherapy)을 시행할 수 있다.

2. 항암화학요법관련 합병증

　항암화학요법으로 부작용이 생길 수 있다. 항암제는 암세포가 성장과 분열이 빠르다는 점을 노려 주로 빨리 자라는 세포들을 죽이도록 만들어졌다. 따라서 일부 정상적인 세포들 중에도 빨리 증식하는 세포들이 항암제의 영향을 받게 되어 부작용이 발생한다. 그러나 치료를 완료하면 대부분 정상으로 회복된다. 주로 발생하는 부작용은 백혈구나 혈소판 감소증, 탈모, 오심, 구토 , 피로 등이 있다. 그러나 항암제에 따라 더 흔하게 나타날 수 있거나 특이한 부작용이 있다. 대장암에서 흔히 사용하는 약제들의 부작용은 다음과 같다〈표 1〉.

| 표 1 | 대장암에서 흔히 사용되는 항암제의 부작용

항암제 종류	부작용
5-FU	오심, 구토, 구내염, 설사, 식욕 부진, 피부염, 발진, 탈모증
Capcitabine	5FU와 비슷한 부작용 외에 손과 발의 피부 변화(수족증후군)
Oxaliplatin	오심, 구토, 설사, 사지 말단이나 일시적인 입술 주변의 감각 이상
Irinotecan	설사, 오심, 구토, 복통, 탈모
UFT	구토, 설사, 구내염, 변비, 빈혈, 발진, 부종, 두통, 복통
Cetuximab	구토, 설사, 식욕 부진, 피로, 점막염, 발진
Bevacizumab	비출혈, 울혈성 심부전의 발생률의 소폭 상승, 소화기계 천공

　위와 같은 부작용은 매 치료 때마다 발생하는 것은 아니며, 부작용의 정도는 개인차가 있지만 대부분의 경우 경미하고 , 치료를 중단하면 회복되는 것이 일반적이다. 무엇보다도 부작용이 생길 경우 담당 의사와 상의하여 도움을 받는 것이 중요하다.

방사선치료 및 방사선치료 관련 합병증

1. 방사선치료

국소 진행된 병기 2기 및 3기의 중하부 직장암에서는 골반내의 국소재발 감소를 위한 보조요법으로 방사선치료가 추천된다. 방사선치료는 항암제와 동시에 치료할 경우 방사선치료의 효과를 향상시킬 수 있어 플루오피리미딘(fluopyrimidine) 계열의 항암제를 동시에 투여하는 항암화학방사선치료의 형태로 시행된다. 직장암의 방사선치료 영역은 원발종양부위, 천골앞 림프절 그리고 내장골 림프절 등이 포함된다. 항암화학방사선치료는 수술 전 치료와 수술 후 치료가 모두 가능하지만, 몇 가지 장점들 때문에 수술 전 항암화학방사선치료가 선호되고 있는 실정이다. 수술 전 방사선치료의 장점은 수술 후 방사선치료에 비해 방사선 감수성이 높은 상태라 치료 효과를 높일 수 있고, 소장의 유착이 없어 소장의 합병증을 줄일 수 있으며, 수술 중 발생할 수 있는 종양세포 파종의 가능성을 줄이고, 전신상태가 양호하여 치료 완료율이 높으며, 괄약근 보존율을 향상시킬 수 있다는 점이다. 방사선치료는 엎드린 자세로 받게 되는데, 이는 방사선조사야(radiation field)로부터 소장을 제외하기 위함이다. 방사선치료는 주말 및 공휴일을 제외하고 매일매일 받게 되며, 골반 전체에 약 5~6주 가량 조사하며, 경우에 따라 종양이 있었던 부위에 몇 차례 추가로 집중 치료를 할 수도 있다.

2. 방사선치료 관련 합병증

직장암의 경우 방사선치료를 병합하기도 하며 이로 인해 부작용이 생길 수 있다. 부작용으로는 골반부 통증, 배변 습관의 변화, 배뇨장애, 항문 통증, 설사 등이 있다.

1) 골반부 통증

골반부 통증의 경우 방사선치료를 시작한 지 2~3주가 지나면 골반부에 다소 뻐근한 감을 느낄 수 있다. 이는 골반부의 연부조직이 미세하게 붓기 때문에 나타나는 증상으로 방사선치료가 끝나면서 대부분 자연적으로 소멸된다. 드물게 중등도의 통증을 호소하는 경우가 있는데 이때는 담당 의사와 상의하여 적절한 처방을 받도록 한다.

2) 배변습관의 변화

배변습관의 변화가 생기기도 한다. 방사선치료를 받고 2~4주 정도가 지나면 뒤가 무겁고 자주 화장실에 가게 될 수 있다. 이때 변이 나오지 않거나 소량인 경우가 많은데 이는 방사선에 의해 직장이 붓는 현상 때문이며, 방사선치료의 종료와 함께 2~4주 안에 소멸된다. 치료 중에 이러한 증상이 나타나면 변을 배설하기 위해 무리하게 힘을 주는 것은 삼가는 것이 좋다. 힘을 주면 직장이 더 붓게 되고 이러한 현상이 악순환 된다. 변을 본 후에는 찬물이나 미지근한 물로 좌욕을 하는 것이 도움이 될 수 있다.

3) 배뇨장애

배뇨장애가 동반되기도 한다. 방사선치료 중 방사선의 일부가 요도에 조사되어 소변을 볼 때 요도가 따끔거리는 증상이 나타날 수 있다. 이는 치료 중에 나타나는 일시적인 현상으로 치료의 종료와 함께 자연적으로 소멸된다. 증상이 심할 경우 담당 의사의 처방을 받으면 증상이 완화될 수 있다.

4) 항문 통증

항문 통증이 생길 수 있다. 항문은 우리 몸 중 매우 예민한 감각이 분포된 피부이며, 따라서 조그만 변화에도 아주 민감하고 실제보다 예민하게 느낄 수 있다. 병변이 항문과 가까운 부위인 직장의 하부에 위치하면 방사선치료의 영역에 항문이 포함되기 때문에 방사선치료 후반부에 항문이 붓거나 피부가 벗겨지는 경우가 발생한다. 이는 치료 시 생기는 불가피한 증상으로 염려할 필요는 없으나 참기 어려운 경우 담당 의사에게 알리면 적절한 처방을 받을 수 있다.

5) 설사

골반에 방사선치료를 받게 되면 소장 및 대장이 방사선에 의해 자극이 되어 장 운동이 활발해지게 되고, 이에 따라 복부 통증 및 설사가 발생할 수 있다. 대부분 방사선치료를 시작한 지 2~3주가 지나면 발생하며 입원이 필요한 경우는 드물다. 설사가 발생할 경우 탈수되지 않도록 식사 사이사이 물을 자주 마시며(35mL/kg/day), 소량씩 자주 먹고, 단백질이 풍부한 음식을 먹도록 한다. 향신료나, 술, 커피, 주스, 우유 등은 피한다. 담당 의사와 상의하여 loperamide 등을 처방받을 수 있다.

3. 방사선치료 관련 장기적인 후유증과 그 증상

1) 방사선 장염

직장암 환자 중 방사선치료를 받은 환자에서는 방사선 장 질환이 나타날 수 있다. 환자는 방사선치료 동안 혹은 직후 급성증상을 보일 수 있다. 대게 수 주, 수 개월 혹은 수 년 동안 지속되는 휴지기가 있고, 그 후 방사선손상에 의한 증상이 나타나게 되며 많은 경우 급성기증상은 발생하지 않고 만성적인 증상을 보이며, 방사선 조사 후 상당 기간 동안 지속된다. 방사선 손상의 만성기에는 방사선 조사를 받은 장의 유착 또는 섬유성 협착에 의한 장폐색 증상이 나타나게 된다. 또한 궤양에 의한 출혈성 설사, 점액의 배출 그리고 하복부의 통증을 동반한 대장염의 증상과 징후를 나타낼 수 있다.

2) 직장-질 누공

방사선 장염이 심한 경우 누공을 형성하여 다른 장 또는 피부와 연결될 수도 있다. 이러한 누공 중 흔한 형태로 직장-질 누공이 나타날 수 있는데, 질을 통해 가스나 대변이 배출되는 증상을 통해 의심해 볼 수 있으며, 직장수지검사를 통해 직장과 질 사이에 형성된 누공을 촉지하거나 대장내시경검사로 누공 부위를 직접 확인하여 진단할 수 있다.

장루 관련 장기적인 후유증과 그 증상

1. 장루의 변형

장루가 있는 환자의 경우 35% 정도에서 후유증이 발생할 수 있다. 초기에는 출혈, 허혈, 감염, 함몰, 돌출, 주위 피부 자극, 장루 주위의 부종이나 입구의 협소함으로 인해 협착이 있을 수 있고, 후기에는 점막의 궤양, 가성용종, 헤르니아, 탈출, 폐쇄, 누공, 천공 등의 합병증이 생길 수도 있다. 장루 관련 후유증의 경우에는 장루의 크기 및 모양, 주변 피부의 변화 등을 세심히 살핌으로써 대부분 진단이 가능하다.

2. 항문을 통한 점액 배출

장루를 가지고 있다 하더라도 항문을 통해 배출되는 것이 전혀 없는 것은 아니며 정상적으로 점액성 물질이 묻어 나오게 된다. 하지만 이러한 점액성 물질의 배출양이 많거나 냄새가 지독한 경우에는 문합부의 염증이 발생한 징후일 수 있으므로 직장수지검사를 시행해 보아야 하며 필요한 경우에는 대장내시경검사를 시행해 보는 것이 좋다.

추적관찰 지침 및 추적관찰 중 관찰되는 재발과 관련된 징후

1. 추적관찰 지침

대장암은 수술과 항암치료 후에도 환자의 약 30-50%에서 재발하거나 사망하게 된다. 이러한 이유로 치료가 완료된 이후에도 정기적이고 지속적인 추적검사가 필요하며, 추적검사의 목적은 재발을 증상이 없고 재수술로 근치적 절제가 가능한 초기 단계에 발견함으로써 생존율의 향상을 가져오는 데 있다. 주치의와 정기적으로 만나면서 시행하는 문진 및 신체검사를 치료 후 2~3년 까지 3~6개월 간격으로 하고, 그 후 5년까지는 6개월 간격으로 하도록 권고하고 있다. 이와 병행하여, 혈청 항태아항원(CEA)을 포함한 혈액검사를 문진과 신체검사와 같은 간격으로 시행하도록 추천하고 있다. 원격 전이와 국소 재발을 진단하기 위해서 CT(복부, 골반 및 폐)를 치료 후 첫 3년 동안 6개월 간격으로, 그 후 5년까지는 6개월에서 1년 간격으로 시행하는 것을 권유하고 있다. 필요에 따라 MRI나 PET-CT 등을 추가로 시행할 수 있다. 대장암 수술 후 약 0.6~9%에서 또 다른 대장암이 발생하고, 대장 용종도 30~48%에서 발생하고 있다. 이러한 이유로 대장내시경검사를 수술 후 1년 뒤 시행하고 이상소견이 없는 경우에는 수술 후 3년/5년 뒤에 시행하도록 권유하고 있다. 만약 1년 뒤 대장내시경검사에서 진행성 선종이 발견된 경우에는 1년 뒤에 대장내시경검사를 시행하도록 하고 있다. 만약 수술 전 대장내경검사에서 내시경이 종양을 통과하지 못해서 종양의 근위부 대장을 관찰하지 못한 경우라면 수술 후 6개월 이내에 대장내시경검사를 받을 것을 권유하고 있다〈표 2〉.

2. 추적관찰 중 관찰되는 재발과 관련된 징후

1) 국소재발에 의해 나타나는 징후

국소재발 초기에는 대부분의 환자가 증상이 없어 진단하기 어렵고, 증상이 발생한 경우 많이 진행되어 수술 시기를 놓치게 되므로 주의가 필요하다. 환자가 호소하는 증상으로는 통증이 가장 흔하여 환자의 약 30% 에서 나타나며 배뇨장애와 내부 장기 불편 증상, 대변습관의 변화, 체중 감소 등의 증상이 나타날 수 있다. 그 외 전신쇠약, 혈변, 점액변 등의 증상도 나타날 수 있기 때문에 이러한 증상을 보이는 환자에 대해서는 세심한 이학적 검사를 시행하여야 하며, 증상이 없는 경우에도 추적관찰 중 이상소견이 의심될 때는 대장내시경검사 또는 CT를 시행해 보아야 한다.

|표 2| 대장암 치료 후 추적검사

검사 종류	검사 주기
문진 및 신체 검진	• 첫 2~3년 동안은 3~6개월 간격 • 그 후는 치료 후 5년까지 6개월 간격
혈액검사(CEA 포함)	• 첫 2~3년 동안은 3~6개월 간격 • 그 후는 치료 후 5년까지 6개월 간격
CT(복부, 골반, 폐)	• 첫 3년 동안은 3~6개월 간격 • 그 후는 치료 후 5년까지 6개월~1년 간격

대장내시경검사	• 치료 후 1년 뒤
	  – 수술 전 검사에서 종양의 근위부를 검사하지 못한 경우에는 수술 후 6개월 이내
	• 이상소견이 없으면 치료 후 3년/5년 뒤
	• 치료 후 5년이 지난 이후에는 5년 간격
	• 이상소견(용종)이 있으면
	  – 증식성 선종은 이상 소견 없는 경우에 준함
	  – 3개 미만의 저위험 선종은 2~3년 뒤
	  – 고위험 선종이나 3개 이상의 다발선 선종은 1년 뒤(고위험 선종은 1cm 이상 또는 고등급 선종 또는 융모상 선종인 경우)

기타	필요에 따라 MRI, PET-CT 등을 시행할 수 있다.

국소재발은 재발병소의 위치에 따라 회음부, 문합부, 골반재발로 나눌 수 있다.

가) 회음부 재발

회음 절개창의 상흔에 발생하며, 이학적 소견으로 쉽게 진단될 수 있다. 회음부 재발은 광범위 회음 절제를 함으로써 근치를 기대할 수 있다.

나) 문합부 재발

문합부가 항문에 가까운 경우에는 재발 초기 상태에서도 직장수지검사를 통해 문합부위의 종괴를 촉지하여 진단할 수 있고, 대장내시경검사 및 조직검사를 통해서 확진할 수 있다.

다) 골반 재발

이학적 검사만으로 진단하기 어렵고 환자가 호소하는 증상이 비특이적인 경우가 많은데, 골반 또는 하지의 방사형 동통을 호소하거나 하지의 부종이 발생하는 경우에 의심해 볼 수 있다. 이러한 골반 재발은 거의 모든 경우에서 많이 진행되어 발견되기 때문에 몇몇 예를 제외하고는 근치적 수술을 할 수 있는 경우가 거의 없다.

2) 원격전이에 의해 나타나는 징후

대장암의 원격전이에 의한 재발 빈도가 높은 장기는 간과 폐, 뼈 순이며, 서혜부 림프절, 난소, 뇌에도 전이에 의한 재발이 가능하다. 이러한 원격전이에 의한 재발의 70~80%는 수술 후 2년 이내에 나타나며, 특이 증상이 거의 없고, 해당 부위에만 단독으로 전이를 보이는 경우보다는 전신적으로 전이된 경우가 많아 진단 및 치료가 어렵다.

① 간 전이

간 전이 증상은 발열, 피로, 오심, 체중 감소, 복부팽만감 등의 비특이적인 증상이 대부분으로 진단이 어렵다. 특이적인 증상으로는 황달이나 복수, 복부 둘레의 증가 등이 나타날 수 있으나, 이런 경우는 대부분 질병이 상당히 진행된 경우로 수술을 할 수 없는 경우가 많다. 따라서 정기적으로 복부 CT를 시행하며 추적관찰을 하는 것이 간 전이에 의한 재발을 초기에 발견하는 데 중요하다.

② 폐 전이

폐 전이에 의해 증상이 나타나는 경우는 질병이 매우 진행되었을 때이며 대부분은 별다른 증상을 나타내지 않는다. 이러한 폐 전이의 진단방법으로는 폐 CT가 가장 정확하다.

③ 골 전이

뼈에 전이가 있는 경우 해당 부위의 통증을 호소하게 되며, 진행된 경우 병리적 골절의 소견을 보일 수 있다. 골 전이가 있는 경우는 방사선치료를 통해 환자의 통증을 경감시킬 수 있으나 완치는 기대하기 어렵다.

④ 서혜부 림프절 전이

빈도가 1~2%로 매우 드물게 나타난다. 이러한 경우 서혜부 림프절을 촉지함으로써 진단을 할 수 있으나 전신적인 질병의 만연과 관련되어 나타나기 때문에 예후는 불량하다.

⑤ **뇌 전이**

두통, 시력 변화, 무력감, 발작 등의 증세를 보일 수 있으며, 뇌 CT로 진단한다.

지속적인 건강 유지에 도움이 되는 방법들

1. 이차암 발생 예방을 위한 암 예방수칙

암치료를 받은 환자를 위한 체계적인 이차암 발생 예방 권고안은 없지만, 일반인들에게 권고되는 암 예방수칙이 암경험자의 이차암 발생 예방에도 도움이 될 것으로 생각된다. 세계보건기구 산하 국제암연구소의 보고에 따르면, 암사망의 30%는 흡연에 의해, 30%는 식이요인에 의해, 18%는 만성감염에 기인한다고 하였으며, 그밖에 직업, 유전, 음주, 생식요인 및 호르몬, 방사선, 환경오염 등의 요인도 각각 1~5% 정도 기여하고 있는 것으로 알려져 있다. 따라서, 일상생활에서 적용할 수 있는 암예방 생활습관 실천과 조기검진만으로도 암질환의 상당 부분은 예방이 가능하다고 할 수 있다. 국가암정보센터에서는 다음과 같은 국민 암 예방수칙을 제시하고 있다.

- 담배를 피우지 말고, 남이 피우는 담배 연기도 피하기
- 채소와 과일을 충분하게 먹고, 다채로운 식단으로 균형 잡힌 식사하기
- 음식을 짜지 않게 먹고, 탄 음식을 먹지 않기
- 술은 하루 두 잔 이내로만 마시기
- 주 5회 이상, 하루 30분 이상, 땀이 날 정도로 걷거나 운동하기
- 자신의 체격에 맞는 건강체중 유지하기
- 예방접종 지침에 따라 B형 간염 예방접종 받기
- 성 매개 감염병에 걸리지 않도록 안전한 성생활 하기
- 발암성 물질에 노출되지 않도록 작업장에서 안전보건수칙 지키기
- 암 조기 검진 지침에 따라 검진을 빠짐없이 받기

이러한 암 예방수칙은 암예방뿐만 아니라 고혈압, 당뇨 등 만성질환을 예방하고 조절하여 이차암 예방과 더불어 생활의 질뿐만 아니라 전체 생존률을 향상시킬 수 있다.

2. 대장암 환자의 이차암 검진

암에서 완치된 환자들은 일반인에 비해서 이차암 발생 위험도가 높다. 국내 남성 암 환자에서 이차암이 발생할 위험은 일반인에서 암이 생길 위험에 비해 약 2.5배정도 높은 것으로 알려져 있다. 대장암 환자의 경우에도 대장암 이외에 유방암, 자궁내막암, 전립선암 및 위암 등이 발생할 위험이 높다. 이러한 이유로 암을 경험한 환자에서 암치료 후 집중적인 암 예방 및 검진 프로그램이 필요하지만 아직까지는 체계적인 권고안이 없는 실정이다. 따라서 암환자들은 암치료 후에도 5대 암 검진권고안이나 국가암조기검진사업의 5대암 검진프로그램을 적극적으로 활용하고, 이차암 발생이 높은 암에 대해서는 개별적인 암검진을 받아보는 것이 좋다〈표 3〉.

|표 3| 대장암 환자의 이차암 검진

이차암종류	검사 종류 및 주기
위암	• 위내시경검사 매 2년
유방암	• 여성 유방자가 검진 매월(30세 이상 여성) • 유방임상진찰 매 2년(35세 이상 여성) • 유방촬영 + 유방임상진찰 매 2년(40세 이상 여성)
간암	• 복부 CT(대장암 치료 후 추적검사에 포함) 　– 첫 3년 동안은 3~6개월 간격 　– 그 후는 치료 후 5년까지 6개월~1년 간격 • 치료 후 5년이 지난 이후라도, 고위험군에서 복부초음파검사 + 혈청알파태아단백검사 매 1년
자궁경부암	• 20세 이상이면서 성경험이 있는 여성에서 자궁경부세포검사 매 1년
자궁내막암	• 정기적인 부인과 검진
전립선암	• PSA 검사 및 전립선 진찰

* 5대암 검진권고안(국가암정보센터) 참조

3. 운동 관련 주의사항

운동은 운동의 종류와 빈도, 강도, 시간 등을 환자의 나이, 이전의 활동 수준, 암의 종류나 치료 단계, 치료 종류, 동반 질환 유무 등에 따라 주치의와 상의 하에 개별화되어 진행하여야 한다. 암환자의 특정 문제는 운동을 할 수 있는 능력에 방해를 줄 수 있으므로 다음과 같은 사항을 주의하여야 하며, 의료진에 의한 평가가 함께 이루어져야 한다.

- 심한 빈혈이 있는 경우 빈혈이 회복될 때까지 운동을 미루어야 한다.
- 면역기능이 감소된 경우 백혈구 수치가 정상으로 회복되기 전까지는 공공장소에서 운동하는 것을 피하는 것이 좋다. 특히, 골수이식 환자의 경우 이식 1년 후까지는 공공장소에서 운동하는 것을 피하도록 한다.
- 치료 때문에 심한 피로를 겪고 있는 환자의 경우에는 매일 10분 정도의 스트레칭이 도움이 될 수 있다.
- 방사선치료를 받고 있는 경우 치료를 받는 부위의 피부가 염소에 노출되지 않도록 해야 한다.
- 중심 정맥관을 삽입하고 있는 경우에는 감염이 되지 않도록 하고, 근력 강화운동을 할 때는 정맥관의 위치가 잘못되지 않도록 한다.
- 말초신경 변화가 있는 경우에는 같은 쪽의 근육 약화 및 균형감각 저하로 인해 운동능력이 감소하게 되는데, 이런 경우는 외부활동 보다는 실내운동이 유리하다.
- 암치료 후 몸이 약해진 상태에서 운동 시 외상의 위험에 대해서 항상 주의해야 한다.

참 | 고 | 문 | 헌

1 대한의학회. 대장암진료권고안 v.1.0. 대한의학회 출판부 2012

2 박재갑. 대장항문학 제4판. 일조각 2012

3 대한대장항문학회 항암요법연구회. 대장암의 항암요법. 바이오메디북 2010

4 암의 예방및 검진. 국가암정보센터 2009 출처: URL: http://www.cancer.go.kr/ncic/
   cics_c/02/021/0211/index.html

5 2010년 암등록통계 보도자료. 중앙암등록본부 2013 출처: URL: http://ncc.re.kr/manage/
   manage03_033_list.jsp)

6 Park SM, Lim MK, Shin SA, elal. Impact of pre-diagnosis smoking, alcohol, obesity,
   and insulin resistance on survival in male cancer patients: National Health Insurance
   Corporation Study. J Clin Oncol 2006;24:5017-24

7 Doyle C, Kushi LH, Byers T ,et al. Nutrition and physical activity during and after
   cancer treatment: an American Cancer Society guide for informed choices. CA Cancer J
   Clin. 2006;56:323-53

8 Labianca R, Nordlinger B, Beretta GD, et al. Primary colon cancer: ESMO clinical
   practice guidelines for diagnosis, adjuvant treatment and follow-up. Ann Oncol 2010;
   21:v70-v77

9 Park SM, Lim MK, Jung KW, et al. Prediagnosis smoking, obesity, insulin resistance,
   and second primary cancer risk in male cancer survivors: National Health Insurance
   Corporation Study. J Clin Oncol. 2007;25:4835-43

10 Halperin EC, Perez CA, Brandy LW. Perez and Brady's Principles and Practice of
   Radiation Oncology:Lippincott Williams & Wilkins; 2008

PART 05-4

부인암 생존자

서 론

암 생존 환자의 치료 후 관리(survivorship)의 정의는 암진단 혹은 치료 후 사망할 때까지 암환자의 육체적, 정신적, 사회적, 영적 부분을 말한다. 본 고에서는 부인암(자궁경부암, 난소암, 자궁내막암) 치료 후 생존자 관리에 대하여 알아보고자 한다.

부인암은 대체로 중년 이상의 연령에서 흔히 발생하므로 암 이외에도 1개 이상의 동반 질환을 가지고 있는 경우가 많고 치료 후 환자의 삶의 질은 암 관련 증상 외 환자의 일반적인 건강상태에 따라 영향을 받게 된다. 젊은 여성에서 부인암이 발생하면 임신력 보존, 치료에 따른 폐경, 치료 후 발생하는 이차암과 같은 다른 문제들이 영향을 미친다.

치료 후 관리

1. 부인암 경과 관찰

2006년 미국의 Institute of Medicine은 모든 암환자들이 그들의 건강을 유지하고

|표 1| 부인암 환자의 치료 후 경과 관찰

자궁경부암	자궁체부암	난소암
• 병력청취, 이학적 검사, 질세포검사, 종양 표지자(첫 2년은 3~6개월마다, 이후 3년은 6개월마다, 이후 1년마다) • 영상의학적 검사(선택적)	• 병력청취, 이학적 검사, 질세포검사, 종양 표지자(첫 2년은 3~6개월마다, 이후 3년은 6개월마다, 이후 1년마다) • 영상의학적 검사(선택적)	• 병력청취, 이학적 검사, 종양 표지자(첫 2년은 2~4개월마다, 이후 3년은 3~6개월마다, 이후 1년마다) • 영상의학적 검사(선택적)

출처: 대한부인종양학회 권고안, 2010

점검할 수 있게 개별 환자에 적절한 지침들을 제공할 것을 권장하였다. 현재 우리나라에서 부인암 환자도 치료 후 재발에 대한 경과 관찰은 〈표 1〉과 같이 이루어지고 있으나, 암을 포함한 예방의학적 측면에 대한 지침도 강조될 필요가 있다. 난소암 환자에서 이러한 지침에서 확인해야 할 지표들은 [그림 1]과 같다.

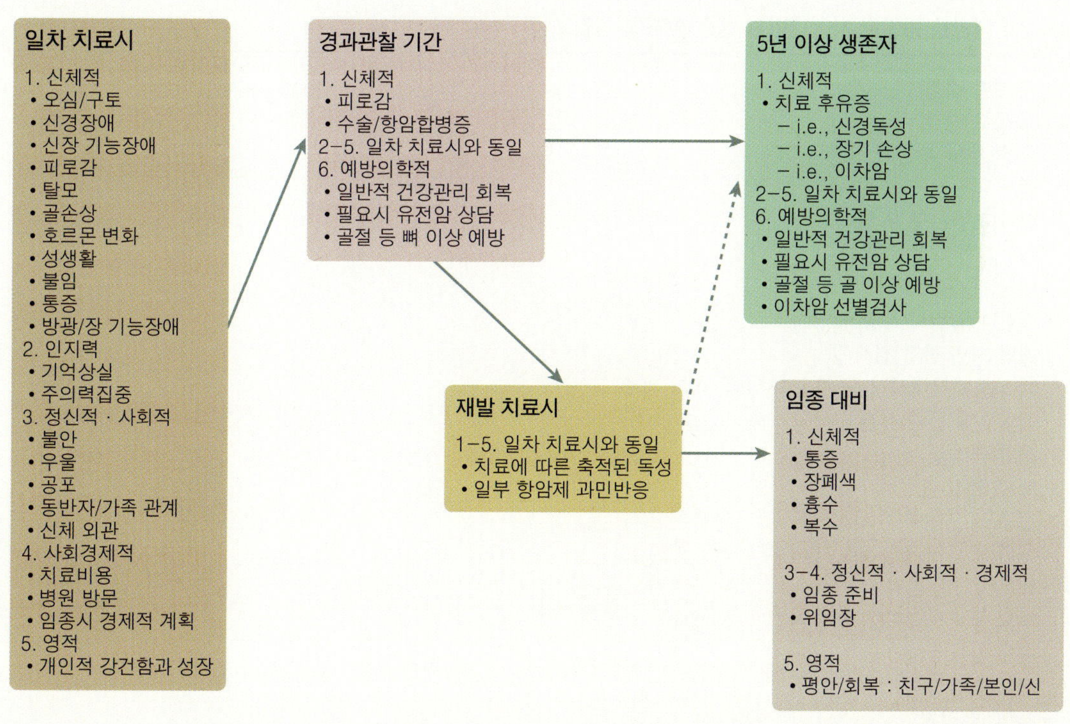

출처: McAlpine JN, 2013

|그림 1| 난소암 치료와 치료 후 삶의 질에서 고려해야 할 사항들[1]

2. 체중 관리

2006년 미국 암협회(American Cancer Society)는 암환자가 정상 체중을 유지하고, 운동량을 늘리며 저지방과 제한된 탄수화물 식이, 채소와 과일 섭취량을 늘리는 것이 암환자의 예후에 도움이 된다고 하였다.[2] 부인암 환자의 생활 양식에 대한 연구 결과 과체중과 비만, 저체중은 자궁내막암과 난소암 예후에 영향을 미친다는 것이 보고되었다. 젊은 여성에서 많이 발생하는 type 1(에스트로젠 의존성) 자궁내막암은 약 90% 정도가 비만을 동반하는데 380명의 초기 자궁내막암 환자에서 수술에 따른 사망위험이 BMI 30-39.9인 경우 1.48배, BMI 40 이상이면 HR가 2.27배로 증가하였다.[3] 항암화학요법을 받는 진행성 자궁내막암 환자에서도 BMI가 40 이상인 경우가 25 이하인 경우에 비하여 사망 위험이 1.86배 증가하였다.[4] 따라서 자궁내막암 환자의 경우 비만을 동반한 경우 치료 후에도 매우 적극적인 생활 양식 변경과 같은 지속적 노력이 필요한데 이러한 환자들에 대한 지침은 〈표 2〉와 같다.

|표 2| 비만을 동반한 자궁내막암 생존 환자의 점검표[5]

- 암 재발 검진
  폐/복부 진찰
  골반 진찰/ 부인과 진찰
  림프절 진찰
  질 세포검사/흉부 촬영
- 유방암과 대장암 검진
  매달 자가유방진단
  매년 유방검사/유방 촬영
  매년 대변 잠혈 검사 등
  매 5년 대장내시경 등(증상이 있을 시 더 자주 검사)
- 심혈관계 질환 점검
  혈압/맥박
  체중/BMI 측정
  혈중 지질검사
  생활 양식 변경을 위한 전문가 협진
- 내분비학적 점검
  당뇨 동반시 전문가와 상의
  매년 당뇨검사
  필요시 갑상선 검사
- 삶의 질 점검
  폐경 증상 평가와 치료
  성생활 상담
  암치료 후유증 상담

물론 우리나라는 이상의 연구에서 예로 든 것 처럼 고도비만 환자는 드물지만, 비만에 대한 주의 · 예방 등을 적극적으로 고려하는 것이 바람직하다.

난소암 환자의 약 30%가 과체중이며 12% 정도에서 비만을 동반한다. 비만이 난소암 환자의 예후에 미치는 영향에 대해서는 논란이 있다. 일부 후향적 연구는 진행성 난소암 환자에서 비만은 무병 생존기간, 전체 생존 기간 감소와 관련이 있었으나[6] 다른 연구에서는 난소암 수술 후 잔류 종양에 따른 차이를 보정하였을 경우 생존율은 차이가 없었다고 보고되었다.[7] 2008년 보고된 1,000명 이상의 대규모 전향적 임상시험 결과에서는 BMI가 무병 생존기간, 전체 생존기간은 물론 수술에 대한 영향에도 관련이 없다고 하였다.[8]

부인암 진단 후 체중 변화가 예후에 미치는 영향을 살펴보면 난소암의 경우 항암화학요법 시행 전 BMI는 생존에 영향을 미치지 않지만 항암화학요법 중 체중 증가는 생존을 증가시키는 것으로 보고되었다. 즉 체중 감소를 5% 이상, 0~5%, 체중 증가를 0~5%, 5% 이상으로 분류하면 각각 생존 기간이 48, 49.3, 61.1, 68.2개월로 나타났다.[9] 체중이 5% 감소하면 사망위험이 7% 증가하였다.

비만은 수술 상처 합병증, 림프부종, doxorubicin 투여 시 울혈성 심부전 등을 증가시킬 수 있다. 최근 비만을 동반한 자궁내막암 환자의 수술에서 복강경 수술과 로봇 수술을 적용하는 것이 도움이 된다고 보고되었다.[10] 비만은 자궁내막암과 유방암, 신장암, 식도선암, 대장암 등의 발생 위험도 증가시킨다.[11] 과체중이나 비만을 동반한 암환자의 경우 2형 당뇨, 고혈압, 심혈관질환, 골관절염, 폐질환 등의 질환 발생 가능성도 높아진다.[12,13]

3. 운동과 식이

현재까지 부인암 예후에 운동량이 미치는 영향과 관련한 연구 결과는 보고되지 않았다. 그러나 자궁내막암 환자의 운동과 삶의 질에 관한 연구가 일부 보고된 바 있다. 암환자에서 가장 중요한 생활양식은 운동량 증가, 체중 감소, 적절한 음식 섭취이다. 실제 386명의 자궁내막암 환자를 대상으로 한 연구 결과를 보면 운동 부족과 과체중은 자궁내막암 환자의 치료에 따른 삶의 질 저하를 악화시켰다.[14] BMI와 운동은 각각 독립적 인자로서 삶의 질에 영향을 미치며, 특히 운동량과 삶의 질 향상은 비례관계를 나타내었다. 한 연구에 따르면 86%가 비만을 동반한 자궁내막암 환자를 수술 후 6개월 시점에 관찰하였을 때 체중, 운동, 식이 세 가지 요인이 진단 전에 비교하여 유의한 변화가 없었고 오히려 약물 등에 의한 보조대체요법에 의존하는 경우가 증가하는 것을 확인하였다.[15] 이것은 담당 의사의 적극적인 중재 없이는 같은 생활 방식을 유지하게 된다는 것을 시사한다. 같은 연구에서 적극적 체중 조절과 운동, 적절한 식이를 유도하였을 경우 1년 뒤 유의한 체중감량과 운동량 증가를 나타냈으며 이에 따라 삶의 질도 향상되는 것을 관찰할 수 있었다. 따라서 부인종양전문의사는 체중조절 전문가, 영양사, 동반질환을 진료하는 다른 의사 등과 협조하여 부인암 환자의 생활방식 변화에 신경을 써야 한다.

한편 자궁내막암 환자의 생존기간 연장에 식이패턴이 미치는 영향을 조사한 연구는 없다. 난소암의 경우 609명의 환자를 5년까지 관찰하였는데 진단 전 채소를 많이 섭취한 경우가 사망 위험이 25% 감소 하였고 단백 섭취와 육류 섭취는 생존과 반비례하는 경향을 보였다.[16]

4. 폐경과 성생활

2006년 미국 임상암학회(American Society of Clinical Oncology, ASCO)는 암 환자의 가임력 보존에 관하여 환자와 상담할 것을 권고하고 있다.[17] 부인암 환자의 치료 후 가임력 상실은 대부분 여성 호르몬 결핍으로 이어지고 조기 폐경으로 귀착되는데 암환자의 경우 더 많은 폐경 증상을 예민하게 느끼는 것으로 알려져 있다. 한 연구에 따르면 부인암 환자의 약 1/3 이상이 폐경 증상을 호소하며, 20% 이상 환자는 36개의 폐경 증상 중 18개 이상을 호소하는 것으로 나타나 환자들은 매우 다양한 증상을 가지고 있음을 알 수 있다.[18] 증상 중에는 질 건조증과 안면 홍조가 가장 많이 관찰되었다. 폐경 증상을 호소하는 것은 교육 정도, 인종 등에 따라 차이를 보이는 것으로 나타났다. 환자가 부인암 치료로 자궁을 보존하고 난소를 제거되어야 하는 상황이지만 환자가 임신을 원한다면 난자 혹은 배아의 냉동보존, 난소의 조직 동결을 시행하거나 치료 후 난자 공여 시행 등을 고려할 수 있다.

한 연구에서 부인암 생존 환자의 77%가 성생활을 하고 있었는데, 62%가 정서적으로 배우자에 대한 친밀감을 느끼며 56%가 성생활에 전체적으로 만족을 느낀다고 대답하였다.[18] 그러나 69% 환자가 성생활의 기능적 장애를 호소하였지만 20~34세에 부인암을 진단받은 경우가 35~50세에 진단을 받은 경우보다 성생활의 만족도가 높은 것으로 나타났다. 또한 항암화학요법이나 방사선치료에 노출되지 않은 경우 성생활의 만족도가 유의하게 높았다.

결론

　현재 부인암 생존자들의 삶의 질 또는 관리에 대한 대규모 무작위 연구는 거의 없는 실정이다. 일부 비만과 자궁내막암과의 관계가 유의하게 인정되기는 했으나 운동량이나 식이, 영양 등에 대한 보고는 서로 상반되는 결과로 나타나고 작은 표본 수, 후향적 관찰 연구 등을 감안할 때 상관관계를 확실하게 주장하기는 어렵다. 또한 폐경 증상이나 성생활 등 중요한 문제이지만 충분한 임상적 연구가 이루어지지 않은 분야도 있다. 현재로서는 비만을 동반한 자궁내막암 환자는 체중 감량이 추천되고 다른 부인암의 경우 체중조절 전문가, 영양사 등과 협조하여 적절한 식이와 운동요법을 통한 체중 유지·감량이 바람직할 것이다. 부인암 생존자의 질 건조증과 안면 홍조에 대한 적극적인 치료가 필요하며 성생활에 대한 적절한 상담이 매우 중요하다. 이러한 총체적인 접근에 따라서 부인암 생존 환자의 치료 후 관리가 실행된다면 부인암으로부터의 생존은 물론 환자의 삶의 질에 대한 개선이 이루어 질 것이다.

참 고 문 헌

1. McAlpine JN, Wenzel LB. Survivorship as an element of clinical trials in ovarian cancer. Int J Gynecol Cancer 2011;21:788-792.

2. Doyle C, Kushi LH, Byers T, et al. Nutrition and physical activity during and after cancer treatment: An American Cancer Society guide for informed choices. CA Cancer J Clin 2006; 56:323-353.

3. von Gruenigen VE, Tian C, Frasure H, et al. Treatment effects, disease recurrence, and survival in obese women with early endometrial carcinoma: A Gynecologic Oncology Group study. Cancer 2006; 107: 2786-2791.

4. Modesitt SC, Tian C, Kryscio R, et al. Impact of body mass index on treatment outcomes in endometrial cancer patients receiving doxorubicin and cisplatin: A Gynecologic Oncology Group study. Gynecol Oncol 2007; 105:59-65.

5. Fader an, Arriba LN, Frasure HE et al. Endometrial cancer and obesity: Epidemiology, biomarkers, prevention and survivorship. Gynecol Oncol 2009; 114: 121-127.

6. Pavelka JC, Brown RS, Karlan BY, et al. Effect of obesity on survival in epithelial ovarian cancer. Cancer 2006;107:1520-1524.

7. Matthews KS, Straughn JM Jr, Kemper MK, et al. The effect of obesity on survival in patients with ovarian cancer. Gynecol Oncol 2009; 112:389-393.

8. Barrett SV, Paul J, Hay A, et al. Does body mass index affect progression-free or overall survival in patients with ovarian cancer? Results from SCOTROC I trial. Ann Oncol 2008; 19:898-902.

9. Hess LM, Barakat R, Tian C, et al. Weight change during chemotherapy as a potential prognostic factor for stage III epithelial ovarian carcinoma: A Gynecologic Oncology Group study. Gynecol Oncol 2007; 107:260-265.

10. Gehrig PA, Cantrell LA, Shafer A, Abaid LN, Mendivil A, Boggess J. What is the optimal minimally invasive surgical procedure for endometrial cancer staging in the obese and morbidly obese woman? Gynecol Oncol 2008;111:41-5.

11. IARC Working Group on the Evaluation of Cancer-Preventive Agents: Weight Control and Physical Activity: IARC Handbooks of Cancer Prevention, Vol. 6. Lyon, France, IARC, 2002.

12. Everett E, Tamimi H, Greer B, et al. The effect of body mass index on clinical/pathologic features, surgical morbidity, and outcome in patients with

endometrial cancer. Gynecol Oncol 2003; 90:150-157.

13 von Gruenigen VE, Courneya KS, Gibbons HE, et al. Feasibility and effectiveness of a lifestyle intervention program in obese endometrial cancer patients: A randomized trial. Gynecol Oncol 2008; 109:19-26.

14 Courneya KS, Karvinen KH, Campbell KL, Pearcey RG, Dundas G, Capstick V, et al. Associations among exercise, body weight, and quality of life in a population based sample of endometrial cancer survivors. Gynecol Oncol 2005; 97:422-30.

15 von Gruenigen VE, Gil KM, Frasure HE, Grandon M, Hopkins MP, Jenison EL. Complementary medicine use, diet and exercise in endometrial cancer survivors. J Cancer Integrative Medicine 2005; 3:3-18.

16 Nagle CM, Purdie DM, Webb PM, et al. Dietary influences on survival after ovarian cancer. Int J Cancer 2003; 106:264-269.

17 Lee SJ, Schover LR, Partridge AH, et al. American Society of Clinical Oncology. American Society of Clinical Oncology recommendations on fertility preservation in cancer patients. J Clin Oncol 2006;24:2917-2931.

18 Carter J, Chi DS, Brown CL, et al. Cancer-related infertility in survivorship. Int J Gynecol Cancer 2010; 20:2-8.

유방암 생존자

유방암은 서구에서는 여성 암 중 가장 흔한 암이며,[1] 우리나라에서는 갑상선 암에 이어 두 번째로 흔한 암이다.[2] 2010년 국가암등록통계에 따르면 우리나라의 유방암 연령표준화발생률은 10만명 당 45.4명으로 미국의 10만명 당 76.0명에 비하면 절반 수준이고 일본의 10만명 당 42.7명과는 비슷한 정도를 나타내고 있다. 특이할만한 사실은 미국 등 서구의 유방암 환자의 4명 중 3명 가량이 50세 이후 폐경 여성에서 발병하는 반면에 우리나라와 일본 등의 아시아 국가에서는 폐경 전과 폐경 후 여성의 비율이 거의 비슷하게 보고되고 있다는 점이다.

최근 조기 진단의 증가와 치료 방법의 발전으로 인해 유방암 환자들의 생존기간은 점점 향상되고 있다. 우리나라의 유방암 환자들의 2010년 유방암 5년 생존율은 91.0%로 나타났고 이는 지난 1995년과 비교할 때 13.1% 증가한 것이며. 이는 미국과 캐나다의 생존율이 89%, 88% 인 것에 비해 높은 것을 알 수 있다. 또한 10년 생존율도 향상되어 82.1%로 전체 암환자의 10년 생존율 49.4%에 비해 높은 수치를 나타내고 있다(핑크리본, 2012. 1호, 한국유방암학회, American Cancer Society, Canadian Cancer Society 자료 참조). 원격전이의 경우, 다른 암에서는 대개 1년 전후의 기대여명이 예상되는 것이 비해, 유방암은 세부 아형에 따라 전이가 된 후에도 다양한 경과를 거치며 오랫동안 생존하는 환자가 많아 장기생존자에 대한 대책이 절실하다.

　유방암의 치료는 크게 수술, 항암화학 치료, 항암호르몬 치료, 표적치료, 방사선 치료 등으로 구성되며, 모든 유방암 환자를 대상으로 같은 치료를 하는 것이 아니라 유방암의 병기와 아형에 따라 치료법을 선택, 조합하여 시행하게 된다. 이를 고려하여 유방암 진단 후 생존자 그룹을 다음과 같이 대략적으로 분류할 수 있으리라 생각한다. 즉, ① 수술 및 항암화학요법으로 적극적인 치료를 받고 있는 중인 경우 ② 수술 및 항암화학요법 이후 상대적으로 부작용이 적은 단기간의 방사선치료 및 수 년에 걸친 항암호르몬요법을 진행하는 경우와 이 모든 보조적 치료를 마치고 계속적으로 재발의 징후가 없는 상태의 생존자 ③ 재발 후 고식적인 치료를 진행하는 상태의 암생존자로 나누어 볼 수 있을 것이다. 이 장에서는 유방암에 대한 각각의 치료 방법과 이에 관련된 후기합병증 및 관리법을 살펴보고, 한국유방암학회에서 권고하고 있는 추적 관찰에 대한 지침을 소개하며, 삼성서울병원에서 분석한 각각의 유방암 아형에 따른 재발의 패턴과 이에 따른 유방암 생존자에 대한 맞춤형 관리에 대하여 고찰해 보고자 한다. 단, 전이된 상태의 고식적 치료에 대한 생존자 관리는 심도 있는 논의가 필요한 또 다른 주제이므로 이 장에서는 마무리에 간략히 언급하기로 한다.

유방암에 대한 각각의 치료방법과 이에 관련된 후기합병증 및 관리법

1. 수술적 치료

　유방암 치료 중 수술적 치료는 국소치료법의 일종이며 통상 유방에 대한 수술과 액와부(겨드랑이)림프절에 대한 수술로 크게 나눌 수 있다. 유방에 대한 수술은 수술 범위에 따라 유방보존 수술과 유방전절제술로 나눌 수 있으며, 액와부림프절에 대한 수술은 액와림프절곽청술과 감시림프절생검술로 나눌 수 있다.

1) 유방보존 수술

　유방보존 수술은 유방 전체를 절제하지 않고 종양과 종양을 둘러싸고 있는 주변 유방 조직 일부를 함께 절제하는 수술법으로, 환자에게 심리적 안정과 미용효과를 주면서 유방전절제술과 동등한 생존율을 얻기 위한 방법이다. 유방보존 수술을 받은 경우 수술 후 잔존유방에서 유방암의 재발을 방지하기 위한 대부분 보조방사선치료를 같이 받으며, 유방전절제술과 생존율에 차이가 없는 것으로 알려져 있다.[3,4]

유방보존 수술을 시행하기 위해서는 종양을 미용적으로 만족스럽고 완전하게 제거할 수 있어야 하며, 환자의 희망과 기대수준을 충분히 평가해야 한다. 유방보존 수술의 절대 금기는 유방을 대략 네 개의 구획으로 나누었을 때 다른 분획에 걸쳐 두 개 이상의 종양이 있거나, 광범위한 악성 종양 혹은 악성 미세석회화가 있는 경우, 이전에 유방 내 방사선요법을 받은 적이 있어 추가 방사선치료를 받을 경우 방사선 총량이 과다해 질 경우이다. 또한 종양 대 유방의 비율이 커서 불만족스러운 미용효과를 가져오는 경우에도 유방보존 수술을 권유하지 않는다.

환자의 특성에 따라 흉터가 크게 남기도 하며, 치료 과정에서 유방 모양이 기대한 것보다 만족스럽지 않게 변하는 경우도 있으며, 유두 주위의 종양을 제거한 경우 유두의 괴사 및 함몰 등이 발생할 수도 있다는 것을 염두에 두어야 한다. 수술 부위의 찌릿찌릿한 통증은 상당히 오래 지속될 수도 있으며, 방사선치료 후 유방 및 액와부(겨드랑이) 부위에서 부종이 발생하기도 한다.

2) 유방전절제술

① 유방전절제술만 시행한 경우

유방전절제술은 유방 전체 조직과 유두를 포함한 피부를 전부 절제하는 방법으로 우리나라 전체 유방암 환자의 약 40%에서 시행되는 방법이다. 과거 유방암의 수술은 유방, 유방 위의 피부, 흉근(가슴 근육, pectoralis muscle)과 액와 내용물을 전부 절제하는 근치적 유방절제술(radical mastectomy)을 시행하였으나, 흉근을 절제하지 않고 흉근근막까지만을 제거하여도 생존기간, 국소재발률의 차이가 없어[5,6] 최근에는 단순유방전절제술이 널리 사용되고 있다. 단순유방전절제술을 액와림프절곽청술과 같이 시행한 경우를 변형근치적 유방절제술(modified radical mastectomy)이라 부른다.

유방전절제술의 장점은 유방암이 있는 유방의 다른 부위에 존재할 수 있는 미세유방암을 제거할 수 있고, 초기 유방암인 경우 방사선치료가 필요하지 않다는 점이다.

유방전절제술을 시행한 환자의 반수에서 유방이 남아 있는 듯한 감각을 느끼는 경우가 발생하는데 이를 환상유방증후군(phantom breast syndrome)이라 한다. 가려움, 유두 감각, 통증 등의 증상을 호소하며, 수술 후 6년이 지나도 17%의 환자에서 증세가 지속된다는 보고가 있다.[7] 원인은 확실하지 않으나 충분한 교육을 통해 예방할 수 있으며 특별한 치료없이 사라지기도 한다.

② 유방전절제술 후 유방복원술을 시행한 경우

성형수술의 발전과 미용에 대한 관심 증가로 인해 위해 유방전절제술 후 유방복원술을 하는 경우가 증가하고 있다. 환자가 자신의 신체에 대한 자신감을 회복하는데 도움을 줄 수 있는데, 여러 가지 방법이 있으므로, 환자와 외과의사, 성형외과의사들 간의 충분한 상담이 필요하다.

유방복원술 방법은 크게 보형물을 이용하는 방법과 자신의 신체 일부를 사용하는 방법으로 나눌 수 있다. 보형물은 주로 실리콘 재질로 된 것으로 유방전절제술 후 남아 있는 피부, 근육의 양에 따라 보형물을 바로 삽입하기도 하고 조직확장기(tissue expander)를 이용하여 공간을 확보한 후 2차 수술을 통해 보형물을 삽입하기도 한다. 자가조직을 이용한 복원술이란 복부 혹은 옆구리, 드물게는 엉덩이의 근육이나 지방 등을 이용하여 유방을 만드는 방법이다. 자신의 조직으로 유방을 복원하게 되므로 감촉과 모양이 자연스러운 것이 장점이나, 자가조직 제공 부위에 새로운 상처가 남게 되고, 사용할 수 있는 자가조직의 부위와 양이 한정되어 있는 단점이 있다.

유방복원술의 시기는 유방전절제술과 동시에 시행하는 즉시유방복원술과 수술 후 1~2년 이상 지난 뒤 시행하는 지연유방복원술로 구분할 수 있다. 과거에는 국소 재발 증가, 국소 재발 진단 지연, 창상 치유 문제 등의 가능성으로 인해 즉시유방복원술을 꺼려하였으나, 최근 여러 연구를 통해 국소재발의 빈도 및 국소재발의 발견 지연이 유방복원술 여부, 복원 시기 및 방법에 따라 차이가 없다고 밝혀져[6,8] 환자의 심리적 안정 및 미용효과를 위해 즉시유방복원술을 시행 받는 환자들이 늘고 있다. 수술 후 항암화학치료나 방사선요법을 시행하게 되는 경우에도 즉시유방복원술을 시행하지 못하는 것은 아니나, 아주 드물게는 보형물을 삽입한 뒤 이물반응(foreign body reaction)으로 인한 염증이나 삽입물 파손 등이 발생하거나, 간혹 자가조직을 옮긴 뒤 지방괴사의 가능성이 있어 항암화학치료나 방사선요법의 가능성이 높은 환자에서는 복원술을 늦추는 경우도 있다. 지연유방복원술의 시기는 항암화학요법 및 방사선치료가 끝난 후 적어도 6개월 이후에 시행하는 것을 권장하고 있다.

최근에는 동시유방보존술을 시행하거나 유방보존술이 예정되어 있는 경우 유방의 피부를 가능한 남기고 경우에 따라 유두와 유륜까지 보존하면서 피부 아래의 유선 조직을 제거하는 피부보존유방전절제술(skin sparing mastectomy)이 널리 도입되어 미용효과를 높이고 있다.

3) 액와부림프절에 대한 수술

림프절은 세균, 바이러스, 암세포를 걸러내는 필터 역할을 한다. 액와림프절은 유방과 팔로부터 모인 체액이 들어오는 곳으로 유방암 세포가 전신으로 전이되기 전에 거치는 관문 역할을 하고 있다. 따라서 액와림프절 전이는 유방암의 진행 및 재발여부를 예측하는 매우 중요한 인자이며, 수술 전 액와림프절에 유방암의 전이가 있다고 확인된 경우에는 액와림프절곽청술을 시행한다. 일반적으로 암의 크기가 크고, 림프관 침범이 있는 경우 액와림프절에 전이될 확률이 높다고 보고되나,[9] 수술 전 작은 크기의 림프절 전이를 확인할 수 있는 방법은 아직 없다. 액와림프절 수술은 정확한 병기를 파악하여 예후를 예측하고 수술 후 보조요법을 결정하고, 전이된 림프절을 제거하여 액와부의 암 진행을 방지하는 목적이 있다.

① 액와림프절곽청술

림프절 전이가 있는 경우 액와림프절을 제거하게 되는데, 액와림프절곽청술의 해부학적인 범위는 외측 경계가 광배근(latissimus dorsi), 상부 경계가 액와정맥(axillary vein)이며 내측 경계는 소흉근(pectoralis minor)이 된다. 이 범위 내에 전거근(serratus anterior)을 지배하는 장흉신경(long thoracic nerve), 광배근을 지배하는 흉배신경(thoracodorsal nerve) 및 팔의 상내측 감각을 담당하는 늑간상완신경(intercostobrachial nerve)가 지나가므로 암 침윤 혹은 수술 중 손상으로 이 신경이 손상되거나 제거되면 어깨, 등의 운동장애와 팔과 액와부의 감각저하가 올 수 있다.

신경의 손상이 없는 경우에도 어깨의 운동장애, 팔 근력의 약화, 통증을 호소하는 경우가 많다. 어깨의 운동장애는 17%의 환자가 호소하는데 유방보존 수술보다 변형근치적 유방절제술에서 더 높은 빈도로 나타난다.[10] 액와림프절곽청술 후 운동 범위가 제한되는 원인은 여러 가지이나 액와근막증후군이 큰 원인으로 생각된다. 이 증후군은 액와부 통증 및 어깨 움직임의 제한이 대표적인 증상으로, 액와부의 림프조직과 정맥으로 구성된 막이 생기는 것으로 추측하고 있다.

팔의 감각저하, 통증은 피부 절개로 인한 피부감각신경 손상 및 늑간상완신경의 손상으로 나타나는 흔한 증상이며 35~78%의 환자에서 나타난다.[11] 따라서 수술 시 의사들은 늑간상완신경을 최대한 보존하여 증세를 줄이려 노력한다.

흔히 '팔이 붓는다.'고 호소하는 림프부종은 액와림프절곽청술 후 생기는 중요한 합병증 중 하나로, 액와부 수술 후 액와정맥 주위의 림프관과 림프절을 절제하는 바람에 팔로부터 몸통으로의 림프액의 흐름이 방해를 받게 되어, 팔의 림프액이 심장으로 돌아오지 못하고 팔에 고여서 결과적으로 팔이 붓게 되는 현상이다. 이런 현상은 수술 및 방사선치료에 의해서 발생한다고 알려져 있으며, 유방암 수술 직후보다는 치료 후 1~2년 정도가 경과한 뒤에 점진적으로 발생하는 경우가 많은데, 평생 팔의 림프부종이 생길 확률은 30~50%에 이른다고 한다(출처 : 알기 쉬운 유방암 상식, 한국유방암학회). 팔의 림프부종은 운동장애와 통증을 일으키고 미용상의 문제를 야기하며, 치료 후 수년에 걸쳐 발생할 수 있으므로 지속적인 관심이 필수적이다.

림프부종에 대한 치료는 대증적 치료와 외과적 치료로 구분할 수 있으며, 림프부종의 초기에는 팔을 심장 위치보다 높게 올리고, 탄력붕대를 이용하여 손과 팔 등의 부위를 감아준다. 예방과 더불어 초기에 발견하고 치료를 시작하는 것이 매우 중요하다. 림프부종이 이미 심하게 진행되어 대증적 치료에 효과가 없는 경우 림프부종이 된 피부와 피하조직을 절제하거나 림프관문합술 등을 시행하기도 하나 결과가 만족스럽지 못한 경우가 많기 때문이다. 손이나 팔이 붓게 되면 팔을 심장보다 높은 부위로 올려주는 거상법을 적용하고, 상처가 생기거나 세균이 들어가지 않도록 조심하며 핸드크림 등을 이용하여 적절한 보습을 시행하는 것이 좋다. 뜻하지 않게 염증 혹은 세균 감염의 증세가 보이면 혈액순환이 잘 안 되기 때문에 항생제치료를 빨리 시작하는 것이 필요하다. 평소 환자들은 팔에 꽉끼는 옷을 피해야 한다. 수술한 팔을 지나치게 과도하게 사용하지는 않을 것을 권장하지만,어깨 및 팔의 운동량이 너무 적은 경우 오히려 이로 인하여 운동장애 및 통증이 올 수 있으므로 팔이 붓지 않을 정도의 적당하고 꾸준한 운동을 하는 것이 좋다.

② 감시림프절 생검술

액와림프절곽청술로 인하여 발생할 수 있는 여러 합병증을 줄일 수 있는 방법은 감시림프절 절제술이다. 감시림프절이란 유방에서 제일 먼저 림프액이 도달하는 림프절로서 유방암의 전이 가능성이 가장 높은 림프절이다. 수술 중에 이 감시림프절을 절제한 후 정밀하게 검사하여 암 전이가 없으면 나머지 림프절에도 전이가 되지 않은 것으로 판단하여 추가적인 액와림프절곽청술을 시행하지 않는다. 따라서 액와림프절곽청술 후 생길 수 있는 림프부종, 감각이상, 통증등의 합병증을 현저히 감소시킬 수 있어, 림프부종은 감시림프절생검술을 시행한 경우에서는 5% 이하에서 발생하는 것으로 알려져 있다.

감시림프절생검술은 90% 이상의 성공률과 5% 미만의 위음성률(false negative rate)을 보이며[12,13] 숙련된 외과의사가 시행하는 경우 정확한 병기 결정 방법으로 인정된다. 감시 림프절을 찾는 방법은 생체염료(vital dye)를 이용하는 방법과 방사성 동위원소(radiocolloid)를 이용하는 방법이 있으며, 두 방법간에 정확도와 민감도의 차이는 크지 않다.

2. 항암화학요법

수술로 국소부위치료를 했다 하더라도 미세 전이에 의한 재발 및 원격전이의 이 존재한다. 그러므로 유방암의 병기, 아형, 환자의 상태에 따라 보조항암화학요법을 시행하는 것이 필요하다. 항암화학요법은 일반적으로 수술 후 시행하나 일부의 경우에는 수술 전 시행하기도 한다. 암의 국소 진행이 심한 경우 수술이 불가능한 경우가 있는데 이때 수술 전 항암화학요법(선행항암화학요법, neoadjuvant chemotherapy)을 시행하여 병기를 낮추고 암의 크기를 줄여 수술을 가능하게 하는 경우도 있으며, 불가피하게 유방전절제술을 해야하는 환자에 있어 유방보존 수술을 시행할 수 있을 정도로 전환하는 효과를 가져오는 경우도 있다.

유방암을 완전히 절제한 후 시행하는 보조항암화학요법(adjuvant chemotherapy)은 액와림프절전이가 있는 경우와 없는 경우에서 모두 재발률과 사망률을 낮추는것으로 알려져 있다.[14,15] 그리고, 아주 초기의 환자들의 경우 재발 및 전이의 가능성이 낮아 수술 후 보조 항암화학 치료의 효과가 미미하여 항암화학요법을 생략하기도 한다.[16] 반면, 유방암의 국소진행이 심하여 수술이 불가능하거나, 진단 시 원격전이가 있는 경우에는 완치목적보다는 증상완화에 목표를 둔 고식적 항암화학요법(palliative chemotherapy)을 시행하게 되는데, 이런 경우에도 항암치료는 병의 진행을 늦추고 삶의 질을 향상시킬 수 있다.

고식적 항암치료의 경우는 단일 약제 혹은 항암치료제와 표적치료제의 복합 요법 등 많은 다양한 방법들이 있으나, 통상 수술 후 시행하는 보조항암화학요법에서는 일반적으로 단일 약제보다는 여러 약제를 혼합하여 사용하는 복합항암화학요법(combination chemotherapy)이 더 효과적으로 알려져 있다. 약제의 종류도 지속적으로 개발되고 있으며, 전세계적으로 유사한 용법으로 사용되고 있다. 환자의 상태 및 약제의 종류에 따라 투여방법 및 기간은 차이가 있으나 일반적으로 수술 후 4~6주 이내에 시작하며 3개월에서 6개월 정도 진행된다.

항암치료제 중에서는 현재까지 가장 효과적인 약제로 밝혀진 안스라사이클린

(Anthracycline, A) 계열 약제가 가장 흔히 사용되며, 사이클로포스파마이드(Cyclophosphamide, C)와 복합하여 사용되는 4주기의 AC 항암치료법은 과거에 널리 쓰이던 6주기의 CMF(Cyclophosphamide, Methotrexate, 5-Fluorouracil)에 비해 치료 기간이 짧고 치료 성적은 약간 높거나 유사한 것으로 밝혀졌다.[17,18] AC 요법은 구역, 구토감 등의 부작용이 심하다는 단점이 있었으나 근래에는 이런 부작용은 많이 개선되고 있다. 게다가 4주기의 AC 항암치료법은 3개월의 치료기간이 소요되어 치료기간을 단축할 수 있다는 면에서 선호되는 측면도 있다. 심장독성이 있을 수도 있는 약제이므로 치료 전 필요하다면 심장기능에 대한 확인을 하여야 하며 환자의 상태에 따라 주의를 요한다. 림프절 전이가 있다고 확인된 국소진행 유방암 혹은 전이 유방암의 경우 4주기의 AC 항암치료에 더하여 탁센(taxane) 계열의 약물을 추가로 사용하는 것이 무병생존율과 전체생존율을 향상시키는 것으로 밝혀져[19] 림프절 전이가 있는 경우에는 탁센 계열의 약물의 추가 사용이 표준치료법으로 자리잡았다.

항암화학요법의 발전으로 치료효과는 향상되었으나 그에 수반하는 여러 부작용으로 인해 많은 환자들이 고통받고 있다. 가장 흔한 증상은 식욕부진, 오심, 구토이다. 항암제에 의한 중추신경 자극과 위 점막 손상으로 인해 발생하는데 최근에는 좋은 항구토제가 개발되어 부작용을 줄이면서 치료할 수 있게 되었다.

유방암에 사용하는 항암화학제의 경우 거의 대부분의 환자에서 모발 손상과 탈모를 일으키게 하는데, 항암제 투여 후 1~2주부터 진행되어 모발뿐 아니라 눈썹이나 겨드랑이 등 신체의 타부위에서도 발생하며 치료가 끝난 후 1~2개월이면 다시 자라기 시작한다.

항암제로 인한 골수기능 저하로 인해 백혈구감소증이 발생하게 되며 이런 경우 감염이 쉽게 되고, 혈소판감소증이 있는 경우에는 사소한 충격에도 쉽게 멍이 든다. 골수 기능은 일정 기간이 지나면 회복되지만, 항암제의 종류, 투여방법, 환자의 특성에 따라 약간의 차이는 있다.

유방암에 효과적인 약제 중 일부는 심장독성을 갖고 있으며, 이런 약제는 누적 용량을 고려하여 투여하게 된다. 간혹 정해진 누적 용량에 도달하지 않은 경우에도 비가역적 심부전이 오는 경우도 있어 정기적인 심장 기능검사가 필요하다.

탁센 계열의 약물은 말초신경계통에 영향을 미쳐 손발 저림과 통증을 유발하는 경우가 있다. 이 말초신경통의 증상은 약제 중단 시 3~6개월 정도면 대부분 증상이 호전되지만 환자에 따라 몇 개월에서 몇 년 동안 증상이 지속되기도 한다.

폐경 전 여성에서는 항암제의 종류에 따라 무월경이 발생할 수 있는데, 이 증세는 일시적일 수도 있으나 항암치료로 인한 영구적인 조기 폐경 및 불임이 초래되기도 한다. 예전에 많이 쓰이던 CMF 항암요법의 경우 조기 폐경이 오는 경우가 더 큰 것으로 알려져 있으며, 나이가 많을수록 그럴 가능성이 커지는데 통상 40세부터는 조기 폐경이 발생할 가능성이 그렇지 않을 가능성보다 더 커진다고 한다.

폐경기 증상과 함께 골다공증의 발생 위험이 증가할 수 있어 꾸준한 운동을 하는 것이 좋고, 칼슘이 많은 식품을 섭취하거나 경우에 따라서는 칼슘제를 복용하여 골다공증을 예방하는 것이 좋은데, 골다공증이 이미 발생한 경우에는 골절 등의 합병증이 발생하지 않도록 적극적으로 관리하는 것이 중요하다.

항암화학요법의 장기 부작용 중 치명적인 것은 급성백혈병과 골수이형성증(myelodysplastic syndrome)이다. 발병률은 0.28%로 일반인의 발병률 0.31%와 비교하여 큰 차이가 없으나[20] 일단 발생하고 나면 심각한 상황이 초래되므로 정기적인 혈액검사가 필요하다.

유방암의 완치 여부는 수술 후 시행하는 보조항암화학요법의 효과에 영향을 받으므로, 유방암 환자의 장기생존을 위해서는 전신상태와, 암의 생물학적 특성, 치료효과에 따라 적절한 약제를 선택하고 지속적으로 추적하고 관찰하여야 한다.

3. 방사선치료

유방암 수술 후 국소부위에 보조요법으로 시행되는 방사선치료는 항암화학요법과 더불어 국소재발을 낮추고 생존율을 의미있게 증가시킨다.[21] 또한 유방보존 수술을 받은 환자의 경우 방사선치료를 병행하면 유방전절제술과 비교하여 치료효과에 차이가 없다.[3] 방사선치료를 시행하는 목적은 수술 부위와 인접한 곳에 있을 수 있는 미세잔류암 혹은 잠재적 암병소를 치료하여 국소재발률을 낮추고 이로 인해 생존기간을 향상시키는 것이다. 방사선은 악성 종양을 투과하여 종양세포를 죽이지만 주위의 정상조직에도 영향을 끼치는데, 피부뿐 아니라 인접장기인 심장, 폐, 흉부늑골 등이 방사선에 노출되는 경우 부작용이 생길 수 있으므로 주위 정상조직에 방사선량을 줄이기 위하여 많은 노력을 기울이고 있다.

일반적으로 방사선치료의 범위는 전체 유선조직, 인접한 피부와 피하, 흉벽이며 40~50Gy의 용량을 5~7주에 걸쳐 시행하는데, 국소재발률을 낮추기 위해 암을 수술한 인접부위에 10~15Gy를 추가로 조사하기도 한다. 진단 당시에 이미 원격전이가 있는 4기 환자의 경우 이로 인한 증상을 조절하여 환자의 삶의 질 향상을 높이려

고 애쓰는데, 특히 뼈에 전이가 있는 환자의 통증 완화, 골절 방지, 척추압박 증상해
소를 위해 방사선치료를 시행할 수도 있다.

방사선치료를 시작한 후 2주 정도의 기간이 지나면 조사받은 피부가 어두운 색으
로 착색되기도 하고 피부가 두껍고 딱딱해질 수 있는데, 이러한 증세는 수 개월 정도
지속되며 대개의 경우 시간이 지나면 호전된다. 팔의 부종은 액와림프절에 대한 수술
뿐 아니라 방사선치료로 인해서도 발생할 수 있으며, 액와림프절절제술을 함께 시행
한 경우 그 확률은 더 증가한다. 방사선치료로 인해 팔과 어깨의 운동을 관장하는 상
완신경총(brachial plexus)에 염증이나 섬유화가 발생하는 경우가 있으며, 어깨 통증,
운동장애가 발생할 수 있다. 이는 일시적인 현상으로 대부분의 운동장애는 물리치료
로 호전되며 1년 이내에 증세가 사라지나 환자에 따라 오래 지속되는 경우도 있다.

방사선치료를 받는 동안 폐 부피의 10% 가량이 방사선의 영향을 받게 되는데, 치
료받은 부위의 폐가 섬유화되고 늑막이 두꺼워지는 등의 변화가 발생하며 1~10%의
환자에서 폐렴증상이 나타날 수 있으나[22,23] 5년 이내에 대부분의 폐 기능이 정상으
로 회복된다. 또한 방사선피폭으로 인한 늑골골절이 발생할 수 있으나 아주 드물며
치료받은 환자의 2% 미만으로 알려져 있다. 심장은 특히 좌측 유방에서 발생한 유
방암 환자의 경우 방사선치료기법에 따라 10% 정도 치료 범위에 포함될 수 있다고
하나, 최근 방사선요법의 발전으로 심막염, 심장 기능장애는 유방암의 위치에 차이
가 없으며 같은 연령대의 일반 여성과 비교하여도 차이가 없음이 확인되었다.[24] 하
지만, 심장독성이 있는 것으로 알려진 항암화학요법과 병행하게 되는 경우에는 심근
질환의 가능성이 커지므로 주의깊은 심장 기능에 대한평가가 필요하다.

4. 항암호르몬 치료

유방암의 호르몬요법은 전체 여성 유방암 환자의 70% 가량의 경우에 해당되며,
유방암에 존재하는 에스트로젠 수용체(estrogen receptor, ER)를 표적으로 한다. 여
성호르몬수용체가 발현되는 유방암을 가진 여성의 암은 암세포의 에스트로젠 수용
체에 에스트로젠이 결합하는 경우, 암세포의 성장과 생존이 촉진되는 효과가 있는
데, 항암호르몬 치료는 이러한 경로 중의 일부를 막아 유방암의 진행 및 재발을 억제
한다. 따라서, 에스트로젠 수용체 양성인 환자에게 사용하며 음성인 환자에게는 치
료효과가 미약하다.

최초의 호르몬 치료는 양측 난소절제술로 1960년대까지는 난소절제술, 난소방사
선치료 등의 방법을 통해 에스트로젠의 영향을 차단하였다. 1970년대부터 항에스트

로젠 약제가 개발되고 그 효과가 인정되었다. 가장 널리 쓰이는 대표적인 약제인 타목시펜(Tamoxifen)은 에스트로젠처럼 에스트로젠 수용체에 결합하지만 에스트로젠과는 다른 형태로 수용체와 결합구조를 유지한다. 난소절제술, 난소기능억제제(Goserelin), 아로마타제 억제제(aromatase inhibitor)는 에스트로젠의 수치를 낮추고 에스트로젠과 수용체 복합체의 활성화를 낮춘다.

1) 타목시펜(Tamoxifen)

타목시펜은 유방에서 세포의 성장을 억제하지만 다른 기관이나 특정한 유전자에 대해서는 에스트로젠과 같은 효과를 보이기 때문에 선택적 에스트로젠 수용체 조절자(selective estrogen receptor modulator, SERM)라 불린다. 에스트로젠 수용체 양성인 경우 폐경여부, 림프절 전이여부에 관계없이 타목시펜을 사용한 경우가 사용하지 않은 경우에 비해 10년 재발률 및 사망률을 낮추는 것으로 밝혀졌다.[17,25] 또한 타목시펜은 반대쪽 유방암의 발생도 감소시키는 것으로 나타나 유방암이 발생할 가능성이 높다고 알려진 유방암 고위험군에서 유방암의 발생을 예방하는 효과가 있다. 에스트로젠 수용체 음성인 경우 타목시펜이 유방암 억제기전 중 에스트로젠 수용체를 통하지 않는 기전이 있어 어느정도 치료 효과가 있을 것으로 생각되나 그 효과는 크지 않아 현재 음성 환자에서는 타목시펜 사용을 권장하지 않는다. 타목시펜의 투여 기간은 여러 연구 결과를 통해 5년간 투여하는 것은 효과적이지만 그 이상 투여하는 것은 추가적인 이익이 없거나 그리 크지 않은 것으로 나타나[26] 현재는 5년 투여가 표준치료로 자리잡았다.

타목시펜은 유방암 억제 효과뿐 아니라 폐경 전 여성에서 뼈를 튼튼하게 하는 등 여러 장점도 존재하나 에스트로젠 상승 작용으로 인한 부작용을 일으키기도 하며 약제 저항성의 원인이 되기도 한다. 흔한 부작용은 안면 홍조, 생리불순, 질 분비물 변화 등의 경미한 증상이 대부분이나, 드물게는 혈관 안에서 혈전 및 색전증의 빈도를 증가시키는 데 항암화학요법을 받은 경우 더 자주 발생하는 것으로 알려져 있다. 타목시펜은 장기 투여한 경우 자궁내막에서 증식성 효과를 보이며 자궁내막암의 발생 빈도를 증가시킬 수 있으므로 투여하는 동안 6개월 내지 1년마다 정기적인 산부인과 진료를 권장한다.

2) 고세렐린(Goserelin)

폐경 전 여성에서 에스트로젠이 생성되는 주요 장소는 난소이므로 에스트로젠 수치를 낮추는 효과적인 방법은 난소 기능을 외과적 또는 내과적 방법으로 억제하는 것이다. 고세렐린은 뇌하수체에서 나오는 황체형성 호르몬을 억제함으로써 난소에서 분비되는 에스트로젠을 차단하여 유방암 세포의 성장을 억제한다. 표준투여기간은 2년이며 에스트로젠 수용체 양성인 폐경 전 여성에서 항암화학요법과 동일한 효과를 보이며 항암화학요법에 따르는 부작용은 적다.[27]

홍조, 발한, 성욕 변화와 관절통이 흔한 증세이며, 질 건조, 유방의 크기 변화 또한 드물게 보고되고 있고, 폐경 전 여성이 갱년기 증상을 겪게 되는 것이므로 간혹 불면, 우울 등의 정서적 변화가 있을 수 있다. 대개 초기에 일시적으로 증세가 있으며 치료를 중단하지 않아도 대부분 사라지나, 심한 경우에는 정서적 지지 및 종양정신과적 관점에서의 진료가 도움이 될 수 있으므로 적극적으로 치료받는 것이 필요하다.

3) 아로마타제 억제제(Aromatase inhibitor)

아로마타제는 부신수질에서 만들어진 스테로이드호르몬을 에스트로젠으로 전화시키며, 이는 폐경 후 여성에서 에스트로젠이 만들어지는 주요 공급원이다. 따라서 폐경 후 여성에서 아로마타제를 억제하는 것은 에스트로젠 수치를 더욱 낮추어 유방암의 진행 및 재발을 억제할 수 있다. 폐경 후 여성의 경우 아로마타제 억제제가 타목시펜에 비해 재발을 좀 더 감소시키는 것으로 연구되었다. 처음부터 타목시펜 대신 아로마타제 억제제를 5년간 사용한 경우,[28] 2~3년 가량 타목시펜을 쓰다가 아로마타제 억제제로 전환하여 3~2년 동안 사용한 경우,[29] 타목시펜을 5년간 사용한 환자에서 추가로 아로마타제 억제제를 5년 더 사용한 경우[30] 모두에서 재발률이 감소되는 것으로 확인되었다.

아로마타제 억제제의 경우 타목시펜과 유사하게 부인과적 증세가 흔하지만 근골격계 질환인 통증, 골절, 골다공증 및 심혈관계질환의 빈도가 더 높은 것으로 보고된다. 따라서 골밀도검사 등을 통하여 뼈의 건강상태를 확인하고, 경우에 따라 적절한 운동 및 칼슘과 비스포스포네이트(bisphosphonate)를 병용 투여하는 것이 필요하다. 그러나 이들 약제는 부신 기능 저하, 신장애, 간 기능장애의 가능성이 있어 주의 깊은 관찰이 필요하다.

5. 표적치료

표적치료란 특정 표적을 발현하는 종양세포가 목적이 되어 종양의 성장 및 증식과정 중 특정 경로를 표적으로 삼아 이 경로를 억제하거나 차단하여 암의 성장을 억제하는 것이다. 정상세포에 대한 영향이 적어 부작용 및 독성이 적다고 알려져 있다.

1) 허셉틴과 Her-2 표적치료제

전체 유방암 환자 중 20% 가량의 환자가 암세포의 표면에 Her-2 수용체를 갖고 있는데, Her-2 수용체를 발현하는 경우 유방암의 성장 및 전이가 촉진되어 불량한 예후를 보일 수 있다. 허셉틴(Herceptin, Trastuzumab)은 Her-2 수용체를 표적으로 개발된 약물로, Her-2 수용체와 결합하여 암세포의 생물학적 작용에 장애를 유도하여 유방암 세포가 사멸하게 된다. 허셉틴은 수술 후 재발을 감소시키고 전체 생존율도 향상시키는 것으로 나타났으며, 허셉틴 단독 요법뿐 아니라 다른 항암화학요법과 병행 투여 시에도 효과적인 것으로 나타났다.[31,32] 허셉틴 수용체 양성인 환자에서 허셉틴 치료의 기간은 일반적으로 1년이며 3주에 한 번씩 투여받는다.

허셉틴 치료 시 다른 항암화학요법과 유사한 증세인 빈혈, 백혈구 감소, 설사, 구역, 구토 등의 증세가 대부분 나타나지 않으며 비교적 큰 부작용 없이 1년 간의 유지 치료를 마칠 수 있다. 허셉틴의 가장 중요한 부작용은 심장독성인데, 허셉틴 단독 투여시 2~7%의 환자에서 심부전이 나타나며, 탁센계열과 병용하는 경우에는 11%, 안스라사이클린과 병용한 경우에는 28%에서 심부전증이 발생하였다는 보고도 있다.[33,34] 그러나, 심각한 심부전 증상은 드물고, 약제를 중단하면 회복될 수 있다. 따라서, 허셉틴을 사용하는 환자는 허셉틴 치료 전과 치료 중, 치료 후에 심장 기능검사를 받아야 한다.

2) 기타 표적치료제

Her-2 수용체를 목표로 하는 표적치료제는 허셉틴 외에 라파티닙(Lapatinib), 퍼제타(Perjeta, Pertuzumab) 등이 있다 이 약제는 허셉틴과 목표는 유사하나 Her-2 수용체에 결합하는 부위가 다르며, 유방암 세포 내부의 증식을 억제하는 기전에도 약간의 차이가 있다.

그 외에 여러 표적치료제가 개발 및 임상시험 중에 있으며 유방암 환자의 치료 및 장기 생존 향상에 도움을 줄 것으로 기대되고 있다.

한국유방암학회 추적 관찰 권고안

한국유방암학회에서는 우리나라 환자 특징 및 진료상황을 고려한 진료권고안을 개발하였으며, 현재 4차 진료권고안까지 수정하여 보완한 상태이다.[35] 이 진료권고안에는 유방암 환자의 추적 관찰에 관한 가이드라인이 포함되어 있다.

1. 관상피내암

관상피내암은 유관에서 기원하여 기저막을 침범하지 않은 종양으로 수술 후 항암화학요법은 시행하지 않으나 유방보존 수술을 시행한 경우 방사선요법을 시행하고 에스트로젠 수용체 양성인 경우 호르몬 요법을 시행하는 것이 치료의 원칙이다. 추적검사는 유방전절제술을 시행한 경우에는 매년 유방의 이학적 진찰과 반대쪽 유방 촬영술을 시행한다. 유방보존술을 받은 경우에는 처음 5년간 6개월이나 1년 간격으로 유방의 이학적 진찰과 동측의 유방촬영술을 시행하고 필요에 따라 유방확대촬영술을 시행한다. 반대쪽 유방촬영술은 1년 간격으로 시행한다. 그 이후에는 1년 간격으로 유방의 이학적 진찰과 유방촬영술을 시행한다. 필요에 따라 유방초음파검사를 시행할 수 있다. 타목시펜을 투여받는 환자는 자궁내막암의 발생 위험이 보통 사람보다 조금 증가하므로 적어도 1년 간격으로 부인과 검진을 받아야 한다.

2. 조기유방암

조기유방암은 유방암 병기 2기까지의 환자로 임파선 전이가 없고 피부 혹은 흉벽을 침범하지 않은 유방암이나 5cm 이내의 유방암으로 액와림프절에 3개 이하의 전이가 있는 경우를 말한다.

추적검사는 유방보존술과 방사선요법을 받은 환자에서는 수술한 유방은 수술 후 6개월에 유방촬영술을 시행하고, 이후 6개월에서 1년 간격의 추적검사를 2~5년간 시행하며, 반대쪽 유방은 매년 유방촬영술로 정기검사를 시행한다. 원격전이를 검사하기 위해 알칼리인산분해효소(alkaline phosphatase)를 포함한 간 기능검사, 흉부단순촬영, 흉부전산화단층촬영, 뼈스캔, 복부초음파, 복부전산화단층촬영 또는 자기공명영상, 18-FDG PET, 종양 표지자검사 등은 무증상의 1기 또는 2기 조기 유방암 환자에게 추적 관찰의 정기적 검사로 시행하지 않으나 증상이 있거나 필요한 경우 시행할 수 있다.

3. 국소진행유방암

국소진행유방암은 3기의 유방암 환자로 원격 전이는 없으나 유방암의 크기가 5cm를 넘거나 4개 이상의 액와림프절 전이가 있는 경우, 유방암이 발생한 쪽과 같은 쪽의 쇄골상부림프절에 전이가 있거나 내유림프절까지 전이가 있음이 확인된 경우를 말한다.

조기 유방암의 추적검사와 거의 유사하며 유방보존술과 방사선요법을 받은 환자에서는 방사선요법이 끝난 후 약 6개월에 유방촬영술을 시행하고, 이후 6개월에서 1년 간격의 추적검사를 2~5년간 시행하며, 유방암이 없는 반대쪽 유방은 매년 정기검사를 시행한다. 원격전이를 감시하기 위해 ALP, 간 기능검사, 종양 표지자(CA15-3, CEA, CA27.29)검사를 통상적으로 시행하지는 않지만 선택적으로 시행할 수 있다. 또한 뼈스캔, 흉부단순촬영, 흉부전산화단층촬영, 복부초음파검사, 복부전산화단층촬영, 자기공명영상 또는 18-FDG PET은 추적 관찰의 정기적 검사로 시행하지 않으나 증상이 있거나 재발이 의심되는 경우 시행한다.

유방암 아형에 따른 재발 패턴

최근 의학의 발전에 힘입어 유방암은 한 종류의 종양이 아니며, 다양한 생물학적 특성을 갖고 있는 여러 종류의 유방암으로 구성되어 있다는 것을 알게 되었다. 즉, 유방암의 분자생물학적 특성에 따라 치료방법 및 예후가 다르다는 것이다. 현재도 연구가 계속되고 있으나, 가장 손쉽고 널리 쓰이는 유방암의 분자생물학적분류 방법은 유방암 조직의 호르몬 수용체와 Her-2 수용체 여부에 따라 분류하는 것이다. 일반적으로 에스트로젠 수용체 양성환자는 항암호르몬 치료를 시행한 경우 암을 억제하는 효과로 인해 에스트로젠 수용체 음성인 환자에 비해 예후가 좋은 것으로 알려져 있으며, Her-2 양성인 경우 재발 및 사망률이 높은 것으로 알려져 있다.

삼성서울병원에서 1996년부터 2010년까지 유방암으로 수술 받은 약 9천여 명의 환자들의 임상 경과를 추적 관찰한 결과를 토대로 유방암의 분자생물학적 분류를 통한 아형에 따라 재발 패턴을 분석한 결과, 에스트로젠 수용체 발현에 따라 재발률과 그 패턴이 다른 것이 확인되었다. 연구 결과에 따르면, 10년 내 재발 확률은 에스트로젠 수용체 음성인 환자들이 25% 가량으로 나타나 양성인 환자들이 10년 내에 22% 정도 재발하는 것에 비하여 재발률이 좀더 높은 경향이 있었다. 재발 패턴에서도 차이가 나는데, 에스트로젠 수용체 음성인 환자들은 재발하는 경우 5년 이내에 약 80%가 재발하여 5년 이후 추가로 재발하는 사람이 그리 많지 않은 반면, 에스트로젠 수용체 양성인 환자들은 5년이 지나도 재발할 가능성이 계속 지속되어 전체 재발의 절반 이상이 수술 후 5년 이상 경과된 환자에서 관찰되었다. 하지만, 이런 패턴은 40세 미만의 환자에서는 관찰되지 않아서, 젊은 유방암 환자에서는 에스트로젠 수용체 유무에 따른 재발 패턴의 차이는 거의 없는 것으로 보인다. 전 연령에서 Her-2 수용체 양성인 경우 허셉틴 치료 여부에 따라 차이가 있으나 음성에 비해 재발률이 꾸준히 높았다.

에스트로젠 수용체 음성인 유방암은 재발할 확률이 더 높지만, 조기에 재발할 확률이 특히 더 높고 수술 후 6~7년 정도 경과한 뒤에는 재발할 가능성이 오히려 에스트로젠 수용체 양성인 유방암 환자보다 더 낮아지는 경향을 보인다. 또, 재발의 확률이 상대적으로 낮다고 알려진 에스트로젠 수용체 양성 환자는 수술 후 5년이 지나도 훨씬 긴 기간 동안 재발할 가능성이 있기 때문에 꾸준한 추적관찰을 통해 재발을 조기 발견하여 재발 후 생존기간을 늘이기 위한 적절한 치료를 할 필요가 있다.

유방암 생존자의 건강관리

유방암의 치료방법은 유방암의 분자생물학적 특성에 따라 수술, 항암화학요법, 방사선치료, 항암호르몬 치료에 더하여 최근 눈부시게 발달하고 있는 표적치료까지 여러 가지 방법을 다양한 조합과 순서로 시행하는 것으로 이루어지고 있으며, 각각의 방법과 시기에 따라 다양한 부작용이 발생할 수 있다. 또한, 유방암은 분자생물학적 특성에 따라 무병생존율이 다르며, 재발 패턴에서도 차이를 보이므로 유방암 생존자의 건강관리 또한 이러한 특성을 감안하여 각기 다른 전략으로 접근할 필요가 있다고 생각된다. 상황에 따른 유방암 생존자에 대한 건강관리는 다음과 같이 나누어 생각할 수 있을 것이다.

1. 수술 및 항암화학요법으로 적극적인 치료를 받고 있는 중인 경우

진단 후 6개월에서 8개월 가량 경과하는 시점이 이에 해당되리라 생각된다. 이 시기에는 수술 및 항암치료로 비롯되는 단기간의 부작용에 주의를 기울이며, 갑작스런 진단에 따른 심리적인 불안 등의 요인을 적절히 평가하고 이를 해결해 가며 합리적인 판단으로 최선의 초기 치료를 받는 것이 중요하다. 간혹 이 시기에 검사 과정에서 유방암 이외의 다른 암이나 심폐질환이 발견될 수도 있고, 항암주사나 항암호르몬제 복용 등에 따른 심리적 변화가 정신건강 상의 질환으로 이어질 수도 있으므로 이에 대해서도 면밀한 주의를 기울여야 한다. 수술 후 나타날 수 있는 어깨나 견갑부위의 운동장애에 대한 적절한 재활적 치료와 특히 탁센을 쓰는 동안 나타날 수 있는 부종에 대해서도 적절한 검진과 조치가 필요할 수 있다.

2. 수술 및 항암화학요법 이후 필요에 따라 추가 치료를 하면서 재발의 징후가 없는 경우

수술 후 항암화학요법을 하지 않는 경우에는 수술 후 4~6주 가량 이내에 5~7주에 걸친 방사선치료를 시작하게 된다. 유방암에 대해서 항암화학요법을 시행하는 동안에는 항암호르몬 치료나 방사선치료를 동시에 시행하지 않는 것이 원칙이므로, 수술 후 항암화학요법을 시행하는 경우에는 항암화학요법을 모두 마치고 방사선치료와 항암호르몬 치료를 시작한다. 항암호르몬 치료는 상대적으로 부작용이 덜한 편이고 수 년에 걸쳐 이루어지므로, 수술, 항암화학요법, 방사선치료를 마치면 심리적으로는 부담이 좀 덜한 상태가 된다고 예측할 수 있다. 호르몬 수용체와 Her-2 수용체가 없는 유방암의 경우에는 수술 후 항암화학요법과 방사선치료로 적극적 치료는 일단 종료되며, 호르몬 수용체가 있거나 Her-2 수용체가 있는 유방암의 경우에는 수술 후 1년 간 Her-2 수용체에 대한 표적치료를 시행하게 된다.

Her-2 양성인 유방암은 1년간의 표적 치료를 하고, 호르몬 수용체 양성인 유방암은 5년간의 항호르몬 치료를 한 후 경과 관찰을 추적하게 되지만, 에스트로젠 수용체 음성인 경우에는 진단 후 1년 가량 지나면서 경과추적으로 접어들게 된다. 유방암학회의 진료권고안에 따르면, 진단 후 5년까지 6개월에서 1년 간격의 추적 검사를 시행하도록 권고하고 있다.

유방암의 분자생물학적 특성에 따라 재발 패턴에서 차이가 나는데, 에스트로젠 수용체 음성인 유방암은 전체적인 재발률은 높은 편이나 수술 후 6~7년 정도가 지나면 재발할 가능성이 크게 낮아지므로 이 기간 동안 주의 깊은 추적관찰을 시행할 필요가 있다. 에스트로젠 수용체 양성인 유방암은 전체적인 재발률은 낮지만, 수술 후 5년이 지나도 재발할 확률이 감소하지 않으므로 좀 더 장기간에 걸쳐 추적관찰을 시행할 필요가 있다.

이 기간 동안에는 유방암의 재발 여부에 대해 주의를 기울이면서 동시에 유방 이외의 다른 장기에서 암이 발생하지는 않는지도 주의를 기울여야 한다. 아울러 정서적 평가를 포함한 수술 및 항암화학요법, 방사선치료 등의 장기적 합병증에 주의를 기울이면서, 인터넷이나 서적, 주위의 민간요법 등과 관련된 불필요하거나 부정확한 정보로 인하여 오히려 손해를 겪는 것은 아닌지에 대해서도 살펴볼 필요가 있다. 시간이 경과할수록 전체적인 건강관리에 주안점을 두어야 한다.

3. 재발 후 고식적인 치료를 진행하는 상태의 암생존자

최근 들어서 재발한 경우라도 표적치료제와 항암호르몬치료의 발달, 고식적인 항암화학요법, 방사선치료 및 통증관리법의 발전에 힘입어 증상 조절에 많은 발전이 있으며, 국가적으로는 호스피스에 대한 관심도 점점 증대되고 있다. 유방암이 재발했다는 것이 곧 말기라거나 정상적인 사회생활을 하지 못한다는 뜻은 아니다. 적절한 증상 조절과 환자뿐만 아니라 가족 전체에 대한 정서적인 지지가 사회 및 국가 차원에서 필요할 것으로 생각된다.

참 고 문 헌

[1] Siegel R, Ward E, Brawley O, Jemal A. Cancer statistics, 2011. CA Cancer J Clin 2011;61:212-36.

[2] Jung KW, Park S, Kong HJ, et al. Cancer statistics in Korea: incidence, mortality, survival, and prevalence in 2008. Cancer Res Treat 2011;43:1-11.

[3] Fisher B, Anderson S, Bryant J, Margolese RG, Deutsch M, Fisher ER, et al. Twenty-year follow-up of a randomized trial comparing total mastectomy, lumpectomy, and lumpectomy plus irradiation for the treatment of invasive breast cancer. N Engl J Med 2002;347:1233-41.

[4] Veronesi U, Marubini E, Mariani L, et al. Radiotherapy after breast-conserving surgery in small breast carcinoma: long-term results of a randomized trial. Ann Oncol 2001;12:997-1003.

[5] Turner L, Swindell R, Bell WG, et al. Radical versus modified radical mastectomy for breast cancer. Ann R Coll Surg Engl 1981;63:239-43.

[6] Noone RB, Frazier TG, Noone GC, Blanchet NP, Murphy JB, Rose D. Recurrence of breast carcinoma following immediate reconstruction: a 13-year review. Plast Reconstr Surg 1994;93:96-106; discussion 7-8.

[7] Kroner K, Knudsen UB, Lundby L, Hvid H. Long-term phantom breast syndrome after mastectomy. Clin J Pain 1992;8:346-50.

[8] Webster DJ, Mansel RE, Hughes LE. Immediate reconstruction of the breast after mastectomy. Is it safe? Cancer 1984;53:1416-9.

[9] Chadha M, Chabon AB, Friedmann P, Vikram B. Predictors of axillary lymph node metastases in patients with T1 breast cancer. A multivariate analysis. Cancer 1994;73:350-3.

[10] Keramopoulos A, Tsionou C, Minaretzis D, Michalas S, Aravantinos D. Arm morbidity following treatment of breast cancer with total axillary dissection: a multivariated approach. Oncology 1993;50:445-9.

[11] Warmuth MA, Bowen G, Prosnitz LR, et al. Complications of axillary lymph node dissection for carcinoma of the breast: a report based on a patient survey. Cancer 1998;83:1362-8.

[12] Giuliano AE, Kirgan DM, Guenther JM, Morton DL. Lymphatic mapping and sentinel lymphadenectomy for breast cancer. Ann Surg 1994;220:391-8; discussion 8-401.

13 Krag DN, Anderson SJ, Julian TB, et al. Sentinel-lymph-node resection compared with conventional axillary-lymph-node dissection in clinically node-negative patients with breast cancer: overall survival findings from the NSABP B-32 randomised phase 3 trial. Lancet Oncol 2010;11:927-33.

14 Fisher B, Wickerham DL, Redmond C. Recent developments in the use of systemic adjuvant therapy for the treatment of breast cancer. Semin Oncol 1992;19:263-77.

15 Group EBCTC. Systemic treatment of early breast cancer by hormonal, cytotoxic, or immune therapy. 133 randomised trials involving 31,000 recurrences and 24,000 deaths among 75,000 women. Early Breast Cancer Trialists' Collaborative Group. Lancet 1992;339:71-85.

16 Goldhirsch A, Wood WC, Gelber RD, Coates AS, Thurlimann B, Senn HJ. Meeting highlights: updated international expert consensus on the primary therapy of early breast cancer. J Clin Oncol 2003;21:3357-65.

17 Fisher B, Anderson S, Tan-Chiu E, et al. Tamoxifen and chemotherapy for axillary node-negative, estrogen receptor-negative breast cancer: findings from National Surgical Adjuvant Breast and Bowel Project B-23. J Clin Oncol 2001;19:931-42.

18 Hutchins LF, Green SJ, Ravdin PM, et al. Randomized, controlled trial of cyclophosphamide, methotrexate, and fluorouracil versus cyclophosphamide, doxorubicin, and fluorouracil with and without tamoxifen for high-risk, node-negative breast cancer: treatment results of Intergroup Protocol INT-0102. J Clin Oncol 2005;23:8313-21.

19 Henderson IC, Berry DA, Demetri GD, et al. Improved outcomes from adding sequential Paclitaxel but not from escalating Doxorubicin dose in an adjuvant chemotherapy regimen for patients with node-positive primary breast cancer. J Clin Oncol 2003;21:976-83.

20 Kaplan HG, Malmgren JA, Atwood M. Leukemia incidence following primary breast carcinoma treatment. Cancer 2004;101:1529-36.

21 Overgaard M, Hansen PS, Overgaard et al. Postoperative radiotherapy in high-risk premenopausal women with breast cancer who receive adjuvant chemotherapy. Danish Breast Cancer Cooperative Group 82b Trial. N Engl J Med 1997;337:949-55.

22 Kimsey FC, Mendenhall NP, Ewald LM, Coons TS, Layon AJ. Is radiation treatment volume a predictor for acute or late effect on pulmonary function? A prospective study of patients treated with breast-conserving surgery and postoperative irradiation. Cancer 1994;73:2549-55.

23 Taghian AG, Assaad SI, Niemierko A, et al. Risk of pneumonitis in breast cancer patients treated with radiation therapy and combination chemotherapy with paclitaxel. J Natl Cancer Inst 2001;93:1806-11.

24 Vallis KA, Pintilie M, Chong N, et al. Assessment of coronary heart disease morbidity and mortality after radiation therapy for early breast cancer. J Clin Oncol 2002;20:1036-42.

25 Group EBCTC. Effects of chemotherapy and hormonal therapy for early breast cancer on recurrence and 15-year survival: an overview of the randomised trials. Lancet 2005;365:1687-717.

26 Stewart HJ, Forrest AP, Everington D, et al. Randomised comparison of 5 years of adjuvant tamoxifen with continuous therapy for operable breast cancer. The Scottish Cancer Trials Breast Group. Br J Cancer 1996;74:297-9.

27 Jonat W, Kaufmann M, Sauerbrei W, et al. Goserelin versus cyclophosphamide, methotrexate, and fluorouracil as adjuvant therapy in premenopausal patients with node-positive breast cancer: The Zoladex Early Breast Cancer Research Association Study. J Clin Oncol 2002;20:4628-35.

28 Baum M, Budzar AU, Cuzick J, et al. Anastrozole alone or in combination with tamoxifen versus tamoxifen alone for adjuvant treatment of postmenopausal women with early breast cancer: first results of the ATAC randomised trial. Lancet 2002;359:2131-9.

29 Boccardo F, Rubagotti A, Guglielmini P, Fini A, Paladini G, Mesiti M, et al. Switching to anastrozole versus continued tamoxifen treatment of early breast cancer. Updated results of the Italian tamoxifen anastrozole(ITA) trial. Ann Oncol 2006;17 Suppl 7:vii10-4.

30 Goss PE, Ingle JN, Pater JL, et al. Late extended adjuvant treatment with letrozole improves outcome in women with early-stage breast cancer who complete 5 years of tamoxifen. J Clin Oncol 2008;26:1948-55.

31 Gianni L, Dafni U, Gelber RD, et al. Treatment with trastuzumab for 1 year after adjuvant chemotherapy in patients with HER-2-positive early breast cancer: a 4-year follow-up of a randomised controlled trial. Lancet Oncol 2011;12:236-44.

32 Romond EH, Jeong JH, Rastogi P, et al. Seven-year follow-up assessment of cardiac function in NSABP B-31, a randomized trial comparing doxorubicin and cyclophosphamide followed by paclitaxel(ACP) with ACP plus trastuzumab as adjuvant therapy for patients with node-positive, human epidermal growth factor receptor 2-positive breast cancer. J Clin Oncol 2012;30:3792-9.

33 Seidman A, Hudis C, Pierri MK, et al. Cardiac dysfunction in the trastuzumab clinical trials experience. J Clin Oncol 2002;20:1215-21.

34 Rayson D, Richel D, Chia S, Jackisch C, van der Vegt S, Suter T. Anthracycline-trastuzumab regimens for HER-2/neu-overexpressing breast cancer: current experience and future strategies. Ann Oncol 2008;19:1530-9.

35 한국유방암학회. 제 4차 한국유방암학회 진료권고안; 2011.

PART 05-6

갑상선암 생존자

서 론

　중앙암등록본부의 2010년 국가암등록 통계에 따르면 갑상선암은 우리나라 암 중 발생 1위의 암이다. 2010년 한해 발생한 암 202,053건 중 17.8%를 차지하며 여성에서는 전체 암의 30.1%를 차지할 정도로 흔한 암일 뿐 아니라 매년 25%씩 증가하는 가파른 증가추세를 보이고 있어 관심의 대상이 되고 있다.[1] 갑상선암에는 유두암과 여포암 등 분화갑상선암과 비교적 드문 암인 저분화암, 미분화암, 수질암 등이 있으나 우리나라의 암 중 대부분은 예후가 좋은 분화갑상선암이며그 중에서도 가장 예후가 좋은 갑상선유두암이 95% 이상을 차지한다.[1] 그러므로 갑상선암 환자들의 평균 기대수명은 매우 높다.

　중앙암등록 본부의 통계에 따르면 갑상선암의 5년 생존률은 99%로 보고되고 있고 10년 이상 생존하는 경우도 95%에 달한다. 따라서 갑상선암이야 말로 생존자 관리가 매우 중요한 암이다.

　그러나 대부분의 환자가 큰 합병증 없이 수술을 마치고 사회에 복귀할 수 있으며 오래 생존하기 때문에 다른 암에 비해 상대적으로 삶의 질에 대한 관심이 적었고 연구가 많지 않은 것이 현실이다. 이 장에서는 갑상선암 수술 후 장기생존자에서 발생할 수 있는 문제와 그 해결 방안에 대해서 논하여, 장차 갑상선암 생존자를 위한 관리전략을 수립하는 데 도움이 되고자 한다.

갑상선암 수술 후 흔히 발생하는 문제

1. 전반적인 삶의 질

갑상선암 수술 후 환자들은 다양한 건강문제를 경험한다. 네덜란드의 한 연구 결과에 따르면 갑상선 수술을 받지 않은 일반인에 비해 갑상선 수술 환자는 신체적인 능력이나 사회적인 역할 수행, 감정적 스트레스, 인지능력 등이 모두 유의하게 감소하며 피로와 불면증, 호흡 곤란, 식욕 저하, 변비, 설사 등의 증상을 더 많이 경험한다. 또한 발성 곤란이나. 경부근육통, 체중 증가, 손발 저림, 수술 흉터로 인한 증상 등과 같은 갑상선 수술 관련 증상도 갑상선 수술 환자의 15~30%에서 경험한다. 대부분의 갑상선 관련 증상들은 수술 후 5년이 경과하면 감소하나 전반적인 건강 문제들은 수술 후 10년이 경과해도 크게 감소하지 않는다. 이러한 증상들은 진행된 병기나 교육 수준이 높은 환자, 그리고 고혈압 등의 동반질환이 있는 경우 더 많이 나타나는 경향을 보인다.[2] Singer 등의 연구나 Roerink 등의 연구에서도 동일한 결과를 보이며 시간이 지나갈수록 증상이 개선되는 경향을 보이나 10년 이상의 장기생존자에서도 지속적인 증상을 보이는 것도 동일하였다.[3, 4] 우리나라의 연구에서도 동일한 경향을 보이나 EORTC QLQ-C30상 생활에 문제가 될 정도의 심각한 증상을 나타내는 경우는 전체 환자의 5~17% 정도로 비교적 적음을 알 수 있고 갑상선전절제술을 받은 환자와 갑상선반절제술을 받은 환자간의 차이는 없었다.[5] 흥미로운 것은 아동기 혹은 청소년기에 갑상선 수술을 받은 환자들은 정상인과 비교에서 삶의 질의 차이를 크게 느끼지 않는다는 점이다.[6]

2. 반흔

경부는 혈액 분포가 풍부한 기관으로 경부의 수술 창상은 대부분의 경우 미용적으로 문제가 될 정도의 반흔을 남기지 않는다. 그러나 전체 환자의 약 10% 내외에서 비후성 반흔이나 켈로이드가 생기며 미용적으로 심각한 문제를 초래할 수 있다.[7] 백인에서는 거의 문제가 되지 않지만 흑인에서 발생 빈도가 더 높으며 우리나라를 포함한 황인종에서는 백인과 흑인의 중간 정도의 발생빈도를 보인다. 가려움이나 화끈거리는 느낌, 통증 등의 증상을 나타낼 수 있고. 비후성 반흔이 생기는 원인은 아직 불명확하지만 수술 시 창상 변연에 가해지는 압력이나 장력 등이 주요한 인자가 되는 것으로 생각되므로 지나치게 작은 크기의 수술절개창을 고집하는 것은 좋지 않다. 그리스의 Linos 등의 연구에서도 창상의 크기가 수술 후 창상에 대한 만족도에 미치는 영향은 없었다.[8]

3. 음성

갑상선 수술 후 음성변화는 환자들이 가장 많이 호소하는 증상 중 하나이다. 성대의 움직임을 조절하는 회귀후두신경이 수술 중에 손상받아 성대 마비가 일어나는 것이 대표적인 원인이다. 발생 빈도는 문헌에 따라 다르지만 영구적인 성대 마비의 경우 0.5~5% 정도로 보고되며 신경을 손상하지 않더라도 갑상선을 절제하기 위하여 회귀후두신경을 과도하게 견인하거나 전기소작기 등에 의해 회귀후두신경이 열손상을 받는 경우 일어날 수 날 수 있는 일시적 성대 마비는 이보다 흔하다.[9] 쉰 목소리가 나고 물을 마실 때 사래가 들리는 것이 대표적인 증상이며 양쪽 성대가 모두 마비되는 경우 호흡곤란을 일으켜 기관절개술이 필요할 수도 있다. 영구적인 성대 마비나 일시적인 성대 마비 모두 보상작용에 의해 목소리가 저절로 좋아지는 경우가 대부분이나 일부 환자에서는 음성재활 치료를 필요로 하는 경우도 있다. 수술 후 일상적인 대화에는 지장이 없으나 고음과 큰 소리를 내기 힘들고 목소리를 오래 지속할 수 없다면 상후두신경의 외측분지의 손상을 의심할 수 있다. 진단이 어렵기 때문에 정확한 빈도를 알 수는 없으나 증상이 심하지 않아 흔히 간과되기 때문에 빈도가 생각보다 많을 것으로 추정된다.

전체 갑상선 수술 환자의 10~20%에서 물리적인 원인이 없이도 발성에 곤란을 호소하거나 수술 전과 목소리가 달라졌다고 표현하며 이 경우 기관과 기관주위 근육의 유착 원인인 경우가 많다.

4. 경부근골격계증상

갑상선 수술 후 가장 흔하게 호소하는 증상 중의 하나이며 목이 조이는 느낌이나 음식물이 넘어갈 때 걸리는 느낌, 수술 부위의 통증 등을 호소한다. 대부분 3개월 정도 지나면 호전되지만 Husson 등의 연구에서 보고한 바에 의하면 수술 후 10년이 지나도 증상을 호소하는 사람도 있다. 수술 부위의 유착이 주요 원인이 된다.[2] 경부

림프절절제술을 시행하는 경우에는 척수 부신경의 과다견인 또는 손상으로 인하여 상완부와 어깨 부위의 통증 및 운동장애를 나타낼 수 있다.[10]

5. 저칼슘혈증

갑상선 수술 관련 합병증 중 가장 빈도가 높은 합병증으로 갑상선전절제술을 시행할 경우 발생하며 전체 환자의 5~40%에서 발생한다고 보고된다. 증상은 입 주위의 감각 이상, 손발 저림 등이며 심한 경우 상 하지의 근육이 경련을 일으키거나 부정맥을 유발할 수도 있다. 다행히 영구적인 이상이 발생하는 경우는 비교적 드물지만 0.1~5%의 환자에서 영구적으로 칼슘 보충을 필요로 할 수 있다.

6. 방사성 요오드 치료 관련 합병증

용량에 관계없이 방사성 요오드 치료를 위해서는 저갑상선호르몬혈증 상태를 약 2주간 유지해야 하므로 이와 관련하여 체중 증가, 식욕 감소 만성피로를 호소하는 환자가 많다.

30mci 정도의 저용량 방사성요오드 치료를 하는 경우는 심각한 방사성 요오드 치료관련 합병증이 거의 생기지 않지만 30mci 이상의 고용량 방사성 요오드 치료를 할 경우 침샘염, 구강건조증, 위장관 통증, 오심, 구토, 설사 그리고 일시적인 후각과 미각의 소실 등을 경험할 수 있다. 대부분은 일과성이지만 1~5%에서 영구적인 침샘 기능의 상실을 초래할 수 있고 아직 연관관계는 확실치 않지만 청소년기에 고용량 방사성 요오드 치료를 하는 경우 백혈병이 발생할 수 있다는 보고도 있다.[11]

장기생존자의 관리방안

1. 저칼슘혈증

수술로 인해 부갑상선의 기능이 영구적으로 장애를 입은 경우 영구적인 저칼슘혈증이 오고 평생 칼슘 보충을 필요로 한다. 부갑상선 호르몬은 뼈에서 칼슘을 재흡수하여 혈중 칼슘 농도를 올리는 역할과 신장의 근위세뇨관에서 칼슘의 재흡수를 촉진하는 기능을 가지고 있는데 영구적인 저칼슘혈증은이 두 기능이 모두 작용하지 않으므로 결국 혈중 칼슘 농도는 경구로 섭취하는 칼슘을 통해서 이루어지게 된다. 경구 칼슘제재는 다양한 제형이 존재하는데 가장 대표적인 제재는 탄산칼슘으로 하루

1~2g씩 3회 투약이 기본적이며, 흡수되기 위해서는 산성환경이 필요하므로 프로톤 펌프 억제제를 같이 복용하는 경우 효과가 떨어진다. 그 반면 흡수에 산성환경이 필요치 않은 구연산칼슘의 경우 제재 중 필수칼슘의 분량이 20% 밖에 되지 않아 필요한 칼슘을 보충하기 위해서는 너무 많은 양의 약이 필요하다. 그러므로 장에서 칼슘의 흡수를 도와주는 비타민 D의 역할이 중요하며 장기적으로 칼슘을 보충해야 하는 경우 비타민 D의 병용이 필수적이다. 비타민 D를 장기복용하는 경우 신독성을 유발할 수 있으므로 정기적인 추적 검사가 필요하다. 위장관에서의 칼슘 흡수에 제한이 있기 때문에 음식으로 칼슘을 보충하는 것은 보조적인 의미 밖에 없다.

2. 성대 마비

수술과 관련된 성대 마비는 급성기의 합병증이고 대부분 3개월에서 6개월 내에 소실되므로 이론적으로 장기생존자에서 문제가 되는 경우는 없다고 할 수 있으나 실제로는 호소하는 경우가 많다. 암의 침윤 등으로 인해 수술 중 신경을 희생한 경우 성대 마비는 영구적으로 회복되지 않는다. 다만 보상작용에 의하여 성대 마비가 있더라도 발성은 회복되는 경우가 많고 손상된 신경을 신경간의 문합을 통하여 복원해주는 경우 발성의 회복이 더 빠르다.[12] 장기간이 지나도 발성이 회복되지 않는다면 후두성형술 등의 조작을 통하여 성대를 발성하기 좋은 위치로 재배열하면 발성이 개선된다. 성대 마비가 없이도 발성에 곤란을 겪는다면 주위의 유착이 원인이 될 수 있으므로 생체되먹임을 이용한 음성재활 치료나 발성 교정, 그리고 성대 주변 근육의 유착을 완화해주는 경부운동이 도움이 된다. 상후두신경을 손상한 경우 고음 발성에 문제가 생기는데 진단이 어렵고 마땅한 치료가 없지만 위에 서술한 바와 같은 음성재활치료가 도움이 된다.

3. 반흔

수술 후 상처의 반흔은 비후성 반흔이나 켈로이드의 경우를 제외하고는 대부분 1~2년 내에 거의 눈에 뜨이지 않을 정도로 회복이 된다. 하지만 체질적으로 비후성 반흔이나 켈로이드를 가지고 있는 사람은 어떤 조작을 하더라도 완전히 예방하는 것은 불가능하다. 도포제나 실리콘 밴드 등 수술 후 흉터 발생을 예방하는 국소치료를 시행하는 것이 도움이 되기도 하나 대규모의 무작위 연구를 통해 증명된 것은 아니므로 수술 당시 적절한 절개창의 위치와 크기를 결정하는 것과 수술 중 상처 변연에 대한 조작을 최소화하는 것이 가장 중요하다. 수술 전 위와 같은 체질임을 알고 있다면 레이저를 이용한 예방적 치료를 시행하기도 한다.[13] 수술 후 장기적으로 증상을 호소하거나 미용적으로 불만족스러운 경우 반흔 내 스테로이드 주사나 레이저 조사, 켈로이드 절제술 등을 시행할 수 있다.

4. 경부 근골격계

갑상선암 수술 후 장기 생존자에서 생기는 경부 근골격계의 증상은 경부 근육과 피부의 유착이 주 원인이므로 유착을 방지하는 것이 가장 중요하다. Takamura 등의 연구에 의하면 수술 직후부터 운동을 시작하는 군과 운동을 하지 않은 군을 비교할 때 일찍 운동을 시작한 군에서 경부근골격계의 증상이 빨리 완화되었다.[14] 다만 수술 직후의 과다한 목의 신전운동은 비후성 반흔을 유발할 수 있고 출혈 등을 유발할 수 있으므로 신전 운동은 2~3주 정도 후에 시작하는 것이 적절하며 다른 운동은 가능한 빨리 시작한다.

경부림프절 청소술을 시행하는 경우 척수부신경의 손상이나 경부감각 신경의 손상으로 인한 증상이 생길 수 있는데 이 경우 역시 경부 재활치료를 시작하는 것이 도움이 된다. 수술 후 1주일 정도면 재활치료를 시작하는 데 문제가 없다

5. 임신

우리나라에서 가장 많은 갑상선유두암의 호발 연령은 40~50대지만 30대 이하 여성의 암 중 가장 흔한 암이고 20대의 여성에서도 10만 명당 80명 정도의 발생률을 보이므로 가임기의 환자가 많다는 것을 알 수 있다. 임신과 관련된 환자들의 관심은 첫째, 치료 후에 임신으로 인한 재발 등 예후에 영향을 끼치지는 않는지 둘째, 치료로 인해 임신에 문제가 생기지 않는가 하는 점이다.

첫 번째 문제에 대해서는 일반적으로 임신이 갑상선암의 진행이나 재발에 영향을 주지 않는 것으로 알려져 있다. Hirsch 등의 연구는 비록 관찰한 환자 수가 적고 추적기간이 비교적 짧다는 한계가 있기는 하나 임신이 갑상선암의 재발에 전혀 영향을 주지 않는다고 보고하였다.[15] 그러나 임신 중 첫 번째 주산기에는 일시적으로 갑상선 호르몬 요구량이 증가할 수 있으므로 세심한 추적관찰이 필요하다. 두 번째 문제는 방사성 요오드 치료 후 일시적으로 생식선 기능이 떨어지므로 1년 정도 임신을 피하라고 권고하지만 Sawka 등의 연구에 의하면 남녀 모두 1년 정도 시간이 경과 후 가임능력을 회복하는 것으로 보고 되었다.[16] 다만 남성의 경우 고용량의 방사성 요오드 치료를 반복적으로 시행할 경우 가임능력이 약간 감소할 수 있다. 갑상선호

르몬 복용은 임신과 태아에 영향을 미치지 않는다.

6. 이차암

일반적으로 암환자에서는 이차암의 발생 빈도가 건강한 사람보다 조금 높다고 알려져 있다. 갑상선암 환자에서도 Sawka 등의 연구와 Lang등의 연구에서 보고한 바와 같이 다른 암과 마찬가지로 이차암의 발생 빈도가 건강한 대조군에 비해 높음을 알 수 있다.[17, 18] 유방암과 대장암이 가장 발생 빈도가 높은 것으로 되어 있지만 건강한 대조군과 비교해서 발생 빈도가 아주 높은 것은 아니다. 다만 우리나라의 경우 이차암에 대한 인식이 아직 낮은 편이고 최소한 건강한 대조군에 비해 이차암 발생률이 낮은 것은 아니므로 정기적인 암검진은 필수적이다.[19]

7. 갑상선 호르몬 복용

갑상선암 수술 후 갑상선 호르몬을 복용하는 목적은 갑상선 기능을 보충하기 위한 목적과 갑상선 자극 호르몬의 농도를 낮추어 갑상선암의 재발을 억제하고자 하는 두 가지이다. 갑상선을 전절제한 경우 갑상선기능저하증을 예방하기 위하여 갑상선 호르몬을 보충해야 하고 비교적 고위험군의 환자에서 갑상선전절제를 하는 경우가 많으므로 적절한 갑상선 호르몬 보충은 필수적이다. 갑상선을 반절제한 경우에 갑상선 호르몬 보충이 필요한가에 대해서는 논란이 있다, 대부분의 환자에게서는 절반의 갑상선만 가지고도 갑상선이 정상적으로 기능하므로 재발할 가능성이 적은 저위험군의 환자에서는 갑상선 호르몬 투여가 필요하지 않을 수 있다. 다만 갑상선기능저하증이 장기간 지속될 경우 갑상선기능저하증 외에 콜레스테롤과 트리글리세라이드의 농도가 상승하고 관상동맥질환의 발생률이 증가하므로 추적검사를 통하여 갑상선 자극 호르몬 농도가 정상보다 많이 상승해 있을 경우 최소한 갑상선 자극 호르몬 농도를 정상 범위 내로 유지하는 것이 바람직하다.[20] 전절제의 경우도 10년 이상 장기간 갑상선 자극 호르몬이 정상보다 낮게 유지 될 경우 골밀도가 감소한다고 알려져 있으므로 적절한 시기에 갑상선 호르몬의 용량을 조절한 필요가 있고 너무 엄격하게 갑상선 자극 호르몬을 장기간 동안 낮게 유지하는 것은 권고되지 않는다. 통상적으로 사용하는 갑상선 호르몬제제의 용량에서는 갑상선기능항진증이나 갑상선기능저하증은 나타나지 않으므로 갑상선기능검사상 정상범위라면 환자가 증상을 호소할 경우 다른 원인을 찾아보는 것이 좋다.

8. 수술 후 생존자 교육과 생존자 공동체

암 수술 후 생존자들은 암 자체에 대한 관리뿐 아니라 장기적인 삶의 질 관리에 대한 요구가 높다. 일차치료를 담당한 병원에서 치료가 끝나고 나면 생존자의 거주지 인근의 일차진료기관에서 환자의 삶의 질관리를 담당하는 것이 가장 효과적이고 비용효과 면에서 이상적이겠지만, 의료기관간의 기록 공유나 환자의 비밀 보호, 의료 전달체계의 문제점, 적절한 보상체계의 부재 및 환자 본인의 진료 선택권 등 현실적인 문제로 우리나라에서 시행하기에 현실적인 어려움이 있다. 이러한 상황에서 인터넷을 기반으로 한 환자 교육프로그램의 적용은 연구해 볼만한 가치가 있다. 윤 등의 연구에 의하면 갑상선암을 포함한 장기생존자 273명을 대상으로 web기반의 환자 교육 등의 intervention 프로그램을 시행한 결과, 교육을 시행한 군에서 일상적인 관리만 제공한 군에 비해 삶의 질이 개선됨을 보고하였다.[21] 또 하나의 대안은 생존자 공동체를 통한 자조적인 활동이다〈표 1〉. 유방암이나 백혈병 등의 생존자에서 이러한 공동체가 활성화 되어 있다. 생존자들의 자발적인 활동이므로 참여도가 높고 빠르게 정보가 확산될 수 있다는 장점이 있으나 잘못된 의학 상식이 유통되는 등 부작용이 있을 수 있으므로 가능하다면 의료진이 적절한 협조관계를 가지는 것이 중요하다.

|표 1| 환자를 위한 웹사이트 목록

대한민국	외국
나비의 꿈(cafe.daum.net/helpcure)	Thyroid Cancer Survivor Grou (www.thyca.org)
갑상그릴라(cafe.daum.net/thyroidcancer)	Thyroid Society for Education and Research (www.the-thyroid-society.org)
거북이 가족(cafe.naver.com/thyroidfamily)	National Cancer Institute's Cancer Information Service(http://cis.nih.nci.gov)
갑상선암에 대하여 (cafe.naver.com/thyroidcancer)	Americana Thyroid Association (www.thyroid.org)
	Thyroid Foundation of America (www.tsh.org)
	Lifelong thyroid resources (www.allthyroid.org)
	Light of light foundation (www.checkyourneck.com)

결 론

최근 들어 건강검진의 활성화에 따라 빠르게 증가하고 있고 그 발생률 및 진단율은 더욱 증가할 것으로 판단된다. 따라서 일차 진료 분야에서도 갑상선암의 치료 후 발생 가능한 합병증과 그 관리법을 숙지하여 진료에 응용하는 것이 필수적이다. 갑상선암 환자의 수술 후 나타나는 문제점은 질병과 직접적인 관련이 있다기 보다는 전체적인 삶의 질에 관련된 문제가 많고 호발연령을 고려할 때 30년 이상의 장기 생존자에 대한 관리가 필요하다는 점을 염두에 두어야 한다. 일차적으로 치료를 한 의료기관에서 환자의 삶의 질 문제에 관심을 가지고 환자 관리에 대한 프로토콜을 제공하는 것이 이상적이나 보험 등의 현실적인 문제가 있는 것을 감안한다면 web 기반의 환자관리 프로토콜의 개발이나 환자공동체를 중심으로 적절한 관리 프로토콜을 제공하는 것도 좋은 대안이 될 수 있을 것이다.

참 고 문 헌

1. National Cancer Statistics. 2012.(Accessed at http://www.cancer.go.kr/ncic/cics_f/01/011/index.html.)

2. Husson O, Haak HR, Buffart LM, et al. Health-related quality of life and disease specific symptoms in long-term thyroid cancer survivors: A study from the population-based PROFILES registry. Acta Oncol 2013;52:249-58.

3. Singer S, Lincke T, Gamper E, et al. Quality of life in patients with thyroid cancer compared with the general population. Thyroid 2012;22:117-24.

4. Roerink SH, de Ridder M, Prins J, Huijbers A, de Wilt HJ, Marres H, et al. High level of distress in long-term survivors of thyroid carcinoma: Results of rapid screening using the distress thermometer. Acta Oncol 2012.

5. Lee JI, Kim SH, Tan AH, et al. Decreased health-related quality of life in disease-free survivors of differentiated thyroid cancer in Korea. Health Qual Life Outcomes 2010;8:101.

6. Oren A, Benoit MA, Murphy A, Schulte F, Hamilton J. Quality of life and anxiety in adolescents with differentiated thyroid cancer. J Clin Endocrinol Metab 2012;97:E1933-7.

7. Kim JH, Sung JY, Kim YH, et al. Risk factors for hypertrophic surgical scar development after thyroidectomy. Wound Repair Regen 2012;20:304-10.

8. Linos D, Economopoulos KP, Kiriakopoulos A, Linos E, Petralias A. Scar perceptions after thyroid and parathyroid surgery: Comparison of minimal and conventional approaches. Surgery 2013;153:400-7.

9. Kuhn MA, Bloom G, Myssiorek D. Patient Perspectives on Dysphonia After Thyroidectomy for Thyroid Cancer. J Voice 2012.

10. Lauchlan DT, McCaul JA, McCarron T, Patil S, McManners J, McGarva J. An exploratory trial of preventative rehabilitation on shoulder disability and quality of life in patients following neck dissection surgery. Eur J Cancer Care(Engl) 2011;20:113-22.

11. van Santen HM, Aronson DC, Vulsma T, et al. Frequent adverse events after treatment for childhood-onset differentiated thyroid carcinoma: a single institute experience. Eur J Cancer 2004;40:1743-51.

12. Miyauchi A, Yokozawa T, Kobayashi K, Hirai K, Matsuzuka F, Kuma K. Opposite ansa cervicalis to recurrent laryngeal nerve anastomosis to restore phonation in patients

with advanced thyroid cancer. Eur J Surg 2001;167:540-1.

[13] Choe JH, Park YL, Kim BJ, et al. Prevention of thyroidectomy scar using a new 1,550-nm fractional erbium-glass laser. Dermatol Surg 2009;35:1199-205.

[14] Takamura Y, Miyauchi A, Tomoda C, et al. Stretching exercises to reduce symptoms of postoperative neck discomfort after thyroid surgery: prospective randomized study. World J Surg 2005;29:775-9.

[15] Hirsch D, Levy S, Tsvetov G, et al. Impact of pregnancy on outcome and prognosis of survivors of papillary thyroid cancer. Thyroid 2010;20:1179-85.

[16] Sawka AM, Lea J, Alshehri B, et al. A systematic review of the gonadal effects of therapeutic radioactive iodine in male thyroid cancer survivors. Clin Endocrinol(Oxf) 2008;68:610-7.

[17] Sawka AM, Thabane L, Parlea L, et al. Second primary malignancy risk after radioactive iodine treatment for thyroid cancer: a systematic review and meta-analysis. Thyroid 2009;19:451-7.

[18] Lang BH, Lo CY, Wong IO, Cowling BJ. Impact of second primary malignancy on outcomes of differentiated thyroid carcinoma. Surgery 2010;148:1191-6; discussion 6-7.

[19] Shin DW, Baik YJ, Kim YW, et al. Knowledge, attitudes, and practice on second primary cancer screening among cancer survivors: a qualitative study. Patient Educ Couns 2011;85:74-8.

[20] Nuver J, Smit AJ, Postma A, Sleijfer DT, Gietema JA. The metabolic syndrome in long-term cancer survivors, an important target for secondary preventive measures. Cancer Treat Rev 2002;28:195-214.

[21] Yun YH, Lee KS, Kim YW, et al. Web-based tailored education program for disease-free cancer survivors with cancer-related fatigue: a randomized controlled trial. J Clin Oncol 2012;30:1296-303.

전립선암 생존자

전립선암은 서구 남성 암 중 가장 많이 발생하고, 종양 특이 사망의 원인 중 두 번째를 차지하는 암이다.[1] 우리나라 전립선암 유병률은 노인 인구의 증가, 식습관의 서구화, 전립선특이항원(prostate-specific antigen, PSA)의 도입, 전립선암에 대한 인식의 확산과 함께 빠르게 증가하고 있다. 중앙암등록본부의 2010년 국가암등록통계 발표자료에 따르면 남성에게 발생한 총 99,224건의 암 중에 전립선암은 7,351건을 차지해 전체 암 등록건수의 7.6%로 5번째로 많이 발생하는 남성암으로 나타났다. 또한 연령표준화발생률 추이를 보면 1999년부터 2010년까지 연간 평균 12.6%씩 증가하고 있어 남성암 중 갑상선암에 이어 두 번째로 빠른 속도로 증가하고 있다. 전립선암의 발생 및 진행에는 유전적, 내인성 및 환경적 인자들이 관여하는 것으로 보고되었다.

전립선암의 치료 방법에는 기대 여명이 10년 미만인 환자에서 암의 용적이 매우 작고 분화도가 좋은 저위험암에 대해 선별적으로 시행할 수 있는 적극적 추적 관찰(active surveillance), 암의 완치(definite therapy)를 목적으로 하는 수술과 방사선치료, 암의 임상 진행을 억제하기 위한 방법(palliative therapy)으로 남성호르몬차단요법(ADT, androgen deprivation therapy)이 있고, 호르몬 치료에 반응하지 않는 거세

불응성 전립선암(CRPC, castration-resistant prostate cancer)에 대한 항암요법이 있다. 전립선암으로 진단된 환자에서 각 치료 방법의 선택은 환자의 나이 및 전신 건강 상태, 기대 여명, 암의 병기 및 치료법에 따른 장기 생존율 등을 종합하여 환자와 상의하에 결정하게 된다.

본 장에서는 전립선암의 주요 치료법들 중 국소 및 국소 진행성 전립선암의 치료로 가장 많이 사용되는 근치적 전립선적출술과 방사선치료 그리고 골전이성 전립선암에서 일차적으로 사용되는 남성호르몬 차단요법과 관련된 후기 합병증과 그 관리법을 살펴보고 추적 관찰에 대한 지침 등을 살펴보고자 한다.

근치적 전립선적출술(radical prostatectomy)

근치적 전립선적출술은 국소 전립선암의 표준치료법으로 가장 일반적으로 사용된다.[2] 또한 국소 진행성 전립선암을 포함한 고위험 전립선암(high risk prostate cancer)에서도 근치적 전립선적출술 시행 후 필요시 보조/구제 방사선치료를 시행한 환자들이 일차 치료로 방사선치료를 시행받은 환자들보다 장기 종양특이생존율이 더 높은 것으로 보고되어 점차 적응증이 넓어지고 있다.[3] 근치적 전립선적출술은 전통적으로 개복 하에 후치골접근법(RRP, radical retropubic prostatectomy)을 통해 이루어져 왔으나, 근래에는 로봇 보조 전립선적출술(RARP, robot-assisted radical prostatectomy)이 도입되어 널리 시행되고 있으며 일부 병원에서는 복강경 전립선적출술(LRP, laparoscopic radical prostatectomy)이 시행되고 있다. 수술 후 합병증으로 요실금, 성 기능장애, 요도협착, 방광경부협착 등이 발생할 수 있는데, 그 중 상대적으로 가장 흔하고 중요한 합병증은 요실금과 발기장애이다.

1. 수술 후 추적 관찰

수술 후 환자들은 대부분의 경우 수술 후 1주 경에 방광조영술 시행 후, 도뇨관을 제거하게 된다. 환자가 자가 배뇨가 가능하면 퇴원 후 외래에서 추적 관찰을 받게 된다. 수술 후 추적 관찰 지침은 병원마다 조금씩 다르지만, 대개 수술 후 2년째까지 3개월마다, 5년까지 6개월마다, 이후 1년마다 PSA 수치를 측정하며 생화학적 재발(biochemical recurrence, BCR; 근치적 전립선적출술 후 PSA치가 undetectable한 상태를 유지하여야 하나, 0.2 ng/ml 이상으로 두 번 이상 측정되거나 0.4 ng/ml 이상으로 한 번이라도 측정된 경우) 등의 종양학적 평가와 함께 배뇨 문제, 성 기능 회복 여부 등을 평가하게 된다.

2. 후기합병증 및 치료방법

1) 요실금

원위괄약근(external urethral sphincter) 기전의 손상, 원위 요도 길이의 개인차, 방광경부 협착, 방광 불안정(bladder instability) 등에 의해 발생할 수 있다. 이중 수술 후 장기간 지속되는 요실금 및 복압성 요실금은 요도괄약근 기능부전이 주원인으로 생각된다. 근치적 전립선적출술 후 소변을 참는 능력의 회복은 보고에 따라 다양한데 수술 후 3개월째 44%~71%, 6개월째 75%~93%, 12개월째 84%~97%로, 수술 후 1년 내에 90% 이상의 환자에서 소변을 참는 능력이 회복된다.

수술 후 발생한 요실금의 치료로는 행동치료, 약물치료, 요도괄약근 주위 콜라젠 주입법, 인공괄약근 삽입술 등의 수술요법이 있다. 근치적 전립선적출술 후 요실금은 시간이 경과할수록 자연적으로 개선되는 양상을 보이므로, 수술 후 12개월 이전에는 수술과 같은 침습적 치료를 시행하기 보다는 행동요법이나 약물치료 등을 시행하는 것이 일반적이다. 행동치료는 소변을 참는 능력을 회복할 때까지 골반저근운동, 바이오피드백 등과 함께 시간제 배뇨, 카페인이나 알코올 섭취 제한 등의 환자 교육을 포함한다. 약물치료는 항콜린성 약제와 아드레날린성 약제가 흔히 사용되는데, 이들 약제들은 방광 불안정성으로 인한 요실금과 요도괄약근 기능 부전으로 인한 요실금을 갖는 일부 환자들에서 도움이 된다.

2) 성 기능장애

1980년 이전에는 근치적 전립선적출술을 시행받은 환자의 60~80%에서 발기부전이 발생되었다. 그러나 1982년 Johns Hopkins Hospital의 Walsh 등이 골반신경총과 음경신경해면체 신경의 해부학적 위치를 기술한 이후, 전립선 주위 신경혈관속(neurovascular bundle)을 보존하는 신경보존(nerve-sparing) 근치적 전립선 적출술의 술기가 정립된 이후 [4], 수술 후에도 발기 기능을 회복할 수 있게 되었다. 수술 후 발기 기능 회복에는 환자의 연령, 수술 전 발기 기능, 종양의 병기, 수술 중 신경혈관속 보존 여부(양측/일측) 및 신경혈관속의 해부학적 분포 형태 등이 복합적으로 영향을 주는 것으로 보고되었다. 70세 이상의 환자에서 발기 기능 회복은 낮은 반면,

50세 이하의 환자에서는 일측 신경혈관속을 절제해도 발기 기능이 유지되었다는 보고를 통해 알 수 있는 것은 발기 기능 회복의 가장 중요한 인자로 환자의 연령임을 알 수 있다.[5] 신경혈관속 보존과 관련하여 한 보고에서 양측 신경혈관속을 모두 보존한 경우는 수술 후 1년째 76%의 발기력을 유지하였고 일측만 보존한 경우는 56% 정도의 발기력이 유지되었다. 발기 기능 회복 시기와 관련하여 신경보존 근치적 전립선적출술의 전향적 연구에서 6개월 째 35%, 12개월째 42%로 시간이 흐름에 따라 발기력이 회복되었으나 18개월 이후에는 발기 기능 회복이 매우 드문 것으로 보고되었다.

수술 후 발생한 발기부전의 치료로는 경구용 발기 강화 약제, 진공음경흡입장치, 요도내 혈관확장제인 alprostadil 주입요법, 해면체내(intra-cavernosal) 주사요법, 음경보형물 삽입술 등이 있다. 근치적 전립선적출술 후 자연 경과로 발기력이 회복되거나 약제 사용으로 인한 발기력의 개선은 수술 후 24개월 내에 주로 기대할 수 있으므로, 음경보형물 삽입술은 수술 후 2년 이후에 고려하는 것이 일반적이다.

수술 후 발기 기능 회복을 촉진시키고자 가장 일차적으로 사용할 수 있는 방법은 경구용 발기 강화 약제인 phosphodiesterase type 5(PDE5) inhibitor를 규칙적으로 복용하여 음경해면체 내 혈류의 개선을 촉진시키는 것이다. 그러나 PDE5 inhibitor는 작용 기전 상 산화질소(nitric oxide, NO)가 생성되어야 효과가 있으므로 신경보존이 된 환자에서 유효하다. 따라서 PDE5 inhibitor 복용은 환자의 연령이 젊고 양측 신경혈관속이 모두 보존된 경우 가장 좋은 결과를 보이는 것으로 보고되었다. 수술 후에 정상적으로 발기력을 회복할 수 있는 환자라도 일반적으로 회복 속도가 늦기 때문에 그동안 성생활에 장애를 받을 수 있고 이로 인해 심리적 문제가 있을 수 있기 때문에 수술 후 가능한 조기에 성생활로 복귀할 수 있도록 성생활을 권장하는 것이 바람직하다. 저자들의 경우 수술 전 발기 기능이 있었고 PDE5 inhibitor의 금기증이 없는 환자들에게 수술 후 발기 기능 회복을 촉진시키기 위해 수술 후 통상적인 회복이 완료된 1달 경부터 약물치료와 함께 성적 자극 및 성생활에 조기 복귀를 하게 하는 등의 적극적 성기재활(penile rehabilitation)을 시행하고 있다.

방사선치료

방사선치료는 수술과 함께 종양이 전립선 내에 국한되어 있는 국소 전립선암에 대한 대표적인 근치적 치료법 중의 하나이다. 전립선암 환자의 연령이 대개 고령이며, 또한 심혈관계 질환 등 합병증을 가지고 있는 경우가 흔하므로, 마취 관련 부작용의 위험성이 없는 방사선치료는 이들 환자에게 중요한 치료법이 될 수 있다.

방사선치료법은 크게 인체의 외부에서 여러 방향으로 방사선을 분산 조사하는 외부 방사선치료법과 체내의 종양에 동위원소를 직접 삽입시켜 방사선을 조사하는 근접방사선치료로 나눌 수 있다. 방사선치료 기술은 컴퓨터의 발전에 힘입어 최근에 급격히 발전하여 왔으며, 이에 그 치료기법에 따라서 외부 방사선치료의 경우 일반 방사선치료, 3차원 입체조형 방사선치료(3D conformal radiotherapy, 3D-CRT), 그리고 강도변조 방사선치료(intensity modulated radiation therapy, IMRT) 등으로 구분할 수 있으며, 이들 기법에 따라서 전립선암의 치료 성적 및 치료 관련 합병증도 변화를 보이고 있다. 전립선암에 쓰이는 근접방사선치료 방법으로는 동위원소를 종양에 직접 삽입하는 조직내 방사선치료(interstitial radiotherapy, brachytherapy)가 있다.

한편, 높은 PSA수치, 높은 글리슨 점수, 또는 암의 병기가 높은 고위험 전립선암 환자들에게는 방사선치료 단독보다는 방사선치료와 호르몬 치료의 병합요법이 더욱 효과적이라는 것이 전향적, 무작위 임상연구에서 확인되었다[6]. 이 경우, 방사선치료 관련된 합병증 외에 호르몬 치료 관련 합병증도 함께 고려하여 치료하는 것이 필수적이다.

1. 방사선치료 후 추적 관찰

방사선치료는 일반적으로 외래에서 시행되며, 방사선치료 방법 및 치료 범위에 따라 조금씩 다르지만 대개 하루에 약 1.8~2Gy씩의 방사선 량을 약 5~6주간에 걸쳐서 전립선 및 정낭, 필요 시 골반림프절 부위에 조사하는 방법이 일반적으로 사용되고 있다. 방사선치료 후, 대개 2년째까지 3개월마다, 5년까지 6개월마다, 이후 1년마다 PSA 수치 측정 및 직장수지검사 등을 시행받게 된다. 한편, 방사선치료는 수술적 치료와 달리 방사선치료 후에도 전립선암 세포가 바로 죽지 않고 전립선 조직이 남아 있기 때문에 남아 있는 전립선 조직에서 지속적으로 PSA를 생성한다. 또한, 전립선 조직의 염증으로 인해 PSA 수치의 일시적 상승이 나타나는 경우가 있는데(PSA bounce), 이러한 PSA bounce는 방사선치료 후 처음 약 2년간에 나타나므로 PSA치 해석에 주의를 요한다.

2. 방사선치료 후 후기합병증

2개의 대규모 RTOG 연구 결과에서 입원을 요하는 만성 요로계 합병증(방광염, 혈뇨, 요도협착, 방광용적축소 등)은 7.3%였으며, 이중 수술을 요하는 중대 합병증은 0.5%였다. 이들 중 절반 이상이 요도 협착이었는데, 이를 경험한 환자들 중 대부분의 경우는 이전에 경요도 전립선절제술(transurethral resection of prostate, TURP)이 시행되었던 경우로, 많은 연구자들이 이전에 TURP를 시행 받은 환자에서 방사선치료를 시행하면 만성 요로계 합병증이 증가한다고 보고하였다. 경한 요도협착의 경우, 요도확장술(urethral dilation)로 배뇨를 호전시킬 수 있으나, 심한 협착의 경우 요도절개술(urethrotomy) 등의 수술적 치료가 필요할 수 있다. 만성 위장관계 합병증(만성 설사, 직장염, 직장 혹은 항문 협착, 직장 출혈 혹은 궤양 등)은 방사선치료 후 3.3%에서 보고되었으며, 0.6%의 환자에서 장협착이나 천공이 발견되었지만, 치명적인 합병증은 0.2% 정도로 드물었다.

일반 방사선치료 후 5년 뒤 발기장애는 약 21%~72%에서 나타나는 것으로 다양하게 보고되고 있으나, 방사선치료 후의 발기장애는 환자의 연령 및 만성질환(당뇨, 심혈관계질환 등) 동반 유무, 남성호르몬 차단 요법의 병행 여부 등 여러 요인에 의하여 크게 영향을 받는다. 방사선치료 후 발기부전은 주로 혈관 기능 부전에 의한 것으로 보고되었는데, Zelefsky 등의 연구에서 발기부전의 63%는 동맥 기능 부전(arteriogenic dysfunction)에 기인하며, 31%에서 해면체 기능 부전(cavernosal dysfunction), 그리고 3% 정도에서만 신경인성 발기부전(neurogenic impotence)인 것으로 나타났다[7]. 방사선치료 후 발기부전의 치료로 경구용 PDE5 inhibitor를 투여하면 일부의 환자들은 발기 능력이 개선된다.

여러 연구에서 전립선암을 효과적으로 치료하기 위해 70Gy 이상의 고선량 방사선이 필요할 것으로 제시하고 있지만, 일반 방사선치료로 이 정도의 방사선치료를 시행하면 상당한 정도의 방광 혹은 직장 부작용을 감수해야 한다. 따라서 최근에는 정상 조직의 방사선 조사로 인한 합병증은 최소화하고 전립선 조직으로만 고선량의 방사선을 조사하는 3D-CRT 및 IMRT의 사용이 일반적이다. 3D-CRT를 시행할 경우에는 80 Gy 정도로 방사선량을 증가시켜도 일반 방사선치료에 비해서 부작용이 증가하지 않으며, 입원치료를 요하는 Grade 3 이상의 직장과 방광의 합병증(요도협착 포함)은 각각 1.2%와 2% 미만이었다. 또한 IMRT의 경우 방사선량을 86 Gy까지 올려도 치료 부작용은 크게 증가하지 않아 Grade 2 이상의 rectal bleeding이 1.5%였으며 이 중, Grade 3 rectal bleeding은 0.5%의 환자에서만 발생되는 것으로 보고되었다.

호르몬 치료(남성호르몬 차단요법)

1940년대 Huggins와 Hodges가 전이성 전립선암의 치료에 고환절제술을 시행하여 안드로겐이 전립선암의 성장에 핵심적 역할을 한다는 사실을 증명한 이후, 진행성 전립선암은 일차적으로 남성 호르몬 억제제로 치료하는 것이 원칙이 되었다. 아직 완전히 정립되지는 않았으나 국소 진행성 전립선암에도 호르몬 치료를 고려하는 등 여명이 긴 환자들에서 호르몬 치료를 더욱 조기에 시작하는 경향이 있다. 이로 인해 치료기간이 길어지고 환자의 삶의 질에 미치는 영향이 더욱 커짐에 따라 호르몬 치료의 부작용에 대한 치료 및 예방이 더욱 중요해지고 있다.

남성호르몬을 차단하는 호르몬 치료를 시행하면 남성호르몬이 감소함에 따라 남성갱년기 증상(andropause)이 생기게 된다. 즉, 성욕 감퇴 및 발기부전이 생기고 홍조가 나타나며, 피로감, 여성형 유방 및 골다공증 등도 발생할 수 있다. 또한 대사관련합병증(metabolic complication)이 나타날 수 있는데 심혈관계질환, 혈당 조절 장애 및 지질구성의 변화, 체중 증가, 근육 및 근력 감소, 체모의 변화, 빈혈 등이 생길 수 있다.

1) 홍조(hot flashes)

홍조는 안면, 경부, 흉부 및 배부에 갑작스럽게 열감이 몰려오는 것으로 종종 안면홍조와 오심이 동반되어 나타나기도 하며 수 초에서 수 시간 지속되는 경우도 있다. 홍조에서 열감과 땀이 나오게 되는 것은 남성호르몬 억제 후에 시상하부에서 내인성 opioid peptide가 주기적으로 분비되기 때문인 것으로 생각된다. 홍조의 발생률은 대략 55~80% 정도로 알려져 있고 증상의 중등도를 측정할 수 있는 척도(severity scale)는 없는 실정이지만 심한 경우에는 일상적인 활동조차 불가능할 수 있는 것으로 보고되어 있다.

홍조의 치료에 여러 가지 방법이 사용되고 있는데, diethylstilbestrol(DES)와 다른 estrogen제제가 효과적이나 DES는 미국에서는 더 이상 생산되지 않고 있다. Progestin, megestrol acetate와 medroxyprogesterone acetate 역시 효과적으로 홍조를 치료할 수 있으며 치료율은 85% 정도로 보고되고 있다. Cyproterone acetate

도 치료율이 80% 이상으로 보고되고 있으며 그 밖에 최근에는 콩이나 Vitamin E 치료도 홍조의 치료에 시험 중이다.

2) 성 기능장애

고환 절제술이나 LHRH 유사체의 치료를 받은 경우에 대부분은 성욕을 잃게 된다. 나이, 육체적 건강, 치료 전 남성호르몬 수준 등 다양한 인자가 관여하여 개인별 성욕의 차이가 있을 것으로 생각된다. 성욕 감퇴는 발기 불능이나 다양한 정도의 발기 부전을 유발시킨다. 성욕이 유지되는 환자에 있어서의 발기부전치료는 경구용 발기 강화제재, 음경해면체내 주사요법, 음경보형물 삽입술 등이 모두 사용될 수 있으나 성욕이 없는 경우에는 이들이 별 도움이 되지 못한다. 다만 LHRH 유사체를 간헐적 요법(intermittent hormone therapy)으로 사용할 경우, 중지 기간(off-period)에는 테스토스테론의 증가에 따라 성욕의 회복을 기대할 수 있다.

3) 여성형 유방(gynecomastia)

여성형 유방은 고환 절제술(10%) 이나 LHRH 유사체 치료를 받은 경우(25%)에 비해 병합호르몬차단요법(combined androgen block) 을 시도한 경우 50% 정도로 더 많이 보고되고 있고, 흔히 유방 압통을 동반한다. 여성형 유방은 고용량의 bicalutamide로 치료한 경우에 더 흔한 것으로 보고되었다. 몇몇 연구들에서 예방적 방사선 조사(prophylactic radiation therapy)가 여성형 유방 및 유방 압통을 예방하는데 도움이 된다고 보고하였으나, 방사선 조사는 여성형 유방이 발생한 이후에는 효과가 없는 것으로 알려져 있다. 여성형 유방의 발생기전을 잘 모르기 때문에 예방적 방사선 조사가 효과적인 환자군을 임상적으로 예측하는 것은 어려운 실정이다.

4) 골다공증(osteoporosis) 및 골절(fracture)

호르몬 치료를 받는 환자의 반 수 이상에서 골다공증이 확인되고 골절의 위험도가 증가한다. 골절의 위험도는 호르몬 치료가 길어질수록 증가하는데, 5년간의 호르몬 치료 후 골절은 대조군의 12.6%보다 많은 19.4%에서 발생하였고 15년 이상 치료하였을 때는 대조군의 19%보다 훨씬 많은 40%에서 발생하였다. 골다공증의 진단을 위해 대개 호르몬 치료를 시작할 시점에서 골밀도검사를 시행하고 1년 뒤에 재검사, 이후 매 2년마다 검사할 것을 추천한다. 치료는 걷기 등의 규칙적이고 적절한 운동, 금연, 비마약성 진통제를 사용하며, 골다공증의 증상이 나타나기 시작한 경우에는

bisphosphonate 치료가 이득이 될 수 있고 예방적 사용도 가능하다. 칼슘 제제 (daily 1500mg)나 vitamin D (600IU)도 비싸지 않고 큰 부작용이 없어서 추천되었으나, 최근 연구들에서 호르몬 치료를 시행 받고 있는 환자들에서 심혈관 질환 위험도를 증가시키고 전립선암 진행을 촉진시킨다는 보고가 있어 칼슘제 및 vitamine D 사용은 신중히 고려해야 한다. 골전이가 있으면서 1차 남성호르몬차단요법이 실패한 경우에는 zoledronic acid가 도움이 될 수 있

5) 심혈관계질환(cardiovascular disease)

많은 역학 연구에서 장기간 호르몬 치료는 심혈관계질환의 위험도를 증가시키는 것으로 확인되었다. LHRH 유사체에 비해 외과적 거세술과 anti-androgen 단독 치료가 상대적으로 심혈관계질환에 대한 영향이 낮은 것으로 확인되었다. 또한 심부전이나 협심증, 심근경색의 병력이 있는 환자들에서는 4개월 정도의 단기간 호르몬 치료도 심혈관질환으로 인한 사망률이 유의하게 높은 것으로 보고되었기 때문에[8] 이러한 환자들에서는 호르몬 치료 전에 면밀한 심혈관검사를 시행하는 것이 필요하며, 호르몬 치료 시작 전에 revascularization 시술 등을 시행하는 것이 권고된다.

6) 대사 관련 합병증(metabolic complications)

호르몬 치료는 공복 시 혈당 증가, 인슐린 수용체의 민감도 감소 및 이로 인한 당뇨의 위험성을 상대적으로 높이는 것으로 알려져 있다.[9, 10] 또한 호르몬 치료를 받은 대부분의 환자는 체중 증가를 보이고 체지방의 증가가 나타나는데 1년 후 평균 1.8~3.8%의 체중 증가를 보인다. LHRH 유사체 단독요법은 약 2.3kg 정도의 체중 증가를 보이나 병합호르몬차단요법을 받은 경우 평균 6kg으로 더욱 현저한 체중 증가를 보였다. 간헐적 요법을 사용한 경우에 치료가 중지되어도 증가한 체중이 줄어들지 않는다고 한다. 지방성분은 cholesterol, HDL, LDL, triglycerides 모두가 증가하는 것으로 되어 있고 고지혈증치료에 쓰이는 약물(statin drugs)이 도움이 되기도 한다. 또한 격렬한 운동이 도움이 되는데, 체중을 줄이기 위한 운동을 일주일에 3시간 이상 할 경우 65세 이상의 남성 환자에서 전립선암 특이 사망률이 70% 줄었다.

7) 빈혈(anemia)

병합호르몬차단요법을 시행한 많은 환자에서 빈혈이 발생하며 대개 10~25%까지

헤모글로빈이 감소한다. 그리고 환자의 약 13%에서는 심한 정도의 빈혈이 발생한다. 호르몬 치료에 의하여 발생한 빈혈은 가역적이며 erythropoietin의 감소와 관련이 있다. 이러한 빈혈은 recombinant human erythropoietin의 투여로 쉽게 교정되며 남성호르몬차단요법을 중지하면 가역적이어서 중지 후 3~6개월 내로 치료 전 수치로 회복된다.

8) 피로 및 무력감

호르몬 치료를 받는 환자에서 피로감을 호소하는 경우가 흔하다. 환자의 피로감을 정량화하기가 어려워 이와 관련된 연구가 제한적이나, 치료 3개월 이후에 심한 피로감을 호소하는 경우가 14%나 된다는 보고도 있다. 적절한 운동요법은 골다공증의 치료뿐만 아니라 피로감이나 무력감의 치료에도 상당히 도움이 된다.

전립선암 후 발생가능한 이차암(secondary malignancy)

원발 종양인 전립선암의 치료로 근치적 전립선적출술, 강도변조 방사선치료, 근접 방사선치료 후 10년이 되면 10~20%의 환자들에서는 이차암이 발생하는 것으로 보고되었다.[11, 12] 이차암 중 방광암과 대장, 항문암이 상대적으로 흔한 것으로 보고되었고, 이 외에도 폐암, 림프종, 피부암, 위암, 요관암 등도 발생하는 것으로 보고되었다. 특히 외부 방사선치료(EBRT)가 다른 치료법에 비해 이차암의 발생 위험이 높은 것으로 보고되었는데, 대규모 역학 연구에서 외부 방사선치료는 근치적 전립선적출술에 비해 방광암, 대장암, 폐암의 위험도가 모두 유의하게 높았다.[12] 소수의 연구들에서 전립선암치료 후 이차암 발병의 위험 인자로는 고령, 흡연력 등이 제시되었다. 따라서 전립선암 환자에서 금연은 근치적 치료 후에도 이차암의 예방에 필수적이다.

전립선암 환자의 정서적 문제 및 기타 고려 사항

전립선암 환자들은 흔히 우울증, 불안감 등을 갖게 되며, 이러한 정서적 문제들은 사회적 관계에도 종종 영향을 미치므로 항우울제의 복용이나 정신과적 자문을 필요로 할 때가 있다. 다른 암과 마찬가지로 전립선암 진단 후 자살률은 암이 없는 일반인들에 비해 높은 것으로 보고되었다. 한 예로 미국 SEER database를 분석한 대규모 역학 연구에서 전립선암 진단 후 1년 내 자살률 및 심혈관 사망률이 1,000명당 각각 0.5명, 21.8명으로 보고되었으며, 특히 진단 후 3개월 이내 자살 및 심혈관 사망이 높은 것으로 보고되었다.[13] 한편, PSA test가 널리 시행된 1990년대 중반 이후에도 국소전립선암 환자에서는 자살률이 일반인들과 비슷하지만, 국소 진행성 또는 전이성 전립선암 환자의 경우 자살률이 일반인들에 비해 2배 이상 높은 것으로 보고되었다.[14]

환자의 불안감은 전립선암의 치료방법 결정에도 영향을 미친다. 여러 연구들에서 암의 용적이 매우 작고 분화도가 좋은 저위험 암에 대해 적극적 추적 관찰(active surveillance)이 적극적 치료(active treatment)와 장기생존율 측면에서 차이가 없는 타당한 치료방법임이 규명되었지만, 전립선암 환자들이 surveillance를 잘 받아들이지 못하는 주된 이유는 환자의 불안감 때문이라는 것은 잘 알려져 있다.[15, 16] 또한 전술한 바와 같이 환자의 심리적 불안감, 우울증 등이 발기부전 등의 기능적 측면에도 영향을 미치는 중요한 요인이다. 따라서 이러한 전립선암 환자의 심리 상태 및 정서에 대한 상담 및 정서적 지지가 중요하며, 전립선암 환자의 복잡한 심리 및 환자 정서(patient perception)에 관한 추가 연구가 필요하리라 판단된다.

결   론

전립선암은 노인 인구의 증가, 식습관의 서구화 및 건강검진의 활성화와 함께 빠르게 증가하고 있고, 그 유병률 및 진단율은 앞으로 더욱 증가할 것으로 판단된다. 따라서 일차 진료 분야에서도 전립선암의 치료 후 발생 가능한 합병증과 그 관리법을 숙지하여 진료에 응용하는 것이 필수적이다. 전립선암 환자의 관리는 질병에 국한되기 보다는 다면적 접근에 의한 전체적인 환자 삶의 질 개선으로 이동되는 것이 바람직하다. 또한 전립선암 환자의 대부분이 일차 치료 후 장기간 생존하므로 종양학적 측면 외에도 전술한 바와 같이 환자의 기능적, 정신적 측면에 대한 고려 및 이차암에 대한 추적 관찰 또한 필요하리라 판단된다.

참 고 문 헌

1 Jemal A, Murray T, Samuels A, Ghafoor A, Ward E, Thun MJ: Cancer statistics, 2003, CA Cancer J Clin 2003;53:5-26.

2 Zincke H, Bergstralh EJ, Blute ML, et al. Radical prostatectomy for clinically localized prostate cancer: long-term results of 1,143 patients from a single institution. J Clin Oncol. 1994;12:2254-63.

3 Zelefsky MJ, Eastham JA, Cronin AM, et al. Metastasis after radical prostatectomy or external beam radiotherapy for patients with clinically localized prostate cancer: a comparison of clinical cohorts adjusted for case mix. J Clin Oncol. 2010;28:1508-13.

4 Walsh PC, Donker PJ: Impotence following radical prostatectomy: insight into etiology and prevention, J Urol 1982;128:492-497.

5 Quinlan DM, Epstein JI, Carter BS, Walsh PC: Sexual function following radical prostatectomy: influence of preservation of neurovascular bundles, J Urol 1991;145:998-1002.

6 Bolla M, Collette L, Blank L, et al. Long-term results with immediate androgen suppression and external irradiation in patients with locally advanced prostate cancer(an EORTC study): a phase III randomised trial, Lancet 2002;360:103-106.

7 Zelefsky MJ, Fuks Z, Leibel SA: Intensity-modulated radiation therapy for prostate cancer, Semin Radiat Oncol 2002;12:229-237.

8 Zelefsky MJ, Pei X, Teslova T, et al. Secondary cancers after intensity-modulated radiotherapy, brachytherapy and radical prostatectomy for the treatment of prostate cancer: incidence and cause-pecific survival outcomes according to the initial treatment intervention. BJU Int 2012;110:1696-701.

9 Saylor PJ, Smith MR: Metabolic complications of androgen deprivation therapy for prostate cancer, J Urol 2009, 181:1998-2006;discussion 2007-1998.

10 Smith MR, Lee H, Nathan DM: Insulin sensitivity during combined androgen blockade for prostate cancer, J Clin Endocrinol Metab 2006;91:1305-1308.

11 Nanda A, Chen M-H, Braccioforte MH, Moran BJ, D'Amico AV. Hormonal therapy use for prostate cancer and mortality in men with coronary artery disease-induced congestive heart failure or myocardial infarction. JAMA 2009;302:866-73.

12 Bhojani N, Capitanio U, Suardi N, et al. The rate of secondary malignancies after radical prostatectomy versus external beam radiation therapy for localized prostate

cancer:a population-based study on 17,845 patients, Int J Radiat Oncol Biol, Phys 2010;76:342-348.

[13] Fang F, Keating NL, Mucci LA, Adami HO, Stampfer MJ, Valdimarsdottir U, Fall K: Immediate risk of suicide and cardiovascular death after a prostate cancer diagnosis: cohort study in the United States, J Natl Cancer Inst 2010;102:307-314.

[14] Bill-Axelson A, Garmo H, Lambe M, et al. Suicide risk in men with prostate-specific antigen-detected early prostate cancer: a nationwide population-based cohort study from PCBaSe Sweden, Eur Urol 2010;57:390-395.

[15] Latini DM, Hart SL, Knight SJ, et al. The relationship between anxiety and time to treatment for patients with prostate cancer on surveillance, J Urol 2007;178:826-831;discussion 831-822.

[16] Xu J, Victoria Neale A, Dailey RK, Eggly S, Schwartz KL: Patient perspective on watchful waiting/active surveillance for localized prostate cancer, Am Board Fam Med: 2012;25:763-770.

PART 05-8

두경부암 생존자

　두경부(머리와 목, head and neck) 암은 두경부 부위에 위치한 장기인 구강, 인두, 후두, 비강·부비동, 타액선 등에 발생하는 암을 통칭하는 개념이다. 두경부암은 부위에 따라 기능손상의 양상이 다양하며, 치료 후 음성이 심하게 변하거나 잃는 상황이나, 정상적 언어구사에 장애를 받거나, 삼키는 기능의 손상으로 인하여 정상적 식사가 어려워지는 등의 심각한 기능손상이 필연적으로 발생하게 된다. 이런 증상은 두경부암 때문에 초래되기도 하지만, 수술, 방사선치료, 항암치료 등의 치료로 발생되거나 악화되기도 한다. 또한 두경부암은 직접 노출되는 부위의 흉터, 변형이 동반되고, 사회생활에 중요한 여러 기능들의 변화를 초래하기 때문에 환자의 직업과 사회생활에도 영향을 미치게 된다. 따라서 두경부 암을 치료할 때에는 치료 전 질병의 기능적, 사회적 측면을 충분히 고려하여 삶의 질을 향상시키기 위한 치료전략을 수립하는 것이 중요하다. 특히 환자의 음성, 언어, 삼킴 기능의 성공적인 재활치료를 위해서는, 다학제의료진의 협력이 필수적이다.

　두경부암은 그 치료과정에서, 두경부의 핵심적 기능을 최대한 보존하고 필요 시 재활 및 관리하는 것이 암 자체를 치료하는 것만큼 중요하다. 두경부암 치료에서 가장 중요한 두 가지 기능적 목표는 ① 최대한 후두의 중요 부분을 보존하여, 스스로 후두발성이 가능하게 하고, ② 정상적인 구강 식이를 가능하게 하는 것이다. 아울러 두경부암 자체 혹은 치료과정에서 발생하는 여러 신체적, 정신적 문제 발생을 최소화하고, 적절한 관리와 재활을 통해 환자의 삶의 질을 높이고 일상 생활에 적응하게 하는 것이 궁극적 치료 목표라고 할 수 있다.

두경부암 치료 시 발생할 수 있는 언어와 삼킴장애

언어, 발성[그림 1], 그리고 삼킴[그림 2] 기능은 두경부에 위치한 구강, 인두 그리고 후두 등의 해부학적 구조에 의해 섬세하게 조절된다. 후두에 위치한 성대의 운동과 진동에 의해 최초 발성이 형성되게 된다. 진성대 부위가 완전히 닫히는 것은 음성과 기도 보호 기전에 중요하다[그림 3]. 성대 마비로 인해 후두 폐쇄가 완전하지 않은 경우 음성과 삼킴 기능이 영향을 받을 수 있다[그림 4]. 이 경우 음성 변화나, 삼킴장애로 인한 폐흡인이 초래될 수 있다.

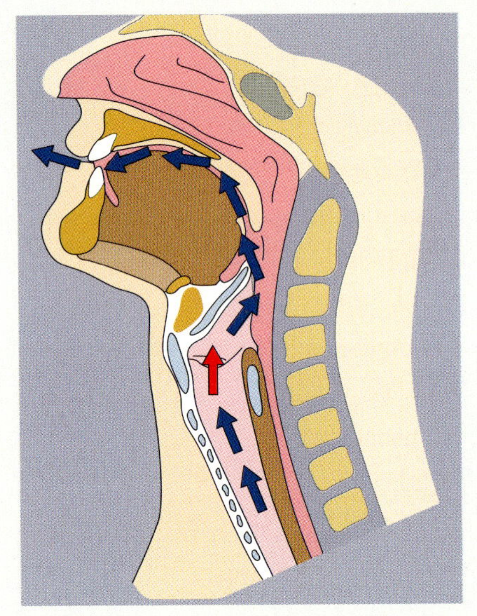

|그림 1| 두경부의 언어, 발성 기능

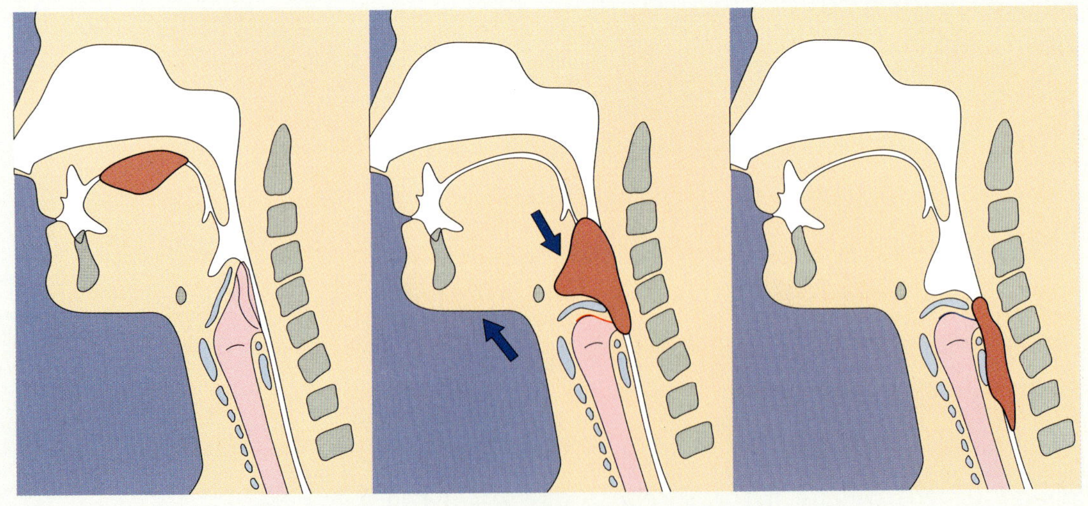

|그림 2| 두경부의 삼킴 기능

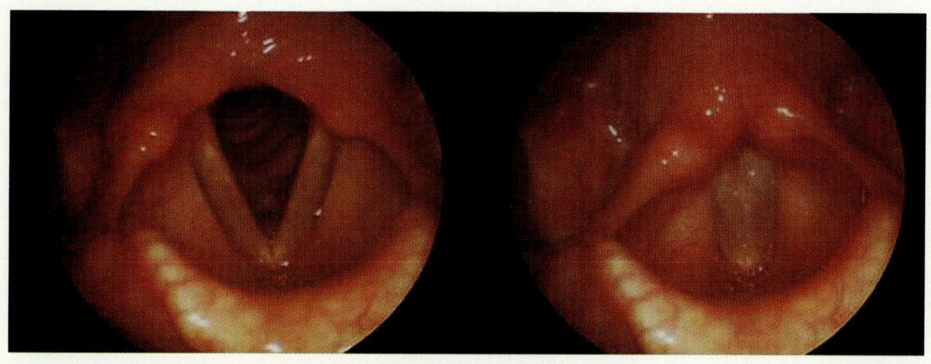

|그림 3| **정상적인 성대의 개방과 폐쇄**

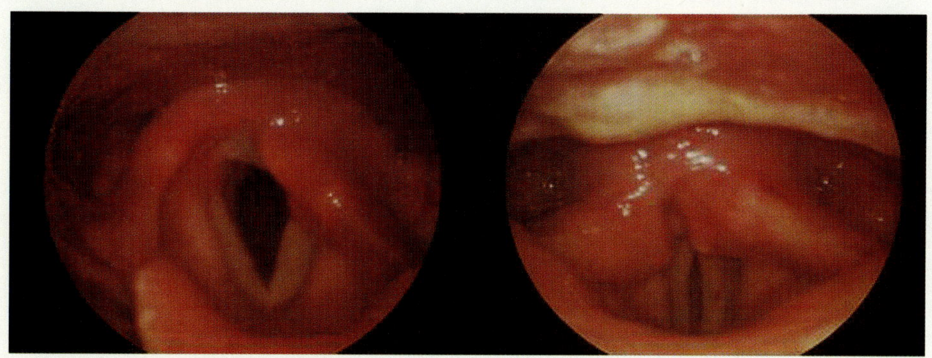

|그림 4| **좌측 성대 마비 시 성대의 개방과 비정상적 폐쇄**
(이 경우 음성 이상과 경도의 폐흡인이 발생할 수 있다)

구강 및 인두의 형태 그리고 적절한 운동 기능은 정상적인 언어, 발성, 공명 그리고 삼킴 기능의 핵심이다. 이 부위에 종양이 발생하여 구조적 변화, 손상, 결손이 발생하고, 신경계의 이상으로 운동조절과정에 이상이 생긴다. 이 경우 종양과 이에 대한 치료는 ① 언어, 조음 기능의 손상을 초래하여 정상적 발음에 이상을 초래하거나, ② 후두에 위치한 성대 부위의 진동에 의한 발성 기전에 손상을 주거나, ③ 성대의 진동이 공명, 증폭되는 부위인 비강, 구개 부위의 손상에 의해, 코맹맹이 음성 등의 이상을 초래하거나, ④ 음식물이 삼켜지는 경로인 구강부터 식도까지의 경로에 변화를 초래하여 삼킴 기능에 이상을 초래할 수 있다.

두경부암 수술 후 언어 및 삼킴장애 및 관리

구강, 인두, 후두, 비강·부비동 등의 구조를 절제하거나, 방사선치료를 시행하는 경우 대부분 언어와 삼킴 기능이 영향을 받는다. 조직 절제나 치료 범위 그리고 치료를 받은 위치에 따라 치료 후 기능 변화는 다양하게 나타난다. 또한 혀 부위(oral tongue)의 운동 보존 정도, 혀 뿌리(base of tongue)의 운동 정도, 인두 부위의 운동 정도, 성대가 정상적으로 폐쇄되는지(glottic closure), 후두부위의 운동(laryngeal excursion)이 정상적인지 등의 변수에 따라 기능이 좌우된다.[1,2] 재활관리전략 역시 치료받은 부위에 따라 다르게 수립되어야 한다.

1. 구강 수술 후 언어 및 삼킴장애 관리

언어와 삼킴 기능에 있어서 핵심적 부위인 혀(tongue)의 수술 시 기능저하 정도는 절제된 범위 그리고 위치와 밀접한 관련이 있다. 혀의 전방 부분(anterior tongue)이나 혀 뿌리 부위의 절제가 특히 심각한 기능 이상을 초래하게 된다. 특히 혀 뿌리 부위가 중요하다.[3] 구강 혀 부위(oral tongue) 전체가 절제되더라도 혀뿌리 부위만 보존되어 있으면, 환자를 안전하게 재활하여 삼킴 기능을 학습시키는 것이 가능하다. 따라서 수술 시 구강 부위의 구조적 결손이 발생하게 되면, 적절한 재건수술을 통해 기능을 재활하는 것이 가장 중요하다. 구강 부위의 수술 후 재건은 구강구조의 운동성, 형태, 부피를 최대한 정상에 가깝게 유지하고, 음식이나 분비물이 고이지 않고, 잘 넘어가게 고안되어야 한다.

혀는 음식물을 씹어서 적절한 위치로 옮겨 인두 부위로 넘기는 데 핵심적인 역할을 한다. 따라서 혀를 포함한 구강 부위의 구조나 기능 이상은 삼킴 기능에 영향을 미친다. 그리고 설골 상부의 근육구조와 기능에 손상이 있는 경우, 삼킴에 중요한 과정인 후두의 거상과 전방 운동에 영향을 줘서, 결국 후두의 중요한 기능인 기도 보호 기전을 저해하게 된다.

또한 구강의 구조나 기능에 이상이 있는 경우, 언어 기능, 발음에도 부정적인 영향을 미치게 된다. 혀나 구강 구조의 수술로 인한 변화, 혹은 방사선치료 등으로 인한 기능의 변화는 음성 발생에 있어서 공명통으로서의 기능을 저해하여 음성의 질을 악화시키고, 음의 높이(pitch), 비음도(nasality) 등을 변화시킬 수 있다.

이러한 기능 변화의 가능성을 적절히 예측하고 재활치료를 통해 관리하는 것이 이후 기능 회복의 정도를 좌우할 정도로 중요하다. 수술 후 적절히 회복, 재활관리를 하면 대부분의 경우에서 적절한 수준의 음성 및 삼킴 기능을 회복할 수 있다. 시행하는 재활치료로는 표적운동(targeted exercise) 재활, 조음 보상(articulatory compensation), 자세 교정(postural adjustment), 적응기구(adaptive equipment)의 사용, 치료적 삼킴요법(therapeutic swallowing maneuver) 등이 있다. 이러한 치료를 시행할 때, 다학제적 협진 및 토의는 중요하다. 예를 들면, 경구개와 혀를 같이 절제한 경우 결국 구개 보장구(palatal prosthesis)가 필요한데, 이는 언어치료사와 보철과 의사와 긴밀한 협진을 통해 디자인을 결정해야 결과가 좋다.

경구개 부위의 결손이 발생하면 수술 전후 인공 폐쇄기(prosthetic obturator)의 사용을 고려해 보거나, 다양한 종류의 피판 재건수술을 통하여 기능의 재활을 도모할 수 있다. 그렇지만 경구개 부위가 아닌 연구개 부위는 동적인 운동을 통해 언어와 삼킴 기능에 관여하는 장기이기 때문에 절제, 특히 완전 절제가 되면 재활치료가 어려워진다. 완전 절제를 하는 경우 적절한 피판 등을 이용한 재건수술이나, 특수하게 고안된 보장구를 사용하여 장기간 관리해야 한다.

2. 후두 전절제술 후 언어 기능의 재활 및 관리

후두전절제술은 발성의 핵심기관인 성대와 후두 전체를 제거하기 때문에 다양한 문제를 야기하는데, 그 중 가장 중요한 것은 발성 기능을 완전히 잃어버리는 장애가 발생하는 것이다[그림 5]. 발성 기능의 장애는 환자의 사회활동과 의사소통능력을 크게 위축시켜서 삶의 질을 악화시키고, 우울증 등의 불안정한 심리 상태를 야기하여 환자의 투병 의지에도 영향을 준다. 그러므로 이러한 기능문제를 적절하게 이해하고 수술 후 관리를 통해 환자의 재활을 돕고, 사회활동 복귀를 위해 최선을 다하는 것이 중요하다.

후두 발성 기능을 잃는 경우, 무후두 발성(alaryngeal phonation)을 위해 세 가지 방법이 사용될 수 있다. 인공 후두(artificial larynx) 혹은 전기후두(electrolarynx), 식도 발성(esophageal speech) 그리고 외과적 보장구(기관후두 밸브, tracheoe-sophageal valve, TE 밸브) 등이 그것이다. 환자의 임상 상황이나 주관적 선호도 등에 따라 최적의 방법이 다를 수 있기 때문에 환자, 가족, 의료진, 언어치료사 간의 충분한 논의 과정을 거쳐 향후 음성재활의 방법을 결정하는 것이 필요하다. 또한 의료진의 충분한 경험이 중요하고, 의료기관 내의 재활, 학습 프로그램을 통해 환자의 적극적 재활의지를 유지하게 하는 것이 무엇보다 중요하다.

재활과정의 성패를 좌우하는 요인으로 환자의 인지적, 정신적 상태, 발성을 충분

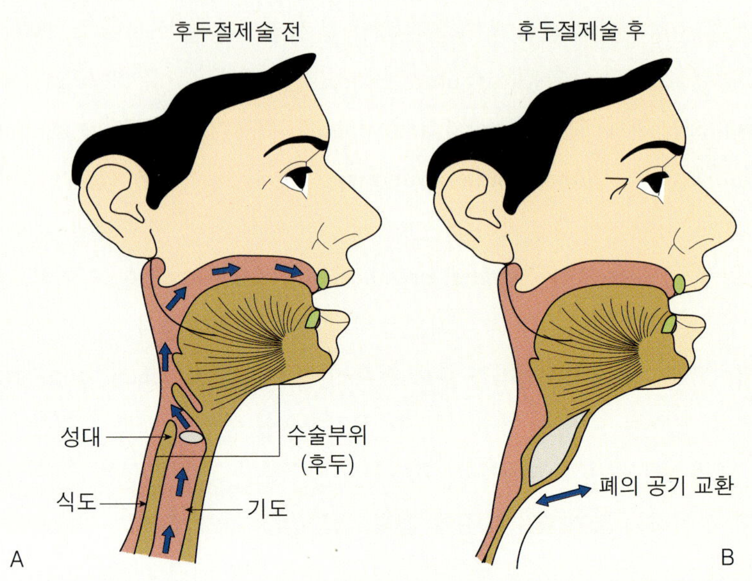

|그림 5| **후두전절제술**

히 할 수 있을 정도의 폐 기능이 유지되었는지 여부, 손의 운동 기능이 적절한지, 원발질환이 완치되었는지, 기관 절개공이 협착없이 건강하게 유지되고 있는지 등이 있다. 방사선치료 직후 점막 및 조직 부종이 심한 경우 무후두 발성이 어려울 수 있다. 발성을 위해 외과적으로 만든 기관후두 누공이 타액이 새지 않고 건강하게 유지되는 것도 중요하다. 대개 이러한 문제는 수술 직후에 발생하는 경우가 많기 때문에, 수술 및 치료 직후 이런 문제가 심하게 발생하는 경우, 무후두 발성 재활을 연기하는 것이 한 방법이 되기도 한다.

무후두 발성을 위한 세 가지 방법을 소개하면 다음과 같다.

1) 전기후두

전기후두 혹은 인공후두[그림 6]는 목이나 구강 내에 진동을 기계적으로 발생시키는 음원을 위치시켜서 발성을 대체하는 방법이다. 이 방법은 가장 단순하고 쉽게 의사소통을 할 수 있는 방법이어서, 모든 후두 전절제술을 받은 환자들에게 일차적으로 권유하는 방법이다. 이 방법으로 우선 일차적으로 의사소통을 초기에 가능하게 하면서, 이후 식도 발성 등의 방법을 습득하도록 유도할 수 있다. 다른 발성법이 가능한 경우에도 예비적으로 이 방법을 사용하기도 적합하다. 또한 식도발성이나 TE 밸브를 위한 외과적 수술에 적극적이지 않은 환자도 비교적 쉽게 적용할 수 있는 방

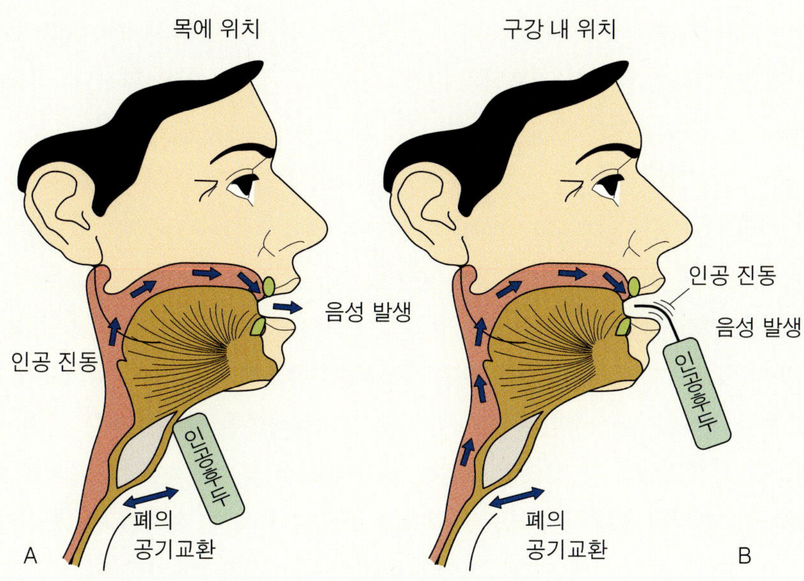

| 그림 6 | **전기후두를 이용한 무후두발성**

법이다.

2) 식도 발성

　무후두 발성법 중 가장 오래 쓰여 왔던 방법이다. 구강 내의 공기를 인두부로 밀어 넣으면서 인두식도부 점막에서 학습에 의한 진동을 발생시켜, 이 진동음을 이용하여 구강 부위의 조음과정을 거쳐 음성을 형성하는 방법이다[그림 7]. 다른 기구나 수술 등의 필요없이 본인의 몸에서 나오는 진동을 발성에 직접 이용할 수 있는 것이 장점이다. 그러나 방법을 제대로 습득하는 데 4~12개월 정도의 긴 시간이 소요되고, 30% 이하의 환자만이 이 방법을 완전히 습득한다는 보고가 있을 정도로 배우기가 어려운 단점이 있다.[4] 그리고 음성의 질은 TE 발성에 비해 좋지 않은 경우가 많다.[5,6]

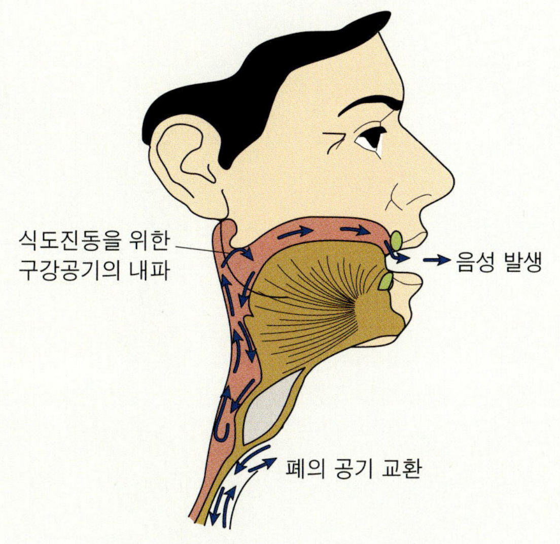

| 그림 7 | **식도 발성을 이용한 무후두발성**

이런 이유로 과거에 비해선 사용되는 빈도가 감소하고 있으나 TE 발성의 적응증이 되지는 않으나, 인두식도 부위의 진동 기능이 보존되어 있는 환자나, 인공후두를 사용하기를 원하지 않는 환자에서 선택적으로 적용된다.

3) 기관식도 발성 (Tracheoesophageal voice restoration, TE 발성)

TE 발성은 후두 전절제술 후 가장 빈번히 사용되는 무후두발성법이다. 기관과 식도 사이에 외과적으로 작은 누공을 만들고, 여기에 일방향 밸브를 포함한 보장구를 삽입한다. TE 누공 수술은 최초 후두 전절제술 시에 하거나, 환자의 치료가 종결되고 완전히 회복된 후 시행할 수 있다. 이 밸브는 음식물을 삼킬 시에는 닫히고, 기관절개공을 손가락으로 막고 숨을 내쉬는 경우 열려서 공기를 인두 식도 부위로 통하게 해서 이 부위를 진동시켜 무후두 진동을 만든다. 이렇게 형성된 진동이 조음과정을 거쳐 음성으로 들리게 된다[그림 8]. 손가락으로 기관절개공을 막는 번거로움을 없애기 위해, 기관절개공에 자동 밸브를 부착하는 방법도 있다.

TE 발성은 음성의 질에 대한 만족도가 가장 높은 무후두발성법이다. 음성의 질, 유창성, 용이성 등 모든 측면에서 가장 실제 음성과 가깝다고 알려져 있다.[5,7] 그러나 기구가 고가이고 영구적이지 않아서 정기적 교체가 필요하다. 또한 외과적으로 누공을 형성하는 것이 부담이고 염증 등의 합병증이 초래될 수 있는 부담이 있어서,

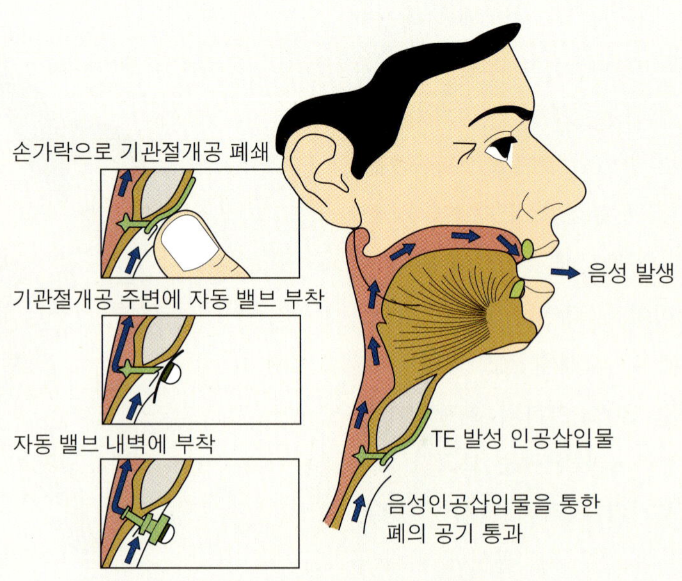

|그림 8| TE 발성을 이용한 무후두발성

이 방법을 선택하는 데 장애가 되고 있다.

3. 기관보존치료(organ preservation) 후 기능 재활 및 관리

기관보존치료는 두경부의 중요 기관인 기관을 해부학적으로 보존하는 방법으로, 외과적 혹은 비외과적으로 이루어질 수 있어 최근 대부분의 두경부암의 표준치료가 되었다. 이 때 기능 재활과 관리가 중요하게 고려되어야 한다. 이 방법은 여러 심각한 기능 상의 문제를 초래할 수 있다. 후두, 인두 등의 기관을 해부학적으로 보존하는 것이 기능을 최선으로 유지하는 것을 보장하는 것이 아니기 때문이다.[8] 후두암의 예를 들면, 후두를 해부학적으로 보존하는 술식이 후두 전절제술에 비해서 오히려 기능적으로 더 불량한 경우도 있을 수 있다. 따라서, 치료 전에 치료에 의해 예상되는 기능의 변화를 충분히 예측, 숙지하는 것이 중요한데, 어떤 치료전략도 치료 전 기능을 '완전히 보존' 하는 것은 어렵다.

어떤 방법의 기관보존 전략을 선택했는지에 관계없이 음성의 질은 변할 수 있다. 그러나 언어 및 조음 기능은 구강의 구조나 기능이 심하게 훼손된 경우가 아니면, 대부분 알아듣는 것이 가능한 수준으로 보존하는 것이 가능하다. 반면 언어 기능과 달리, 삼킴 기능은 심각한 변화가 발생하는 경우가 많다. 치료 후 구강식이가 가능한 정도로 회복되는 경우부터 위루술(gastrostomy)에 장기간 의존하여 영양공급을 해야 하는 경우까지 다양한 상황이 발생할 수 있다.

1) 비수술적 기관보존 치료 후 문제 및 관리

비수술적 기관보존치료는 방사선치료나, 항암방사선치료(chemoradiotherapy), 그리고 여러 표적 치료제를 이용한 실험적 항암치료 등의 전략을 통틀어 일컫는다. 방사선치료나 항암방사선치료는 치료 종료 후 장기간, 심지어는 수년 후에도 언어, 발성 그리고 삼킴 기능의 변화를 초래할 수 있고 양상의 차이는 있지만, 대부분 환자에서 치료 과정 중 발생한다.[8,9] 방사선치료는 언어, 발성 기능에 영향을 주어, 언어의 유창성, 조음 과정 상의 문제나, 음성의 질을 변화시키는 등의 문제를 초래할 수 있다. 방사선치료는 오히려 음성보다는 삼킴 기능에 더 크고 오래 지속되는 문제를 초래하는 경향이 있다.[10,11] 50% 이상의 장기생존자가 삼킴장애를 경험하고,[12] 방사선치료 혹은 항암방사선치료를 받은 환자의 47%~84%가 폐흡인(aspiration)을 경험한다.[9,13,14] 이는 치료 후 발생하는 점막염, 인두의 섬유화, 감각 저하 등에 기인하고, 정도의 심각성은 전체 방사선 조사 용량, 방사선치료 기간 그리고 방사선이 조사된 범위 등에 의해 결정된다. 항암치료를 병행하면 단기적으로 이러한 문제를 심화시키지만, 장기적인 이환의 증가 여부는 명확하지 않다.[13] 최근 개발되어 시행되고 있는 강도변조방사선치료 (IMRT), 토모치료 (tomotherapy) 등의 도입으로 이러한 문제의 위험성을 경감하는 등 비수술적 치료가 발전하고 있다.[3, 15]

방사선치료 혹은 항암방사선치료 직후에 발생하는 점막부종, 림프부종은 저작 운동의 강도를 감소시키고, 구강인두 내에서 음식물의 이동을 어렵게 하여 삼킴 기능의 장애를 초래한다. 장애가 심해지면, 폐흡인이 결국 동반되고, 저하된 면역 상태와 동반되어 심각한 폐 질환을 초래할 위험성도 증가한다. 급성 삼킴장애는 대부분 부종과 점막염이 회복되면서 호전되는 것이 일반적이나, 치료 종결 후 수 개월이나 수 년 후에도 삼킴장애가 지속되는 경우도 자주 발생하는 것이 사실이다. 따라서 다학제적 진료를 통해 이러한 합병증을 적절히 관리, 재활하는 것은 매우 중요하다.

방사선치료 혹은 항암방사선치료 후 장기적인 삼킴장애가 발생하는 위험요인으로는 원발병변의 위치와 T병기 등이 있다. 여러 두경부암 중 구인두, 후두 그리고 하인두암에서 삼킴장애가 자주 발생하는데, 이 중 하인두암에서 가장 심각한 삼킴장애가 초래되는 경향이 있다.[16] 치료 전 기능의 정도가 중요한데, 치료 전에 이미 삼킴장애가 있었던 환자에서 치료 후에 만성 삼킴장애나 영구적으로 식이관(feeding tube)을 유지해야 하는 빈도가 높다.[9] 그리고 방사선치료 혹은 항암방사선치료 중, 심한 삼킴장애로 인해 2주 이상 구강식이가 불가능했던 환자는 치료 후에도 삼킴장애가 지속될 가능성이 높다.[12]

삼킴장애는 치료뿐 아니라 예방도 중요하다. 치료 중에 각종 삼킴 기능의 검사에 기반한 삼킴재활치료를 같이 병행하는 것이 치료 후에 기능을 최대한 회복하는 관건이 된다. 삼킴재활치료가 제대로 수행되지 않으면 방사선 관련 점막염, 섬유화 등이 고착화되어 결국 장기적으로 회복되지 않는 삼킴장애가 발생할 가능성이 높아진다.[14, 16, 17] 또한 치료 중에 후두 앞의 strap 근육, 인두 수축근 그리고 설기저부 근육의 운동재활도 같이 병행하는 것이 후두 부위의 운동성을 유지하여 치료 후 삼킴 기능을 회복하는 데 도움이 된다.[18] 요약하면, 해당 의료진의 협진을 통해 환자의 기능을 관찰하고 적절한 재활관리를 적절한 시점에 시행하여 삼킴 기능에 관여하는 근육의 근력과 운동 범위를 유지하는 것이 향후 기능적 예후를 좌우한다.

2) 수술적 기관보존치료 후 문제 및 관리

두경부 부위의 핵심적인 기능을 담당하는 기관을 보존하려는 수술법과 기능적 결과도 계속 발전해 왔다. 후두암에서 기관보존 수술의 목표는 후두 발성을 가능하게 하고, 영구 기관절개공의 필요가 없게 하는 것이다. 이러한 기관보존 수술로는 경구강 레이저 미세수술(transoral laser microsurgery, TLM), 후두부분 절제술 그리고 최근에 보급되고 있는 경구강 로봇수술(transoral robotic surgery, TORS) 등이 있다. 역사적으로 성대절제술(cordectomy), 성문상 후두부분절제술(supraglotticlaryngectomy, SGL), 그리고 상윤상 후두부분절제술(supracricoid partial laryngectomy, SCPL) 등이 개발되어 후두 전절제술을 대체하게 되어, 이제 예외적인 경우를 제외하면 후두 전절제술을 초치료로 거의 시행하지 않게 되었다.

그럼에도 불구하고 발전된 수술기법 또한 다양한 양상의 음성, 삼킴장애를 초래할 수 있기 때문에 적절한 환자를 선택, 수술하고, 수술 후 적절한 관리가 중요하며 삼킴재활 역시 중요한 역할을 차지한다. 수술에 의해 성문 상부나 성문부의 중요 기전인 기도 보호기전이 손상되고 심하면 중등도 폐흡인의 위험성이 증가할 수 있어 이러한 모든 문제를 적절히 예방, 관리하는 것이 중요하다.

이를 위해 수술 전 삼킴 기능에 대한 객관적 검사(videofluoroscopic swallowing study(VFSS), fiberoptic endoscopic evaluation of swallowing(FEES))를 통해 수술 시 발생할 수 있는 기능상의 문제를 예측하는 것이 첫걸음이다. 수술 후 회복기의 검사도 이후 재활 관리에 있어서 중요 지침으로서 의미가 있다. 이러한 검사 결과를 토대로 재활 계획 및 구강 식이 재개 여부를 안전하게 결정하는 것이 원칙이다.[19]

수술 후 기능 관리는 별 문제없이 정상 식이에 가까운 기능을 유지하는 것이 목표이다. 정기적 삼킴검사에 기반한 협진, 재활 관리가 중요하다. 언어치료사를 포함한 다학제 전문가 팀의 협진이 효과적이다. 이러한 삼킴 등의 문제를 효율적으로 관리하는 전략에 대해선 향후 많은 연구 및 개선이 있을 전망이다.

두경부암 치료 중 발생하는 점막염(mucositis)

최근 두경부암 치료에서 방사선치료 혹은 항암방사선치료를 첫 치료로 선택하는 비율이 늘어나고 있다. 치료 합병증으로 점막염이 가장 흔하게 발생한다. 특히 3, 4 단계 점막염은 심각한 통증과 삼킴장애를 유발하고, 이로 인해 영양 불량과 심각한 체중 감소를 초래하여 치료 후 회복에 부정적인 영향을 미친다. 또한 스트레스, 두려움, 우울증 등을 야기하여 삶의 질을 악화시킬 수도 있다.[20]

점막염은 방사선치료 초기 단계에서 점막상피세포 손상 후 염증 인자의 분비와 점막 세포가 사멸(apoptosis)하면서 발생한다.[21] 방사선치료에 의한 점막염은 일반적으로 치료 시작 2주 후부터 발생하여, 치료 종결 4~5주 후까지 지속된다. 점막염에 의해 발적, 부종, 통증, 삼킴시 통증, 음성 변화 등이 초래되는데, 점막염이 호전되면 이러한 증상도 호전되게 된다. 초기에는 가벼운 발적과 통증만이 주 증상으로 나타나지만, 이후 방사선 염증 반응이 염증 인자와 상호작용을 통해 증폭되면 점막손상이 심해지면서 궤양 등이 발생한다.이러한 점막손상은 대부분 정상 수준으로 회복되지만, 방사선 조사량이 많거나 항암치료, 이차 감염 등에 의해 조직손상이 심하면 손상이 지속적으로 남아서 기능에 부정적 영향을 끼칠 수도 있다.특히 면역력이 약한 환자는 쉽게 세균 감염이 동반되고 증상이 악화되는 악순환이 나타나기 쉽다.[21]

점막염이 발생할 위험성을 예측하거나 치료 및 관리에 대한 연구나 치료 전략은 아직 잘 정립되어 있지 않다. 몇몇 연구에서 적절한 구강 치료 지침이 중요하다고 보고했다.[22, 23]

적절한 구강 위생은 개인별 맞춤 전략을 통해 구강 내 감염 위험성을 줄이고, 궁극적으로 환자의 만족도를 높이는 데 필요하다. 구강 관리를 위해서 구강 점막을 자극할 수 있는 담배, 술, 구강청결제, 맵고 신 음식 등을 피하는 것이 권고된다. 그리고 너무 뜨겁거나 억센 음식들은 피하는 것이 좋고 뜨거운 음식보다는 시원한 음식, 음료(얼음, 아이스크림, 요구르트, 샤벳 등) 그리고 액체 음식이 권장된다. 또한 잘 맞지 않는 의치도 점막염을 악화시키는 요인이므로 보정이 필요하다. 영양보조제의 사용도 도움되는 경우가 있다. 구강 내 생리식염수 스프레이 사용도 도움이 된다는 보고가 있다.[24] 자주 동반될 수 있는 구강인두 내의 칸디다증 등에 의해 야기되는 백색 반점도 자주 동반되기 때문에 발생 여부를 자주 검사하고 발생하면 적극적으로 치료하는 것이 증상을 호전시키는 데 큰 도움이 된다.[25]

점막염에 대한 약물치료로 Benzydamine(BZD) HCl은 논란이 있지만, 구강 내 박테리아, 진균 감염의 위험성을 줄여서 통증, 염증을 줄이는 효과가 보고 되어서 유럽에서 활발히 사용되고 있다.[26] Sucralfate 구강 내 suspension도 구강 내 점막염을 감소시킨다는 보고가 있지만, 아직 논란이 있다.[27] 비슷한 목적으로 Gelclair를 구강 내 젤 제형으로 사용하려는 시도도 있다.[28] 영양인자인 glutamine이 유용했다는 연구도 있었다.[29]

여러 임상시험에서 recombinant human epidermal growth factor(rhEGF), granulocyte-macrophage colony-stimulatingfactor(GM-CSF), silver nitrate, topical morphine, 그리고 corticosteroids 등의 치료가 효과가 있다는 보고도 있다. 캔디 형태로 capsaicin이나 chamomile 등을 사용하거나, 얼음 조각이나 꿀을 사용하는 요법도 연구되고 있다.[30] 최근엔 Palifermin이나 keratinocyte growth factor (KGF) 등을 이용한 치료요법도 시도되고 있다.[31]

그 외의 여러 문제에 대한 지지 관리

1. 피곤

두경부암의 치료 중 여러 단계에서 공통으로 발생하는 증상이다. 암 자체 그리고 암치료(특히 항암치료와 방사선치료), 치료과정에서 발생하는 영양 불량, 수면장애, 호르몬 변화, 빈혈 그리고 두려움, 우울증, 경제적 문제 등의 사회심리적 원인 등이 모두 환자를 피곤하게 할 수 있다. 최근 두경부암 장기생존자가 늘어나고 이들의 삶의 질이 다시 주목을 받으면서, 이러한 피곤을 초래하는 정확한 기전과 이에 대한 치료전략이 중요한 과제가 되고 있다. 활발히 성장하는 종양으로부터 분비되는 사이토카인이나 종양 단백질이 피곤 상태를 악화시키고 체중을 감소시키는 것도 알려져 있다.

두경부암 치료 시 조직 재생과 유지에 필요한 단백질, 탄수화물을 충분히 공급하는 것은 체중의 유지와 더불어 전술한 종양 관련 피곤을 경감시키는 데 있어서도 중요하다.

2. 활동 관리

다른 암과 마찬가지로 두경부암 치료 중에는 환자의 대사 요구가 증가하기 때문에 충분한 영양을 공급하는 것이 중요하다. 또한 적절한 운동이 환자에게 도움이 되기도 한다. 이를 위해 가벼운 요가나 스트레칭 등을 추천한다. 적절히 고안된 재활치료도 도움이 되는데[32], 특히 목과 턱관절의 운동 범위를 잘 유지하는 것이 중요하다.

3. 수면

통증이나 구강 분비물로 인해 숙면을 취하지 못하고 수면 시간이 적절하지 못한 경우나 수면의 질이 저하되는 경우 삶의 질이 악화될 수 있다.[33] 치료 후 변화된 구강, 인두의 구조가 수면 무호흡 증상을 악화시키기도 한다. 점막염에 의한 섬유화로 인해 기도 저항이 증가하여 수면 시 호흡을 방해할 수도 있다. 이 경우 머리를 올리거나 상체를 일으킨 상태에서 수면을 취하는 것이 도움이 된다. 숙면은 암의 회복에 중요한 영향을 미치므로 잘 관리되어야 한다.

4. 내분비 이상

두경부 부위에 방사선치료를 받는 경우 잘 알려진 합병증으로 갑상선 기능저하증을 들 수 있다.따라서 장기생존자에서는 갑상선 기능검사를 적절하게 시행하고, 저하된 경우 호르몬을 보충해 주는 것이 중요하다. 다른 호르몬 중 남성에게는 testosterone이, 여성에게는 estrogen이 전체 에너지 관련 대사에서 중요한 부분을 차지한다.

5. 빈혈

빈혈의 치료는 환자가 더욱 활동적이고 일상 생활 정도를 향상시키는 데 도움이 된다.[34] 빈혈을 적극적으로 교정하여 삶의 질을 향상시키기 위해, erythropoietin을 투여하는 시도도 있다.[35]

6. 기분, 불안

불안, 우울은 두경부암 환자에서 빈번하게 발생한다. 흡연, 음주, 약물 사용 등의 두경부암 발생의 발생 원인 자체가 이러한 심리적인 문제와 관련이 있다.[36] 두경부암은 외부에 직접적으로 노출되는 부위의 변형과 반흔이 동반되는 경우가 많고, 음성과 식사 등의 중요한 기능의 변화와 관련이 있어서, 사회생활이나 직업에 영향을 받기가 쉽다. 이에 대한 숙지, 교육과 치료 전후 사회적 적응에 대한 도움을 받는 것이 좋다. 특히 치료 후 발생할 수 있는 삼킴장애, 호흡, 식이, 음성 변화 등에 대한 불안에 대해서는 적절한 치료, 관리가 중요하다. 심리학적 지지치료와 더불어 항불안 약물의 사용을 고려해야 하는 경우도 있다.

결 론.

두경부암 치료는 일상 생활 및 사회 생활에 필수이며 직접적으로 노출되는 음성, 삼킴 등의 기능장애를 초래하는 경우가 대부분이다. 이러한 장애의 양상을 이해하고, 예측하여 적절히 관리하는 것은 환자의 삶의 질, 직업, 사회 생활 등 모든 부분에서 매우 중요한 문제이고, 심지어는 두경부암 치료에 있어서 가장 중요한 가치라고 할 수 있다. 두경부 관련 기능의 성공적인 재활을 위해선, 다학제 의료진의 협력과 의료기관 내 재활관리 시스템의 협조가 필수적이다.

참 고 문 헌

1 Pauloski BR, Rademaker AW, Logemann JA, et al. Surgical variables affecting swallowing in patients treated for oral/oropharyngeal cancer. Head Neck 2004;26:625-36.

2 McConnel FM, Logemann JA, Rademaker AW, et al. Surgical variables affecting postoperative swallowing efficiency in oral cancer patients: a pilot study. The Laryngoscope 1994;104:87-90.

3 Eisbruch A, Schwartz M, Rasch C, et al. Dysphagia and aspiration after chemoradiotherapy for head-and-neck cancer: which anatomic structures are affected and can they be spared by IMRT? Int J radiat Oncol Biol Phys 2004;60:1425-39.

4 Pauloski BR, Logemann JA, Rademaker AW, et al. Speech and swallowing function after anterior tongue and floor of mouth resection with distal flap reconstruction. J Speech Hear Res 1993;36:267-76.

5 Robbins J, Fisher HB, Logemann JA. Acoustic characteristics of voice production after Staffieri's surgical reconstructive procedure. J Speech Hear Disord 1982;47:77-84.

6 Clark JG, Stemple JC. Assessment of three modes of alaryngeal speech with a synthetic sentence identification (SSI) task in varying message-to-competition ratios. J Speech Hear Res 1982;25:333-8.

7 Olszanski W, Gieroba R, Warchol J, Morshed K, Golabek W. Acoustic analysis of tracheoesophageal speech in comparison to esophageal speech after total laryngectomy. Otolaryngol Pol 2004;58:473-7.

8 Rosenthal DI, Lewin JS, Eisbruch A. Prevention and treatment of dysphagia and aspiration after chemoradiation for head and neck cancer. J Clini Oncol 2006;24:2636-43.

9 Hutcheson KA, Barringer DA, Rosenthal DI, May AH, Roberts DB, Lewin JS. Swallowing outcomes after radiotherapy for laryngeal carcinoma. Arch Otolaryngol Head Neck Surg 2008;134:178-83.

10 Pauloski BR, Logemann JA, Rademaker AW, et al. Speech and swallowing function after oral and oropharyngeal resections: one-year follow-up. Head Neck 1994;16:313-22.

11 Pauloski BR, Rademaker AW, Logemann JA, Colangelo LA. Speech and swallowing in irradiated and nonirradiated postsurgical oral cancer patients. Otolaryngo Head Neck

Surg 1998;118:616-24.

12 Gillespie MB, Brodsky MB, Day TA, Sharma AK, Lee FS, Martin-Harris B. Laryngeal penetration and aspiration during swallowing after the treatment of advanced oropharyngeal cancer. Arch Otolaryngol Head Neck Surg 2005;131:615-9.

13 Eisbruch A, Lyden T, Bradford CR, et al. Objective assessment of swallowing dysfunction and aspiration after radiation concurrent with chemotherapy for head-and-neck cancer. Int J Radiat Oncol Biol Phys 2002;53:23-8.

14 Nguyen NP, Frank C, Moltz CC, et al. Aspiration rate following chemoradiation for head and neck cancer: an underreported occurrence. Radiother Oncol 2006;80:302-6.

15 Feng FY, Kim HM, Lyden TH, et al. Intensity-modulated radiotherapy of head and neck cancer aiming to reduce dysphagia: early dose-effect relationships for the swallowing structures. Int J Radiat Oncol Biol Phys 2007;68:1289-98.

16 Logemann JA, Rademaker AW, Pauloski BR, et al. Site of disease and treatment protocol as correlates of swallowing function in patients with head and neck cancer treated with chemoradiation. Head Neck 2006;28:64-73.

17 Nguyen NP, Moltz CC, Frank C, et al. Impact of swallowing therapy on aspiration rate following treatment for locally advanced head and neck cancer. Oral Oncol 2007;43:352-7.

18 Kulbersh BD, Rosenthal EL, McGrew BM, et al. Pretreatment, preoperative swallowing exercises may improve dysphagia quality of life. Laryngoscope 2006;116:883-6.

19 Lewin JS, Hutcheson KA, Barringer DA, et al. Functional analysis of swallowing outcomes after supracricoid partial laryngectomy. Head Neck 2008;30:559-66.

20 Trotti A, Bellm LA, Epstein JB, et al. Mucositis incidence, severity and associated outcomes in patients with head and neck cancer receiving radiotherapy with or without chemotherapy: a systematic literature review. Radiother Oncol j European Society for Therapeutic Radiology and Oncology 2003;66:253-62.

21 Cawley MM, Benson LM. Current trends in managing oral mucositis. Clin J Oncol Nurs 2005;9:584-92.

22 McGuire DB, Rubenstein EB, Peterson DE. Evidence-based guidelines for managing mucositis. Semin Oncol Nurs 2004;20:59-66.

23 Epstein JB, Schubert MM. Managing pain in mucositis. Semin Oncol Nurs2004;20:30-7.

24 Daniel BT, Damato KL, Johnson J. Educational issues in oral care. Semin Oncol Nurs 2004;20:48-52.

25 Brown CG, Wingard J. Clinical consequences of oral mucositis. Seminars in oncology nursing 2004;20:16-21.

26 Shih A, Miaskowski C, Dodd MJ, Stotts NA, MacPhail L. A research review of the current treatments for radiation-induced oral mucositis in patients with head and neck

cancer. Oncol Nurs Forum 2002;29:1063-80.

[27] Cengiz M, Ozyar E, Ozturk D, Akyol F, Atahan IL, Hayran M. Sucralfate in the prevention of radiation-induced oral mucositis. J Clin Gastroenterol 1999;28:40-3.

[28] Buchsel PC. Gelclair oral gel. Clinical journal of oncology nursing 2003;7:109-10.

[29] Savarese DM, Savy G, Vahdat L, Wischmeyer PE, Corey B. Prevention of chemotherapy and radiation toxicity with glutamine. Cancer Treat Rev 2003;29:501-13.

[30] Peterson DE, Beck SL, Keefe DM. Novel therapies. Seminars in oncology nursing 2004;20(1):53-8.

[31] Spielberger R, Stiff P, Bensinger W, et al. Palifermin for oral mucositis after intensive therapy for hematologic cancers. N Engl J Med 2004;351:2590-8.

[32] Segal R, Evans W, Johnson D, et al. Structured exercise improves physical functioning in women with stages I and II breast cancer: results of a randomized controlled trial. J Clin Oncol 2001;19:657-65.

[33] Berger AM, Parker KP, Young-McCaughan S, et al. Sleep wake disturbances in people with cancer and their caregivers: state of the science. Oncol Nurs Forum 2005;32:E98-126.

[34] Henke M, Mattern D, Pepe M, et al. Do erythropoietin receptors on cancer cells explain unexpected clinical findings? J Clin Oncol 2006;24:4708-13.

[35] Henke M, Verma A, Acs G. Erythropoietin receptors on cancer cells: exciting perspectives, difficult to appreciate. Blood 2006;108:1107-9.

[36] Visser MR, Smets EM. Fatigue, depression and quality of life in cancer patients: how are they related? Support Care Cancer 1998;6:101-8.

PART 05-9

악성 림프종 생존자

서 론

혈액암(Hematologic malignancy)은 일반적으로 조혈계 및 면역계에서 발생한 암을 총칭한다. 조혈계(hematopoietic system)라 함은 흔히 우리 몸에서 혈액을 생성하는 곳을 일컬으며, 골수(bone marrow)라고 불리우는 뼈 속에 존재하는 소위 혈액을 만드는 공장에 해당한다. 골수를 이루고 있는 다양한 종류의 혈액 세포들에서 후천적으로 암성 변화(tumorigenesis)가 발생하면 혈액암이 발생하는데 여기에 해당하는 대표적인 질환이 급성골수성백혈병(acute myeloid leukemia)이다. 급성골수성백혈병과 같은 혈액암 환자들은 강도 높은 항암치료를 받게 되고 상당수에서 조혈모세포이식과 같은 치료를 추가적으로 받게 된다. 이런 치료를 통해 급성골수성백혈병은 완치율이 현저히 증가한 대표적인 혈액암 중 하나가 되었다.

골수에서 발생하는 혈액암과 함께 양대 축을 이루는 대표적인 질환은 악성 림프종(malignant lymphoma)이다. 이는 우리 몸의 면역에 중요한 역할을 하는 림프계(lymphatic system)를 이루는 세포 혹은 조직에서 암성 변화가 발생하여 일어나는 질환으로서 혈액암 중에서 가장 발생 빈도가 높고 효과적인 치료법의 발전으로 인해

완치율도 가장 높은 질환 중 하나이다.[1]

따라서 혈액암으로 진단 받은 환자들의 경우 상대적으로 다른 암종에 비해 장기생존자가 될 확률이 높고, 장기생존자에 대한 효과적인 관리가 어느 분야보다 필요한 질환이다. 또한 근치적 절제를 기본으로 하는 고형암에 비해 항암치료가 치료의 근간이 되기 때문에 장기 적출에 따른 합병증은 거의 없지만 일반 고형암에 비해 항암치료의 강도가 매우 높고, 그 결과 항암치료 관련 합병증이 생존자의 삶의 질에 영향을 미칠 가능성이 있어, 보다 더 적극적인 관리 전략이 필요하다. 혈액암은 치료에 사용되는 항암제의 종류가 유사하고, 방사선치료 및 조혈모세포이식 등의 치료법이 병행되는 경우가 많다는 점에서 치료적 접근이 유사하다. 따라서 다양한 혈액암으로 치료받고 완치에 이른 장기생존자에서 발생할 수 있는 문제점은 서로 공통되는 점이 많다고 할 수 있겠다. 그래서 여기서는 대표적인 혈액암인 악성 림프종의 장기 생존자에 대한 관리 전략을 중심으로 언급하고자 한다.

악성 림프종의 종류 및 치료

1. 악성 림프종의 분류

악성 림프종은 우리 몸에 존재하는 림프절 혹은 림프조직에서 악성 종양이 발생하는 질환이며 이러한 림프 조직이 존재하는 곳이면 어디서든지 발생 가능하고, 그 병리학적 특성에 따라 다양한 세부아형으로 구분되기 때문에 하나의 질환이 아닌 다양한 세부 질환군의 집단이라고 할 수 있다. 악성 림프종은 영국의 병리학자인 토마스 호즈킨이 1832년에 최초로 이 질환을 기술한 이래 병리학적, 임상적, 세포 유전적 특성에 따라 다양한 세부아형이 발견되었다. 처음 발견한 호즈킨의 이름을 따서 호즈킨 림프종이라 명명되었고, 그 이후 발견되는 다양한 림프종들은 호즈킨 림프종과는 다른 특성을 보이는 점에 근거하여 비호즈킨 림프종으로 명명하게 되었다. 의학의 발전과 새로운 세부아형에 대한 발견이 축적되면서 호즈킨 림프종에 해당하지 않는 세부아형들의 수가 훨씬 많아지게 되었고 그 결과 악성 림프종의 대부분은 비호즈킨 림프종이 차지하고 있다. 비호즈킨 림프종은 기원하는 세포에 따라 B 림프구 기원과 T 혹은 NK 세포 기원의 림프종으로 나누게 되고, 각각은 다시 세포의 성숙한 정도에 따라 미성숙 B 혹은 T 세포 림프종과 성숙 B 혹은 T 세포 림프종으로 나뉘게 된다[그림 1].

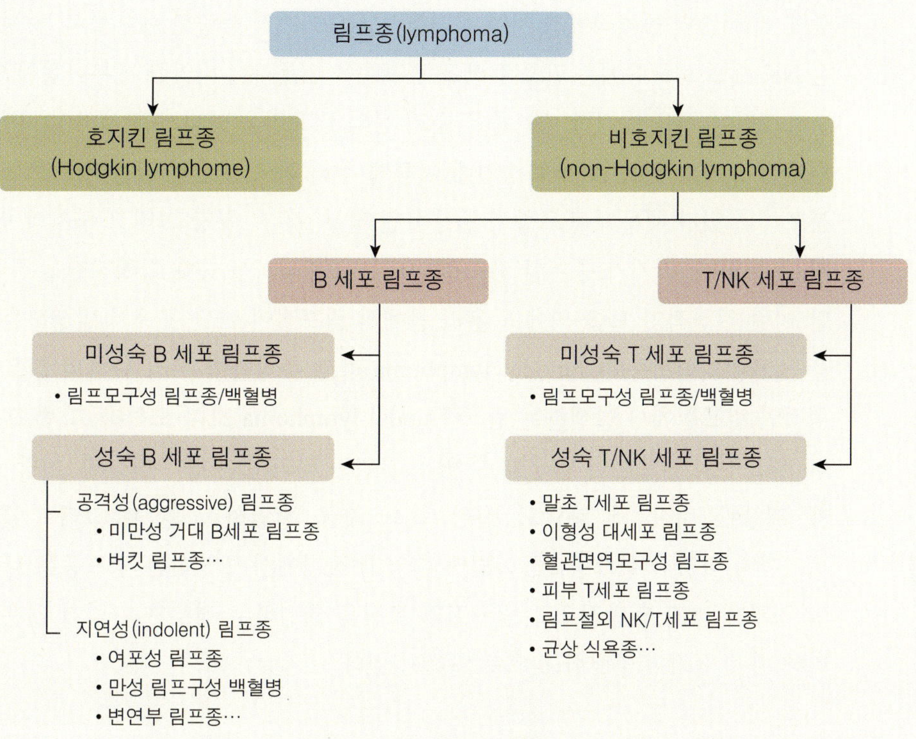

|그림 1| **림프종의 분류**

미성숙 B 혹은 T 세포 림프종에는 림프모구성림프종/백혈병(lymphoblastic lymphoma/leukemia)라는 질환이 속하게 되는데 이는 통상적으로 말하는 급성 림프구성 백혈병(acute lymphoblastic leukemia)과 병리학적으로 동일한 질환으로 간주하고 있다. 성숙 B 세포림프종은 임상적으로 증상 유발이 빈번하고 질병의 진행 속도가 빨라서 적극적인 치료를 하지 않으면 불량한 예후를 보일 수 있는 공격성이 강한 세부아형들과 비교적 질병의 진행 속도가 느리고 증상이 없는 경우가 많아서 경우에 따라서는 치료를 바로 하는 대신에 경과 관찰을 하는 것도 가능한 지연성 임상 경과를 밟는 세부아형들로 나눌 수 있다. 공격성(aggressive) 림프종에 해당하는 대표적인 세부아형이 미만성 거대 B세포 림프종(diffuse large B-cell lymphoma)이며 이 세부아형은 국내 악성 림프종 환자의 30% 이상을 차지하는 가장 흔한 세부아형이며, 전세계적으로도 가장 흔한 세부아형에 해당한다. 완만한 임상 경과를 보이는 지연성(indolent) 림프종에는 여포성림프종(follicular lymphoma)이나 변연부림프종(marginal zone B-cell lymphoma)이 대표적이다. 일반적으로 성숙 B세포 림프

종에 비해 좀더 공격적이고 치료에 저항성을 보이면서 불량한 예후를 갖는 성숙 T 혹은 NK 세포 림프종에는 말초 T 세포 림프종을 비롯하여 다양한 세부아형이 있다.

호즈킨이 처음 발견한 림프종은 우리 몸의 림프절을 따라서 발생하여 다발성으로 림프절이 커져 있는 것이 특징인데 이렇게 우리 몸에 혈관과 같은 경로로 림프절이 분포하고 있기 때문에 림프종이 발생하면 경부, 흉부, 복강 그리고 사지의 림프절이 커질 수 있다. 크기가 증가한 림프절에 대한 조직검사를 통해 확정진단을 한다. 하지만 이런 전형적인 모습 외에도 우리 몸에서 림프절이 아닌 곳에서 발생하는 림프종을 림프절외림프종(extranodal lymphoma)라고 총칭하며 우리 나라의 경우에는 전형적인 림프절에서 발생하는 림프종(nodal lymphoma)보다 오히려 그 빈도가 더 높다. 림프절외 림프종이 발생할 수 있는 부위는 뇌와 같은 중추신경계, 비강, 비인두, 폐, 위장관, 비장, 간, 췌담도, 신장, 난소, 자궁, 전립선, 고환, 뼈 그리고 골수에 이르기까지 다양하다[그림 2]. 이렇게 다양한 장기에서 발생하는 림프종은 다양한 질병 경과를 밟고 일반적으로 림프절외 조직을 침범하는 경우가 그렇지 않은 경우에 비해 치료 성적이 불량한 것으로 알려져 있다.

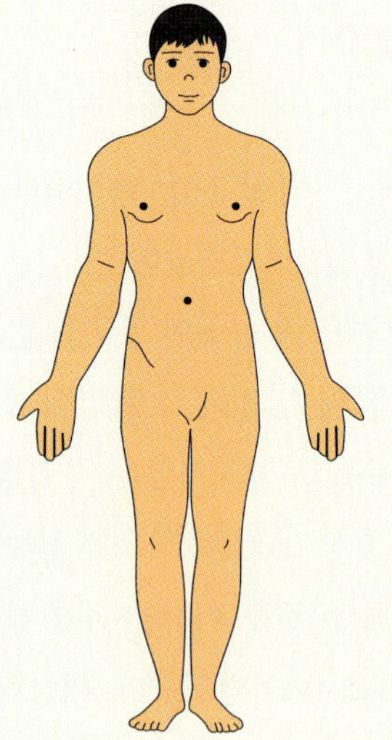

|그림 2| **부위별 발생 림프종**

2. 악성 림프종의 치료

1) 항암치료(chemotherapy)

림프종을 진단받은 대부분의 환자에서 일차 치료는 항암치료이다. 림프종 세포는 치료제에 대한 내성을 획득하는 확률이 높기 때문에 단일 약제를 사용하는 경우보다는 3~4가지 이상의 항암제를 병용 투여하는 복합화학요법을 치료의 근간으로 한다. 이 때 주로 사용되는 치료제는 알킬화 제제인 싸이클로포스파마이드(cyclophosphamide)와 항종양 항생제에 해당하는 독소루비신(doxorubicin) 그리고 빈카 알칼로이드 제제인 빈크리스틴(vincristine)이다. 여기에 항암제는 아니지만 림프종 세포의 세포 사멸을 유도하는 고용량 스테로이드 치료가 병합되는 것이 비호즈킨림프종의 가장 기본적인 치료요법인 촙(CHOP)요법이다. 여기에 각 세부아형의 특성에 맞게 치료 방법들이 추가 또는 수정되어 오늘날 다양한 치료법들이 환자들에게 적용되고 있다. 대표적인 약제가 B 세포를 선택적으로 겨냥하여 억제하는 단클론항체인 리툭시맙(rituximab)으로 기존의 항암치료요법에 추가됨으로써 미만성 거대 B 세포 림프종을 비롯한 성숙 B 세포림프종의 치료 성적의 향상을 유도하였다. 림프종 생존자의 후기합병증의 발생에는 진단 시에 투여되는 항암치료제의 종류에 의해 영향을 받게 되며 또한 환자가 재발을 한 경우에 받게 되는 각종 강도 높은 구제 항암치료에 따른 부작용도 영향을 주게 된다.

2) 방사선치료(radiotherapy)

람프종의 치료에 있어서 방사선치료만 단독으로 하는 경우는 과거에 비해 많이 줄어들었고, 대개는 항암치료 후 잔존 병변에 대해 추가적으로 치료를 하는 경우나 국소적인 병변인 경우에 적용하게 되는데 방사선치료의 적용도 역시 세부아형의 개별적인 특성에 따라 결정된다. 방사선치료를 받는 환자의 연령이나 조사 부위 그리고 방사선량 및 치료 일정/방법 등에 따라 치료 후 합병증의 발생이 달라질 수 있으며 역시 이러한 치료가 장기생존자에 미치는 영향도 달라지게 된다.

3) 조혈모세포 이식(stem cell transplantation)

조혈모세포 이식은 크게 자신의 조혈모세포를 이용하는 자가 조혈모세포 이식(autologous stem cell transplantation)과 다른 사람의 조혈모세포를 이식 받는 동종 조혈모세포 이식(allogeneic stem cell transplantation)으로 나눌 수 있다. 조혈모세포 이식은 환자의 몸에서 병의 흔적을 완전히 없애는 완전관해를 유도하는 항암치료 후에 미세하게 남아 있어서 향후 재발의 원인이 될 수 있는 잔존 암세포를 제거하기 위해 시행하는 일종의 공고요법(consolidation treatment)이다. 관해 유도치료를 하고 완전관해가 오면 일차로 동종 조혈모세포 이식을 하는 급성골수성백혈병에 비해 림프종에서는 일차로 동종 조혈모세포 이식을 하는 경우는 상대적으로 드문 편이다. 그 이유는 현재까지 동종 조혈모세포 이식을 함으로써 환자가 얻는 이득과 이식 관련 합병증으로 인해 보는 손실간에 뚜렷한 차이를 보이지 못하고 있고, 급성골수성 백혈병에 비해 관해를 유도하는 일차 치료만으로도 완치에 이를 수 있는 확률이 상대적으로 높기 때문이다. 그러나 재발한 림프종의 경우 구제 항암치료만 한 경우보다는 자가 조혈모세포 이식을 한 경우가 재발을 방지하는 데 도움이 될 수 있다는 결과에 근거하여, 재발한 환자의 경우 자가 조혈모세포 이식을 시행하고 있다.[2] 또한 공격성 림프종 환자 중 재발의 고위험군이라고 판단되는 환자들에 대해 선택적으로 일차로 자가 조혈모세포 이식을 시행하는 경우도 많이 있어서 자가 조혈모세포 이식은 림프종 환자에서 주요 치료법의 하나로 자리 매김하고 있다. 자가 조혈모세포 이식의 원리는 일반적인 용량의 항암제에는 죽지 않고 살아남아 있을 암세포가 용량 강도-효과 비례에 근거하여 고용량으로 항암제를 투여하면 죽을 수 있다는 전제 아래에서 시행하는 것이며, 이 때 고용량 항암제로 인해 손상받고 회복이 안 될 수 있는 골수 내 조혈모세포를 미리 말초혈액에서 채집하여 냉동 보관 후 항암치료 후 다시 주입하여 골수 회복을 유도하는 것이다. 이러한 과정을 통하여 환자는 고용량 항암치료를 받게 되고 경우에 따라서는 전신 방사선 조사도 받게 되므로 이러한 치료와 관련된 후유증이 림프종 장기생존자에게 영향을 줄 수 있다. 림프종에서도 일부 선택적인 경우에 한해서 동종 조혈모세포 이식을 하는 경우가 있는 데 자신이 아닌 타인의 조혈모세포가 들어와서 생착을 하는 과정 중에서 발생하는 이식편대 숙주병을 포함한 다양한 부작용이 후유증으로 남을 수 있고 이 역시 림프종의 장기 생존자에게 큰 영향을 줄 수 있다.

악성 림프종 생존자의 관리

1. 림프종의 재발에 대한 관리

림프종치료를 마친 환자들이 가장 두려워하는 것은 재발이다. 림프종은 치료에

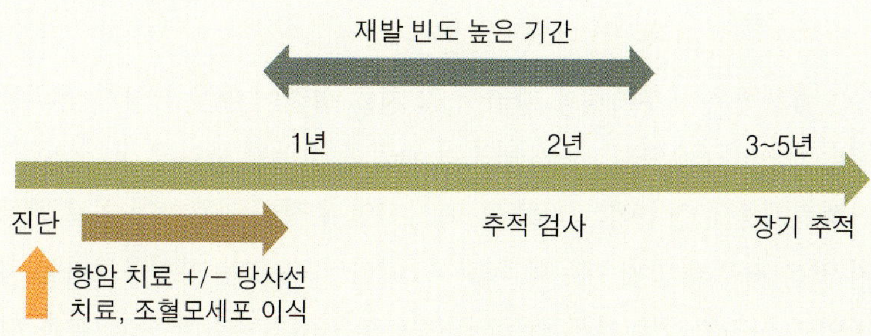

| 그림 3 | 림프종의 임상경과

대한 반응률이 높은 반면 재발률도 높기 때문에 재발 여부가 치료 성패를 가늠한다고 할 수 있다. 대개 환자들은 치료를 마치면 그 이후부터는 주기적으로 외래를 방문하고 재발 여부를 감시하기 위해 영상검사를 포함한 검사를 하게 된다. 예외적으로 치료를 종료한 후 5년 이상 경과한 후에 다시 림프종이 발생하는 경우들이 있지만 이런 경우에는 재발의 가능성 못지 않게 또 다른 림프종이 발생하였을 가능성도 배제할 수 없다. 하지만 대부분의 재발은 치료를 종료하고 1~2년 이내에 많이 발생한다. 특히 치료 종료 6개월 이내에 재발하는 경우는 공격적인 임상 경과를 밟아서 불량한 예후를 보일 가능성이 상대적으로 높다고 알려져 있다[그림 3]. 그래서 림프종의 생존자가 되기 위해서는 재발의 빈도가 높은 이 시기를 잘 넘기는 것이 매우 중요하지만 현실적으로 재발을 막기 위한 특별한 조치가 있는 것은 아니다. 여포성림프종과 같은 지연성림프종의 경우 치료 종료 후 2년 간 리툭시맙을 유지요법으로 투여하고 있으나 그 외의 세부아형에서는 아직까지 유지요법의 효용성이 입증된 바가 없어서 단순히 경과 관찰을 하는 것이 최선의 방법인 상태이다.

2. 호즈킨 림프종 환자에 대한 관리

호즈킨 림프종은 대표적으로 젊은 연령층에서 많이 발생하는 림프종이고 비호즈킨 림프종에 비해 항암치료 및 방사선치료를 통해 완치될 수 있는 확률이 매우 높다. 일반적으로 10~20% 정도의 환자를 제외하고는 장기생존을 하는 것으로 알려져 있다. 그렇기 때문에 장기생존자에 대한 관리가 더욱 중요한 병이다. 치료 후에 장기간 생존하면서 치료로 인해 발생할 수 있는 이차 합병증을 최소화하기 위해서 가급적 최소한의 치료로 최대한의 효과를 거두려는 원칙을 적용하고 있다. 그럼에도 불구하고 질병이 발생하는 부위가 경부나 종격동인 경우 방사선 조사에 따른 후유증과 항암치료 후 발생할 수 있는 이차암(secondary malignancy)이 문제가 되고 있다.

3. 비호즈킨 림프종 환자에 대한 관리

비호즈킨 림프종은 세부아형에 따라서 그 치료 성적이 매우 다양한 결과를 보여서 세부아형별 접근이 중요하다. 우선 비교적 완만한 경과를 보이고 장기생존 가능성이 높은 지연성림프종의 경우에는 치료 후 정기적인 추적이 필요한데 치료 자체의 독성이 강하지 않은 경우가 많기 때문에 치료 후 나타날 수 있는 합병증보다는 같은 연령대의 일반인과 마찬가지로 다른 암종의 발생 혹은 심혈관질환 등과 같은 다양한 성인병의 발생에 대한 주의가 필요하다. 또한 지연성림프종들의 특징이 수 년 이상 시간이 경과한 후에도 재발할 수 있고 오히려 그러한 가능성은 잘 치료된 공격성 림프종보다 더 높기 때문에 재발에 대한 감시도 필요하다. 미만성 거대 B 세포 림프종과 같은 공격형 B세포 림프종의 경우에는 적극적인 항암치료를 통해 완치 가능성이 비교적 높은데 완치된 장기생존자에 대해서는 호즈킨 림프종의 장기생존자와 동일한 관리가 필요하다. 그러나 성숙 T세포 림프종이나 미성숙 B 혹은 T 세포 림프종과 같이 치료 성적이 불량하여 완전관해 획득을 통한 완치 가능성이 상대적으로 적은 세부아형들에 대해서는 치료 후 장기생존 후 발생할 수 있는 문제점들을 고려하기보다는 완전관해 획득이라는 당면과제에 집중하는 것이 바람직하다.

4. 림프종 치료의 후기합병증 (late complication)에 대한 관리

1) 심혈관계 독성(Cardiotoxicity)

독소루비신과 같은 anthracycline 계열의 항암제에 노출된 환자에서 용량에 비례하여 심독성이 발생할 수 있다. 한 후향적 연구에서 울혈성 심부전(congestive heart failure)은 독소루비신이 축적 용량이 $500\sim550mg/m^2$에서는 4%에서 발생하였지만 $551\sim600mg/m^2$에서는 18%, 그리고 $600mg/m^2$ 이상에서는 36%에서 발생함을 보고 하였다.[3] 이러한 심부전의 발생의 위험인자로는 70세 이상의 연령, 여성, 다른 항암제와의 병용, 종격동에 대한 방사선치료, 이전에 심질환이 있었던 경우, 고혈압, 간질환과 같은 질병이 있었던 경우들이 심근독성의 위험인자로 제시된 바 있다.[4] 그래서 Children's Oncology Group(COG)에서는 성인 환자의 경우 최소한 $550mg/m^2$ 이상 독소루비신을 투여받았거나, 종격동에 방사선 조사를 받았거나 아니면 고혈압이 있는 경우는 주기적으로 심초음파 등과 같은 검사 및 의료진의 진료를 받을 것을 권고하고 있다.[5] 항암제 관련 심근 독성은 치료를 종료한 후 15~20년이 지난 다음 발생할 수 있으며, 다른 자극이 없이 자발적으로 나타날 수도 있지만, 심한 운동이나 임신과 같은 상황이 심부전을 유발할 수 있다. 일반적으로 독소루비신과 같은 항암제는 체내 철분과 결합하여 심장에 독성을 내는 물질을 유도하는데 덱스라족산(dexrazoxane)과 같이 독소루비신으로부터 철분을 제거하는 약물을 같이 병용하는 경우 심근을 보호할 수 있음이 보고되어 현재는 대부분의 의료기관에서 70세 이상의 환자나 혹은 치료 전 검사에서 심장 기능이 저하되어 있는 경우 예방적으로 사용하고 있다.

방사선 조사를 종격동에 받는 경우에는 또다른 심근 독성인 심장판막 질환이나 관상동맥질환이 유발될 수 있으며, 방사선량이 높았던 경우일수록 그리고 흡연이나 고혈압, 고지혈증과 같은 관상동맥질환의 다른 위험인자가 같이 있는 경우 심근경색을 포함한 합병증의 위험도가 높아지게 된다. 실제로 호즈킨 림프종으로 종격동에 방사선 조사를 받은 환자를 10년 추적 조사한 결과 5%의 환자에서 증상을 동반한 심질환이 발생하였음이 보고되었다.[6] 따라서 이러한 위험인자가 있는 장기생존자들의 심혈관 관련 합병증 여부에 대한 세심한 추적이 필요하다.

2) 호흡기계 독성(Pulmonary toxicity)

림프종 환자에서 폐를 침범한 림프종에 대해 방사선 조사를 받은 경우 폐 섬유화증(pulmonary fibrosis) 또는 간질성 폐렴과 같은 합병증이 발생할 수 있다. 또한 조혈모세포 이식을 위한 전처치로서 전신 방사선 조사(total body irradiation)를 받는 경우나 Busulphan과 같은 항암제를 투약받는 경우에도 폐 기능의 저하가 관찰될 수 있으며 호즈킨 림프종의 일차 치료로서 가장 널리 사용되고 있는 ABVD 요법에 들어있는 블레오마이신의 투여도 대표적으로 폐 섬유증을 유발할 수 있어 이런 치료를 받고 폐 합병증의 위험군에 속하는 경우에는 COG에서는 금연을 권장하고 주기적으로 의료진의 상담과 진찰을 받을 것을 권고하고 있으며 흉부 사진 촬영과 폐 기능검사를 통한 모니터링이 도움이 될 수 있다.

3) 이차암의 발생(subsequent malignancies)

이차암의 발생은 림프종의 치료에 사용되었던 치료 방법들, 이를 테면 항암제나 방사선치료 등의 후기효과(late effects)로 장기생존자에서 관찰되는 주요한 문제점 중 하나이다. 림프종의 치료제로 사용되는 싸이클로포스파마이드와 같은 알킬화 제제나 에토포사이드와 같은 Topoisomerase II 억제제에 노출된 경우 골수 이형성 증후군이나 급성골수성백혈병의 발생이 보고되고 있다. 또한 방사선 조사 부위에 노출 여부에 따라 유방암, 갑상선암, 폐암 등의 이차암의 발생이 관찰되기 때문에 림프종의 치료 과정 중에 해당 부위에 방사선 조사를 받은 경우는 이차암의 발생에 대한 각별한 주의와 정기적인 추적 관찰이 요구된다. 참고로 이차암의 발생은 치료를 종료하고 20년 이상 경과한 후에도 가능하며 호즈킨 림프종 환자를 대상으로 장기간 추적한 연구에서 25년 추적 시 고형암이 발생할 위험도는 21.9%까지 증가하는 것으로 보고되었다.[7]

4) 성선 기능(gonadal function)

림프종의 빈도가 증가하고 완치되는 장기생존자의 수가 늘어남에 따라 불임과 같은 성선계의 장애가 큰 문제로 대두되고 있다. 여성의 경우 성선계가 방사선 조사 부위에 포함된 경우, 방사선량과 조사 당시의 연령이 중요한데, 방사선 조사 당시 연령이 40세 이상인 경우 비가역적인 난소 기능 부전이 발생할 확률이 높아서 그 결과 무월경, 조기 폐경 그리고 성욕 감퇴 등이 올 수 있다. 그러나 어린 나이에 방사선 조사를 받는 경우에는 방사선에 난소가 저항성이 있어서 일시적으로 무월경이 발생할 수 있어도 수 개월 혹은 수 년 후에 회복되는 경우가 많다. 항암치료에 이차적으로 발생하는 난소 기능 부전도 역시 연령과 항암치료 용량과 관계가 있다. 그러나 비호즈킨 림프종에 대한 CHOP 요법이나 호즈킨 림프종에 대한 ABVD 요법의 경우 성선계에 미치는 영향이 적어서 불임을 유발하는 경우는 드물다. 여성의 경우 피임약을 항암치료 기간 중 사용하여 배란을 억제함으로써 난자의 소실을 방지하거나 치료 전에 난자를 냉동 보존하는 식의 방법들이 시도되고 있는 상태이다. 남성의 경우에는 불임을 방지하기 위해 치료 전에 정자를 미리 보관하는 것이 여성에 비해서는 훨씬 용이하기 때문에 적극적으로 이용되고 있다. 마찬가지로 림프종에 대한 일차 치료 요법으로 인한 불임 발생 가능성은 낮기 때문에 이와 같은 시도가 반드시 요구되는 것은 아니지만 고환에 방사선 조사를 받은 경우 등이나 미성숙림프종과 같이 고강도의 항암치료를 받는 경우에서는 불임을 포함한 성선 기능의 비가역적 장애가 후유증으로 남을 수 있다.

5) 신경계독성(neurotoxicity)

① 원발성 중추신경계 림프종(primary central nervous system lymphoma)

림프종이 뇌와 같은 중추신경계에서 일차로 발생한 환자의 경우 혈관-뇌 장벽(blood-brain barrier)을 통과하는 치료 약물을 사용해야 하기 때문에 고용량 메토트렉세이트(high-dose methotrexate)와 같은 항암제가 주로 투여된다. 또한 중추신경계에 대한 방사선 조사도 병행되는 경우가 많다. 이런 경우 치료를 마치고 후기합병증(late complication)으로서 백질뇌증(leukoencephalopathy)이라는 대뇌 수질(brain white matter)의 변화가 발생할 수 있다. 정확한 빈도는 아직까지 알려져 있지 않지만 4%에서 36%에 이르는 다양한 빈도가 보고되고 있다.[8, 9] 백질뇌증이 발생하는 경우 심각한 기능장애가 후유증으로 남게 되어 정상적인 사회생활을 하기 어려운 경우가 많다. 아직까지 이런 합병증의 위험인자에 대한 정확한 증명은 안 되었지만 고용량 항암치료와 방사선치료가 발생에 영향을 주는 것으로 알려져 있고, 이를 예방하기 위한 대책은 현재까지 없는 실정이다.

② 항암제 관련 신경계 독성

빈크리스틴(vincristine): 대부분의 악성림프종의 치료에 이용되는 항암제의 말초신경, 중추신경 그리고 자율신경계에 독성을 일으킬 수 있다. 빈크리스틴 치료와 관련하여 가장 흔하게 발생하는 증상은 이상감각(paresthesia)이다. 이상감각은 대개 치료 종료 3개월 정도 경과하면 회복되며, 운동 약화(motor weakness)의 경우에도 비슷한 시기에 회복이 된다. 하지만 근육 뭉침이나 경련과 같은 증상은 치료 종료 후에도 5개월 이상 지속될 수 있으며 경우에 따라서는 수년간 지속되는 경우도 있다. 이런 신경계 독성에 대한 치료는 대증 치료 외에 별도의 치료법은 없는 상태이다.[10] 재발한 림프종 환자의 경우 이포스파마이드(ifosfamide)나 시스플라틴(cisplatin)과 같은 항암제를 투약받게 되는 데 이런 경우에도 중추신경 및 말초신경계 합병증이 발생할 수 있다.

6) 내분비계(Endocrine system)

갑상선이 방사선 조사 범위 내에 포함된 경우 갑상선 기능 저하증이 발생할 확률은 높아진다. 따라서 두경부나 혹은 종격동 부위에 발생한 림프종에 대해 방사선치료를 받은 경우 갑상선 기능 저하증의 발생 여부에 대한 감시가 필요하다. 주로 중추신경계에 발생한 림프종에 대해 항암치료나 방사선치료 후에 성장 호르몬 결핍이 발생할 수 있음이 보고 되었고, 대개는 시상하부(hypothalamus)가 주로 손상을 받기 때문으로 이해되고 있다.[11]

7) 근골격/피부계(Musculoskeletal/bone system)

방사선 조사 부위에 후기 합병증으로 피하 섬유화(subcutaneous fibrosis) 현상이 발생할 수 있으며, 독소루비신(doxorubicin)이나 블레오마이신(bleomycin)를 주사 받은 환자에서 피부 과색소(cutaneous hyperpigmentation) 침착이 발생할 수 있다.

방사선치료나 항암치료가 근육에 이상을 일으키는 경우는 거의 없으나 간혹 외관상 근육 위축이 관찰될 수는 있지만 기능의 이상을 초래하는 경우는 없다.

방사선치료는 성장하고 있는 뼈에 영향을 줄 수 있어서 특히 성장기의 환자들이 방사선 조사를 받는 경우, 방사선에 노출된 뼈의 성장에 이상이 올 수 있으며, 그 결과 골 성장장애, 척추측만증(scoliosis) 등과 같은 후유증이 남을 수 있다. 그러나 모든 환자에서 이런 일이 발생하는 것은 아니고, 방사선치료를 받을 때의 연령, 방사선 조사 부위 그리고 방사선치료 테크닉 등에 의해 영향을 받을 수 있다.[12] 항암치료의 경우, 방사선치료에 비해 상대적으로 뼈의 성장에 미치는 영향은 미미하다. 그러나 무혈성 괴사(avascular necrosis of bone)의 빈도는 1~10% 정도 발생하여 비교적 낮지만 매우 잘 알려진 후기합병증이다. 림프종의 주요 치료제 중 하나인 스테로이드가 이러한 합병증의 발생과 밀접한 관련이 있는데 대부분의 경우 초기에는 무증상이어서 조기 진단에 어려움이 있다.

반드시 스테로이드를 많이 복용한 경우에만 발생한다고 할 수는 없으며 개인별 차이가 있는 것으로 생각된다. 치료 중 혹은 치료 후에 관절통이 있는 환자의 1/3에서 무혈성 괴사가 발견되었다는 보고가 있어 치료를 마친 후 관절통이 계속 되는 경우는 전문의의 진찰을 받는 것이 필요하다.[13]

8) 면역체계(Immune system)

림프종으로 치료를 받을 때 이용되는 다양한 단클론 항체(monoclonal antibody)는 우리 몸에서 암 세포도 공격하지만 정상적인 면역 세포도 불가피하게 공격한다. 이로 인해서 정상적인 B 림프구나 T 림프구의 저하가 발생하며, 그 결과 항암치료가 종료된 후에도 면역 기능이 상당 기간 동안 저하되어 있을 수 있다. 항체 사용으로 인해 발생하는 장기간의 면역 저하는 이전에 항체를 사용하지 않고 전통적인 항암제만을 사용했을 때에 비해 바이러스 감염을 포함한 다양한 감염의 위험도를 증가 시킬 수 있다. 대표적인 예가 B 세포를 표적으로 하는 리툭시맙(rituximab)이란 단클론 항체로서 현재 국내에서 B세포에서 기원하는 악성 림프종 환자 대다수에서 사용되고 있으며 기존의 항암치료에 리툭시맙을 추가함에 따라 치료효과가 향상된 반면, 기존의 항암치료만 할 때에 비해서 감염의 발생 빈도는 증가하는 경향이 있다. 특히 B형 간염 바이러스 보균자에서 치료 후 간염이 활성화되는 위험도가 현저히 증가하여 이런 환자들의 경우 항암치료를 종료한 후에도 최소한 1년 이상 예방적인 항바이러스제의 복용이 권고되고 있다. 또한 간염 발생에 대해 지속적으로 감시가 필요하다. 그 외에도 비전형적인 모습을 보이는 간질성 폐렴 등의 발생이 관찰되는 경우가 있는데 Pneumocystis jirovecii 감염이나 거대세포 바이러스 감염 등과 같이 정상인에서는 좀처럼 발생하기 어려운 감염이 백혈구 수치가 정상인 상황에서도 발생할 수 있음에 주의해야 한다.

T 림프구의 기능 저하는 특히 조혈모세포 이식을 한 경우에 더욱 문제가 되는 데 자가 조혈모세포 이식을 한 후 생착이 되어 호중구 수가 정상적으로 회복이 되어도 T 세포 기능은 2~4개월이 지난 후부터 회복되기 시작되고, 이식 후 최소한 6~12개월이 경과해야 이식 전 수준으로 회복될 수 있다.[14] 따라서 조혈모세포 이식을 받은 환자의 경우는 예방접종을 다시 할 것을 권유하고 있다.

결 론

악성 림프종은 항암치료를 포함한 적극적인 치료를 통해 완치될 수 있는 혈액암이다. 그러나 치료가 갖고 있는 독성으로 인해 발생할 수 있는 후기합병증으로 완치된 후의 삶의 질이 저하될 가능성 또한 높은 질환 중 하나이다. 따라서 림프종 장기생존자에 대한 적극적인 관리 전략이 요구된다. 그리고 합병증 발생을 최소화 하기 위해서 치료 단계서부터 세심한 주의는 물론이고, 치료 종료 후에도 의료진과 환자 및 가족들간의 원활한 의사 소통이 필수적이며, 합병증 발생에 대한 모니터링이 적절하기 이뤄지도록 하기 위한 교육 또한 중요하다.

참 고 문 헌

1   Park HJ, Park EH, Jung KW et al. Statistics of hematologic malignancies in Korea: incidence, prevalence and survival rates from 1999 to 2008. Korean J Hematol 2012; 47: 28-38.

2   Philip T, Chauvin F, Armitage J et al. Parma international protocol: pilot study of DHAP followed by involved-field radiotherapy and BEAC with autologous bone marrow transplantation. Blood 1991; 77: 1587-1592.

3   Lefrak EA, Pitha J, Rosenheim S, Gottlieb JA. A clinicopathologic analysis of adriamycin cardiotoxicity. Cancer 1973; 32: 302-314.

4   Pihkala J, Saarinen UM, Lundstrom U et al. Myocardial function in children and adolescents after therapy with anthracyclines and chest irradiation. Eur J Cancer 1996; 32A: 97-103.

5   Landier W, Bhatia S, Eshelman DA et al. Development of risk-based guidelines for pediatric cancer survivors: the Children's Oncology Group Long-Term Follow-Up Guidelines from the Children's Oncology Group Late Effects Committee and Nursing Discipline. J Clin Oncol 2004; 22: 4979-4990.

6   Lund MB, Ihlen H, Voss BM et al. Increased risk of heart valve regurgitation after mediastinal radiation for Hodgkin's disease: an echocardiographic study. Heart 1996; 75: 591-595.

7   Dores GM, Metayer C, Curtis RE et al. Second malignant neoplasms among long-term survivors of Hodgkin's disease: a population-based evaluation over 25 years. J Clin Oncol 2002; 20: 3484-3494.

8   Glass J, Gruber ML, Cher L, Hochberg FH. Preirradiation methotrexate chemotherapy of primary central nervous system lymphoma: long-term outcome. J Neurosurg 1994; 81: 188-195.

9   Abrey LE, DeAngelis LM, Yahalom J. Long-term survival in primary CNS lymphoma. J Clin Oncol 1998; 16: 859-863.

10   Haim N, Epelbaum R, Ben-Shahar M et al. Full dose vincristine(without 2-mg dose limit) in the treatment of lymphomas. Cancer 1994; 73: 2515-2519.

11   Shalet SM, Clayton PE, Price DA. Growth and pituitary function in children treated for brain tumours or acute lymphoblastic leukaemia. Horm Res 1988; 30: 53-61.

12   Willman KY, Cox RS, Donaldson SS. Radiation induced height impairment in pediatric

Hodgkin's disease. Int J Radiat Oncol Biol Phys 1994; 28: 85-92.

13 Ratcliffe MA, Gilbert FJ, Dawson AA, Bennett B. Diagnosis of avascular necrosis of the femoral head in patients treated for lymphoma. Hematol Oncol 1995; 13: 131-137.

14 Steingrimsdottir H, Gruber A, Bjorkholm M et al. Immune reconstitution after autologous hematopoietic stem cell transplantation in relation to underlying disease, type of high-dose therapy and infectious complications. Haematologica 2000; 85: 832-838.

노인암 생존자의 평가와 관리

서 론

전 세계적으로 2,400만 명에 이르는 암생존자가 있는 것으로 추산되며, 그 중 61%가 65세 이상의 노인이고, 암으로 인한 사망의 70%는 65세 이상의 노인에서 나타나고 있다.[1] 노인암 생존자가 증가하는 현상은 몇 가지 원인에서 기인하는데, 첫째 암 자체가 연령과 관련되어 발생하는 질환이므로 노인층에서 발병이 많고, 둘째 각종 암검진으로 인한 암조기 발견에 의해 치료율이 향상된 것, 셋째 일차암에 대한 더욱 효과적인 치료들이 속속 등장하고 있는 것, 넷째 최근 이차암과 다른 동반질환의 예방 및 관리에 대한 관심이 높아지고 노력이 증가하고 있다는 점이다.[2] 특히 우리나라와 같이 노인인구의 비율이 급성장을 보이는 국가에서는 암환자 및 암생존자의 진료에 있어서, 노인암 생존자에 대한 진료는 점차 더 중요해질 수 밖에 없다.

노인암 생존자의 특징

암발생의 가장 큰 위험요인은 연령의 증가이다. 노인암 환자는 부작용의 발생으로 인하여 암치료에 제한을 겪는 경우가 많으며, 또한 암치료 후에도 노화에 따른 신체적, 정신사회적인 변화가, 암과 암치료의 후유증에 더해져서 노인암 생존자에서는 다양한 건강상의 문제와 함께 잠재적인 장애의 문제가 나타나게 된다.

SEER/Medicare 데이터베이스를 이용한 미국의 연구와, 유럽등록자료를 이용한 유럽의 연구에 의하면, 노인 환자들은 일반적으로 암치료를 덜 받는 경향이 있다.[3-7] 노인암 환자들은 치료의 선택이 제한적이며, 암전문의에게 덜 의뢰되는 경향이 있고, 증상조절을 덜 받는 경향이 있었다. 이러한 경향은 동반질환(comorbidity)의 여부와의 관련성이 뚜렷하지는 않았고, 암에 대한 과소한 치료는 예후와 직접적인 관련성이 있었다.

암치료의 발달로 인해 암 완치율이 증가함에 따라 노인암 생존자가 점차 증가하며, 이들은 연령 증가에 따라 필연적으로 이차암 발병률의 증가를 보인다. 플로리다의 한 연구에 의하면 이 연령대의 암생존자 중 20% 정도가 두 가지 이상의 암을 경험한다고 한다.[8] 이전에는 85세 이후의 연령에서는 암 발생률이 감소하는 것으로 여겨졌으나, 최근 85세 이후에도 암발생률이 지속적으로 증가하는 것으로 나타난 연구들을 통해, 고령이 암 발생에 대해 보호효과를 가진다는 이전의 견해에 대해서 의문이 제기되고 있어, 노인암 생존자의 이차암 예방 및 관리에 대한 중요성은 고령층에서도 줄지 않는다고 가정하는 것이 안전할 것이다.

암생존자는 일반인 집단에 비해 암사망 및 비암사망이 모두 증가한다.[9] 노인암 생존자는 암진단을 받지 않았던 노인에 비해, 주관적인 건강을 낮게 평가했으며, 더 많은 만성질환, 정신적 문제, 기능적 제한, 일상생활능력(ADL)의 제한이 있는 것으로 나타났다.[10]

암치료의 후유증

암치료의 지연된 부작용(late effects)의 위험성은 환자의 연령, 치료받은 조직, 항암제 혹은 방사선치료의 용량, 기저 동반질환 존재 여부와 같은 몇 가지 요인에 의해 영향을 받는다.

연령이 증가할수록 암치료의 후유증이 증가할 가능성이 있으나, 치료 방법에 따라서 그 영향이 일정하지는 않다. 노인에서의 암치료의 효과는 중장년층에서의 암치료의 효과와 유사하지만, 그 부작용은 비슷하거나 조금 더 높게 나타나는 것으로 알려져 있다.[11] 노인암 생존자에서 나타나는 잠재적으로 장기적인 부작용에는 신독성, 심독성, 골다공증, 인지기능 저하 등이 포함되어 있으며, 이들 부작용들은 노인암 생존자의 삶에 직접적인 영향을 미친다. 다양한 암종의 환자들 대상의 한 연구와 유방암 환자 대상의 다른 연구에서는 절반에 가까운 환자에서 암치료에 의한 부작용을 나타냈지만, 이러한 부작용은 그들의 기능상태에 영향을 주지 않았으며, 치료를 종료하는 데는 지장을 주지 않았다.[12, 13]

수술적 치료의 경우에는 현재까지 연령에 따른 후유증에 대한 연구 결과가 일관되지는 않는다. 예컨대 유방암 수술 후 림프부종에 대해서는 노인층에서 림프부종이 증가한다는 연구 결과와 오히려 림프부종이 감소한다는 연구 결과가 모두 있다.[14, 15] 대체로 수술 후 초기에 나타나는 후유증 외에는 연령에 크게 영향을 받지는 않는 것으로 보인다. 유방암이나 전립선암에서 주로 적용되는 호르몬 치료의 경우에는 고령층에서 더 많은 부작용을 겪을 가능성이 있으나, 연령에 따른 부작용의 빈도나 정도가 차이가 있는가에 대한 연구는 아직 충분치 않다. 방사선치료 역시 연령 증가에 따라 그 부작용이 증가하는가에 대한 연구가 충분히 이루어지지는 않았으나, 전립선암의 방사선치료에 대한 한 연구에서는 연령에 따른 부작용의 차이는 나타나지는 않았다.

기능 저하

또한 연령이 증가하면 기능적 의존이 나타나기 쉽다. 장기 암생존자의 특징 중 한 가지는 이러한 기능적 의존이 암진단을 받은 바 없던 사람에 비해 조기에 나타날 가능성이 높아진다는 것이다.[16] 기능적 의존은 연령대에 관계없이 모든 환자에게서 나타나지만, 연령이 젊을수록 기능의 회복을 통한 정상적인 생활로의 복귀가 가능할 확률이 높으며, 이는 연령이 증가할수록 기능에 대한 예비능(reservoir)이 감소하는 데에 기인한다.

동반질환 유무가 암생존자의 기능저하에 영향을 미치는 것은 분명하다. 4,900명 정도의 암생존자를 대상으로 했던 한 연구에 따르면, 암생존자는 한 가지 이상의 기능저하를 나타낼 가능성이 연령, 인종을 고려하였을 때 같은 연령대 노인들의 대략

2배 정도되며, 동반질환이 있는 경우에는 그 확률이 5배에서 11배까지 되는 것으로 나타났다.[10] 암생존자의 기능저하는 진단 후 첫 1~2 년에 주로 나타나고, 그 후에는 암을 경험하지 않은 동년배의 사람들과 유사한 기능저하 패턴을 보이는 것으로 보인다.[17]

일반 노인에 비해 인지 기능저하가 암생존자 노인에서 흔히 발견된다. 암생존자는 주의집중의 어려움과 기억력 저하를 호소한다. 일상생활능력의 향상이나 독립성 유지, 삶의 질 향상을 위해서는 인지 기능을 유지하는 것이 필수적이며, 정신적 명민성(mental acuity)의 향상을 위한 프로그램들은 단기기억력 향상에 상당한 향상을 가져왔다.

영양과 체중

영양 불균형과 체중감소는 노인암 생존자에서 기능 저하와 사망률 증가의 중요한 위험요인이며, 항암제 치료에 대한 반응을 둔화시킨다.[18] 암생존자는 체중 변화의 위험이 있는데, 이는 암의 진단과 치료가 식욕과 체성분의 변화를 유발할 수 있기 때문이다. 그러나 장기 암생존자에서 암에 의한 악액질(cachexia) 혹은 과다한 체중 감소는 드물게 나타나는 현상이며, 대체로 급성치료기간에 나타난다. 오히려 장기 암생존자에서 흔한 체중의 문제는 진단 후 체중 증가에 따른 비만이다. 비만은 암의 위험요인일 뿐 아니라, 진단 당시의 비만과 진단 후의 체중 증가는 암생존자에 있어서 기능저하와 좋지 않은 예후를 나타내는 위험요인이기도 한데, 특히 유방암, 전립선암, 대장암에서 예후에 안 좋은 영향을 미친다.[19, 20] 그러나 이러한 변화가 노인에서 더 많이 나타난다거나, 노인암 생존자에게 더 큰 영향을 미친다는 근거는 없다.

정신증상과 삶의 질

모든 암환자의 대략 17~25% 정도에서 우울 혹은 불안을 경험하며, 이는 일반인 집단의 우울증 유병률 3%에 비해 매우 높은 수치이다. 일반인 집단에서 연령 증가에 따라 우울증의 증가 경향이 있는 것과 같이, 노인암 생존자에서 젊은 암생존자에 비해 우울증 발병률이 높다.[21] 특히 암과 관련된 건강 염려가 클수록 우울과 불안을 경험할 가능성이 높다. 피로는 암생존자에서 적극적인 치료시기 이후로 매우 흔히 겪는 증상이며, 암생존자를 괴롭히는 가장 중요한 증상 중 하나이다. 피로는 남성보다는 여성에서 더욱 흔한 것으로 알려져 있다.

암종에 따라 삶의 질은 매우 다르지만, 매우 많은 암생존자가 치료 종료 후에도 암과 암치료의 부정적인 영향으로 인해 삶의 질 저하를 경험하게 된다.

노인암 생존자의 포괄적 노인 평가

기능의 유지는 삶의 질과 독립성 유지에 있어서 매우 중요하며, 노인 환자의 건강 관리의 주요 목적이다. 동반질환이 있고, 기능저하가 동반된 노인들은 암치료로 인한 신체적, 정신적인 장기 부작용을 겪게 될 확률이 높다. 이에 미국의 National Comprehensive Cancer Network(NCCN)이나 International Society of Geriatric Oncology(SIOG)에서는 암전문의가 노인 환자의 치료 결정에 있어서 최선의 결정을 할 수 있도록 포괄적 노인 평가를 일상적으로 사용(routine use)할 것을 권고하고 있다.[22, 23]

암환자 및 생존자 연구 및 진료에서 주로 사용되는 기능평가도구들은 일반적으로 노인의학 영역에서 사용되는 기능평가도구들과는 다르다. 전통적으로 암환자에서 흔히 사용되어 왔던 기능평가도구들은 Karnofsky Performance Status(KPS)나 Eastern Cooperative Oncology Group Performance Status(ECOG PS)와 같은 것들이 있는데, 일부 연구에서 이들이 노인의학 영역에서 사용되는 기능평가도구들과 좋은 상관성을 가지는 것을 밝힌 바 있으나, 이들 도구들이 노인의 기능상태를 잘 반영하는가에 대해서는 여전히 논란이 있다. 여러 연구를 통하여, IADL, ADL, 우울, 인지 기능과 같은 기능평가들이, 전통적인 종양학적, 외과적 예후 인자로 쓰이는 ECOG PS나 ASA 점수(American Society of Anesthesiologist physical status classification)와는 독립적으로 환자의 예후를 예측해 주는 것을 일관적으로 나타났다. 포괄적 노인평가에서는 일반적인 의학적 평가 외에도 일상생활능력 (ADL/IADL)을 포함한 기능상태(functional status), 우울, 인지, 영양, 신체 기능 (physical performance)의 영역에 대한 평가가 포함된다. 대한노인병학회에서는 일차진료의 외래 환경에서 간단히 시행할 수 있는 포괄적 노인평가도구를 〈표 1〉과 같이 제시한 바 있다.

| **표 1** | 재가 및 외래용 노인평가도구(대한노인병학회 제정, 2006)

성명　　　생년월일　　　년　　월　　일　　　　성별(□남□여)

1. 기존질병(진단명)
　　□고혈압 ___　□당뇨___　□골관절염___　□골다공증___
　　□중풍___　□관상동맥질환___　□심부전___　□부정맥___
　　□COPD___　□암___　□치매___　□파킨슨병___
　　□백내장___　□갑상선↑↓___　□기타___

2. 교육□유___교육기간___년
　　□무___　□읽기 가능___　□쓰기 가능___

3. 음주 □한다___잔/일 혹은 병/일 회/주___년□ 안한다

4. 흡연 □한다___개비/일 혹은 갑/일___년 □ 안한다

5. 평소 일을 위하여 혹은 운동을 위하여 땀을 흘리는 경우가
　　□전혀 없다 □별로 없다 □때때로 있다 □자주 있다 □아주 많다.

6. 복용약물
　　□고혈압제 □이뇨제 □당뇨약 □안정제 □항우울제
　　□치매약 □진통제 □항히스타민제 □혈관확장제 □혈관수축제
　　□골다공증약 □마약류 □한약 □기타

간이 인지 기능검사

1. 환자에게 자동차, 개나리, 원숭이를 들고 반복하도록 가르친다.(3점)
　　혹은 자전거, 진달래, 코끼리
1분후에 앞서 말한 3 단어를 물어 볼 것이라고 얘기한다.

2. 숫자 기억검사(6점)
　　235, 7319, 47925 불러준 숫자를 제대로 기억하고 있는지 검사한다.(3점)
　　948 8325, 14769 불러준 숫자를 거꾸로 말하도록 한다.(3점)
　　*숫자 불러주는 것: 725 – 칠백이십오가 아니라, 칠 이 오로 불러 줄 것.

3. 앞서 1번에 말한 3가지 단어를 반복하도록 환자에게 요구한다.(3점)

4. 오늘은 년 월 일 요일 시입니까?(5점)
　　계절은 봄, 여름, 가을, 겨울 중 언제입니까?(1점)
　　점/ 총18점
(12점 미만이면 정밀진단 권유)

눈을 감으세요

기능분야	평가방법	결과
시력	위의 글을 읽고 그대로 해 보십시오	시력장애□유□무
청력	양쪽 귀에 번갈아서 머리카락 비비는 소리를 들려준다.	청력장애□유□무 □좌□우
상지	근위: 머리 뒤를 양손으로 만져 보세요(시범 보이면서 따라 하도록 유도한다).	□불가능□가능
	원위: 볼펜을 집어 보세요.	□불가능□가능
하지	일어나서 3m 걸은 후 다시 돌아와 앉기 평가. 가능한 빨리 걸으라고 한다.	___초 보행장애 □유 □무
균형	한 다리로 서 보십시오. 5초 이상	□불가능 □가능
뇨실금	소변을 지린 적이 있습니까?	□예 □아니오
영양실조	체중, 신장, BMI 체중(kg)/키(m)^2 계산 신장___cm 체중 ___kg	BMI
	최근 6개월 간 3 kg 이상의 체중 감소가 있습니까?	□예 □아니오
불면증	밤에 잠을 잘 주무십니까?	□예 □아니오
우울	우울해 지고 기가 죽는 일이 많습니까?	□예 □아니오
	자신이 헛되이 살고 있다고 느끼십니까?	□예 아니오
	절망적이라는 느낌이 자주 드십니까?	□예 □아니오
	지금의 내 자신이 아무 쓸모없는 사람이라고 느끼십니까?	□예 □아니오
	지금 자신의 처지가 아무런 희망도 없다고 느끼십니까?	□예 □아니오
ADL	목욕하실 때 남의 도움 없이 혼자서 하십니까?	□예 □아니오
	옷을 챙겨 입을때 남의 도움 없이 혼자서 하십니까?	□예 □아니오
	음식을 차려주면 남의 도움 없이 혼자서 식사하십니까?	□예 □아니오
	대소변을 보기 위해 화장실을 출입할 때 남의 도움 없이 혼자서 하십니까?	□예 아니오
IADL	식사준비를 다른 사람의 도움 없이 혼자서 하십니까?	□예 □아니오
	상점, 이웃, 병원, 관공서 등 걸어서 갔다올 수 있는 곳의 외출을 다른 사람의 도움 없이 혼자서 하십니까?	□예 □아니오
낙상	지난 1년간 2번 이상 넘어진 일이 있습니까?	□예□아니오
주거환경	집 안팎의 계단 이용이 불편하십니까?	□예□아니오
	집안의 낙상 위험요인 확인-목욕통, 깔개, 조명	□유□무
건강상태	본인의 현재 건강상태는 어떻습니까?	□좋다□나쁘다.
사회지지	아플 때나 응급상황에 도와줄 사람이 있습니까? □예 □아니오	□배우자□자녀 □친지□기타 Tel

노인암 생존자의 건강 관리

　노인암 생존자의 건강에는 일반적으로 건강에 영향을 미치는 것으로 알려져 있는 인구학적 요인들이나 생활습관과 함께, 다른 연령대의 암생존자에 비하여는 노화 관련 요인과 노인들에게 흔히 나타나는 보건의료 서비스 이용에 대한 다양한 장애요인들이 관련되어 있고, 같은 연령대의 다른 노인들에 비하여는 암 관련 요인들이 관련되어 있다[그림 1]. 따라서 노인암 생존자의 건강 관리를 위한 접근에는 이런 다양한 요인들을 함께 고려해야 한다.

　현재까지 노인암 생존자를 위한 건강 관리 지침은 별도로 마련되어 있는 것이 없다. 그러나 노인암 생존자는 건강에 대한 관심이 높아진 상태로서, 암 자체 뿐 아니라, 심혈관질환, 골다공증, 기능저하와 같은 다양한 질환 및 상태에 대한 관리 및 1, 2, 3차 예방을 위한 매우 중요한 교육적 기회(teachable moment)에 놓였다고 할 수 있다.[2] 그러나 노인은 다른 연령대에 비해 변화에 대한 저항이 강한 편이기 때문에 변화에 대한 장애가 되는 요인들에 대한 주의가 필요하다. 예컨대 노인에서는 이동이 의사를 방문하는 것이나, 지역사회 프로그램을 참여하는 데 장애가 되기 쉽고, 시력이나 청력의 저하, 인터넷 사용의 어려움과 같이 다른 연령대에서 흔히 보기 힘든

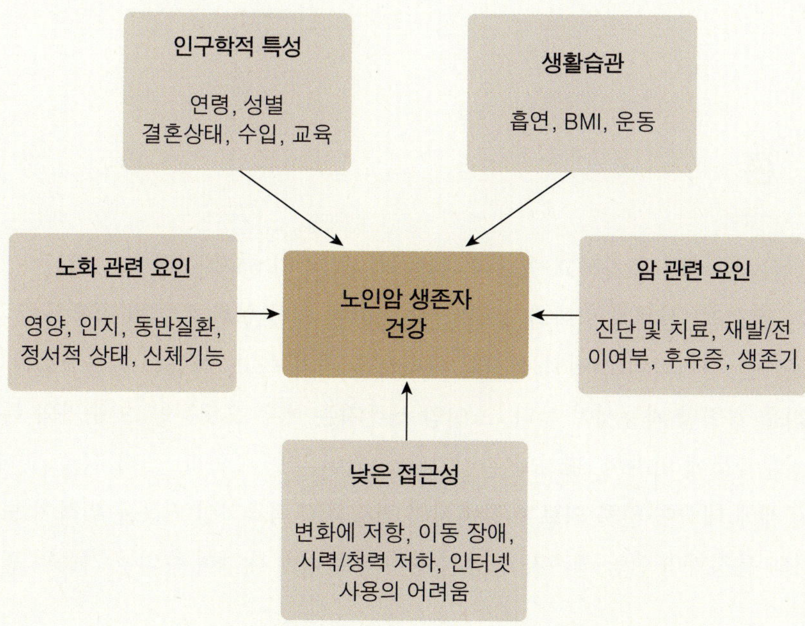

│ **그림 1** │ 노인암 생존자 건강관련 요인 개념도

장애가 있는 경우가 많다.

암생존자에게 있어서, 이차암 예방과 다른 동반질환의 관리를 위하여 규칙적 운동, 체중조절, 식물성 식사, 적은 포화지방산의 섭취, 과일과 채소를 많이 먹는 것과 같은 습관들이 권장되며, 이는 꼭 노인암 생존자에만 국한되어 있지는 않다.

Courneya 등에 의하면, 노인암 생존자에서 운동이 제지방량과 골밀도를 보존하고, 체지방을 감소시키며, 신체 기능을 향상시키고 낙상을 예방하며, 고혈압이나 이상지질혈증과 같은 만성질환의 위험도를 낮추고, 우울 및 불안을 줄이고 삶의 질을 향상시키는 효과가 있다.[24] 노인암 생존자만을 위한 운동 지침이 별도로 마련되어 있지 않으나, 미국 스포츠의학회(American College of Sports Medicine)와 국립 노화연구소(National Institute of Aging) 의 노인에 대한 운동지침에 따르면, 노인은 매일 혹은 대부분의 날에 중등도 강도(최대심박수의 55~70%)의 운동을 30분 이상 하고, 주 2회 정도의 근력운동을 하도록 권고하고 있다.

미국 암협회(American Cancer Society)의 암생존자 지침에서는 건강체중 유지와 식물성 식사, 저포화지방산 식이를 권장하고 있으며,[25] 대개의 암생존자 관련 식사지침은 열량 제한, 지방 제한, 식물성 및 저지방 식사를 권장하고 있다. 그러나 이러한 지침들이 근거하고 있는 연구들이 대부분 유방암 생존자에 대한 연구였으며, 폐경기 여성을 대상으로 했다는 것에서 일반적으로 적용시키는 것에 유의할 필요가 있다.

결 론

암생존자는 점차 증가하고 있으며, 이들의 대다수가 65세 이상의 노인이다. 노화에 따른 정신적, 신체적 변화와 암진단 및 치료에 의한 변화가 함께 작용하여, 노인암 생존자는 장기적인 신체적 정신적 어려움을 겪기 쉽고, 다양한 동반질환과 기능의 저하를 경험할 가능성이 높다. 노인암 생존자는 매우 오랫동안 그 숫자와 특징적인 건강문제들에 비하여, 평가와 관리가 간과되어온 면이 있다. 늘어나는 노인암 생존자 문제에 대하여 일차 의료 현장에서의 적절하고 적극적인 대응을 위하여 노인암 생존자의 특징과 노인암 생존자 건강의 평가와 관리에 대하여 주의를 기울일 필요가 있다.

참 고 문 헌

1. Office of Cancer Survivorship. Estimated US cancer prevalence counts: who are our cancer survivors in the US? National Cancer Institute, 2005.

2. Aziz NM, Rowland JH, editors. Trends and advances in cancer survivorship research: challenge and opportunity. Semin Radiat Oncol; 2003.

3. Menzin J, Boulanger L, Karsten V, Cahill A, Earle C. Effects of initial treatment on survival among elderly AML patients: findings from the SEER-Medicare database. Blood. 2006;108(11):1973.

4. Janssen-Heijnen MLG, Gondos A, Bray F et al. Clinical relevance of conditional survival of cancer patients in Europe: age-specific analyses of 13 cancers. J Clin Oncol 2010;28(15):2520-8.

5. Juliusson G, Antunovic P, Derolf, et al. Age and acute myeloid leukemia: real world data on decision to treat and outcomes from the Swedish Acute Leukemia Registry. Blood 2009;113:4179-87.

6. Bouchardy C, Rapiti E, Fioretta G, et al. Undertreatment strongly decreases prognosis of breast cancer in elderly women. J Clin Oncol 2003;21:3580-7.

7. Andersen SL, Terry DF, Wilcox MA, Babineau T, Malek K, Perls TT. Cancer in the oldest old. Mech Ageing and Dev 2005;126:263-7.

8. Extermann M, Boler I, Blair J, O'Neill E, Crane E, Balducci L, et al. Prevalence of multiple cancers in Floridian patients aged 70 years and older. Crit Rev Oncol Hematol. 2006;60(suppl 1):S27.

9. Brown BW, Brauner C, Minnotte MC. Noncancer deaths in white adult cancer patients. J Natl Cancer Inst 1993;85:979-87.

10. Hewitt M, Rowland JH, Yancik R. Cancer survivors in the United States: age, health, and disability. J Gerontol A Biol Sci Med Sci 2003;58:M82-M91.

11. Christman K, Muss HB, Case LD, Stanley V. Chemotherapy of metastatic breast cancer in the elderly. JAMA 1992;268:57-62.

12. Hurria A, Hurria A, Zuckerman E, et al. A prospective, longitudinal study of the functional status and quality of life of older patients with breast cancer receiving adjuvant chemotherapy. J Am Geriatr Soc 2006;54:1119-24.

13. Chen H, Cantor A, Meyer J, et al. Can older cancer patients tolerate chemotherapy? Cancer 2003;97:1107-14.

14 Pezner RD, Patterson MP, Hill LR, et al. Arm lymphedema in patients treated conservatively for breast cancer: relationship to patient age and axillary node dissection technique. Int J Radiat Oncol Biol Phys 1986;12:2079-83.

15 Geller B, Vacek P, O'Brien P, Secker-Walker R. Factors associated with arm swelling after breast cancer surgery. J Womens Health 2003;12:921-30.

16 Nagi SZ. Disability concepts revisited: implications for prevention. Disability in America: Toward a national agenda for prevention. 1991:309-27.

17 Schroevers MJ, Ranchor AV, Sanderman R. The role of age at the onset of cancer in relation to survivors' long·term adjustment: A controlled comparison over an eight-year period. Psychooncology 2004;13:740-52.

18 Balducci L, Beghe C. The application of the principles of geriatrics to the management of the older person with cancer. Crit rev Oncol Hematol 2000;35:147.

19 Amling CL, editor The association between obesity and the progression of prostate and renal cell carcinoma. Urol Oncol 2004: Elsevier.

20 Amling CL, Riffenburgh RH, et al. Pathologic variables and recurrence rates as related to obesity and race in men with prostate cancer undergoing radical prostatectomy. J Clin Oncol 2004;22:439-45.

21 Rao A, Cohen HJ. Symptom management in the elderly cancer patient: fatigue, pain, and depression. J Natl Cancer Inst Monogr 2004;2004:150-7.

22 Extermann M, Aapro M, Bernabei et al. Use of comprehensive geriatric assessment in older cancer patients: Recommendations from the task force on CGA of the International Society of Geriatric Oncology(SIOG). Crit rev Oncolo Hematol 2005;55:241-52.

23 Balducci L, Yates J. General guidelines for the management of older patients with cancer. Oncology(Williston Park, NY) 2000;14:221.

24 Courneya KS, Vallance JKH, McNeely ML, Karvinen KH, Peddle CJ, Mackey JR. Exercise issues in older cancer survivors. Crit rev Oncolo Hematol 2004;51:249-61.

25 Doyle C, Kushi LH, Byers T, et al. Nutrition and physical activity during and after cancer treatment: an American Cancer Society guide for informed choices. CA Cancer J Clin 2006;56:323-53.

암생존자 관리체계

PART 06-1

암생존자 의료전달체계 모형

서 론

　보건의료체계의 구성요소는 의료서비스의 생산과 소비가 직접 이루어지는 부분과 의료비의 조달과 관리가 주된 기능인 의료재정체계로 구분할 수 있다. 즉, 보건의료적 필요에 근거하여 의료자원을 개발하고 조직하여 제공하도록 유도해야 하고, 의료서비스의 생산과 소비가 적절히 이루어지도록 합리적으로 관리하고, 안정적인 재정을 확보하여야 한다.

　의료는 대부분 공급과 소비가 동시에 이루어지는 서비스이므로 의료서비스의 생산과 이용이 실제로 이루어지는 현장의 일선 조직인 의료기관들이 의료공급체계의 핵심적 구성요소이다.[1] 실제로 환자들이 어떤 기관을 이용하는가에 따라서 의료기관들이 진료할 환자의 수와 진료활동의 내용이 결정되므로, 공급 측면에서 보면 의료전달체계는 의료기관들 간의 진료서비스 분업체계 또는 기능적 분화(分化) 상태로 볼 수 있다.

　이는 암생존자의 의료전달체계에도 마찬가지로 적용되어, 암생존자가 치료 종료 이후 의료이용을 시작할 때 선택할 수 있는 의료기관의 종류와 환자의뢰체계에 따라

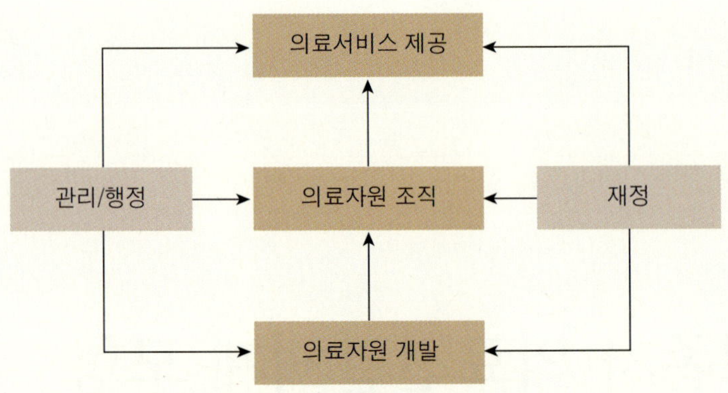

|그림 1| **보건의료체계의 구성요소**

암생존자의 의료전달체계가 결정된다고 볼 수 있다. 의료이용을 하는 주체가 환자이기는 하지만, 환자가 의료기관들을 비교하고 선택하는 데 필요한 정보를 얻기가 어렵고, 의료기관을 옮기거나 의료이용 경로를 변경할 때에는 이용 중인 의료기관 진료의사의 의견도 작용하리라는 점 등을 감안하면 환자가 합리적 의료이용 경로를 스스로 개척해가는 일은 쉽지 않을 것이다.

또한 우리나라 의료기관의 약 90% 이상은 개인자본에 의해 설립된 민간의료기관이어서 캐나다, 영국과 같은 통합된 의료공급체계를 갖추지 못하고 있다. 오히려 개별 의료기관들이 의료공급체계의 구성요소이기 보다는 독립적 개체로 행동하고 다른 의료기관들을 경쟁 또는 협력관계에 두고 있는 형편이다. 따라서 실질적으로 국내에서 적용이 가능한 암생존자 의료전달체계 모형을 개발하기 위해 필자는 환자의 의료기관 선택을 비롯한 의료추구행태 보다는 공급 측면에서 의료기관간 혹은 의료기관 내 진료과와 의료제공자간 기능과 구조의 변화에 초점을 두었다. 또한, 상기한 것처럼 국내 의료기관들은 상호 협력관계이기 보다는 투입요소를 확보하기 위한 경쟁적 입장을 취하게 될 가능성이 크기 때문에 환자 이송 등을 통한 의료기관간 분업과 협업이 원활하게 이루어지기 어려울 것임을 염두에 두고 암생존자의 의료전달체계를 설계하고자 하였다. 이를 위해 암생존자의 의료 이용 양상과 지지·재활 서비스 요구도 및 현황을 먼저 살펴보고, 국내외에서 제안되는 의료전달체계 모형을 소개하며, 우리나라 현실을 반영한 암생존자 의료전달체계 모형을 제안하고자 한다.

암생존자 의료전달체계의 단절

암생존시기(cancer survivorship)는 넓은 의미로는 암진단 이후의 전주기 동안을 이르고, 좁은 의미로는 암의 초기 치료를 종료한 직후부터 재발·전이 전 시점까지로 한정하여 정의를 하고 있다.[2] 수술·방사선·항암치료 이후 재발의 가능성이 낮아진 시점에도 지금의 암 진료는 암의 치료와 관련되는 증상 또는 재발 여부를 추적관찰하는 데에 집중되어 있어, 인지장애, 조기 폐경, 불임, 이차암 관리, 골다공증, 심근병증, 우울·불안, 림프부종, 통증, 피로감, 수면장애 및 성 기능장애 등과 같이 이미 널리 알려진 암치료의 장기적 부작용 조차도 적절한 중재가 이루어지지 못하고 있다.[2,3] 실제로 김영미 등(2011)이 2008년 6월에서 9월 사이에 A병원에 입원한 402명의 암생존자를 조사한 결과, 조사에 참여한 암생존자 중 83.8%가 림프부종, 보행장애, 근력 약화, 통증 등 한 개 이상의 신체기능적 문제를 보였으나, 실제 의료진에게 재활치료를 권장 받은 경우는 8.5%에 그쳤다.[4]

국외에서는 1990년대 후반부터 암환자 생존시기 관리의 필요성이 제기되었고, 암의 전주기(care continuum)에 걸쳐 암환자와 그의 보호자가 암에 잘 대응할 수 있도록 도와주는 서비스를 통칭하여 '지지·재활치료(supportive cancer care/rehabilitation)' 혹은 '지지·재활 서비스'라고 정의하고 있다.[5] 지지·재활 서비스의 영역은 신체적 재활, 심리적 중재, 암의 주기별 적절한 정보 제공 및 사회복지서비스의 제공까지 포괄하고 있는데, 아직 국내에서는 공식적인 명칭이 없어 '통합지지서비스', '포괄적 재활 서비스'로 언급되기도 한다.

암생존시기 동안 암환자의 미충족 필요가 높아지는 이유는 가장 먼저 추적 관리가 암전문의에 의해 주로 이루어지는 데서 찾아볼 수 있다.[6] 암전문의도 대부분 암생존자의 건강 관리, 이차암 검진, 예방과 관련되어 관리가 필요하다는 데에 동의하고 있지만, 암전문의 중 이와 같은 서비스를 제공하는 경우는 60%를 넘지 못했다.[7] 암전문의가 암치료 외에 암과 관련이 없는 동반질환 관리, 정신심리적 치료, 재활치료, 질병행태 및 만성질환 관리 등과 같은 진료영역을 아우르는 것은 시간적으로나 전문성 측면에서도 현실적으로 불가능하고,[8,9] 이에 따라 심리적 중재, 질병 및 건강정보의 제공, 만성질환의 관리, 이차암의 검진 등의 서비스들은 과소 제공되는 경향을 보인다.[10,11] 이에 암전문의 또한 암과 직접적으로 관련된 치료 외에 다른 진료 영역에 대해서는 상호협력하여 의료서비스가 이루어져야 할 필요가 있다고 인지하고 있고, 암전문의와 일차 진료의가 함께 상호보완적으로 환자를 진료하여 후기합병증 위험

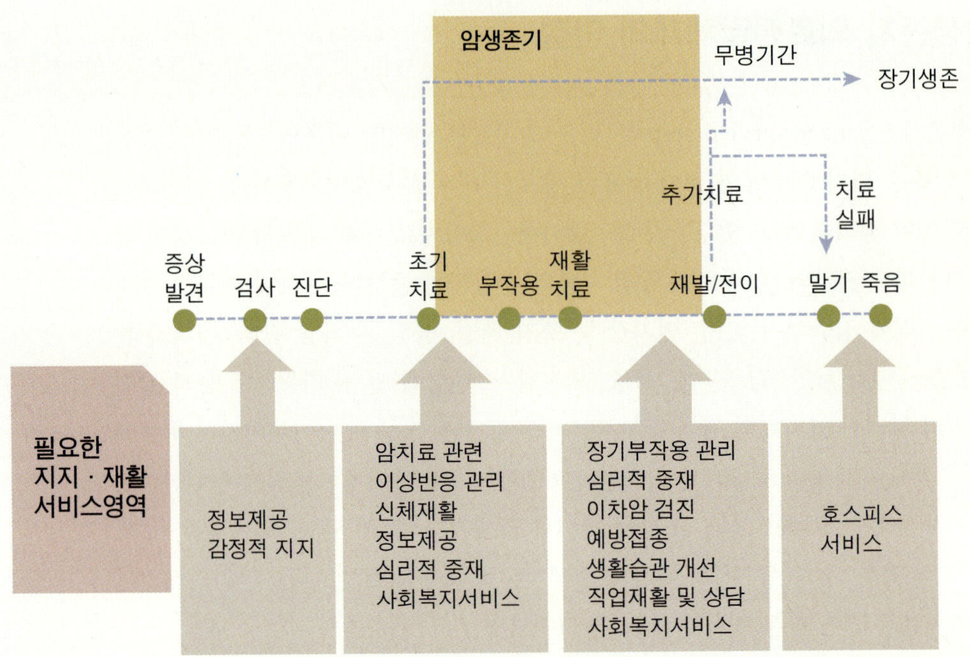

|그림 2| 암생존기에 필요한 지지 · 재활 서비스 영역

을 줄였다는 결과도 보고되고 있다.[10-12]

   그러나 현재까지 대부분의 암 전문의는 암생존자가 일차 진료환경에서 적절한 치료를 받을 수 있을지에 대해 의구심을 품고 있으며,[13] 마찬가지로 일차 진료의도 암생존자 치료 내역을 모르고 이에 따라 장기적인 부작용을 예측할 수 없기 때문에 암생존자 치료를 맡기 부담스러워 한다.[12,14-16] 일차진료의가 암생존자 진료에 대해 친숙하지 않은 경우 암 전문의 편에서나 일차진료의 편에서 불안은 더욱 가중될 수 있다.[17] 그에 더해 암생존자는 타질환자에 비해 자신을 치료한 의료제공자(암전문의)에게 대한 의존성이 매우 높다.[18-21] 주치의 제도가 없는 우리나라의 경우, 암 전문의를 대개 환자의 주치의로 여기기 되므로 암치료가 끝나고 상당 기간의 시간이 지나 재발의 문제가 줄어들더라도 지속적으로 암전문의에게 모든 건강 문제를 상의하고자 한다.[18] 질병경과 기간, 중증도, 위험요인 등에 따라서도 암환자의 예후와 진료의 변이가 크기 때문에 통상의 단절적인 의료전달체계로는 현재의 문제를 해결하기 어렵다. 그러나 현재까지 암생존시기에 대해서는 우리나라 암 관리정책에서 뚜렷한 목표나 정책이 제시되거나 논의되지 않고 있어 문제의 해결을 위한 적극적인 노력이 필요한 시점이다.

스냅숏(snapshot)

2010년 국립암센터와 전국 소재 9개 지역 암센터의 총 10개 의료기관에서 암생존자(500명) 및 암전문의(97명)를 대상으로 암과 그외 건강 관리 현황과 관리를 담당할 적절한 의료진이 누구인지에 대한 의견을 조사하였다.[18]

■ 암과 그외 건강관리현황: 암생존자와 암전문의 모두 암과 관련된 관리는 잘 이루어지는 반면, 생활습관 및 만성질환의 관리, 심리적 증상관리, 이차암 검진은 더 소홀하다고 응답하였다.

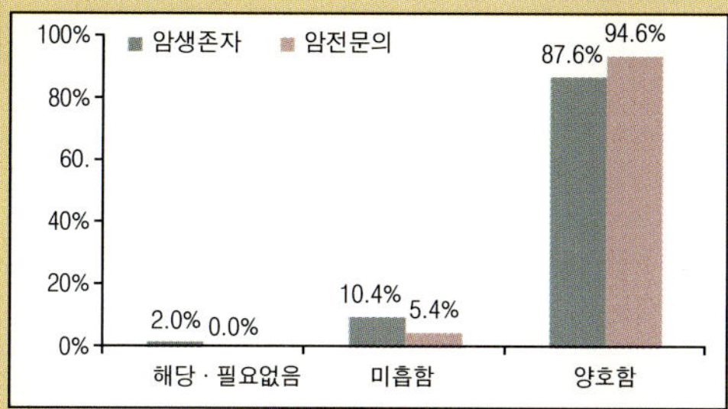

암에 대한 관리

암 및 암치료로 인한 증상관리

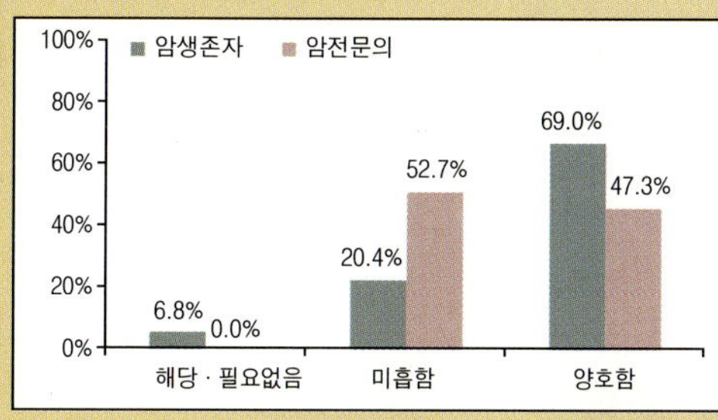

생활습관 관리

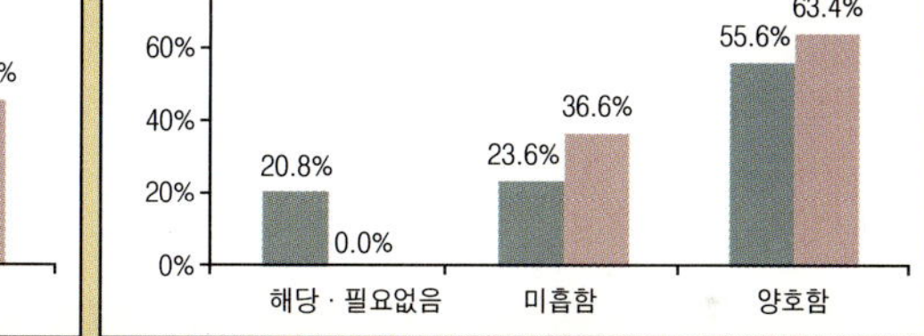

만성질환 관리

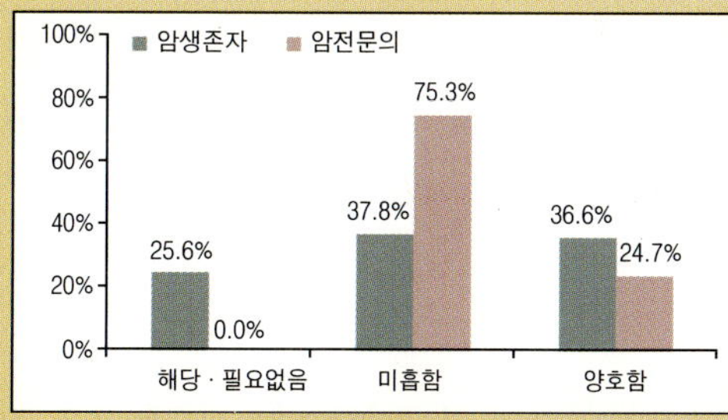

심리증상 관리

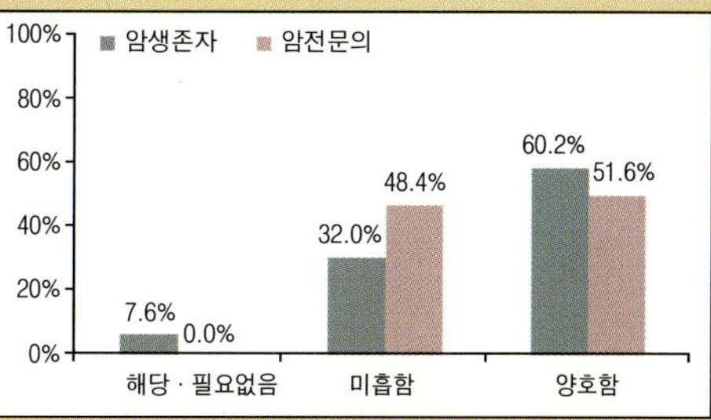

이차암 검진

■ 관리를 담당할 적절한 의료진: 암생존자는 암전문의가 암 이외에도 모두 관리해주는 것을 선호하는 반면, 암전문의는 암 이외의 만성질환, 심리증상, 이차암 검진 등은 일차 진료의나 전담팀에서 담당하는 것이 적합하다고 응답하였다.

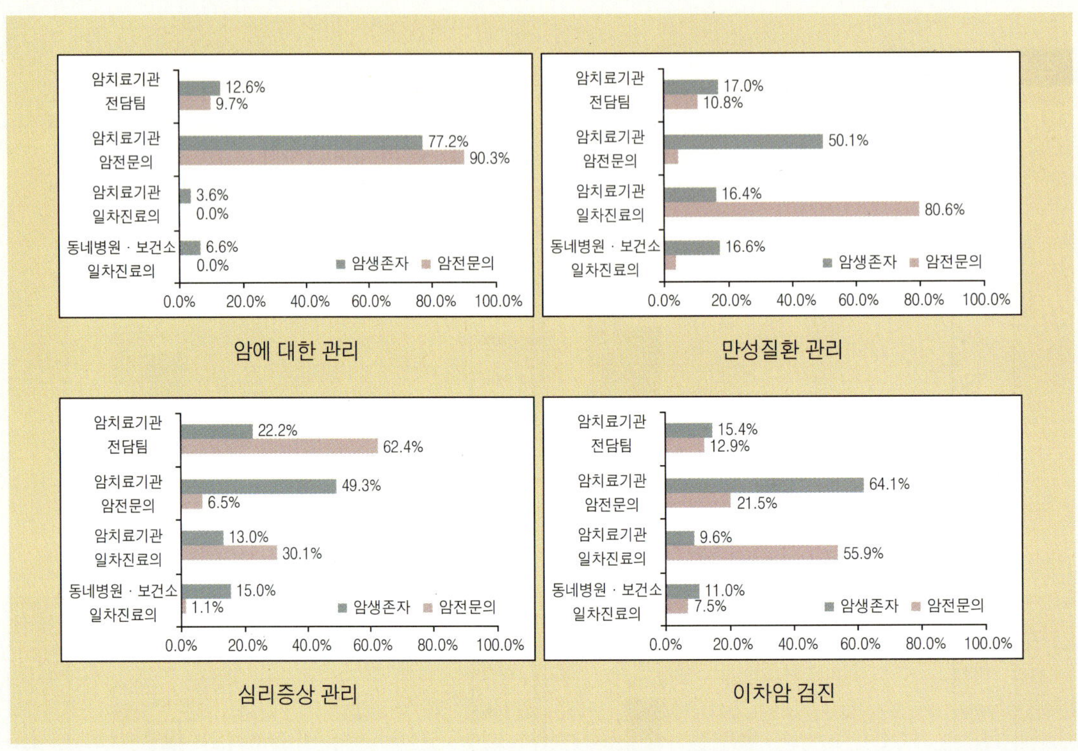

암생존자 의료전달체계의 모형

　단절된 암생존자의 의료전달체계를 해결하는 방안으로 공동진료모형(Shared care model)[2,3,22], 장기 추적관리 클리닉(long-term follow-up clinics)[23-25], 만성질환모형 (extended chronic disease model)[26-28]이 주요하게 논의되고 있다.

1. 공동진료모형

　공동진료모형은 암진단 이후부터 암전문의와 일차 진료의가 서로 환자의 진료를 공유하여 보완적인 역할을 하는 것으로, 시기별 요구에 맞게 암치료 중에는 암전문 의가, 암치료 후 일정 기간이 지나면 일차 진료의가 더 많이 개입하게 되는 모형이 다. 그러나 어떻게 공동으로 진료해야 할지는 해결해야 할 과제가 많다. 미국의 한 연구 결과, 암생존자, 암전문의, 일차 진료의들이 원발암에 대한 추적관찰, 이차암에 대한 검진, 일반적인 예방의료의 제공 등에 대해 서로 다른 기대를 가지고 있는 것으 로 나타났다. 한편, 암생존자들은 일차 진료의들이 암에 대한 진료를 잘 수행할 수 있는지에 대해 의문을 품고 있거나, 일차 진료의가 암전문의와 본인의 문제에 대해 얼마나 잘 소통할 수 있는지에 대해 걱정하는 경우도 많았다.[19]

2. 장기 추적관리 클리닉

장기 추적관리 클리닉은 현재 소아암 진료에서 시도되고 있는데 주로 숙련된 암전문의, 간호사, 심리사회적 중재를 담당할 전문인력을 구성하여 장기적으로 추적관리하는 모형으로, 경우에 따라 간호사가 암전문의, 일차 진료의, 환자의 중개자가 되어 암생존자 필요를 평가하고 평가 후에 필요에 따라 일차 진료의에게 전원하는 형태로 제공된다. 이 모형의 경우 지속적인 추적 관리가 용이하고 소아암 생존자에서 효과가 있는 것으로 알려져 있으나 성인 생존자에서 소아암과 마찬가지로 효과가 있을지에 대해서는 아직 근거가 부족하다.

3. 만성질환모형

마지막으로 만성질환모형은 다른 만성질환과 마찬가지로 일차적으로 암생존자의 자가관리 능력을 함양하는 데에 힘쓰고, 의료진은 암생존자가 스스로 관리할 수 있는 역량을 키울 수 있도록 암생존자를 교육하고, 적절한 정보를 제공하며, 진료를 수행한다. 무병기간이 길어지면서 생활습관 관리, 만성질환 관리 및 불안·우울의 조절과 같이 영역에서 암생존자의 능동적인 역할이 더욱 요구된다는 점에서 만성질환모형은 참고할 필요가 있다. 그러나 아직까지 효과적인 암생존자 자가관리 프로그램이 제시되지 않아 모형을 적용하기 어렵다.

필자는 상당한 기간 동안은 암전문의가 상주하는 종합병원급 이상의 의료기관을 중심으로 하고, 암환자의 위험도(risk-based) 평가결과에 따라 중재 수준을 단계적으로 접근[29,30]하는 의료전달체계(tertiary hospital-based tiered approach)를 제안하고자 한다.

이는 아직까지 암생존자 지지·재활 서비스를 담당할 수 있는 전문인력이 많지 않아 대부분의 인력이 상급의료기관에 한정되어 있고, 환자의 암전문의 의존성이 높아 암생존자가 이용하는 의료기관 내에서 지지·재활 서비스가 병행되어 이루어져야 환자, 암전문의 및 지지·재활서 비스 전문인력의 연계가 원활할 것으로 예상되기 때문이다. 향후 지지·재활 서비스 인력풀이 확보되고 상급의료기관 내에서의 의뢰 체계가 안정화되면 암생존자 거주지 근처의 병원 또는 의원으로 연계하여 확대해 갈 수 있을 것이다.

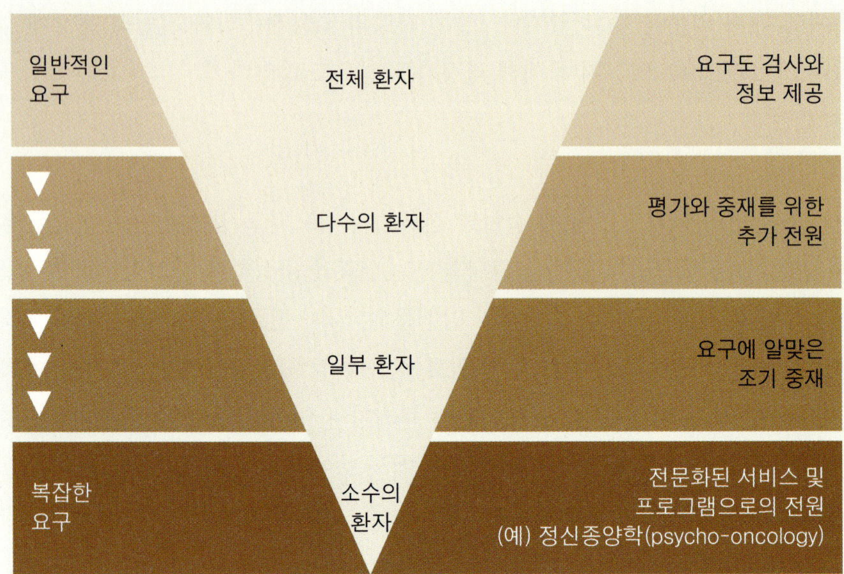

출처: 허친슨(2000)의 단계적 접근 모형을 적용

|그림 3| **위험도 수준에 따른 단계적 접근**

국내 현실에서 적용해 볼 수 있는 암생존자 의료전달체계를 육하원칙에 따라 구분해서 살펴보고자 한다.

첫째, 암생존 관리시기는 지지·재활 서비스의 필요도가 가장 높은 초기치료 후 전이·재발 전까지의 기간으로 한정하는 것이 바람직하다. 초기치료, 초기치료 종료 후 재발이나 이차암 발병 전까지의 기간, 말기암치료는 환자치료 목적과 방향이 상이하기 때문에 이 기간을 모두 고려할 경우 문제를 규명하기 어렵고, 초기치료 후 추구 관리의 경우 현재 공백상태인 암생존자 관리의 방안을 도출하기에 용이하기 때문이기도 하다. 암생존 관리시기 동안 일상적인 진료과정에서 정기적인 위험도 평가가 체계적으로 이루어져야 하는데, 이 경우 진단 및 초기 관리 시기를 포함하여 암환자의 여정에서 중요한 시점마다 위험도 평가가 이루어질 수 있어야 한다.

둘째, 암생존자 지지·재활 서비스 대상자는 널리 통용되는 대로 환자와 보호자로 둔다.

셋째, 지지·재활 서비스 제공기관은 현재부터 상당한 기간 동안은 상기한 대로 암생존자를 이용하는 암 진료 의료기관으로 두고, 의료기관 내 지지·재활 서비스 전담팀을 다학제적으로 구성하여 연계해야 할 것이다.

넷째, 연계시점은 상기한 대로 위험도 평가 결과에 근거하여 이루어져야 한다. 장

예방	조기검진	진단	치료	암생존기	말기 돌봄
금연	암검진	종양전문의 진료	항암화학요법	장기 추적관찰	완화의료
식이	암의 증상과 징	암병기	수술	및 감시	영적 문제
신체활동	후에 대한 인지	환자 상담 및	방사선요법	후기효과 관리	호스피스
태양광 노출		의사결정	보조요법	재활	
바이러스 노출			증상 관리	적응	
음주			정신사회적 돌봄	건강증진	
화학적 예방요법					

출처: Hewitt M, Greenfield S, Stovall E. From cancer patients to cancer survivor. lost in transition. Washington, D.C: The National Academic Press, 2006.

|그림 4|　암생존기의 범위

기부작용의 위험이 거의 없는 저위험 암생존자는 암치료가 종료되는 대로 지지·재활서비스 전담팀을 통해 추적관찰이 이루어질 수 있으나, 고용량으로 항암제치료를 받았거나 방사선치료를 한 경우와 같이 고위험 암생존자는 암치료가 종료되더라도

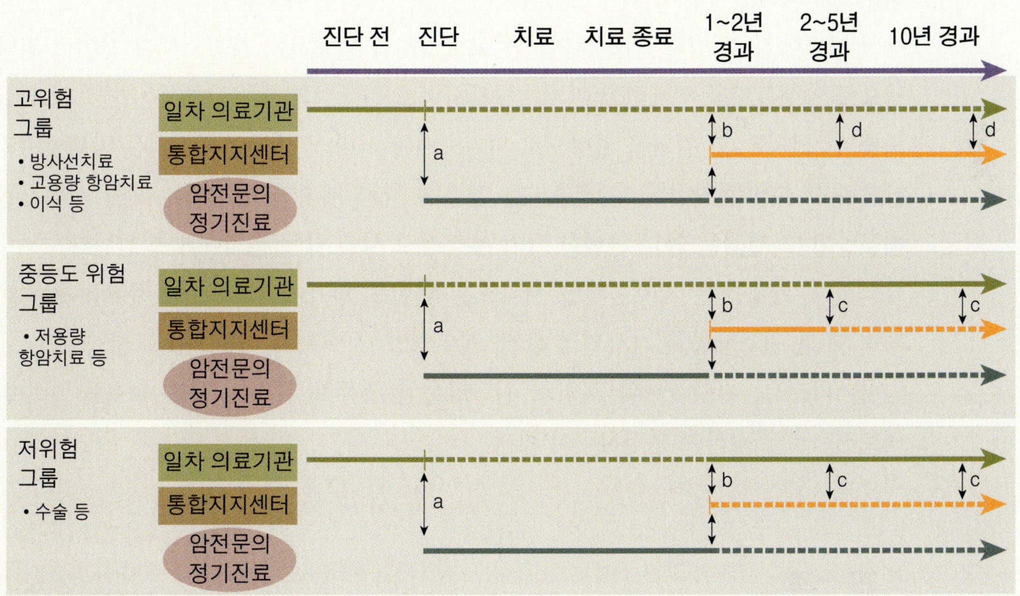

출처: Oeffinger(2006)을 수정하여 적용
　• a. 암진단, 치료계획 및 치료
　• b. 치료요약지를 공유, 추적검사계획
　• c, d. 주기적으로 치료요약지 업데이트

|그림 5|　암생존자 의료전달체계

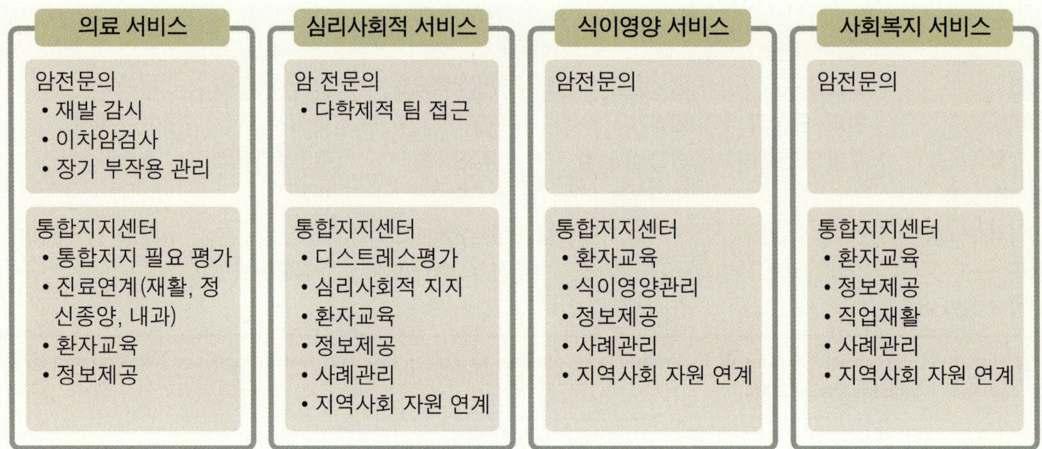

| 그림 6 | 암전문의와 통합지지센터간 암생존자 연계

보다 긴 기간 동안 암전문의가 추적관찰을 해야 한다. 그리고, 지지 · 재활 서비스 전담팀으로 추적관찰 담당 주체를 바꾸지 않은 상태에서 암전문의가 필요에 따라 상담을 의뢰하는 형식으로 지지 · 재활 서비스가 제공되어야 할 것이다. 의료기관 내 암전문의와 지지 · 재활 서비스 전담팀간 연계는 암생존자에 대한 치료요약지를 이용하여 이루어질 수 있다. 암전문의는 치료요약지를 활용하여 지지 · 재활 서비스 전담팀으로 암생존자를 연계하고, 지지 · 재활서비스 전담팀의 전담간호사는 환자의 위험도를 평가한 후, 그 결과를 바탕으로 지지 · 재활 서비스 전담팀 전문의는 암생존자와 상담하고 추적 관찰한다. 암생존자는 경우에 따라 재평가 및 지지 · 재활 서비스를 제공받고 그 결과는 암과 관련한 정기 추적검사 시에 암 전문의에게 회신된다.

다섯째, 제공하는 지지 · 재활 서비스는 위험도 평가에 따르는 데 주요하게는 신체적 재활, 정보제공, 심리사회적 중재, 식이영양, 사회복지 서비스를 포함한다.

마지막으로, 지지 · 재활 서비스 전담팀은 암생존자 관리에 대한 교육을 이수한 의료진으로 구성하여 운영하여야 한다.

결 론

실제로 국내실정에 적합하면서도 최적의 암생존자 관리서비스가 이루어지도록보건의료전달체계 모형을 개발하기 위해서는 시범사업을 통해 여러 암생존자 관리모형을 평가하여 최적의 암생존자 관리모형을 찾아가는 과정이 반드시 필요하다. 그 과정에서 암생존자 관리를 위한 주요 전문인력인 암전문의, 그리고 암전문의와 연계하여 암생존자 관리를 담당할 의료진들이 참여하고 합의를 이뤄가기 위한 노력 또한 병행되어야 할 것이다.

의료기관들 간의 진료서비스 분업체계 또는 기능적 분화(分化)가 저조하고 진료의뢰 외 지속적인 연계의 경험이 없는 상황에서 암전문의와 암생존자 관리를 담당할 의료진(이하 일차진료의)간 효과적인 지지·재활 서비스가 가능하기 위해서는 암 전문의, 일차진료의 및 환자 간 다음과 같은 기능과 역할이 가능해야 한다.

첫째, 암전문의, 일차진료의 및 환자 사이에 긴밀한 상호협력이 가능해야 한다. 이를 위해 명확히 구분하기 어렵지만 암 관련 치료의 경우 암전문의가 주치료자 역할을 수행하고, 암과 관련이 없는 진료에 대해 일차진료의가 주치료자 역할을 수행할 수 있을 것이다.

둘째, 암전문의와 일차진료의 간 명확한 의사소통이 가능해야 한다. 이를 위해서는 양방향 의사소통이 필요하고 양방향 소통과정에서 암생존자 개개인에 맞게 치료계획(care plan)이 지속적으로 업데이트 되고 공유되어야 한다.

셋째, 앞서 언급한 대로 역할의 명확한 구분이 어렵기 때문에 환자의 치료시기, 동반질환의 경과, 재발 위험, 사회적 환경에 따라 암전문의와 일차진료의의 역할의 융통성을 허용해야 한다.

넷째, 의료진 간의 소통뿐만 아니라 의사와 환자간 의사소통이 지지 및 재활에 매우 중요한 부분임을 환자 자신이 인식하고 환자 스스로 어떤 문제를 어떻게 상담해야 할지 가늠할 수 있도록 환자 교육을 시행해야 한다.

대부분의 후기합병증이 예방 및 조기개입을 통해 완화 및 개선이 가능하다. 앞서 언급한 주요 이해당사자의 기능과 역할을 기초로 암치료 이후 후기합병증 발생 위험도를 고려한 의료전달체계(lifetime risk-based delivery system) 모형을 개발하고 지속적으로 검증하는 과정이 필요할 것이다.

참 고 문 헌

1. 한달선. 의료전달체계에 관한 정책의제의 재조명. 보건행정학회지 2010;20:1-18.

2. Hewitt M, Greenfield S, Stovall E, Survivorship CoC. From cancer patient to cancer survivor: Lost in transition. Institute of Medicine, National Research Council: The national academies; 2006.

3. Oeffinger KC, McCabe MS. Models for delivering survivorship care. J Clin Oncol 2006;24:5117-24.

4. Kim YM, Kim DY, Chun MH, Jeon JY, Yun GJ, Lee MS. Cancer Rehabilitation: Experience, Symptoms, and Needs. J Korean Med Sci 2011;26:619-24.

5. Harrison JD, Young JM, Price MA, Butow PN, Solomon MJ. What are the unmet supportive care needs of people with cancer? A systematic review. Support Care Cancer 2009;17:1117-28.

6. Legant P. Commentary: who should follow our patients? J Oncol Pract 2010;6:24.

7. Ganz PA, Kwan L, Somerfield MR, et al. The role of prevention in oncology practice: Results from a 2004 survey of American Society of Clinical Oncology members. J Clin Oncol 2006;24:2948-57.

8. Donnelly P, Hiller L, Bathers S, Bowden S, Coleman R. Questioning specialists' attitudes to breast cancer follow-up in primary care. Ann Oncol 2007;18:1467-76.

9. Oncology TASoC. Status of the medical oncology workforce. J Clin Oncol 1996;14:2612-21.

10. Earle CC, Neville BA. Under use of necessary care among cancer survivors. Cancer 2004;101:1712-9.

11. Snyder CF, Earle CC, Herbert RJ, Neville BA, Blackford AL, Frick KD. Preventive care for colorectal cancer survivors: a 5-year longitudinal study. J Clin Oncol 2008;26:1073-9.

12. Grunfeld E, Levine MN, Julian JA, et al. Randomized trial of long-term follow-up for early-stage breast cancer: a comparison of family physician versus specialist care. J Clin Oncol 2006;24:848-55.

13. Potosky AL, Han PK, Rowland J, et al. Differences between primary care physicians' and oncologists' knowledge, attitudes and practices regarding the care of cancer survivors. J Gen Intern Med 2011;26:1403-10.

14. Del Giudice ME, Grunfeld E, Harvey BJ, Piliotis E, Verma S. Primary care physicians'

views of routine follow-up care of cancer survivors. J Clin Oncol 2009;27:3338-45.

[15] Grunfeld E, Hodgson DC, Del Giudice ME, Moineddin R. Population-based longitudinal study of follow-up care for breast cancer survivors. J Oncol Pract 2010;6:174-81.

[16] Grunfeld E, Julian JA, Pond G, et al. Evaluating survivorship care plans: Results of a randomized, clinical trial of patients with breast cancer. J Clin Oncol 2011;29:4755-62.

[17] Nissen MJ, Beran MS, Lee MW, Mehta SR, Pine DA, Swenson KK. Views of primary care providers on follow-up care of cancer patients. Fam Med 2007;39:477.

[18] 박종혁 등. 암환자 통합지지 전달체계 구축방안 연구. 2013.

[19] Mayer EL, Gropper AB, Neville BA, et al. Breast cancer survivors' perceptions of survivorship care options. J Clin Oncol 2012;30:158-63.

[20] Cheung WY, Neville BA, Cameron DB, Cook EF, Earle CC. Comparisons of patient and physician expectations for cancer survivorship care. J Clin Oncol 2009;27:2489-95.

[21] Mao JJ, Bowman MA, Stricker CT, et al. Delivery of survivorship care by primary care physicians: the perspective of breast cancer patients. J Clin Oncol 2009;27:933-8.

[22] McCabe MS, Bhatia S, Oeffinger KC, et al. American Society of Clinical Oncology Statement: Achieving High-Quality Cancer Survivorship Care. J Clin Oncol 2013;31:631-40.

[23] Syrjala K, Martin P, Lee S. Delivering care to long-term adult survivors of hematopoietic cell transplantation. J Clin Oncol 2012;30:3746-51.

[24] Victorian Government Department of Human Services. Providing optimal cancer care: supportive care policy for victoria 2009.

[25] Stout NL, Binkley JM, Schmitz KH, et al. A prospective surveillance model for rehabilitation for women with breast cancer. Cancer 2012;118:2191-200.

[26] Ganz PA, Kwan L, Stanton AL, et al. Quality of life at the end of primary treatment of breast cancer: first results from the moving beyond cancer randomized trial. J Natl Cancer Inst 2004;96:376-87.

[27] McCorkle R, Ercolano E, Lazenby M, et al. Self-management: Enabling and empowering patients living with cancer as a chronic illness. CA Cancer J Clin 2011;61:50-62.

[28] Campbell MK, Tessaro I, Gellin M, et al. Adult cancer survivorship care: experiences from the LIVESTRONG centers of excellence network. J Cancer Surviv 2011;5:271-82.

[29] Fitch M. Report on supportive care: Cancer Care Ontario; 1995.

[30] Hutchison SD, Steginga SK, Dunn J. The tiered model of psychosocial intervention in cancer: a community based approach. Psychooncology 2006;15:541-6.

PART 06-2

지역사회자원을 활용한 암생존자 관리

지역사회자원의 종류

지역사회자원이란 국가 단위의 자원과 대비되는 의미로 사용되며, 지역사회라는 특정 지리적, 공간적 범주에 속해 있는 자원을 의미한다. 구체적으로는 예산, 인력, 조직, 프로그램 그리고 법과 제도 등이 여기에 포함된다. 일반적으로 자원의 종류는 크게 인적자원과 물적자원으로 구분할 수 있다. 인적자원에는 전문가와 담당인력, 자원봉사자와 같은 프로그램 제공자뿐만 아니라 수요자와 이해당사자(stakeholder)도 중요한 인적자원으로 포함될 수 있으며, 물적자원에는 암생존자 관리를 추진할 수 있는 예산과 관련조직, 프로그램의 구체적 형태 등이 이에 해당될 수 있다.

자원의 소유 형태에 따라 공공자원과 민간자원으로도 분류할 수 있는데, 보건소와 지역암센터는 현재 암생존자관리사업에 활용되고 있는 가장 대표적인 공공자원이며, 민간자원의 경우 환우회, 자원봉사단체 그리고 스폰서십을 제공하고 있는 기업체나 비정부기구 등이 여기에 해당한다고 볼 수 있다. 원칙적으로 타 분야에서와 마찬가지로 지역사회기반 암생존자관리사업에 있어서 공공자원과 민간자원의 효과적인 연계가 매우 중요하지만 우리나라의 경우 절대적으로 공공자원에 대한 의존도가 높은 상황이며, 다양한 민간자원의 개발이 이루어지지 못하고 있다. 한편 자원의 역할에 따라서는 직접자원, 간접자원(가족이나 이웃), 사회적 자원 등으로 구분 할 수 있는데 암생존자 관리를 직접적이고 일차적인 역할로 표방하고 있는 직접자원의 개발은 아직까지 국내에서는 구체화되지 않은 실정이며, 병원이나 보건소와 같은 진료 또는 보건사업이 일차적인 역할인 사회적 지원체계들이 현재 접근가능한 가장 주요한 자원의 형태로 볼 수 있다.

지역사회 자원의 개발

지역사회자원의 활용이란 암생존자 관리의 이니셔티브*를 포함한 다양한 형태의 자원을 개발하고 개발된 자원간의 연계를 통한 체계적인 운영방안과 함께 지역사회에서 지속 가능한 형태로 존속시키는 것을 모두 포함하는 광의의 개념이라고 말할 수 있다. 지역사회 단위에서 가용자원을 개발하는 것은 보건사업을 추진하는 과정에서 가장 중요하고 핵심적인 과정이라고 말할 수 있다. Cosgriff는 지역사회 자원개발의 다섯 가지 필수영역으로 관리체계(managerial develop-ment), 지역사회의 관심(sensitivity development), 환경(environment development), 프로그램(project development) 그리고 조직(organization development)을 제시하였다.[1] 지역사회자원의 개발이 선행되거나 지속적으로 진행되는 것은 지역사회를 기반으로 하는 보건사업을 추진하는 데 필수적 요소임이 분명하지만 구체적인 실행전략은 지역사회의 특성과 사회경제적 발전수준 그리고 사업의 상대적인 우선 순위에 의존하게 될 것이다. 이와 함께 지역사회주민의 참여와 부문간 협력(inter-sectorial collaboration)이 일반적으로 지역기반 보건사업의 추진 원칙으로 강조되고 있다. 무엇보다도 보건사업의 직접적 이해당사자인 환자와 환자가족, 의료인뿐만 아니라 다양한 지역사회에 소속된 인적, 물적자원의 참여가 필요하다.

암생존자 관리사업의 경우도 활용 가능한 다양한 지역사회의 자원을 개발하는 것이 매우 중요하며, 개발된 각각의 자원들간에 수평적 혹은 수직적 협력이 이루어져야 하지만, 아직까지는 지역사회 자원의 개발, 주민의 참여도, 그리고 연계의 수준이 절대적으로 미흡한 수준이다. 우선 지역사회에서 암생존자 관리사업을 추진하기 위

---

* 특정문제를 대처하거나 특정목표를 실현하기 위한 새로운 계획(Oxford Business Dictionary)

해 필요한 가용자원이 절대적으로 부족한 상황이다〈표 1〉. 공공부문의 경우 전문화된 역량으로 특화되어 있지 못한 상태이며 민간부문의 경우 체계화되거나 구체화된 실체를 확인하기 어렵다. 그리고 아직까지 암생존자 관리사업에 대한 사회적 또는 보건학적 관심도는 매우 낮은 수준이다. 암환자들은 암에 대한 일차치료 종결 이후의 지지치료(supportive care)에 대한 객관적인 필요도는 높은 편이나 주관적인 요구도는 아직 높은 않은 상태로 판단된다. 인지되지 못한 필요(unrecognized needs)에 대한 해결을 위해서는 지역사회 단위의 노력보다는 국가 단위의 홍보와 일차치료를 담당하는 의료기관의 역할이 가장 중요하지만, 국가 단위의 보건사업은 아직 암생존자관리사업에 초점을 맞추고 있지 못한 상태이며, 일차치료를 담당하는 의료기관의 경우 비용 대비 효과 측면에서 아직 경영진들과 임상의사들의 관심을 이끌어내지 못한 상태로 판단된다. 결국 불가피하게 암생존자 관리사업의 성격을 가진 지역단위 사업들이 대부분 국공립병원의 공공의료사업이나 보건소/보건의료원의 보건사업의 일부로 추진되고 있는 실정이지만, 아직까지는 전문화된 인적자원과 충분한 물적자원의 개발이 뒷받침되고 있지 못하여 암생존자 관리사업의 질적 향상을 기대하기 어려운 상황으로 판단된다.

│표 1│ 지역사회기반 암생존자 관리사업을 위한 가용자원 현황

구분	가용자원	필요자원
사회적 자원(의료영역)	지역암센터, 암전문치료기관, 완화의료기관	암생존자 전문진료기관(민간병의원), 병원기반 수행체계
사회적 자원(제도영역)	암환자 의료비 지원제도, 국가암검진프로그램	암생존자 진료체계(보험수가, 전문의제도, 진료과개설 등)
공공자원	보건소/보건의료원/의료원	전담인력, 예산, 사업추진 전략, 정보센터
민간자원	환우회	NGO, 민간기구, 민간 정보센터
인적자원	자원봉사자	전담인력, 전문인력
프로그램	보건사업(맞춤형 방문건강관리사업, 재가암환자 관리사업, 건강생활실천사업) 병원 내 건강증진프로그램	기념일(National survivor's day) 캠페인, 교육자료, 검진프로그램

공공부문의 자원개발 및 역량강화

지역사회에서 활용 가능한 암생존자 관리사업을 목적으로 개발된 공공부문의 자원은 아직까진 전무한 상황이다. 보건소나 보건의료원에서 시행중인 재가암환자 관리사업의 경우 방문 간호 서비스가 필요한 제1군(집중관리군) 위주로 진행되고 있으며 2군(정기관리군) 또는 3군(자가관리군)의 경우 특별한 관리서비스가 제공되고 있지 못한 실정이다. 대부분의 보건소에서 재가암환자 관리사업은 맞춤형 방문건강관리사업의 일부로 진행되고 있어서 암생존자 관리사업의 고유한 특성에 맞게 특화된 서비스가 아닌 만성질환자의 일반적인 관리지침에 의거해서 진행되고 있다. 일부 지역에서 재가암환자 자조모임이나 암생존자 지지 서비스를 표방하고 사업이 진행되고는 있지만 집단교육이나 일회적인 행사의 한계를 극복하지 못한 상태이며, 의료비 지원이나 암검진업무와 같은 행정업무 성격의 사업 위주로 진행되고 있는 실정이다. 보건소나 보건의료원에서 암생존자에게 필요한 개별 맞춤형(personalized) 지지 서비스를 제공하기 위해서는 담당인력의 전문성 강화와 관련 분야간 업무조정과 같은 행정적 지원이 필수적일 것이다. 특히 암생존자 관리사업의 지속성과 업무인력의 비연속성간의 괴리에서 비롯된 사업의 단절과 역량의 하향평준화가 반복되는 한 보건소에서 진행되는 암생존자 관리사업의 활성화를 기대하기는 어려울 것으로 판단된다. 그리고 현재 보건사업 평가항목으로 포함되어 있지 못한 점, 개별단위 사업으로 분리되어 있지 않기 때문에 보건사업계획 수립과 예산 편성 그리고 인력 운영의 우선 순위에서 항상 후위에 놓일 수 밖에 없는 상황도 개선되어야 할 사항이라고 여겨진다.

지역 암센터의 경우 암생존자의 일차치료가 이루어지고 있는 곳이며 치료종결 이후에도 임상적인 추적이 주기적으로 이루어지는 것이 보통이기 때문에 지역 사회기반 암생존자관리사업의 추진체계에서 가장 핵심적인 역할을 담당해야 한다. 이를 위해서는 첫째, 암전문의료기관인 지역암센터 내에 암생존자관리업무를 전담하는 조직과 인력이 갖춰져야 하며 서비스 제공을 위한 원내 수행체계가 구축되어야 한다. 원내 수행체계의 방식으로는 전담 진료과를 중심으로 하는 클리닉 기반 수행체계(clinic-based delivery system), 관리프로그램 제공을 중심으로 하는 수행체계(program-based system), 클리닉 운영과 관리프로그램 제공체계가 통합된 모형이 가능하다. 둘째, 지역암센터 내에 원내추진체계 구축과 사업운영을 위한 국가 단위의 전략이 필요하다. 수가제도가 개편되기 전까지는 암생존자 관리사업의 필요성에 대한 공감대 이외에 사업추진에 필요한 별도의 동력이 마련되어 있지 못한 상황이므로 사업비 지원이나 홍보와 같은 국가 단위의 이니셔티브가 마련되어야 한다. 그리고 이것은 국가암관리사업의 추진체계와 달리 암치료와 일차진료 파트의 협력을 전제로 하는 임상 주도의 추진체계로 구축되는 것이 바람직하다고 판단된다. 셋째, 지역암센터가 지역사회 기반의 암생존자관리사업에서 차지하는 새로운 역할정립이 필요하다. 암관리사업에서는 지역암센터의 역할이 문제해결과 지원을 목적으로 하는 직접적인 사업추진과 일방향(unilateral)의 사업방식과 같은 전문가모형(professional model)에 기초한 역할에서 탈피하지 못하고 있는데, 암생존자 관리사업의 경우 지역사회 사업파트너의 역량강화와 공동사업 추진, 연계강화 등이 강조되는 협력모델(partnership model)에 입각한 지역암센터의 역할이 새롭게 정립될 필요가 있다. 특히 지역암센터의 경우 대부분 대학병원이며 의료전달체계상 3차 의료기관에 해당하기 때문에 지역 내의 1차 및 2차 의료기관과의 협력체계가 전제되어야 기존 의료전달체계의 가치를 손상시키지 않으면서 사업이 지역사회에 연착륙 될 수 있을 것으로 예상된다.

민간부문의 자원개발

미국의 경우 국가 단위의 자원뿐만 아니라 지역 단위에도 암생존자를 위한 민간자원이 체계적으로 구축되어 있다. 오하이오주의 경우 미국 암협회(ACS)의 지부와 5개의 사무소가 있고, 1971년에 설립된 Cancer Family Care(CFC)가 5곳, 암정보센터(cancer resources center)와 각 암종별 단체와 기관이 다양하게 구축되어 있으며, 성인암은 3개 암센터 또는 병원, 소아암은 5개 암센터 또는 병원에 암생존자 지지센터(survivorship center)가 지정되어 운영되고 있다〈표 2〉.[2]

국내에서는 유방암과 백혈병을 비롯한 환우회가 전국 단위 혹은 각 병원 별로 구성되어 있는 것을 제외하고는 암생존자 관리사업과 관련된 민간자원은 매우 드물다. 지역사회 단위에서는 일부 종교단체에서 시행하는 자원봉사 프로그램이나 요양입소 시설을 제외하고 암생존자 관리프로그램에서 활용가능한 민간자원은 거의 찾아보기 힘든 실정이다. 따라서 민간부문의 자원개발이 매우 시급한 과제이지만 공공부문과 달리 민간부문의 경우 단기간 내에 신속한 자원의 개발과 확대는 기대하기 어려울 것으로 예상된다.

|표 2| 미국의 암생존자 관리사업의 민간자원 현황(오하이오주 사례)

구분	민간자원의 종류
국가단위 자원 (National Resources)	Alliance for Lung Cancer Advocacy, Support,and Education, American Institute for Cancer Research, American Pain Foundation, CancerCare, Angel Flight America, Candlelighters Childhood Cancer Foundation, Cancer Survivors Network, Cancervive, Colon Cancer Alliance, Cure: Cancer Updates, Research and Education, Fertile Hope, Gilda's Club® Worldwide, Gynecologic Cancer Foundation, Heal: Living Well After Cancer, Hospice Association of America, Hospice Education Institute, Hospice.Net, Lance Armstrong Foundation, National Breast Cancer Coalition, National Cancer Institute Cancer Information Service, National Cancer Survivors Day Foundation, National Center for Complementary and Alternative Medicine, National Coalition for Cancer Survivorship, National Hospice and Palliative CareOrganization, The National Lymphedema Network, National Ovarian Cancer Coalition, O'Reilly Patient-Centered Guides, Patient Advocate Foundation, People Living with Cancer, Pure Romance: Sexuality, Sensuality, and Survival, Skin Cancer Foundation, Susan G. Komen Breast Cancer Foundation, SuperSibs!, Volunteers in HealthCare, Y-ME National Breast Cancer Organization, Inc. Young Survival Coalition.
지역단위 자원 (Local Resources)	American Cancer Society, Ohio Division, Cancer Family Care, Cancer Resource Centers, Leukemia and Lymphoma Society, Ohio Hospice and Palliative CareOrganization, Ohio Partners for Cancer Control, Stewart's Caring Place, The Center for Body, Mind & Spirit, The Center for Survivors of Breast Cancer, Clinical Cancer Genetics, The Gathering Place, The Victory Center, The Wellness Community, Toledo Community HospitalOncology Program, Survivorship Centers in Ohio

지역암센터 기반 암생존자 관리사업 사례

　2000년도에 시행한 미국의 37개 암센터에 대한 조사결과에 따르면, 암환자가 경험하는 전 과정(cancer continuum)에 걸쳐 암생존자에게 제공하고 있는 서비스 중에서 가장 흔한 것은 일 대 일 상담과 환자 또는 가족에 대한 지지 모임(37개 센터에서 모두 시행 중)이었고, 유전상담과 통증관리(35개 센터), 의료보험이나 경제적 지원상담(31개 센터), 금연프로그램(24개 센터), 보완대체 서비스 또는 재활 서비스(23개센터), 영양상담(21개 센터), 기념일(survivor's day) 행사(20개 센터), 동료 상담(19개 센터), 운동 프로그램(18개센터), 종교행사(16개 센터), 피로관리 프로그램(12개 센터) 의 순으로 제공되고 있었다. 이외에도 치료 종결 이후의 암생존자에게 특화된 서비스로는 림프부종관리(26개 센터), 전문가 주도의 지지모임(professionally led support group)(18개 센터), 장기적인 추적을 위한 혹은 프로그램(14개 센터), 학교 재입학 프로그램(7개 센터), 영양상담과 임신 및 성 상담(각각 5개 센터), 그리고 피로관리프로그램을 1개 센터에서 운영하고 있었다.[3]

국내에는 전국 13개 지역암센터와 대형 민간병원의 암센터가 운영중이지만 암생존자를 위한 서비스제공 실태가 체계적으로 조사된 적은 없는 실정이다. 2010년부터 2년간 국립암센터와 연계하여 전남지역암센터에서 지역사회기반 암생존자지지 서비스 전달체계구축을 위한 시범 사업을 진행하였다. 유방암 환자를 대상으로 추진한 시범사업을 통해 암전문 의료기관 내에서 일차치료가 종결된 암생존자에게 통합지지서비스 제공을 위한 병원 내 전달체계와 지역사회 자원과의 연계체계 등이 제안되었다[그림 1].

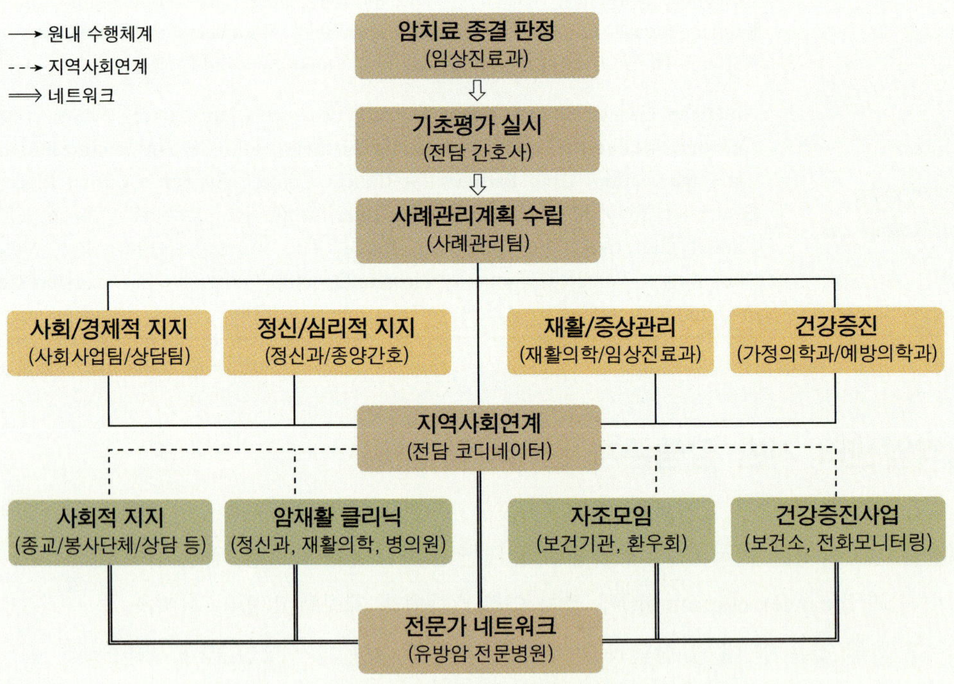

| **그림 1** | **지역사회기반 통합지지서비스 전달체계 모형**

이 시범사업을 통해 암환자의 일차치료를 담당하는 임상진료과에서 통보받은 치료종결 암생존자를 대상으로 영양상태, 불안, 우울 등 정신심리적 건강, 운동능력 등에 대한 기초평가를 시행하였다. 기초평가 결과를 이용하여 지지 서비스가 필요한

관리대상자를 선별하였고, 선별된 서비스 제공 대상자에게 원내 서비스제공체계와 보건소와 민간의료기관 등 지역사회의 서비스제공체계를 통해 필요한 지지 서비스가 제공되었다. 정신종양학 전문의와 훈련된 간호사에 의해 개인별 면담이나 전화상담이 진행되었고, 영양교육은 이론교육과 조리실습을 병행하였고, 운동교실과 웃음치료와 같은 지지 서비스도 제공되었다. 모든 교육은 소집단 교육방식으로 진행되었다. 매 6개월마다 추적 선별 검사를 시행하여 암생존자의 영양상태와 정신심리적 상태의 추이를 모니터링 하였고, 필요할 경우 정신종양학과 외래진료를 유도하였다.

　한편 보건소나 보건의료원과 같은 보건기관에서 그 동안 시행해온 집단교육 위주 또는 방문서비스 제공 위주의 사업방식은 암생존자의 다양한 서비스 요구를 구체적으로 해결하기 어렵고 개별맞춤형의 서비스를 제공할 수 없기 때문에 그 효과가 매우 제한적일 수 밖에 없다. 따라서 전라남도 3개 보건소와 함께 각 보건소에서 관리중인 재가암환자를 대상으로 병원에서 시행한 기초평가를 동일하게 시행하고 기초평가에 근거한 개인맞춤형 재가암환자 서비스를 제공하는 시범사업을 2년간 진행하였다. 보건소의 건강생활실천사업과 영양사업 그리고 맞춤형 방문건강관리사업과 연계하여 추진된 보건소 기반 암생존자관리 시범사업은 사업인력의 전문성 강화, 업무 연계를 사업부문간 업무협조, 기존 재가암환자 관리사업과 암생존자 관리사업의 차별화된 전략 그리고 도시와 농촌 등 지역사회 특성에 맞는 사업 컨텐츠 개발이 사업성공의 선행요소임을 확인하였다. 민간의료기관, 환우회, 비의료기관, 그리고 종교단체와 학교 등 암생존자의 건강증진과 삶의 질 향상에 관련되어 있는 다양한 지역사회자원 중에서 현실적으로 접근 가능한(accessible) 자원이 거의 없는 실정이기 때문에 향후 이를 위한 노력이 추가적으로 진행되어야 할것이다.

보건소 기반 암생존자 관리사업 사례

　인천 지역 암센터는 암생존자 통합지지 프로그램을 인천광역시 10개 군·구 보건소와 연계하여 전달체계를 구축하고, 향후 보건소에서 자체적으로 암생존자 지지 프로그램을 기획 및 운영·관리 할 수 있도록 기반을 구축하고자 2012년도 암생존자 지지프로그램을 시범 운영하였다. 프로그램 운영에 앞서 홍보물 및 리플릿을 제작하고, 인천광역시 10개 군·구 보건소 영양사 및 운동처방사 교육을 실시하였다. 사업 대상으로 선정된 4개 보건소 외에도 인천광역시의 모든 보건소를 대상으로 하였는

|표 3| 보건소 기반 암생존자 관리사업 담당자교육 프로그램 예시

	프로그램	주제	강연자
1일차	14:00~14:50	암이란?	혈액종양내과 교수
	15:00~15:50	암환자 영양관리	영양사
	16:00~16:50	암환자 및 가족과의 의사소통 기술	정신건강의학과 교수
	17:00~17:50	암환자의 이해	간호대학 교수
2일차	14:00~14:50	쿠킹클래스 시연	영양사
	15:00~15:50	항암치료와 항암제 부작용	암 코디네이터
	16:00~16:50	위암, 대장암 식이요법	영양사
	17:00~17:50	유방암, 전립선암 식이요법	영양실

데, 이는 향후 보건소에서 암환자에 대한 교육 프로그램을 자체적으로도 지속적으로 운영할 수 있는 역량 강화를 위한 기술지원이다.

기 선정된 4개 보건소에서 4회 프로그램을 한 단위로 하여 6~10월 동안 3~4기를 운영하였다. 운동, 영양, 정신건강 분야는 보건소에서 자체적으로 운영하고, 암생존자 건강관리 일반에 대해서는 지역암센터의 예방의학 전문의가 강의와 토론을 진행하였다.

10월까지 프로그램을 마치고, 참가자를 대상으로 '인천지역암센터와 함께 하는 힐링캠프'를 총 3회 운영하였다. 강원도 인제에서 2박 3일 일정으로 진행되었으며, 직접 암생존자 맞춤 식단을 경험하고 운동 및 트래킹 등의 신체활동과 요가 및 명상 등의 정신요법을 체험하였다.

|표 4| 보건소 기반 암생존자 관리사업 프로그램 예시

보건소	기간	기수별프로그램			
		1회	2회	3회	4회
중구	6월~10월 총 4기	운동교실	영양교실	맘편안교실	암생존자 건강관리
동구	6월~10월 총 3기	암생존자 건강관리	운동교실	영양교실	스트레스관리
계양구	6월~10월 총 3기	운동교실	영양교실	스트레스관리	암생존자 건강관리
강화군	5월~10월	월 1회 암환우 자조모임 (숲속 길 체험, 다도체험, 암생존자의 영양 및 식이 등)			

2012년 6월부터 10월까지 보건소의 암생존자 지지프로그램 수행 결과, 총 43회 프로그램 수행하였으며 583명이 참여하였다. 참여자의 평균 연령은 66.8세였고, 남성이 38.2%, 여성이 61.8%였으며 암종별로는 위암 환자가 가장 많았다.

프로그램 시작 전, 프로그램 끝난 직후, 프로그램 끝난 8주 후에 3회에 걸쳐 통합지지 프로그램 사전·사후 설문조사를 통해 건강상태 변화를 조사하였다. 조사 내용은 7가지 영역에서 총 69문항으로 구성되었으며, 기본정보(7문항), 영양(4문항), 운동(7문항), 우울감(14문항), 불안감(12문항), 삶의 질(25문항), 건강상태(1문항)이다. 또한 프로그램이 끝난 직후 만족도를 조사하였는데 만족도, 소감, 향후 프로그램에 바라는 점으로 구성하였다.

프로그램 참여 전과 후의 설문조사 응답시기별로는 대부분의 조사항목에서 눈에 띄는 변화가 없었으나, 스트레스와 고통에 대한 평가는 프로그램 참여 전 26.1점에서 프로그램 종료 8주 후에는 24.8점으로 감소한 것으로 나타났다. 보건소 암생존자 통합지지 프로그램 만족도 조사 결과, 운동과 영양 및 스트레스관리 프로그램과 암예방 생활습관에 대한 특강 등 각각의 교육에 대해 평균 34.5%가 '매우 만족', 62%가 '만족' 한 것으로 나타났다. 웃음, 운동 프로그램은 환자 건강에 좋고, 큰 위로가 된다는 것을 느꼈으며 꼭 필요하다고 생각한다는 의견이 나왔으며, 여러 정보와 프로그램에 만족하며 암환자들에게 참 좋은 교육이었다는 의견도 있었다. 향후 바라는 점으로는 상담 프로그램, 영양교육에서의 요리실습 추가와 강의 시간 연장에 대한 요구가 있었다.

지역민간단체 연계를 통한 암생존자 관리사업 사례

2012년 인천지역암센터에서 암생존자 네비게이션 프로그램을 시범 운영하였는데, 암 보건소에 등록된 재가 암환자만을 대상으로 하기에는 암생존자 지지 프로그램 수행에 한계가 있어 민간단체와 함께 지역사회에 잠재·은폐되어 있는 암환자를 발굴하여 보건소의 암생존자 지지 프로그램에 연계하고 환자 맞춤형 서비스를 제공하고자 하였다. 네비게이션 프로그램은 인천지역암센터, 지역 민간단체 2개, 지자체 및 사회복지기관, 보건소, 병의원의 협력 관계를 통해 진행되었다.

프로그램 홍보를 위해 리플렛을 제작하여 지역사회에 배포하였으며, 네비게이션 전담자에 대한 기본교육으로 암환자 관리, 암환자 개별사례관리, 네트워크 실무자

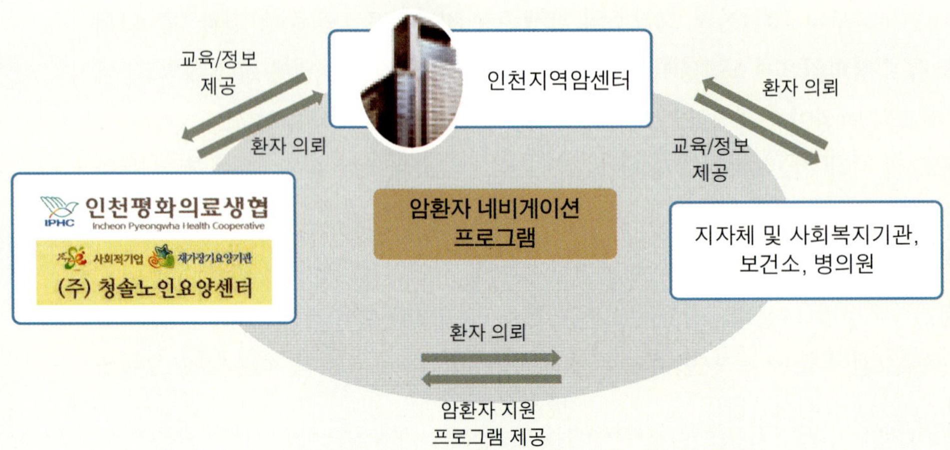

|그림 2| 암환자 네비게이션 프로그램 구성

교육을 진행하고 추가 심화교육 1회 및 워크샵을 실시하였다.

환자 발굴부터 종결까지의 진행 프로세스는 [그림 2]와 같다.

환자 발굴은 네비게이션 전담자가 의뢰를 받거나 직접 지역사회 아웃리치를 통해 이루어진다. 대상자의 욕구 파악에 기반하여 서비스 계획이 수립되는 과정은 모두 표준화된 지침과 양식에 따라 진행된다. 긴급지원이 필요한 경우는 지체 없이 지원

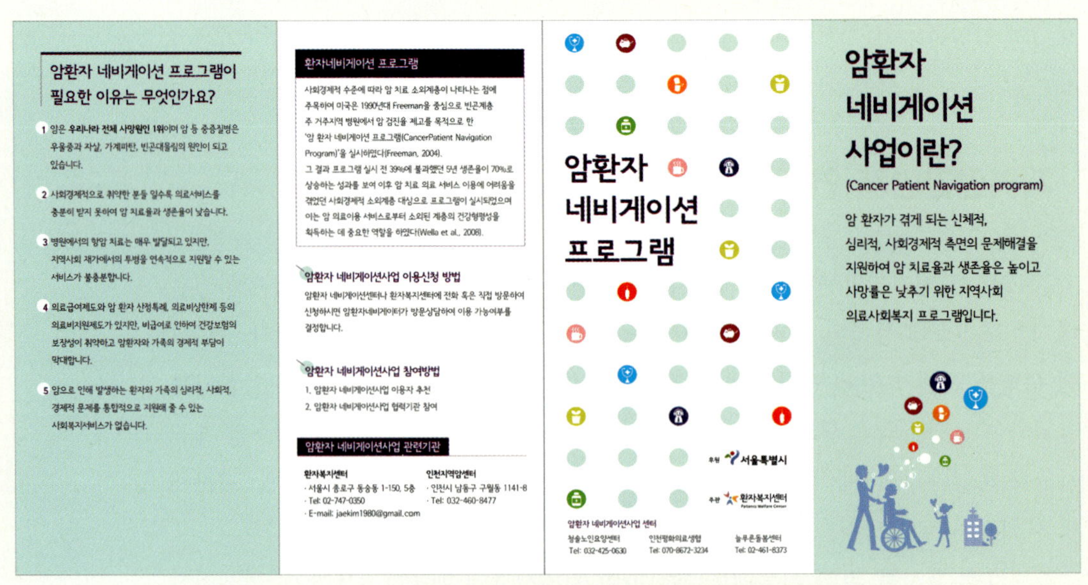

|그림 3| 암환자 네비게이션 프로그램 홍보 리플렛

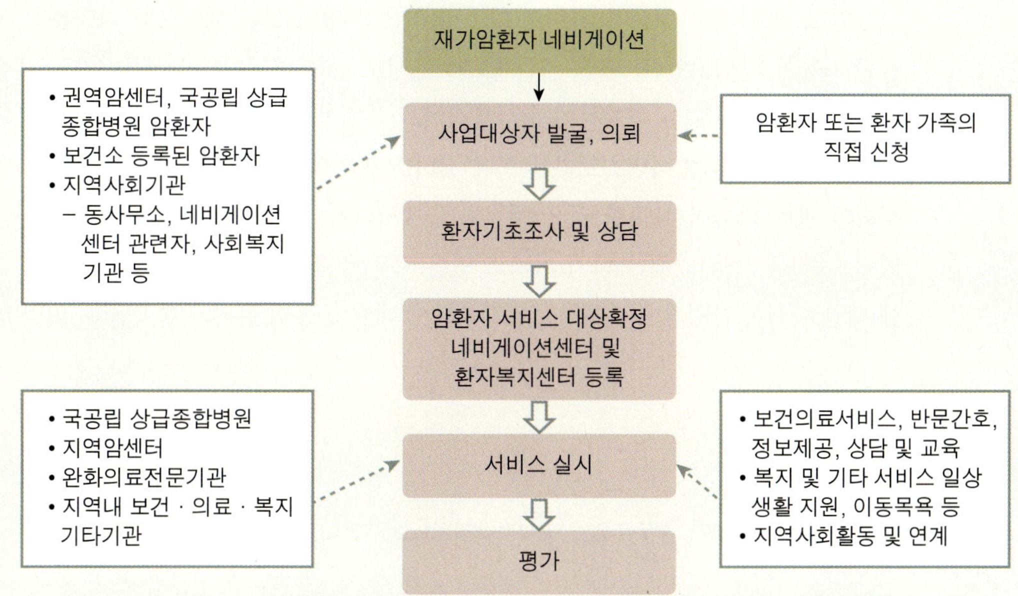

| 그림 4 | **암환자 네비게이션 프로그램 진행과정**

을 시작하고, 프로그램 개입이 필요하다고 판단된 경우 자체 사례회의를 통해 계획을 수립한다. 정기적인 솔루션회의를 통해 평가와 계획 및 시행에 대한 점검이 진행되며, 네비게이션 전담자는 지역사회 내의 가용한 자원을 체계적으로 연계하는 역할을 담당한다.

네비게이터는 크게 네 가지 서비스에 개입하게 되는 데 첫째 암진단 및 치료 서비스가 연속적으로 이루어지도록 의료진 및 관련 분야 전문가들과 환자가 스케줄을 조절하고 의료진과 의사소통하는 것을 돕게 된다. 두 번째로 암 관리 전과정에 대한 건강 교육 서비스와 암 관련 정보 제공하며, 세 번째로 암치료 과정에서 환자가 겪게 되는 장애요소(이동수단의 어려움이나 재정적 지원, 보육시설이나 의사소통 부족 등)을 해결하는 역할이며, 마지막으로 심리적 상담 및 지지 서비스를 제공한다. 네비게이터가 직접 개입하거나 상담 전문가 또는 암환자 자조 모임 등을 추천하기도 한다.

네비게이션 프로그램 운영 결과, 2012년 6월부터 12월까지 민간단체와 지역사회에 잠재·은폐되어 있던 20명의 암환자를 발굴하여 지역 사회에 연계하였다. 보건소 및 의료기관과 연계된 사례가 8명, 공적·민간의료비 지원 사례가 4명, 상담 등 기타 서비스 제공이 8명이었다.

사업 초기 단계로 대상자 확보에 다소 어려움이 있었으나, 예상보다 다양하고 복잡한 사례가 발굴되었다. 관련 지원제도가 있어도, 이를 모르고 있거나 실제 이용할 역량과 상황이 안 되는 환자들이 대부분이어서 이에 대한 지원이 공통적으로 제공되었다. 직접적인 지원 서비스보다는 연계 서비스 위주의 네비게이션 역할이므로 지역사회의 관련 자원이 부족한 경우 해결책을 제시하기가 쉽지 않았으나, 지역암센터, 병원, 지자체, 민간단체가 각기 가지고 있는 자원에 대한 정보를 공유해가며 암환자에 대한 사회적 안전망에 존재하는 사각지대에 대한 공통의 논의가 진행될 수 있었다.

사례 1 최○○(남, 24)
- 의뢰경로 : 구청
- 상황 및 내용 : 기초생활수급권자, 후두암 말기, 경제적 어려움으로 외래 및 입원진료를 못받고 있음. 가족 및 외부인과의 접촉을 기피함
- 결과 : 가천대 길병원 사회사업실과 연계하여 외래진료 및 완화의료병동 입원. 현재 완화의료 병동 건강관리프로그램에 참여 중이며, 외부인과의 접촉기피 현상이 완화됨

사례 2 최○○(여, 55)
- 의뢰경로 : 주민센터
- 상황 및 내용 : 기초생활수급권자, 유방암 환자, 유방암 수술 후 통증으로 인해 한쪽 팔만 사용, 갑상선암 수술을 권고받았으나 경제적·신체적 상황이 안좋아 치료를 못받고 있음. 암치료비 지원, 긴급지원 등 공적지원은 다 받은 상태임
- 결과 : 민간 치료비지원기관과 연계하여 수술비를 지원받아 수술·치료 완료, 보건소와 연계하여 무료로 재활치료 받고 있음

참 고 문 헌

1　Cosgriffe HA. Five approach to community resource development. Journal of Cooperative Extension Summer 1968;85-92.

2　Cancer Survivorship Resource Guide. Ohio Partners for Cancer Control. at http://www.ohiocancercontrol.org/aws/OPCC/asset_manager/get_file/23290/opccsurvivo rshipresourceguide.pdf.)

3　Tesauro GM, Rowland JH, Lustig C. Survivorship resources for post-treatment cancer survivors. Cancer Pract 2002;10:277-83.

암생존자를 위한 정보 제공

암 정보의 중요성

암환자들은 암을 치료하고 극복하기 위해 치료의 전 과정 속에서 적절한 정보와 지지를 받고자 한다. 암 관련 정보는 치료에 대한 태도와 대처능력을 향상 시켜주고, 불안감을 감소시키며, 사회적 지지를 제공하여 미래를 준비할 수 있도록 도와준다.[1-3]

정확하고 올바른 정보를 제공 받을 때 질병과 치료에 대한 현실감을 가지고, 적극적인 치료와 자기 관리를 잘 할 수 있게 되므로 올바른 건강 정보가 매우 중요한 역할을 한다. 그러나 많은 암환자들은 그들이 원하는 정보를 충분히 받고 있다고 생각하지 않고 있으며, 이들은 신체적, 심리적 문제가 직면하기 전에 이러한 정보를 미리 받기 원하고 있다[4, 5]. 암생존자들은 자신의 의료진으로부터 건강정보를 얻기 원한다는 연구들도 있다. [2, 6, 7]

근거를 바탕으로 사실에 입각한 사실에 입각한 내용을 정보라고 하고, 암에 대한 정보와 지식은 전문적이고, 그 내용 또한 방대하다. 의료진이 아닌 이상 대부분의 일반인인 경우에는 암에 대한 지식이 많은 편이 아니다. 암환자들은 친구가 알려 주는 이야기, 주변에서 들리는 소문 신문에 있는 기사나 인터넷 기사거리 등을 정보라고 믿고 이를 따르려는 경향이 많다. 대부분의 일반인들은 뉴스, 다큐멘터리, 쇼 프로그램, 드라마를 통해 암정보를 접하게 되고, 본인이나 가족이 막상 암에 걸렸을 때에는 인터넷, 신문, 의료진, 도서, 소책자 등을 통해 암정보를 찾아보게 된다. 그러나 TV나 신문, 인터넷에 나온 정보라 하더라도 모두 믿을 만하고, 과학적인 근거가 있는 정보라고 할 수 없다는 것이 요점이다.

그렇다고 암에 대한 전문지식을 모두 알 필요는 없지만, 나의 건강 상태와 관련된 정보를 알기 위해서는 암에 대한 전문지식이 어느 정도 필요하다. 올바른 암정보는 다양한 의료진과의 의사소통과 정보를 이해하는 데 도움이 되며, 건강한 생활습관을 기르고 유지하는데 필요하므로 중요하다.

암생존자의 정보요구도

암치료 발달로 암생존자의 수는 점점 증가하고 있지만, 암생존자들은 치료 후에도 신체적, 심리적 후유증이 동반되며, 생존기간이 장기화 됨에도 불구하고 직장복귀 및 일상생활을 하는데 어려움을 경험하게 된다. 그러면서 암생존자들은 치료 후 생활과 관련된 다양한 정보를 얻고자 노력을 많이 하고 있다.

미국에서 실시된 다양한 연구에 따르면, 암생존자들은 신체적으로 피로관리, 성기능과 불임, 위장 기능 변화, 부종, 손발저림, 만성통증과 같은 후유증 관리, 정기검사, 치료 후 일상생활, 건강유지방법 등에 대해 정보를 원하고 있고, 심리사회적으로는 불안과 우울, 미래에 대한 불확실성, 재발에 대한 두려움, 경제적 부담감, 보험 가입, 취업 및 직장복귀 등에 대한 정보를 받기 원하였다.[5, 8, 9] 또한 암생존자들은 치료 후 건강 관리를 위해 보완대체요법에 대해 많은 관심을 가지고 있으며, 믿을만한 의료진으로부터 정보를 받기 원하고 있다.[10] 특히 의료진은 적극적인 치료 중에는 보완대체요법을 금하였지만, 치료 후에는 어느 시점부터 어느 범위까지 가능할 것인가에 대해 알고자 한다.

또한 한국의 2,661명의 암생존자들을 대상으로 정보 요구도를 조사한 결과에 따르면, 암생존자들은 건강 행위, 영양, 보완대체요법에 관한 정보를 각각 64.83%, 66.38%, 47.4%에서 원하고 있었고, 이러한 정보 요구도는 인구 사회학적 요인, 임상적 요인, 행동적 요인, 삶의 질과 연관이 있었으며, 대부분의 많은 암생존자들은 건강 관리에 대한 정보가 불충분한 것으로 나타났다.[11]

이러한 정보 요구도는 생존자들의 치료 후 기간별로 차이가 있다. 치료 직후에는 치료 후 식이, 운동, 정상 체력으로의 회복기간, 재발률, 정기적인 건강검진, 보완대체요법, 직장복귀 여부 등에 대한 조언과 정보를 원하고, 치료 1~2년 후부터는 재발에 대한 두려움, 불안감을 호소하며, 재발되지 않도록 생활하는 방법에 대한 유용한 정보를 받기 원한다. 그러나 현실적으로 병원에서는 암치료를 끝낸 암생존자들에게 치료 후 단기간(약 1개월 정도) 자기관리 교육과 정보만을 제공하고 있는 실정이다. 물론 의료 수가, 정보원의 제한 등 암생존자들이 원하는 교육이나 정보전달을 모두 제공하기 하기 힘든 상황이지만 암생존자가 증가하고, 치료 후에도 경험하는 신체적, 심리사회적 어려움을 감소시키기 위해서는 암생존자들을 위한 정보전달이 꼭 필요하다.

정보 제공 방법과 그 효율성

암환자들은 치료의 전 과정 속에서 질병 및 추후 관리에 대한 정보와 의료인의 지지를 매우 필요로 하고 있다. 적절한 정보를 습득하였을 경우, 치료과정 속에서 안정적인 모습을 보이므로 암환자들은 충분하고 정확한 암정보가 의료진에 의해 제공되는 것이 중요하다. 이러한 과정이 암환자의 스트레스와 불확실성을 감소시키고, 환자의 안정성을 높여 주며, 환자와 의료진과의 관계 증진 및 잘못된 정보의 노출을 감소시켜 줄 수 있다.[12]

교육을 통한 정보 제공은 암환자들의 지식수준을 높여 주고, 부작용을 관리할 수 있는 수행정도를 향상해주므로 암환자의 효과적인 치료와 자기관리에 큰 도움이 된다. 그러나 실질적으로 정보 전달 및 교육에 있어 환자와 의료진과의 인식차이가 있었는데, 국내 한 연구에서는 암환자는 의료진에 비해 교육 중요도가 높게 나타난 반면 교육 제공정도는 환자에 비해 의료진이 더 높게 인식하는 것으로 나타났다. 그러므로 의료진은 암환자들이 교육을 중요하다고 생각하는 것은 그만큼 요구도가 높다는 것을 인지하고, 교육의 양적인 제공보다는 교육 내용을 잘 이해하고 실천하는지 확인하는 질적인 면을 고려한 피드백 작업이 필요하다. 잘 되는 사항은 격려하고 수행 상 어려운 부분은 도와주어 계속적인 관리를 할 수 있도록 하는 것이 중요하다.[23]

또한 암환자는 암과 관련된 정보를 반드시 의료진에게서 얻는 것이 아니라 인터넷과 대중매체의 발달로 다양한 방식으로 획득하고 있다. 병원에 입원한 암환자와 가족에게 치료, 증상관리, 식이, 운동 등과 관련된 교육을 진행하고 있지만, 암환자와 가족은 이러한 정보에 만족하지 못하고, 인터넷이나 병원에서 만나는 다른 암환자 등과 같은 다른 정보원을 통해 암과 관련하여 많은 정보를 습득하고 있다. 외국에서 암환자들의 정보원을 조사한 연구에는 문자매체(잡지), 라디오, 다른 암환자, 친구나 친지, 인터넷, 의학서적, 다큐멘터리 기록물, 전화상담 등의 순서로 나타났다.[13]

우리나라의 암환자들은 정보를 TV나 라디오를 통해 가장 많이 이용하였고, 책, 소책자/팜플렛, 인터넷, 전화상담, 신문, DVD, 이메일 등에서 정보를 찾고 있었는데, 젊은 암환자일수록 인터넷, 소책자/팜플렛을 선호하였다.[14] 암환자가 아닌 일반인들 인터넷, 방송매체(TV, 라디오), 지인(가족, 친구 등), 문자매체(신문, 잡지, 책자), 의료기관(의사, 간호사 등)의 순으로 건강정보를 획득하고 있었다.[24]

그러나 암환자들이 자주 이용하는 인터넷을 통해 접할 수 있는 암정보에는 건강관련 상품, 개인 및 기관의 홍보, 진위 여부를 확인할 수 없는 비전문적인 의학상식, 블로그의 개인적인 경험담 등 매우 다양한 양상으로 나타나는 문제점이 있다. 이러한 정보들은 환자와 가족들에게 불안감을 증가시키고, 치료과정과 치료 후 관리에 좋지 않은 영향을 미칠 수 있다.

마지막으로 간과하지 말아야 할 것은 젊은 층에서 암환자 발생률이 높아지고는 있지만, 아직은 노인군에 호발하는 것을 생각할 때 연령과 문화적 배경을 감안한 적절한 정보가 제공되어야 한다.

최신 암정보 경향과 효과 : 새로운 매체의 등장과 멀티 미디어

건강관련 정보를 제공하기 위해 도서, 팜플렛과 같은 교육자료나 의료진의 직접 교육 등 상담을 주로 사용하였다가 CD-ROMs이나 웹사이트를 이용하여 정보를 제공하는 방법으로 진화해 왔다. 최근에는 기존방식과 새로운 방식이 혼재되어 있는 가운데, 정보기술(Information Technology:IT)가 발달하면서 더욱 다양한 매체로의 정보전달의 시대가 오게 되었다.[15,16] 온라인 매체는 건강을 증진하는 목적으로 정보를 교환하고, 비슷한 환경의 사람들과 지지 그룹을 형성하는 데 편리한 도구로 사용되고 있으며, 사람들이 함께 정보와 지지를 주고 받고, 배우고 하는 가상공간으로 이용되고 있다. 최근 들어서는 블로그, 까페, 싸이월드, Wikis, Social Network

Sites(SNS)등과 같은 Web을 이용한 미디어 어플리케이션을 활용하는 형태로 발전되어 왔다.[22] 고소득 국가 암환자의 2/3 이상은 의료진에게 받은 정보의 양과 질로는 불충분하여 인터넷을 이용해 주로 다른 암환자에게 질문하고 답을 구하면서 자연스럽게 커뮤니티가 형성되었고, 온라인을 통해 정보를 얻는 경향이 높아지고 있다. 이러한 사회적 관계에 대한 정확한 메커니즘은 불분명하지만 이러한 사회적 관계에 대한 30년 동안의 장기추적 관찰 연구에서 암생존자들에게 신체적, 정신적 건강에 매우 큰 영향을 준다는 결과를 보고하기도 하였다.[17]

미국에서는 온라인 커뮤니티를 활용하는 유방암 생존자들이 건강증진을 위한 메일과 메시지 이용에 대한 연구에서도 대부분 비슷한 환자로부터 지지를 얻기 위해 사용되는 것으로 나타났다. 한 질적연구에서는 유방암 생존자에게 제공되는 온라인 커뮤니티는 안전하고, 민감한 주제에 대해 익명으로 의사소통할 수 있고, 고립감과 재발과 관련된 불확실함, 모호한 통증을 줄여주며, 그들의 상호관계를 좋게 하여, 더 많은 정보를 얻을 수 있도록 도와준다고 밝혔다. 또한 유방암 생존자들에게 전문가가 메일과 메시지의 중재를 해 줄 경우, 우울과 스트레스, 암으로 인한 정신적 충격을 감소시켜 주고, 사회적 지지를 강화시켜 줄 수 있다고 하였다.[18-20]

한편으로 임상시험연구 분야에서는 멀티 미디어를 이용하여 임상시험 참여에 대한 개인적인 요구, 참여활동 증가, 경험 공유에 대한 정보를 제공함으로써 임상시험의 목적을 명확히 하고, 이용하기 편리하며, 이해하기 쉽도록 예시와 시청각 교구를 이용하여 상호관계성을 높임으로써 이용자 수가 증가하였다는 보고도 있다.[21]

국내에서 사용되는 가장 최신의 미디어, 즉 대표적인 Social Network Service로 트위터, 페이스북, 미투데이를 소개고자 한다.[25,27]

1. 트위터(twitter)

트위터(twitter)는 개인용 컴퓨터나 휴대전화의 문자메시지(SNS), 스마트폰과 같은 휴대기기 등 다양한 방법을 이용하여 140자라는 제한된 글자 수 안에서 단문서비스를 위주로 제공하는 SNS이다. 사용자는 다른 사용자들이 트윗(tweet; 자신의 글을 작성하는 행위)한 글을 게시자에게 팔로우(follow)함으로써 볼 수 있다. 개인의 글을 볼 수 있는 열려 있는 구조를 가지고 있어 팔로워(follower; 해당 계정에 팔로우한 사람)가 무한히 확장될 수 있다. 언제 어디서나, 정보를 실시간 교류하는 '빠른 소통'이 가장 큰 특징으로 정보의 확산 속도가 매우 빠르다. 트위터는 활용 여부에 따라 단순 일기장, 속보 전달, 메모장, 마케팅 도구, 펜팔 등 그 활용도가 다양한다.

2. 페이스북(facebook)

2012년 2월 기준 8억 명 이상의 사용자가 활동 중으로 트위터는 사용자가 게시한 글을 게시자의 동의 없이 볼 수 없었던 것에 비해 페이스북은 사용자간의 신청과 동의 과정을 통해 커뮤니티가 형성되는 특징을 가지고 있다. 미국의 나이를 기존으로 13세 이상이면 누구나 간단하게 회원으로 가입할 수 있으며, '친구맺기'를 통하여 많은 이용자들과 웹 상에서 만나 각종 관심사와 정보를 교환하고, 다양한 자료를 공유할 수 있다. 자신과 친구로 맺어진 사람들의 반응과 정서, 감정을 '좋아요'와 답글을 통해 공유할 수도 있다.

3. 미투데이(me2day)

미투데이는 2007년 2월에 시작한 국내 SNS로 2009년 NHN에 인수되면서 연예인을 이용한 마케팅을 활용하여 회원수가 급증하였다. 작성방식에 있어서는 트위터와 유사하게 150자의 글자 수 제한이 있어 단문 메시지가 주로 통용된다. 기존 블로그와 달리 일상생활에서 벌어지는 다양한 상황을 실시간 짧은 글로 표현이 되고, 이러한 글들에 대해 미투(me2)를 눌러 동감을 표현하거나 댓글을 추가함으로써 활발한 쌍방향 소통이 이루어진다. '모아보는' 메뉴를 통해 관심 있는 태그의 글을 모아 볼 수도 있다.

새로운 매체에 대한 접근방법은 각 매체의 특성에 따라 다양하지만 매체 이용자들의 선택에 따라 선택된다.[28] 최근 국내 병원과 의료진들도 최신 암정보를 전달하기 위해 인터넷 홈페이지뿐만 아니라 블로그, 트위터, 페이스북, 미투데이, 유튜브 등의 영상과 모바일 SNS를 통해 암 예방, 건강검진, 의료진 정보, 암 관련 정보, 식이, 암환자의 생활관리, 운동, 이차암 예방 등 올바른 정보 제공을 위한 수단으로 사용되고 있다. 병원에서나 만날 수 있는 의료진을 SNS를 이용하여 손쉽고 빠르게 접할 수 있어 많은 암환자와 일반인들도 함께 활용하고 있다. 이러한 다양한 매체는 정보의 중요한 영역이 되고, 많은 사람들이 사용이 증가하고 있음을 추정할 수 있지만, 이용 대상자에 대한 정보뿐만 아니라 그 효과와 효율성을 명확히 규명하기는 힘들다. 향후 연구를 통해 의료정보와 관련한 새로운 미디어의 이용 현황 및 SNS이용자의 사용패턴을 분석하고 효과와 효율성을 규명하는 것도 필요하다.

암생존자를 위한 정보 제공 전략

효과적인 의사소통은 암환자의 정보 요구도를 확인하는 데 중요한 역할을 하고 있으며, 암환자의 치료 결과와 만족도에 긍정적인 영향을 주게 된다. 의료진은 효과적인 의사소통을 위해 환자와 가족의 정보 제공 정도의 폭을 넓히고, 의료인 이외의 정보 자원과 다른 암환자들로부터의 정보에 대해 정확한 가이드를 해 주어야 한다.[12]

의료진은 대부분의 암생존자들이 인터넷이나 병원에서 만나는 다른 암환자 등과 같이 다른 정보원을 통해 암과 관련하여 많은 정보를 습득하고 있음을 인지하고, 암을 적극적으로 치료하고 있는 시점부터 암치료 후 생활에 대해 효과적인 교육 및 정보를 전달할 수 있도록 노력해야 한다. 그러기 위해서는 암정보를 탐색하고 획득하기 까지 주의사항을 구체적으로 알고 있어야 한다.

1. 인터넷 정보 평가하기

인터넷 정보를 평가할 때에는 믿을 수 있는 정보 제공자가 제공한 것인지, 최신 정보인지, 다양한 의견이 제시되어 있는지 살펴보아야 한다.

인터넷에 나와 있는 정보에는 주의해야 할 점이 많은데, 포털사이트를 통해 '암'이라고 검색을 하면 스폰서링크, 프리미엄링크, 블로그, 사전, 뉴스 등의 다양한 정보가 나온다. 암생존자들은 특히 맨 위에 보여지는 것이 가장 정확할 것이라고 생각할 수 있는데, 오히려 광고성인 글, 상업적인 글이 많이 있으므로 주의해야 한다.

지식인과 같이 의견을 공유하고 상담하는 곳에서는 참고할 만한 것도 있지만, 전문가가 아닌 사람이 작성할 수 있고, 개인적인 경험에 의한 답변이 나올 수 있으므로 정확하다고만 할 수 없기 때문에 검색이나 활용을 자제하는 것이 좋다.

시시각각 치료법이 변화하고 있어 언제 작성된 내용인지도 확인해봐야 한다. 또한 '무조건 하나만 좋다, 이런걸 꼭 해야 한다' 라는 내용의 글은 비판적으로 판단할 필요가 있다.

2. 신문 올바르게 읽고 해석하기

신문에서도 정보제공자가 누구인지 중요하다. 작성자가 누구인지, 즉, 기자가 쓴 것인지 의학전문기자가 쓴 것인지, 광고인지 구분해야 한다. 광고가 마치 기사인 것처럼 쓰여지는 경우가 있으므로 신문의 상단을 꼭 확인해 보아야 한다.

그리고 글의 종류가 무엇인지 즉, 단순발표인지, 글쓴이의 의견이 들어 있는 칼럼

인지, 의료진이 작성한 연구에 의한 결과를 학회에 발표한 내용인 것인지 등을 확인해 보아야 한다. 또한 내용이 명확한지, 사실에 입각한 것인지, 근거가 명확한지 잘 살펴보아야 하며, 제목만 보고 판단해서는 안 되고 줄간의 의미를 잘 읽어보아야 한다.

3. 서점의 도서 올바르게 선택하기

서점에 보면 암과 관련된 도서들이 많이 발간되어 있지만, 모든 내용을 신뢰하기 어렵다. 한 명의 개인적인 경험을 중심으로 쓰여진 내용은 다른 사람에게 적용할 때 오히려 해가 될 수도 있다는 것을 명심해야 한다. 암은 병의 진행상태, 조직 특성에 따라 치료방법도 다르고, 증상관리 방법도 다양하므로 인터넷이나 신문과 마찬가지로 믿을 수 있는 정보제공자인지, 글의 형식은 어떠한지, 내용이 명확한지 다시 한 번 살펴보아야 한다.

많은 정보를 아는 것보다 올바르게 해석하고 올바른 정보를 획득하는 것이 더 중요하다. 다시 한 번 정리하자면, 신문이나 방송이나 인터넷을 볼 때, 근거가 있는 것인지, 누가 작성한 내용인지, 최신정보인지, 논리적으로 작성이 되어 있는지 비판적인 시각으로 올바른 정보를 찾도록 해야한다.

암생존자를 위한 정보원

① **국가암정보센터** : http://www.cancer.go.kr

보건복지부에서 주관하고 국립암센터에서 운영하는 국가암정보센터는 근거에 기반하여 믿을 수 있는 정보들을 제공하는 국가 차원의 대국민 서비스이다. 암의 이해, 예방, 검진, 암환자의 생활관리, 증상관리, 식생활, 국가암관리사업, 암통계 등 다양한 내용을 제공하고 있으며, 암 관련 리플릿, 소책자, 동영상, 모형 등 다양한 종류의 교육자료를 다운로드 하거나 신청할 수 있다.

- 이메일상담 : info@cancer.go.kr
- 상담 전화 서비스 : ☎1577-8899
  - 상담시간 : 월요일~금요일, 오전 9시~오후 6시(토, 일, 공휴일 제외)
  - 상담예약 : 상담시간 이후에 상담을 예약하면 상담요원이 평일 오전 9시 이후에 전화하여 상담 받을 수 있다.

② **대한암협회** : http://www.kcscancer.org

정부기관은 아니지만, 암을 치료하는 의사들이 모여서 정보를 확인하고, 올바른 정보들을 제공하고 있으며 특히 암지식센터라는 곳에서 잘못된 암정보가 무엇인지, 근거의 유무에 대해 확인해 볼 수 있다.

③ **대한암학회** : http://www.cancer.or.kr

종양학의 발전에 기여하기 위해 의사들이 만든 단체로 다양한 학술활동과 연구를 하고 있다.

④ **기타 암정보 홈페이지**

목적	단체 및 기관명	활동	홈페이지/연락처
건강증진	국민건강보험공단	건강보험 종합안내 중증질환(암)등록	www.nhic.or.kr ☎1577-1000
건강증진 정보제공	국민건강보험공단 건강인	다양하고 올바른 건강정보 건강검진 안내 영양, 운동, 금연, 절주 안내 질병관련 동영상 제공(암, 만성질환)	http://hi.nhic.or.kr
정보제공	건강길라잡이	건강한 생활을 위한 정보제공 건강다이어리 건강매거진	www.hp.go.kr
정보제공	미국 국립암학회 (American Cancer Society)	예방, 증상관리, 치료 등 정보제공 생존자 지지 프로그램	www.cancer.org
정보제공	미국 국립암연구소 (National Cancer Institute)	올바른 암 정보 임상시험, 연구, 통계자료 제공	www.cancer.gov

참 | 고 | 문 | 헌

1　Mistry A, Wilson S, Priestman T, et al. How do the information needs of cancer patients differ at different stages of the cancer journey? A cross-sectional survey. JRSM Short Rep 2010; 1: 30.

2　Mayer DK, Terrin NC, Kreps GL, et al. Cancer survivors information seeking behaviors: a comparison of survivors who do and do not seek information about cancer. Patient Educ Couns 2007; 65: 342-350.

3　Davidson R, Mills ME. Cancer patients' satisfaction with communication, information and quality of care in a UK region. Eur J Cancer Care(Engl) 2005; 14: 83-90.

4　Parry C, Lomax JB, Morningstar EA, Fairclough DL. Identification and correlates of unmet service needs in adult leukemia and lymphoma survivors after treatment. J Oncol Pract 2012; 8: e135-141.

5　Ankem K. Information-seeking behavior of women in their path to an innovative alternate treatment for symptomatic uterine fibroids. J Med Libr Assoc 2007; 95: 164-172, e151-163.

6　Mills ME, Davidson R. Cancer patients' sources of information: use and quality issues. Psychooncology 2002; 11: 371-378.

7　Rutten LJ, Arora NK, Bakos AD, et al. Information needs and sources of information among cancer patients: a systematic review of research(1980-2003). Patient Educ Couns 2005; 57: 250-261.

8　Kent EE, Arora NK, Rowland JH, et al. Health information needs and health-related quality of life in a diverse population of long-term cancer survivors. Patient Educ Couns 2012; 89: 345-352.

9　Papadakos J, Bussiere-Cote S, Abdelmutti N, et al. Informational needs of gynecologic cancer survivors. Gynecol Oncol 2012; 124: 452-457.

10　Parry C, Lomax JB, Morningstar EA, Fairclough DL. Identification and correlates of unmet service needs in adult leukemia and lymphoma survivors after treatment. J Oncol Pract 2012; 8: e135-141.

11　Khan NF, Evans J, Rose PW. A qualitative study of unmet needs and interactions with primary care among cancer survivors. Br J Cancer 2011; 105 Suppl 1: S46-51.

12　Choi KH, Park JH, Park SM. Cancer patients' informational needs on health promotion and related factors: a multi-institutional, cross-sectional study in Korea. Support Care

Cancer 2011; 19: 1495-1504.

[13] Marcusen C. Information and communication needs of individuals living with advanced cancer. Semin Oncol Nurs 2010; 26: 151-156

[14] 김미란. 환자와간호사의암치료정보에대한교육중요도와교육제공정도비교. 연세대학교교육대학원석사논문 2006.

[15] Carlsson ME. Cancer patients seeking information from sources outside the health care system: change over a decade. Eur J Oncol Nurs 2009; 13: 304-305.

[16] Noh HI, Lee JM, Yun YH et al. Cervical cancer patient information-seeking behaviors, information needs, and information sources in South Korea. Support Care Cancer 2009; 17: 1277-1283.

[17] 조경원, 감신, 채영문. 인터넷 건강정보 평가 기준을 위한 건강 소비자의 인터넷 이용행태 분석. 한국보건교육 · 건강증진학회 2007;24:15-28.

[18] Jones RB, Pearson J, Cawsey AJ, et al. Effect of different forms of information produced for cancer patients on their use of the information, social support, and anxiety: randomised trial. BMJ 2006; 332: 942-948.

[19] Loiselle CG, Edgar L, Batist G, et al. The impact of a multimedia informational intervention on psychosocial adjustment among individuals with newly diagnosed breast or prostate cancer: a feasibility study. Patient Educ Couns 2010; 80: 48-55.

[20] Berkman LF, Glass T, Brissette I, Seeman TE. From social integration to health: Durkheim in the new millennium. Soc Sci Med 2000; 51: 843-857.

[21] Davison KP, Pennebaker JW, Dickerson SS. Who talks? The social psychology of illness support groups. Am Psychol 2000; 55: 205-217.

[22] Hoybye MT, Johansen C, Tjornhoj-Thomsen T. Online interaction. Effects of storytelling in an internet breast cancer support group. Psychooncology 2005; 14: 211-220.

[23] Bender JL, Jimenez-Marroquin MC, Jadad AR. Seeking support on facebook: a content analysis of breast cancer groups. J Med Internet Res 2011; 13: e16.

[24] Shneerson C, Windle R, Cox K. Innovating information-delivery for potential clinical trials participants. What do patients want from multi-media resources? Patient Educ Couns 2013; 90: 111-117.

[25] Bender JL, O'Grady L, Jadad AR. Supporting cancer patients through the continuum of care: a view from the age of social networks and computer-mediated communication. Curr Oncol 2008;15:s107. es42.

[26] 백병수. SNS이용자 특성 분석 : 정부 웹사이트 및 포털 사이트와 비교를 중심으로. 서울대학교 행정대학원 행정학 전공 석사논문 2012.

[27] 두산백과 :http://www.doopedia.co.kr

[28] 박지상. SNS이용실태와 이용영향요인에 관한 연구. 경희대학교 언론정보대학원 전략커뮤니케이션 전공석사논문 2012.

PART 06-4

암생존자를 위한 사례 관리

사례 관리의 등장배경 및 정의

사례 관리는 1960년대 초 미국에서 탈시설화정책을 실시하면서 지역사회 내에서 분산되어있는 서비스를 통합적으로 제공하는 서비스 관리체계와 서비스를 관리하는 전문직의 필요성이 대두되면서 등장하였다.[1-4] 건강과 복지에 대한 기존서비스의 단편성과 분산화가 문제점으로 제시되면서 서비스의 연계성 확보에 대한 요구가 증가하였다.[2] 대상자와 가족에게 부과되는 과도한 책임도 문제점으로 부각되었다.[1] 대상자와 가족은 지역사회 내의 환경자원의 미비로 많은 책임과 과도한 스트레스를 호소하였고 이들이 환경자원을 개발하고 연결할 수 있도록 돕는 서비스 기능이 필요하다는 인식이 대두되었다.[2,4] 정책적으로는 한정된 자원 내에서 서비스의 전달효과를 향상시키기 위한 서비스 비용 억제 측면에서 '보호'의 계획을 전체적으로 관리하면서 비용을 억제하는 수단으로 사례 관리가 가장 적합하다고 판단되었다.[3-4]

사례 관리란 대상자의 건강과 복지에 대한 서비스 욕구를 충족시키기 위하여 필요한 서비스와 대안들을 사정, 계획, 수행, 조정, 감시 및 평가하는 협동적인 과정이다.[1,4] 사례 관리는 옹호, 의사소통, 자원 관리를 특징으로 하며, 서비스의 질을 높이고 비용-효과적인 중재와 성과를 증진시키는 중재전략이다. 기존의 개별적 사회복지사업과 구별되는 사례관리의 특성은 〈표 1〉과 같다.[2]

|표 1| 개별적 사회복지사업과 사례 관리

구분	개별사회사업	사례 관리	비고
목적	문제해결을 통한 인격의 성장과 사회적 기능 회복	복합적 욕구를 갖는 대상자에게 적극적이고 전향적인 지역사회 보호	환경 속의 인간을 강조한다는 점에서 유사
철학	전문가 또는 기관 중심의 서비스 제공	대상자 중심의 서비스 제공	대상자의 욕구에 기초한다는 서비스 정신
대상	사회적 적응상의 문제를 갖는 대상자	복합적 욕구를 갖고 있는 대상자와 가족	사례관리에서 대상자의 복합적 요구 강조
기능	상담, 치료, 의뢰	상담, 조정, 환경적 개입, 옹호, 서비스 연계	유사
개입 범위	대상자와 가족	대상자와 가족이 포함된 체계 전체	유사
서비스 제공 장소	기관	다양한 기관과 사회 환경	사례관리 서비스는 기관이 아닌 다양한 곳에서 제공

사례 관리의 개념

사례 관리의 기본적 개념은 사례 관리에서 제공하는 서비스 성격에 따라 서비스 중심, 대상자 중심, 상황 속의 인간 중심의 세 가지로 구분할 수 있다.[4-5] 첫째 서비스 중심 사례관리는 대상자에 대한 서비스 전달체계의 복잡한 서비스를 조정하는 한 방법으로 사례관리를 제시하였다. 사례관리를 서비스의 단편성, 분산성, 중복성 등을 극복하기 위한 해결책으로 간주하였으며 간접적 서비스를 제공하는 기능을 강조하였다. 둘째 대상자 중심의 사례관리는대상자와 사례관리자간의 치료적 관계를 바탕으로 대상자의정신적, 대인관계적, 환경적 개입이 연합하는 것 의미를 부여하였고 사례관리의 치료적, 직접적 서비스를 강조하였다. 대상자 중심의 사례관리는 전세계적으로 다양한 임상 현장에 임상사례관리로 적용되었고 서비스의 연계 및 조정을 강조하였다. 셋째, '상황 속의 인간'을 강조하는 사례관리 개념은 최근 Moore등이 주

장한 것으로 개인과 환경의 상호작용이라는 체계적 관점에 근거하여 '서비스 중심'
의 사례관리 개념에 '대상자 중심'의 사례 관리 개념을 보완하였다.[5] 사례 관리의 기
본 영역은 대상자와 가족에 대한 직접서비스 영역으로 관계를 중시하는 치료적 기능
인 Enabling 영역과 서비스 차원의 개입으로 서비스 연계의 기능인 Facilitating 영
역으로 구분된다.

사례 관리는 사회사업의 전문적 실천영역으로 개별 대상자의 다양한 문제를 해결
하기 위해 직접적 개입을 통해 대상자의 문제 대처 및 해결 능력을 향상시키는 실천
활동과 자원 동원 및 연계망 구축 등의 행정적 활동을 포괄하는 개념으로 정의된
다.[5-7]

사례 관리의 목적 및 개입원칙

사례 관리는 서비스와 자원들을 이용하거나 접근할 때 가능한 한 대상자의 생활기
술을 증진시키고, 대상자의 복지와 기능 향상을 위해 사회적 망과 관련된 대인복지
서비스 제공자들의 능력을 향상시키며, 효율적인 방법으로 서비스를 전달하여 서비
스 효과성을 향상시키는 것을 목적으로 한다.[3] 효과적 사례 관리를 계획할 때 고려
할 주요 기본원칙은 요구 중심 맞춤형 서비스 제공(tailoring of services, need-
based), 개별화된 소비자 중심의 계획(individualized, consumer-driven planning),
선택 강화(choice) 등이며,[6] 사례 관리를 통합 개입원칙은 다음과 같다.[7]
- 서비스의 개별화: 대상자의 욕구에 맞는 서비스를 제공한다.
- 서비스 제공의 포괄성: 욕구 충족을 위한 지역사회 지지를 연결하고 조정, 점검
  한다.
- 대상자의 자율성 극대화: 대상자 선택의 자유를 최대화 하고 지나치게 보호 하
  지 않는다.
- 서비스의 지속성: 대상자의 욕구를 점검하여 지속적으로 서비스를 제공한다.
- 서비스의 연계성: 복잡하고 분리된 서비스 전달체계를 연결한다.

사례 관리과정

사례 관리과정은 학자들마다 다소 차이가 있는데 Steinberg & Cater[8]는 사례발굴, 사정, 목표설정과 서비스 계획, 보호 계획 실행, 점검의 5단계로 제시하였다. Weil와 Karls[9]는 이를 좀 더 구체적으로 대상자 확인과 접근, 사정과 진단, 서비스 계획과 발굴, 서비스와 클라이언트 연결, 서비스 실행과 조정, 서비스 전달체계 점검, 옹호, 평가로 제시하였다. Moxley[7]는 사례 관리의 개입을 중요 단계로 한 사정, 계획, 개입, 점검, 평가의 5단계로 사례 관리과정을 제시하였고[그림 1], 현재 대부분의 사례 관리사업에서 이 과정에 근거하여 사례 관리를 제공하고 있다

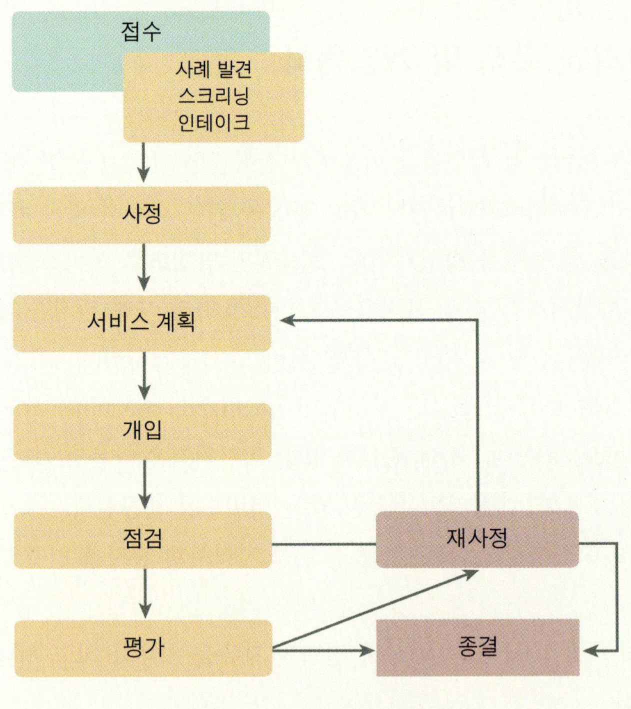

|그림 1| 사례 관리의 과정

1. 사정

주위환경을 포함하여 대상자의 상황을 이해하는 집중적이고도 체계적인 과정으로 서비스 적격성 여부를 결정하고, 대상자의 욕구, 능력 및 잠재적 자원을 확인하며, 사례 관리에서 진행과정을 평가하는 방법을 구체화하는 데 있어 매우 중요한 과

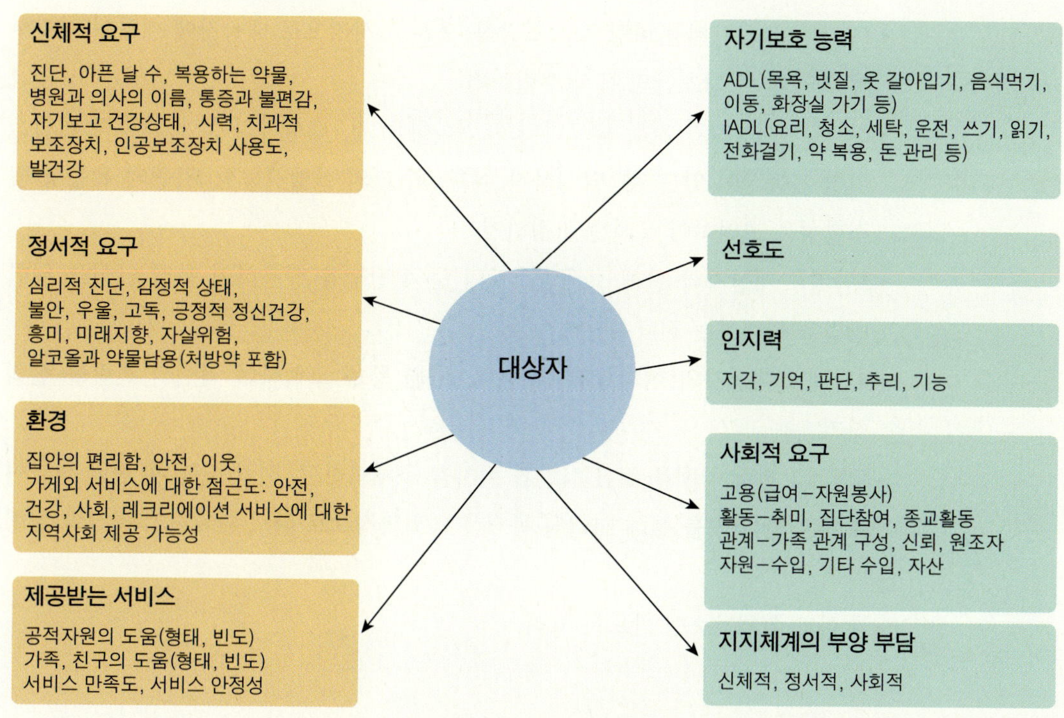

|그림 2| 대상자 사정 내용 및 범위

정이다.[8-9] Moxley[7]는 사례 관리 사정에 포함되는 다양한 항목들을 [그림 2]와 같이 제시하였다. 욕구 및 문제 사정을 위해서는 욕구 및 문제 목록을 작성학과 우선순위를 정해야 한다. 자원 사정에서는 지역사회 다양한 서비스들을 항목별로 분류하여 목록화하고(자원 목록) 5A(이용성, 적정성, 적절성, 수용성, 접근성)를 고려한다. 또한 내부자원/외부자원. 생태도 등 활용하여 체계적으로 접근할 필요가 있으며 생태학적 관점에서 전체적이고 포괄적인 시각을 가지고 사정해야 한다. 정보나 교통수단의 부족으로 유용한 자원이 있으나 접근이 어려운 경우가 많고 대상자의 신념이나 태도, 가치가 사례관리 성공 여부에 중요한 요인이므로 내부, 외부 장애물로 사정해야 한다.

2. 계획

계획은 사정에서 수집한 정보를 대상자에게 도움이 되는 일련의 활동으로 전환하는 과정으로 가설적이어서 사례 관리과정에서 변화 가능하며 정기적 점검을 통해 계획의 변화를 시도할 수 있다.[8-9] 계획의 5단계[7]는 다음과 같다.

- 1단계 : 신뢰관계를 바탕으로 포괄적, 충분한 사정으로 대상자에 대하여 정확하게 파악한 후 상호간의 목적 수립하기
- 2단계 : 대상자가 가장 중요하다고 인식하는 것, 대상자의 삶에 즉각적 위험을 미칠 가능성이 있는 것, 달성하기 쉬운 것, 그외 실행가능성, 자원의 유용성 및 적합성을 고려하여 우선순위 정하기
- 3단계 : 대상자와 함께 브레인스토밍 등의 방법을 활용하여 목적 달성을 위한 방법을 선택하는 전략수립하기,
- 4단계 : 대상자의 현재상황 즉 능력, 자원 등을 고려하여 최선의 전략을 선택하기
- 5단계 : 전략 실행을 위한 시간과 절차를 구체화하고, 전략 실행 후 전략 성공여부에 대한 평가를 통해 미달성 목적은 계획과정으로 다시 환류시키는 전략 실행하기
- 현실과 실행가능성 반드시 고려

3. 개입

내부자원의 획득을 위한 직접적 서비스 제공을 하는 이행자, 안내자, 교육자, 정보제공자, 지원자 등으로, 외부자원 획득을 위한 간접적 서비스 제공을 하는 중개자, 연결자, 옹호자 등의 역할로 사례 관리에 개입하게 된다.[4, 8-9]

4. 점검

점검이란 완성된 계획에서 정해진 서비스와 지원의 전달 과정을 추적하는 방법으로 사례 관리자가 수행하는 활동적, 유동적 과정이다.[8-9] 구체적으로 서비스 계획이 적절하게 이루어지는지, 대상자에 대한 서비스와 지원계획의 목표에 대한 성취를 검토하고 대상자의 욕구 변화를 점검하여 필요서 서비스 계획의 변화 여부를 검토한다.[7]

5. 평가

사례 관리자에 의해 형성되고 조정되는 서비스 계획, 구성요소, 활동 등이 과연 시간을 투자할만한 가치가 있는지 여부를 측정하기 위해 이용되는 과정으로 대상자에 대한 서비스와 개입계획, 목적달성, 사례 관리 서비스의 전반적인 효과성, 대상자의 만족도에 대한 평가 등으로 구성된다.[7]

사례 관리 구성요소

1. 사례 관리 대상자

대상자의 삶의 질에 큰 영향을 미칠 수 있는 만성적인 건강문제를 가지고 있는 대상자와 가족이 사례 관리의 대상자이다.[3,5] 미국의 경우, 천식, 암, 심혈관질환(울혈성 심부전, 관상동맥질환), 만성 폐쇄성 폐질환, 우울증, 정신/행동 건강 이상, 당뇨, 위험 상태의 임신, AIDS, 고혈압, 통증 관리, 폐렴과 감염성질환, 말기 신부전과 투석 환자, 장기 이식, 조산아, 악성 빈혈, 물질/화학물 의존성 환자, 허약한 노인 등이 사례 관리의 주요 대상자로 보고되고 있으며[8-9] 최근에는 암생존자도 사례 관리의 대상자로 보고되고 있다.[10-12]

2. 사례 관리자

사례 관리 사업에서 사례 관리를 제공하는 사례 관리자는 의사, 간호사, 사회복지사, 재활상담사 등 다양한 보건의료 전문직과 때에 따라서 비 전문직 인력이 될 수 있다.[4-5] 이들 사례 관리자는 사례 관리에서 촉진자, 매개자, 조정자, 연계자, 교육자, 상담자, 협상가, 모니터/보고자, 옹호자 등 다양한 역할을 수행하게 된다.[8-9] 사례 관리자는 사례 관리의 전 과정에서 직접적 지원, 상황의 심각성사정에 근거한 위기 개입, 단기치료 개입, 자원 연계 등의 중개자, 대상자의 자신감을 향상시키는 능력부여자, 대상자에 학습 기회를 제공하는 교사, 옹호자, 서비스 조정자, 사후 관리 등 융통성있는 역할 수행이 필요하다.[5]

3. 사례 관리의 효과

사례 관리는 지식(knowledge) 증진, 치료 참여(involvement in care) 증진, 임파워먼트(empowerment)향상, 순응도(adherence) 증진과 치료만족도(satisfaction) 향상 등의 직접적 효과뿐 아니라 대상자의 건강상태 개선(health), 삶의 질(QOL)향상 및 의료비(cost of care) 절감의 효과도 보고되고 있다.[6]

암생존자 대상의 사례 관리

사례 관리 초기에는 탈 시설화로 지역사회 적응을 위한 다양한 욕구와 문제를 가진 정신장애인과 신체장애인이 주요 대상자이었다.[6] 사례 관리의 효과가 보고되면서 고혈압, 당뇨 등 만성질환자가 사례 관리의 대상으로 확대되었고, 최근에는 암생존자를 위한 사례 관리의 필요성이 대두되고 있다.[10-12] 암생존자 대상의 사례 관리에서는 사례 관리의 기본적 원칙과 접근을 유지하면서 암의 재발, 새로운 암(new cancer), 다른 후기 부작용(late effects)을 예방하고 암의 유병률, 재발률 또는 이차암(surveillance)과 의학적, 심리사회적 부작용을 평가하며,[11] 암과 그 치료로 인해 나타나는 문제들에 대하여 중재(intervention)하고 암생존자들의 건강 요구를 충족시키기 위한 전문의(specialists)와 일차진료 제공자(primary care providers)와의 조화(coordination)를 이루는 것이 중요한 것으로 제시되고 있다.[12]

일반적으로 암생존자 대상의 사례 관리는 일차치료를 끝낸 이후부터 시작되며 종양전문의와 일차진료 제공자 등 의사, 간호사, 심리학자, 사회복지사 등이 모두 사례 관리의 제공 주체가 될 수 있다. 암생존자 대상의 사례 관리에서도 암환자 중심의 접근 방법이 가장 중요하며 암이 장기적으로 대상자인 환자와 가족의 삶에 미치는 영향을 이해하는 것도 중요하다.[11]

암생존자에게 사례 관리를 제공할 때 가장 적합한 모델은 통합적 생존자 클리닉 모델(comprehensive survivor clinic model)로 암생존자가 속한 한 기관에서 이 생존자의 survivorship과 관련된 협진을 의료진(survivorship staff)에게 의뢰를 하면 일회성으로 해당 진료를 제공하고, 암생존자는 원래의 치료기관에서 진료를 계속 제공받게 되는 형태이다.[10] 구체적으로 치료 요약(treatment summary), 추적관리 계획, 후기 부작용 감시, 건강증진 행위 교육 등을 사례 관리의 형태로 계획하여 제공받게 된다. 암생존자 대상의 사례 관리는 부가적인 자원을 덜 들이면서 암생존자 관리의 가치를 극대화 시키는 비용 효과적 전략으로 선진국을 중심으로 다양한 형태의 사례 관리 사업이 진행되고 있다.[10,12] 그러나 국내의 경우 암생존자 대상의 사례 관리는 사업 초기 단계로 맞춤형 방문 간호 사업에서 지역사회 중심의 암생존자를 대상으로 일부 사례 관리가 시도되고 있으나 병, 의원 중심의 통합적 생존자 클리닉 사례 관리는 부족한 실정이다.

암생존자 대상의 사례 관리가 성공하기 위해서는 다학제적 접근과 팀접근 방법이 이상적으로 병의원의 상황, 자원 및 인력구조 등을 고려하여 의사 또는 종양전문간호사가 중추적 역할을 담당하며, 사회복지사, 심리학자, 재활치료사, 성직자, 유전 상담가 등의 다른 전문직 종사자와 협력해야 한다.[11] 미국에서는 실제 임상에서 암생존자를 관리하는 의료종사자들에게 보수교육 형태로 사례 관리에 대한 교육과 훈련을 할 정도로 사례 관리가 활발하게 진행되고 있다.[12]

암생존자 대상의 사례 관리 전망 및 해결과제

증가하는 암생존자의 효과적인 관리를 위해서 국내에서도 암생존자 사례 관리의 활성화가 필요하다. 임상이나 지역사회에서 암생존자들의 건강뿐 아니라 삶의 전반에 대한 문제들을 밝혀내고 보건의료계가 협력하여 체계적인 사례 관리 시스템을 구축해야 한다. 우리나라 암생존자들의 주요 문제를 규명하고 대상자의 요구에 근거하여 문제의 우선순위를 결정하고 다학제적 협력하에 국내 보건의료 현장에서 수행 가능한 사례 관리 사업 틀을 개발해야 한다.

암생존자들의 주요 문제를 해결하기 위해서 관련요인 파악 및 기전을 연구하고, 이를 바탕으로 근거기반 중재를 개발하고 이를 연구로 검증해야 한다. 과학적인 근거를 지속적으로 생산해 낼 때 임상실무에서의 적용이 가능하고 한국 문화와 의료환경에 맞는 사례 관리 프로그램으로 자리잡을 수 있다. 이미 전 세계적으로 개발되어 있는 암생존자 관리 임상실무 가이드라인이 있는 경우(예를 들어 암관련, 통증, 수면 장애 등), 국내 실정에 맞는지 검토하고 표준화하여 현장에서 사례 관리자들이 편리하게 사용할 수 있도록 개발해야 한다. 임상에서 암생존자의 증상문제, 심리사회적 문제, 삶의 질 등을 입원 당시부터 치료 중, 치료종료시기, 추적관리 기간 동안에 걸쳐 지속적으로 평가함으로써 위험문제가 발생하기 전에 예방적 중재를 실시한다면 의료비 손실 감소에도 기여할 수 있을 것이다.[10-12] 이는 사례 관리의 중요한 성과지표가 될 수 있다.

참 | 고 | 문 | 헌

1　권진숙, 전석균. 사례 관리.서울: 하나의학사, 2001.

2　김만두역. 사례 관리 실천론. Moxley, D 원저. 서울: 홍익재, 1993.

3　장인협, 우국희. 케어 · 케이스 매니지먼트.서울: 서울대학교 출판부, 2001.

4　Austin, C. Case management, Case management & Social Work Practice.NY:Longman, 1983.

5　Moore, S. T. A social work practice model of case management: the case management grid. Soc Work 1990;35(5):444-8.

6　White M, Simmons WJ, Bixby N. Managed care and case management: an overview. Disch Plann Update 1993;13:1, 18-9.

7　Moxley DP, Buzas L. Perceptions of case management services for elderly people. Health Soc Work 1989;14:196-203.

8　Steinberg, R., & Carter, G. Case management and the elderly. Lexington, MA: Lexington Books, 1983.

9　Weil M, Karls. JM. Case management in human service practice:Jossey-Bass Publishers;1985.

10　Stanton M, Franco G, Scoggins R. Case management needs of older and elderly cancer survivors.Prof Case Manag. 2012;17:61-9. doi: 10.1097/NCM.0b013e31823be04b.

11　Schlairet M, Heddon MA, Griffis M. Piloting a needs assessment to guide development of a survivorship program for a community cancer center. Oncol Nurs Forum 2010;37 :501-8. doi: 10.1188/10.ONF.501-508.

12　Schlairet MC. Needs of older cancer survivors in a community cancer care setting. J Gerontol Nurs 2011;37:36-41. doi: 10.3928/00989134-20100730-05.

PART 06-5

암생존자 관리의 도전과 과제

암의 조기발견과 치료기술의 발전에 힘입어 지난 30여 년간 암생존자 수는 크게 증가하여, 2011년까지 암치료를 받고 있거나 암완치 후 생존하고 있는 암생존자가 약 100만 명에 육박하는 것으로 추정되고 있다.[1] 암생존자라 하더라도 암종별로 혹은 동일 암종 내에서도 중증도에 따라 치료의 난이도와 방법이 다르고, 이에 따라 암종별, 중증도별로 치료의 예후와 장기적인 부작용도 차이가 있다. 그러나 대부분의 암생존자는 암과 직접 관련이 있거나 혹은 항암치료·방사선치료와 같은 고강도 치료의 장기적인 영향을 받기 때문에 암치료 이후에도 장기 부작용을 예방하기 위한 관리가 필요하다. 암생존자를 관리하기 위해 암치료 후 초기 스크리닝을 통해 암과 직접적으로 관련(암성통증, 피로, 림프부종)이 있거나 암치료로 나타난 독성반응(항암제 독성(신경, 폐, 간, 심장), 방사선 조사 부작용)을 관리할 뿐만 아니라, 불안·우울과 같은 심리적인 중재가 필요한 문제, 신체재활, 만성질환 관리, 예방접종, 영양관리 등에 대한 정보제공과 함께 직업재활과 같은 사회적 부분까지 전반적으로 평가하고, 각 문제의 위험도에 따라 통합적으로 지지(supportive care)·재활(cancer rehabilitation) 서비스를 체계적으로 제공해야 할 것이다. 이를 위해서는 암생존자 문제를 이해하고 관리할 수 있는 인력을 양성하여 현재까지 암전문의에게 전적으로 맡겨졌던 암생존자 관리를 연계하고 통합해 가야 한다. 이와 같은 일련의 과정은 정책의제를 형성하고 실행, 평가하는 과정 속에서 실질적으로 의료체계에 안착되어 갈 것이다. 따라서 암생존자 관리문제를 사회적으로 의제화하기 위한 노력과 함께 장기적인 목표를 설정하고 암생존자 관리를 위한 의료자원(인력, 시설, 장비 등)을 개발하고, 조직화하며 제공체계를 마련하는 체계적인 접근이 필요하다. 이 장에서는 암생존자 문제의 정책과정을 살펴보고, 암생존자 관리의 목표와 전략을 모색하며, 암생존자 관리를 위한 새로운 의료전달체계의 형성을 위한 선행 과제와 향후 도전방향을 제시하고자 한다.

정책과정

정책은 단순히 최종 산출물만을 가리키기보다는 어떤 정책의 필요성이 제기된 시점에서 시작하여 정책이 현실적으로 종료되는 시점까지의 일련의 과정을 모두 포괄한다. 정책의 생성에서 소멸에 이르는 이러한 과정을 '정책과정'이라 한다. 보건의료정책도 이러한 정책과정을 가지고 있다. 정책과정에 대해서는 여러 견해가 있으나 내용적으로는 공통된 것이 많다. 이 중에서 이론적인 틀로서 가장 자주 인용되는 정책과정 모형의 하나인 Anderson의 정책과정에서 제시하는 다섯 단계는 다음과 같다.[2]

(1) 문제정의와 정책의제 형성(problem identification and agenda formation)

    – 정책당국이 심각성을 인정하여 해결해야 하는 정책문제를 선정하는 단계

(2) 정책 형성(formulation)

    – 문제해결에 이바지할 수 있고 실현가능한 대안들을 발전시키는 단계

(3) 정책 채택(adoption)

    – 최종 안을 선택하고 지지를 모아서 권위 있는 기관이 의결하거나 합법성을 부여하도록 하는 단계

(4) 정책 집행(implementation)

    – 정부의 행정기구가 결정된 정책을 실행에 옮기는 단계

(5) 정책 평가(evaluation)

    – 정책이 효과적이었는지를 판단하고 성공이나 실패의 원인을 찾는 단계

예를 들어 암생존자 관리정책을 이 모형에 적용하여 보면 다음과 같다.

정책과정의 단계	내 용
문제정의와 정책의제 형성	• 암생존자 미충족 필요와 관리 필요성을 사회문제화 • 언론의 암생존자의 질병부담 보도 • 환자단체, 전문가단체, 국회에서의 문제제기 　⇒ 암생존자의 관리 필요성 제기
정책 형성	몇 가지 정책대안을 마련 • 암생존자 관리의 핵심의제를 설정 • 암생존자 관리 기관의 설립 계획 • 암생존자 관리를 위한 통합지지센터의 지정 계획 • 암생존자 의료전달체계 시범사업을 계획
정책 채택	검토, 수정 후 정책 선택 • 암생존자 의료전달체계 시범사업을 실시 • 통합지지센터 운영사업 수행
정책 집행	통합지지센터 운영사업 수행
정책 평가	사업평가 및 환류

암생존자 관리의 목표와 전략

　암생존자 관리정책을 장기적인 안목으로 이끌어가기 위해서는 그 무엇보다 중장기 목표 설정이 우선되어야 한다. 암생존자 관리체계가 부재한 현 시점에서는 암생존자의 건강한 사회복귀를 위한 체계적인 관리를 목표로 중장기 목표로 설정하고 관리체계를 구축하는 데에 역점을 둘 수 있겠다. 실례로 국민건강증진종합계획 2020 암관리 목표에는 암생존자 관리의 구체적인 목표가 설정되어 있다. 2020년까지 암생존자들에게 지지·재활 서비스를 제공할 수 있는 통합지지센터를 12개 지정하고, 암생존자의 통합지지센터 이용률을 10%까지 올리겠다고 구체적인 목표를 제시하고 있다.

　중장기 목표를 설정하였다면 이제 보다 구체적인 전략목표를 수립해야 한다. 전략목표에 따라 정책 집행의 우선순위를 정할 수 있고, 구체적인 정책 집행 결과를 확인할 수 있다. 암생존자 관리를 위해 첫째, 암생존자들의 지지·재활치료에 대한 필요(needs) 확인해야 한다. 암생존자의 지지·재활치료에 대한 필요를 확인하기 위하여 암생존자의 지지·재활서비스에 대한 필요의 범위와 함께 기타 관련 당사자들의 필요 및 이에 영향을 줄 수 있는 요소들에 대해 파악해야 한다. 또한 지지·재활치료

| 표 1 | 국민건강증진종합계획 2020 암관리 목표

지표명	2005	2008	2020	관련사업코드	사업명
5-1. 암사망률을 감소시킨다.					
암사망률(명/10만 명 당)	–	103.8명	78.7명	제2기 암정복 10개년 계획 (암정복2015)과 연계하여 추진	
5-2. 암환자의 생존율을 증가시킨다.					
암환자의 5년 상대생존율	–	57.1%	67.8% (2015년)		
5-3. 암예방 인지도를 향상시킨다.				5-가	
암예방 인지도	–	51.7%	70.0%		가. 암예방 및 관리강화
5-4. 전국민 암검진 수검률을 향상시킨다.				5-가, 나	
전국민 암검진수검률	–	50.7%	80.0%		나. 국가암검진 의 활성화
5-5. 전국민 공공 암검진 수검률을 향상시킨다.				5-가, 나	
전국민 공공 암검진수검률	–	31.7%	70.0%		
5-6. 국가암검진사업의 수검률의 지역편차를 줄인다.				5-가, 나	다. 암생존자 관 리체계 구축
국가암검진사업 수검률의 지역편차	–	8.3%p	5.0%p		
5-7. 암생존자 통합지지센터를 구축한다.				5-다	
암생존자 통합지지센터 구축 수	–	0개	12개		
5-8. 암생존자 통합지지센터 이용률을 높인다.				5-다	
암생존자 통합지지센터 이용률	–	0.0%	10.0%		

필요의 영역은 암생존자의 사회경제적 배경에 따라 달라질 수 있으므로 이에 대한 인구통계학적 사전정보도 필요하다. 둘째, 최적의 지지·재활 서비스를 제공하기 위한 역량을 강화해야 한다. 즉, 최적의 지지·재활 서비스를 제공하기 위해서는 행정적 측면과 임상적 측면에서의 리더십, 팀 접근, 지지·재활 서비스 전문인력의 수준, 환자와 보호자의 참여, 물리적 환경의 역량을 강화하기 위한 전략이 필요하다. 셋째, 일상적인 진료과정에서 정기적인 스크리닝이 체계적으로 이루어져야 하는데, 진단 및 초기 관리 시기, 암환자의 여정에서 중요한 시점에 스크리닝이 이루어질 수 있어야 한다. 넷째, 스크리닝 과정을 통하여 구체적인 요구가 확인이 되면, 적절한 제공자로의 연계, 전원이 필요한데 이러한 과정은 적절한 전원 경로, 프로토콜이 필요하

고, 연계와 함께 서비스 개발 및 질 향상을 촉진하기 위한 파트너십이 강화되어야 하며, 전원 대상자들에 대한 추적 관찰이 이루어져야 할 것이다.

암생존자 관리를 위한 선행과제

1. 암생존자 인식개선 홍보 및 캠페인

암환자의 생존율은 꾸준히 향상되어 현재 5년 암생존율이 약 64.1%에 이르고, 암유병자도 약 100만명에 이른다.[1] 그러나 여전히 암은 사회적 낙인이 커 우리나라 일반인들의 상당수는 암환자들이 사회에 기여를 할 수 없다고 생각하거나(71.8%) 암환자들과 일하는 것을 꺼리는 것으로 나타났다(23.5%).[3] 사회적인 거부가 반복되면 정서적으로 더욱 부정적인 자아 개념을 갖게 되고 사회적으로 위축되어 다른 사람과의 관계를 맺는 것이 더욱 어려워질 수 있다. 초기 치료를 마친 암생존자 대부분은 향후 10~20년의 생존기간 동안 발생가능한 위험에 대해 인지하지도 정보를 얻지도 못한다. 암환자뿐만 아니라 일반인과 의료제공자 또한 암생존자에 대해 인지도가 낮다.[4] 예를 들면, 암생존자 개념을 인지하고 있다고 생각하는 의료제공자도 이차암 발생가능성 정도를 인지하고 환자와 공유할 뿐이다. 초기 집중치료와 완치 후 정기검진 간의 급격한 차이만으로도 암생존자는 심리적인 불안을 겪을 가능성이 높은데 의료제공자와 보호자 모두 암생존자에 대해 인지도가 낮기 때문에 환자의 불안은 더욱 증폭될 수 있다. 따라서 무엇보다 일반인 대상 캠페인 뿐만 아니라 암생존자를 직접 대면하는 의료인, 암환자 및 보호자에 대한 교육을 통해 '암생존자' 라는 개념에 대한 인지도를 높이고, 암생존자 관리에 대한 국가적인 책임을 요구하며, 암도 치료를 마치면 꾸준히 관리하며 살아가는 만성질환이라는 인식이 일반화 될 수 있도록 체계적인 노력이 필요하다.

2. 암생존자 지지·재활 서비스 제공을 위한 진료 가이드라인 및 진료협력지침 개발

임상적으로 볼 때, 표준적인 암생존자 관리가 이루어지기 위해서는 가장 먼저 암생존자 진료 가이드라인이 제공되어야 한다. 진료 가이드라인은 주요하게 네 가지 접근방식−노출기반(exposure-based) 접근법, 질병기반(disease-based) 접근법, 장기기반(organ-based) 접근법, 증상기반(symptom-based) 접근법−을 고려하여 개발할 수 있다.[5] 노출기반 접근법은 항암제 독성(신경, 폐, 간, 심장)이 큰 특정 항암제의 사용, 조사된 방사선 용량, 특정 수술시행 여부에 따라 위험도를 평가하여 스크리닝하고 상담을 제공하는 방식이고, 질병기반 접근법은 각 암종별 치료방법과 이에 따르는 후기 영향을 평가하는 방식이다. 장기기반 접근법은 암치료로 장기적인 부작용이 발생하는 장기(심장, 폐, 신장 등)를 중심으로 평가하는 방식이며, 증상기반 접근법은 피로, 수면장애, 불안 등 증상을 평가하고 이에 맞는 서비스를 제공하는 방식이다. 접근방식과 상관없이 의료진이 암생존자의 필요(need)를 확인하고 관리할 수 있도록 암생존자 진료 가이드라인을 개발해야 한다. 또한 암과 관련된 증상 또는 장기적인 부작용 이외에 운동, 식이, 생활습관 개선, 만성질환 관리와 같은 공통사항에 대한 설명을 포함해야 하고, 의료제공자 간에 진료협력지침을 제공하여 암생존자 진료의 질 향상과 질적 변이의 최소화를 유도하여야 할 것이다.

3. 암생존자 치료요약지(Cancer survivorship care plan) 제공

1985년부터 암생존자에 대한 정책적 중재 필요성을 제기해 온 미국의 경우 암생존자에게 장기적인 치료계획을 제공하고 의료제공자 간, 의사와 환자간에 공유해야 한다는 것은 더 이상 새로운 제안이 아니다. 현재까지 대부분의 암전문의는 암생존자가 일차진료환경에서 적절한 치료를 받을 수 있을지에 대해 걱정을 하고 있으며,[6] 마찬가지로 일차진료의도 암생존자 치료내역을 모르고 이에 따라 장기적인 부작용을 예측할 수 없기 때문에 암생존자 치료를 맡기 부담스러워 한다.[7-10] 일차진료의가 암생존자 진료에 대해 친숙하지 않은 경우 암전문의 편에서나 일차진료의 편에서나 불안은 더욱 가중된다.[11] 암생존자 치료요약지는 이와 같은 상황에서 암전문의와 일차진료의 간, 의사와 환자 간의 원활한 의사소통을 위해 개발되었고, 치료요약, 초기 치료 종료 후 추적관찰 계획 및 통합적 지지 서비스 계획을 포함하여 보급할 수 있다. 실제 치료요약지를 제공받은 일차진료의는 암생존자 관리에 더 자신감을 보였다.[12] 초기 치료 종료 후 치료요약지에 포함할 기본적인 사항은 아래와 같다.[5]

♠ 치료요약지 기본항목
- 초기 치료 담당의사 목록과 연락정보
- 환자가 받은 치료요약
- 정기진단계획(일정, 진단 방식)
- 특정 검사(CT, MRI, 혈액검사) 일정

- 암종별 이차암 예방검진 가이드라인
- 장단기 부작용과 이차암의 징후 및 증상에 대한 검토
- 부작용과 동반 만성질환 이환을 줄이기 위한 생활습관 관련 권고사항
- 가임기인 경우 불임클리닉에 대한 정보 제공
- 심리정신적 증상(불안, 두려움, 고립, 우울)에 대한 정신사회학적(혹은 그룹) 치료에 대한 권고
- 지지·재활 서비스를 지원할 수 있는 지역사회 자원에 대한 설명
- 희망의 메시지(새로운 치료제의 개발, 치료부작용을 줄이는 데 도움을 줄 수 있는 최근의 연구결과 등의 근거 제공)

그러나 치료요약지를 의료제공자 간 공유해 본 외국의 경험으로 볼 때, 바쁘게 돌아가는 우리나라 병원환경에서 치료요약지를 이용하여 암전문의와 일차진료의 간 연계하는 것은 쉽지 않을 것이다. 치료요약지의 필요성에 대해 동의하더라도 치료요약지를 제대로 작성하고 실제 진료에서 이용하는 것은 별개의 문제일 수 있다.[13,14] 따라서 암생존자 치료요약지가 적절히 활용되기 위해서는 암전문의 및 일차진료의 그룹과의 논의 및 합의가 필요하고, 제도적인 보완이 필요하다.[15] 의료제공자 및 암생존자의 동의 하에 암진료가 이루어지는 상급종합병원을 중심으로 시범사업을 진행하여 수정하고 보완해 가는 과정도 수반되어야 한다. 또한 치료요약지의 제공과 이어지는 지지·재활 서비스의 제공이 의료체계내에서 작동할 수 있도록 진료비 지불보상제도 및 수가와 연계해 가야 할 것이다.

4. 지지·재활 서비스 제공 인력자원의 개발

암생존자 관리 전문인력양성 계획을 수립하고, 온라인 또는 오프라인으로 제공되는 전문가용 교재를 개발하여야 한다. 또 교육의 지속성과 질관리를 위해 암생존자 관리를 위한 전문가 연수교육을 정식 수련 과정에 포함하거나, 암생존자 관리 교육의 이수여부를 암생존자 지지·재활 서비스 제공의 필수조건으로 설정하여 교육을 이수하도록 유도하고, 교육에 대한 질평가 결과를 바탕으로 교육내용을 업데이트해 가야 할 것이다. 다른 한편으로 암환자 및 보호자, 그리고 지역사회에서 암생존자를 관리하는 데에 참여하는 인력에 대한 교육교재 또한 함께 개발해가야 할 것이다.

향후 과제

① 암생존자 서비스 전달체계 구축을 위한 제도 및 인프라의 확보

암생존자 지지·재활서비스 관련 정책적인 지원 없이는 암생존자 의료전달체계가 구동할 수 없다. 암생존자 지지·재활서비스의 의료정책적 중재를 위한 중장기 계획이 수립되어야 하고, 계획한 범위 내에서 지지·재활 서비스 인프라 구축, 암생존자 지지서비스 관련 급여항목 및 지불체계(수가) 개발 및 적용, 전문인력 육성 및 교육에 대한 계획을 수립해야 한다. 특히, 급여 항목과 수가는 기존에 암전문의에 집중되어 있는 의료공급체계의 기능과 구조의 변화를 이끌어낼 수 있는 방향으로 개발되어야 할 것이다.

② 암생존자 지지·재활 서비스 모형에 대한 시범사업

우리나라 현실에 맞는 암생존자 서비스 모형을 도출하기 위해서는 주요한 지지·재활 서비스 제공모형에 대한 여러 이해당사자의 광범위한 검토가 필요하고, 이를 토대로 잠재적으로 가장 유효할 것으로 예상되는 서비스 모형에 대한 시범사업이 서비스 전달체계 개발과 함께 병행되어야 한다. 시범사업을 시행할 경우, 지지·재활

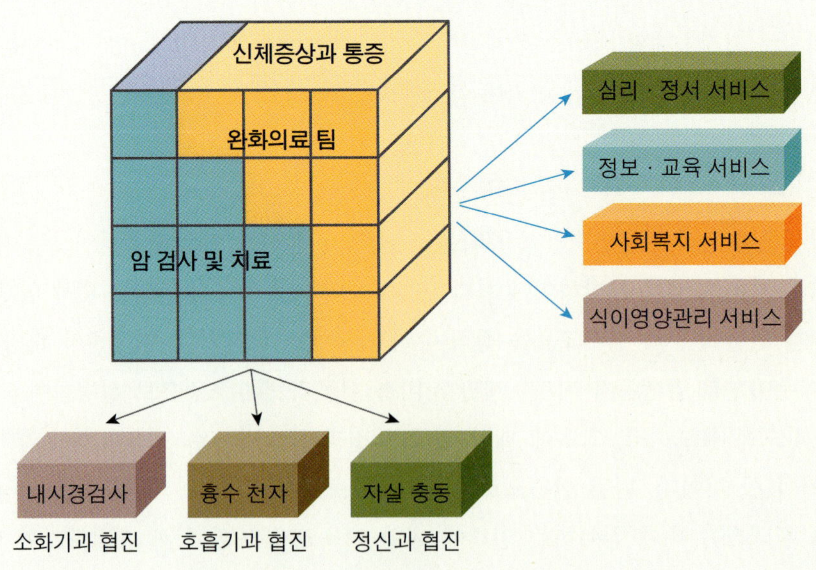

출처: Bruera(2010) 가 제안한 모형을 수정하여 적용

|그림 1| **지지·재활 서비스 모형**

서비스 제공영역 중 통증 등 신체증상과 디스트레스 관리는 암전문의 진료와 보다 유기적으로 병행되고, 그 외 치료 중 발생하는 질환에 대해서도 적시에 개입이 되도록 설계되어야 한다.[16] 시범사업 과정에 암생존자 관리를 위한 주요 전문인력인 암전문의, 암전문의와 연계하여 암생존자 관리를 담당할 의료진이 참여하고 합의를 이뤄가기 위한 장이 마련되고 진료협력 과정을 도출해가야 할 것이다. 시범사업 모형을 평가할 때에는 암 전이·재발·이차암 발생에 대한 체계적인 관리, 신체적·심리적 영향에 대한 평가 및 중재, 암전문의와 일차진료의 간 원활한 연계, 암생존자의 만족도를 고려하여야 하고, 새로운 암생존자 관리 모형이 적용되어 환자의 삶의 질이 향상되었는지, 비용 효과적인지, 불필요한 진료가 줄고, 미충족 필요가 충족되었는지를 포괄적으로 평가해야 한다.

③ 의료자원의 네트워크 활성화 노력

암진료의 서울 쏠림현상이 많은 우리나라의 상황에서 지역에 연계하여 암진료를 받을 수 있도록 지역상급의료기관의 서비스 질을 관리하기 위한 노력도 반드시 수반되어야 할 것이다. 미국암연구소(National Cancer Institute, NCI)에서 미국 전역 21개 주에 30여 개의 지역암센터에 예산을 지원하고 지역상급의료기관에서 암생존자 관리서비스를 제공하도록 지원하는 것도 한 예로 들 수 있다.[17] 국내에서는 2004년부터 지역의 상급의료기관을 중심으로 지역암센터를 지정하여 지역에서 암 관련 진료, 연구, 지역암관리사업을 수행할 수 있는 기반을 마련하기 위해 노력하고 있다. 기구축된 지역암센터를 기반으로 병원기반의 암생존자 관리를 위한 의료전달체계를 구축하고 이를 확대해가는 방안과 그 결과를 평가하여 환류하기 위한 계획이 마련되어야 할 것이다. 또한 암생존자 관리가 사회경제적인 측면을 아우르고 있어 의료적인 측면을 넘어서는 경우가 많기 때문에 암진료가 이루어지는 병원을 중심으로 관련 전문가(암전문의, 일차의료의, 정신종양전문의, 재활의, 가정의, 종양전문간호사, 사회복지사 등), 종교단체, 관련 NGO, 자원봉사자 등 관련 의료자원 간 네트워크를 활성화하여 암생존자 지지·재활 서비스가 원활히 제공되도록 조직화하기 위한 노력이 필요하다.

④ 정보시스템의 활용

어느 나라보다도 앞선 우리나라 정보통신기술을 적극적으로 활용하면 암생존자 관리가 실제적인 측면에서 이루어질 가능성이 크게 높아진다는 점에서 '정보통신기술의 활용'은 암생존자 관리체계를 구축하는 데에 있어 놓쳐서는 안 되는 부분이다.[5] 우선은 암생존자를 암전문의와 지지·재활서비스 전담팀이 연계할 수 있도록 암생존자 치료요약기록을 병원에서 운영하는 전자건강기록(Electronic medical records, EMR)에 통합하여 운영할 수 있도록 지원이 필요하다. 다음으로 생활습관 개선, 만성질환 관리, 영양 자문, 운동, 긴장 완화 프로그램 등을 암생존자가 스스로 관리할 수 있는 자가관리프로그램을 운영하여 암생존자의 자가관리역량을 함양할 수 있는 프로그램을 개발해가야 할 것이다.

암생존자 관리체계가 부재한 국내 상황에서 일거에 암생존자의 미충족 필요를 채울 수는 없다. 향후 암생존자 관리체계를 구축하기 위해 국내 실정을 반영한 지속적인 연구가 필요하고, 이를 통해 암생존자 관리의 필요성을 사회에 알려 정책의제를 형성하고 적극적으로 정책을 실행시켜 나가야 할 것이다.

참 고 문 헌

1 보건복지부, 중앙암등록본부. 암유병자 100만명 시대, 5년 생존율은 64.1%로 증가. 2012.(Accessed Dec 31, 2012, at http://ncc.re.kr/pr/notice_view.jsp?hPageNumber=1&hSelSearch=all&selSearch=all&txtKeyword=¤t_page=1&nws_id=1525.)

2 Anderson JE. Public policy making: Holt, Rinehart and Winston; 1984.

3 Cho J, Smith K, Choi EK, et al. Public attitudes toward cancer and cancer patients: a national survey in Korea. Psychooncology 2013;12:605-13.

4 Hewitt M, Ganz PA. From cancer patient to cancer survivor: lost in transition (Symposium). Institute of Medicine National Research Council: The national academies; 2006.

5 McCabe MS, Bhatia S, Oeffinger KC, et al. American society of clinical oncology statement: Achieving high-quality cancer survivorship care. J Clin Oncol 2013;31:631-40.

6 Potosky AL, Han PK, Rowland J, et al. Differences between primary care physicians' and oncologists' knowledge, attitudes and practices regarding the care of cancer survivors. J Gen Intern 2011;26:1403-10.

7 Grunfeld E, Levine MN, Julian JA, et al. Randomized trial of long-term follow-up for early-stage breast cancer: a comparison of family physician versus specialist care. J Clin Oncol 2006;24:848-55.

8 Del Giudice ME, Grunfeld E, Harvey BJ, Piliotis E, Verma S. Primary care physicians' views of routine follow-up care of cancer survivors. J Clin Oncol 2009;27:3338-45.

9 Grunfeld E, Hodgson DC, Del Giudice ME, Moineddin R. Population-based longitudinal study of follow-up care for breast cancer survivors. J Oncol Pract 2010;6:174-81.

10 Grunfeld E, Julian JA, Pond G, et al. Evaluating survivorship care plans: Results of a randomized, clinical trial of patients with breast cancer. J Clin Oncol 2011;29:4755-62.

11 Nissen MJ, Beran MS, Lee MW, Mehta SR, Pine DA, Swenson KK. Views of primary care providers on follow-up care of cancer patients. Fam Med 2007;39:477.

12 Institute NC. Implementing Cancer Survivorship Care Planning: The national academies; 2007.

13 Walsh J, Harrison JD, Young JM, Butow PN, Solomon MJ, Masya L. What are the current barriers to effective cancer care coordination A qualitative study. BMC Health

Serv Res 2010;10:132.

14 Watson EK, Sugden EM, Rose PW. Views of primary care physicians and oncologists on cancer follow-up initiatives in primary care: an online survey. J Cancer Surviv 2010;4:159-66.

15 Earle CC. Failing to plan is planning to fail: improving the quality of care with survivorship care plans. J Clin Oncol 2006;24:5112-6.

16 Bruera E, Hui D. Integrating supportive and palliative care in the trajectory of cancer: establishing goals and models of care. J Clin Oncol 2010;28:4013-7.

17 NCI Communicty Cancer Center Program.(Accessed Dec 31, 2012, at http://ncccp. cancer.gov/index.htm.)

찾아보기

근거중심의 암생존자 관리

| 1판 1쇄 인쇄 | 2013년 5월 25일 |
| 1판 1쇄 발행 | 2013년 5월 30일 |

편저자	서홍관 · 박종혁
펴낸이	이진수
펴낸곳	국립암센터 NATIONAL CANCER CENTER
등록일자	2000년 7월 15일
등록번호	일산 제116호
주소	경기도 고양시 일산동구 일산로 323번지
출판	031)920-0808
관리	031)920-1375
팩스	031)920-1959

대표전화	15888-110
국가암정보센터	1577-8899
진료예약	031)920-1000
암예방검진센터	031)920-1212
홈페이지	http://www.ncc.re.kr

가 격 17,000
ISBN 978-89-92864-20-6   03510
잘못된 책은 구입하신 곳에서 바꿔드립니다.